明中医之路

（第三辑）

主编◎张奇文　朱锦善　王昌恩

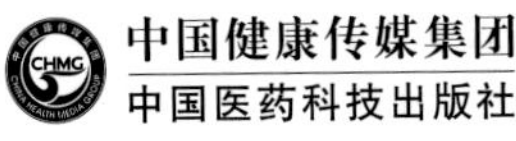

中国健康传媒集团
中国医药科技出版社

内 容 提 要

本书收载了34名现当代名老中医和中青年中医亲自执笔或他人整理的文章，内容包括求学之路、治学之道、学术成就、临床经验及医德医风等，旨在启迪中医后学怎样做一个明中医，诱掖新的一代名医成长。虽然他（她）们还在成为明中医的路上，但他（她）们的成长经历会给我们以启示。希望本书能为中医药的继承弘扬开路，为中西医合作探路，为中医药发展创新闯路。本书适合中医工作者和中医爱好者阅读学习。

图书在版编目（CIP）数据

明中医之路．第三辑 / 张奇文，朱锦善，王昌恩主编．— 北京：中国医药科技出版社，2024. 11.

ISBN 978-7-5214-4892-4

Ⅰ．R2-53

中国国家版本馆CIP数据核字第20243U9F58号

美术编辑 陈君杞
版式设计 也 在

出版 **中国健康传媒集团** | 中国医药科技出版社
地址 北京市海淀区文慧园北路甲22号
邮编 100082
电话 发行：010-62227427 邮购：010-62236938
网址 www.cmstp.com
规格 787×1092mm $^{1}/_{16}$
印张 28 $^{3}/_{4}$
字数 498千字
版次 2024年11月第1版
印次 2024年11月第1次印刷
印刷 北京盛通印刷股份有限公司
经销 全国各地新华书店
书号 ISBN 978-7-5214-4892-4
定价 128.00元

获取新书信息、投稿、为图书纠错，请扫码联系我们。

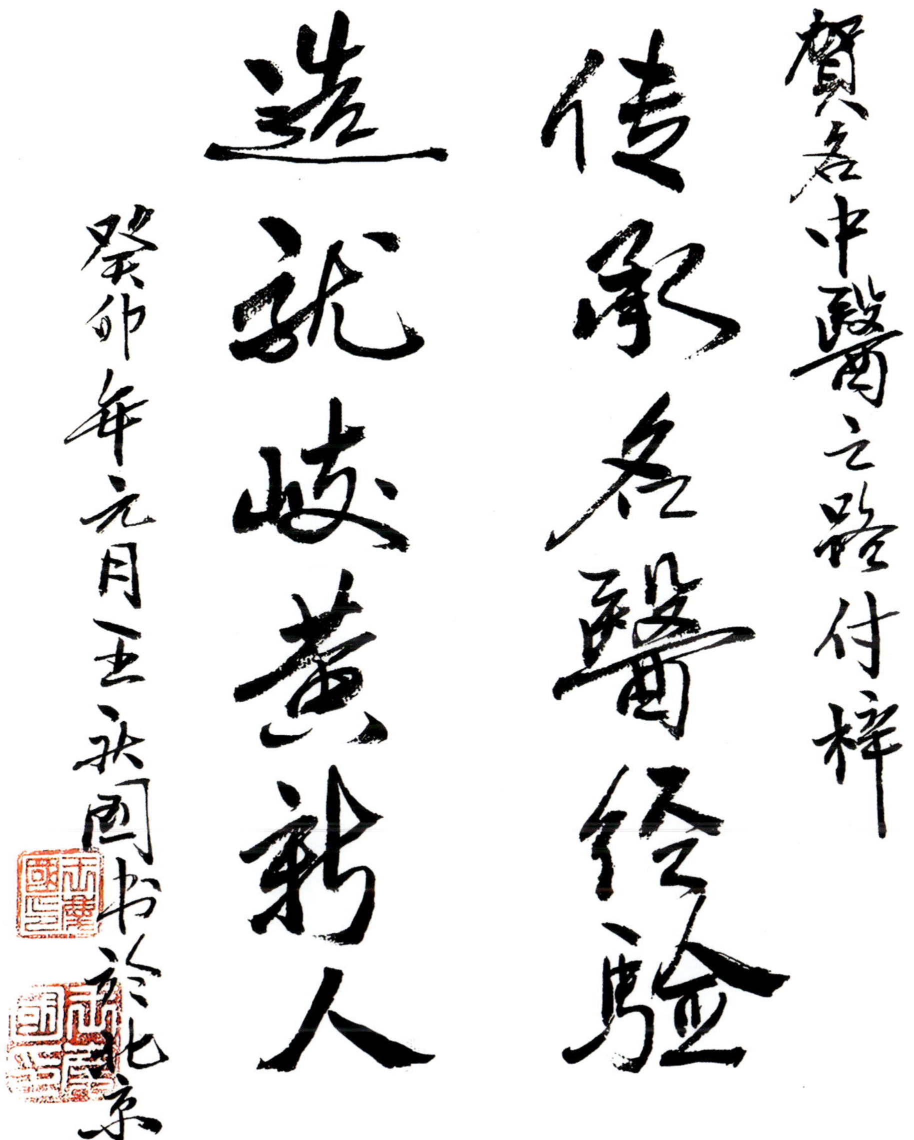

国医大师王庆国教授书贺《明中医之路（第三辑）》付梓

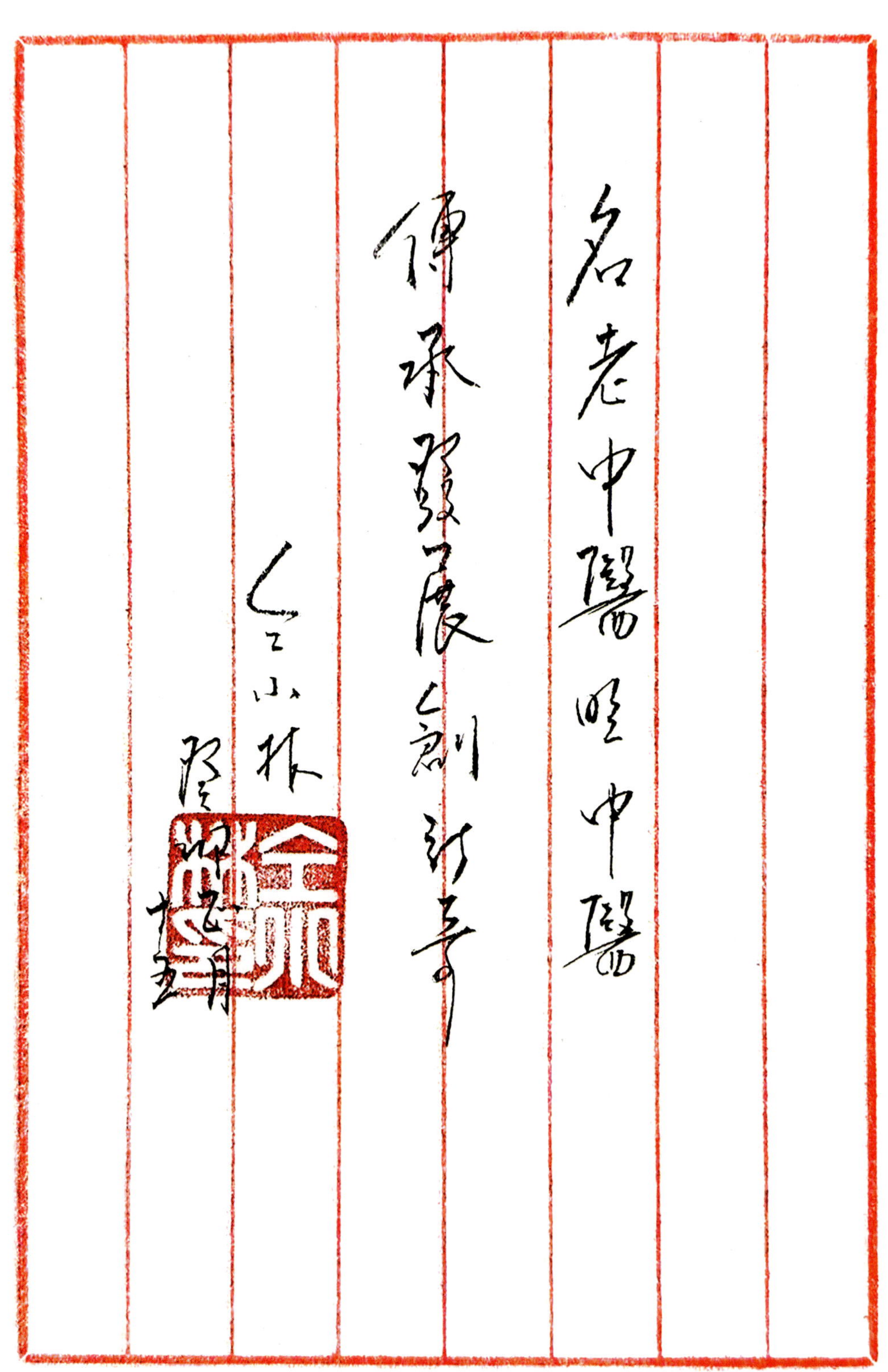

中国科学院仝小林院士书贺《明中医之路（第三辑）》付梓

铺开明医路，
攀登岐黄峰。

张伯礼

23.2.3

中国工程院院士张伯礼书贺《明中医之路（第三辑）》付梓

為《明中醫之路》題

守中醫千年之正

創岐黃当代之新

李佃貴

癸卯年春

国医大师李佃贵书贺《明中医之路（第三辑）》付梓

嘔心瀝血鋪就明醫路
春風化雨開啟傳承门

明中醫之路付梓誌慶

癸卯新春 孫光榮 敬書

国医大师孙光荣书贺《明中医之路（第三辑）》付梓

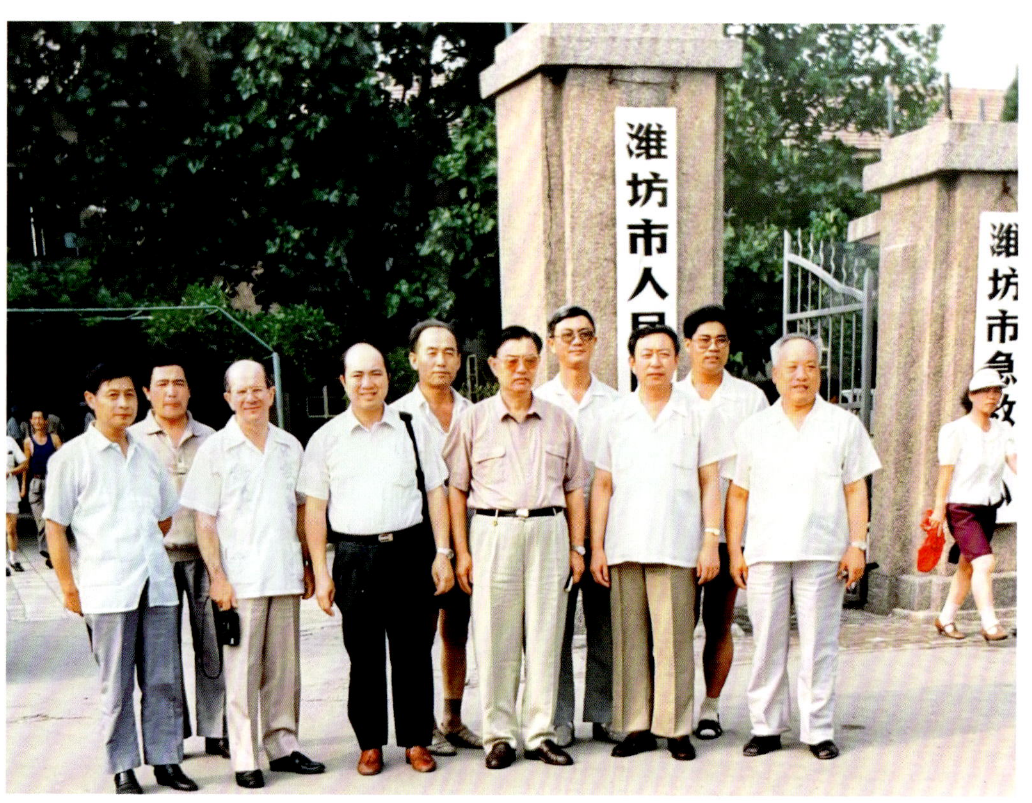

张奇文教授（左六）陪同林子强教授（左四）等澳洲考察团参观潍坊市人民医院

编委会

梦圆永在探路中

——编者的话

党的十八大以来，国家领导人为中华民族描绘了伟大复兴的宏图愿景，更为实现这伟大的中国梦指明了前进的方向，凝结着中华民族数千年文明精华的中医药学理应在这筑梦的征程中成为中坚力量，成为实现中国梦的领军者。时代责任督促我在耄耋之年不敢搁笔，在近90岁的年龄完成了《明中医之路》一至三辑的征稿、审稿与编写工作。回想自20世纪80年代编写《名老中医之路》到21世纪初继编《名老中医之路续编》，再到今天《明中医之路》剞劂，我竭尽全力地愿为中医药的人才培养探寻出一条路径来，让年轻人可以站在我的肩膀上将这前方的路看得更远、更清楚，这就是我将上述书籍以“路”作为落脚与名称主语的原因。

回顾历史从来都不是单纯地陈述过去，更要指向未来，总要回答历史发展中提出的时代新问题，并为后来的人铺就一条康庄大道。这是支撑和督促我能够数十年坚持这项事业的初心。从《名老中医之路》到《名老中医之路续编》，再到现在的《明中医之路》合订本的刊行，这些书籍从来都不是专为名家立传，而是要在诸位医家人生历程的叙述中让后来的人找到一条可以借鉴的成才之路，更要回答历史在不同时代对中医药的必然之问。

1980年下半年,《山东中医学院学报》专门开辟了“名老中医之路”专栏，邀请当时全国著名的中医药学者与知名老中医撰文，回忆其治学之路、点明其得道之法、介绍其授业之师、列举其受用之书、详录其积年经验，如实地记述了97位当时全国最为著名的中医学家的治学成才经历。其后，我又与山东中医学院周凤梧教授、丛林教授一道，将这些文章辑录成册，在1981—1985年分三辑由山东科学技术出版社出版发行，此即为《名老中医之路》最早刊行本。这套书籍的出版对于当时的中医学界和中医青年学生无疑是久旱甘霖，一经面世即引起学界轰动，一时间洛阳纸贵。收录其中的这97位中医名家均经历过1949年以前的社会，也切身感受到了1949年之后的蓬勃，他们有历经清末民初政局动荡下以医隐世的大名士、京城四大名医之首萧龙友前辈，有早年投身革命兼精医学的施今墨前辈、赵金铎先生，有因染疴难愈而顽强自学中医终成一代宗师的岳美中先生，有十六世御医之后凌耀星先生，有药铺学徒成才为中医临床家的李聪甫先生，有先攻文史后研中医的任应秋先生……他们的治学经历囊括了传统社会下中医成才的所有路径，他们的临证实践也涵盖了中医临床的各个分科，这为当时的年轻人如何学习中医，如何走好自己的中医路提供了多种多样的范式和示例，我想这是该书能够历经数十载春秋依然受到读者广泛好评的最主要原因。

传统中医的理论建构在中国传统学问基础之上，学习中医离不了对中国传统文化与社会的深刻了解。实事求是地讲，中医是传统社会中知识分子狭窄的出路之一，范文正公那句“不为良相，便为良医”不仅感召了传统社会下知识分子立志活人，矢志岐黄的信心，也同样温暖了传统社会下众多知识分子苍凉的内心世界。许多求仕途而不得或者对现实世界不满的知识分子转身钻研医学，立志济世活人，既不埋没自己的学问，更可以为社会做出积极的贡献，许多名标史册的代表性医家就是在这样的学习背景与个人实际情况下成就岐黄事业的。传统文化教育下的知识分子对于中医的理论内核并不陌生，对于中国哲学如何追问生命本质也有着深刻的理解，所以苦读诸子百家打下的基本功让传统的知识分子学习中医轻车熟路。可是改革开放春风初暖的20世纪80年代，社会进入了快速现代化时期，此时的年轻人大多是以数理化为主的基础教育所建立的知识结构，在这样的时代背景中传统文化孕育出的中医药应该怎么学习？年轻人应该怎么入门？当时正逐步规范的中医药高等教育应该怎样培养学生？这是时代发展向中医提出的必然问题。所以，我与周凤梧、丛林二位教授更是怀抱着回答时代之问的责任编辑了这本书。最初三辑《名老中医之路》入编的这97位医家均是在我国高等中医院校建立之前学医成才的，他们的成才路径各不相同，有自学成才的，有家传得道的，也有拜师从医的，各位医家以自己的亲身经历告诉读者每条道路应该怎样走，应该读哪些书，应该请教哪些老师，应该从哪些方面着手求学，应该打下哪些基本功……这些阅历之谈无疑很好地回答了青年中医学子应该怎样结合自己的实际情况去学习和实践的问题，只要中医理论的本质没有改变，这些途径就依然有实用的示范性。从这套书自出版以来，以百万册计算的销量，常因脱销而加印的市场反馈可以看出这套书的生命力和实用性，证明我们完成了回答时代之问的任务，因为这套书为这个时代所认可，而且继续为这个时代做着服务。

2007年6月，我与路志正、邓铁涛、朱良春三位国医大师相聚于南通，他们多次同我讲到“《名老中医之路》是一部20世纪当代名中医的成才史，是21世纪青年中医和有志于发扬中医药学的人们的必读之书”(《名老中医之路·续编·第一辑》序言)，事实上记录了自中华人民共和国成立以来的中医药发展成就，既是难得的历史资料保存，又是启迪后人的登堂入室的门径之书，务必要继续征集稿件编辑下去，为新世纪的青年人提供更符合时代需求的成才路径范式。在三位国医大师与中医界诸位朋友、领导的督促与鼓励下，年逾七旬的我联合柳少逸、郑其国，以及我们的后辈张振宇、郑书翰等一起编辑出版了六辑《名老中医之路续编》，续写了《名老中医之路》在新世纪里的精彩。我同诸位编辑一道，始终秉承为后人寻路铺路的初心，积极联系一切可以联系的力量以征集稿件。常常是听说何处有位很有理论见地的中医学者，我就细致地阅读其理论著作与临证经验报道，常激动得深夜给其写信求教学问并邀请撰稿；也常听说某地有位深受患者爱戴的中医医生，我顾不得上了年龄的腿脚不便与路途遥远，一定亲身走到这位医生身边，近距离学习与观察，确有临床真功夫的，常三顾茅庐式地征集其稿件……六辑《名老中医之路续编》共征集到300余位医家的文章，计有数百万言。在征稿过程中，我对“名老中医”中的“名”做了审慎而特色考量。入编者并不是完全依据获得的荣誉头衔、出版著作的数量等世俗评判标准，主要依靠其扎实的理论认识水平、较高的临床有效率、良好的群众口碑等能够实实在在反映一个中医医生临床水平的标准为依据。我认为，考量一个中医医生是否合格的标准不在于职称的高低、荣誉的大小、科研立项的多寡，只在于能不能实实在在地对理论有体悟，更要论证这样的理论体悟能不能直接服务临床，得到患者的认可。这不仅是对“名老”的定义，更是对青年一代中医学子的要求，也只有这样才能实现为青年人探路寻路的初心，从而保证书籍出版的质量。

这六辑《名老中医之路续编》征集到的医家大多是在1956年国家建立高等中医院校教育体系后培养出来的中医名家，比如深圳市儿童医院朱锦善教授、中国中医科学院孟庆云教授；也有既有家学渊源又有高等中医院校教育经历的中医名家，如萧龙友先生的孙女肖承悰教授、罗元恺先生的女儿罗颂平教授等；也包括传统成才路径的中医名家，如山东郑氏妇科开山之师郑长松先生等；更有在中西医结合方面很有建树的名家，如中日友好医院的史载祥教授。可谓是百花齐放，兼收并蓄，较老版《名老中医之路》内容更为丰富，为青年人提供了更为全面的成才范式。同时，自20世纪80年代初次编纂《名老中医之路》到21世纪初这三十年的时间是我国高等中医院校教育发展最快速的时期，从学科的初创到学科的完善，全国各地的中医药学院或大学均得到迅猛的发展。中医药从传统社会中的跟师、自学、家传的传承模式飞跃到大学课堂的教育模式，还适合不适合中医的理论本质？中医院校教育大发展的这三十年有哪些成绩，有哪些不足？未来的中医院校教育应该怎样进展？这是时代发展中给中医提出的不得不给出答案的问题。六辑《名老中医之路续编》就是要回答这个问题。这六辑中征集的大多数医者是经过院校教育成才的中医名家，可以看得出中华人民共和国成立以来的中医院校教育扎实且成功地为国家培养了大量的中医药人才，而且他们正逐步成长为中坚力量和青年中医的领路人。可以看得出，中医高等院校教育打破了传统社会中门派保守的传承模式，可以让青年学生在一个课堂里“转益多师”，这无疑加快了中医人才的培养速度，提升了培养质量，而且帮助更多的年轻人系统地了解中医各个学科的知识，并迅速掌握现代的科学技术为传统的中医实践所服务。但是我们也应该看到，中医高等院校的教育过于医学专业化，缺乏对传统文化知识的普及，使得中医院校的学生较为依赖教材而缺乏对传统诸子百家的阅读兴趣。建构在传统文化与哲学思辨基础上的中医理论，如果缺乏传统知识的学习就会成为无源之水、无根之术，我以为这是中医院校应该改进之处。

我在编辑《名老中医之路》与《名老中医之路续编》中发现，“名老中医之路”里面的“名”与“老”限制了很多优秀中青年人才的稿件。我们界定60岁以上为“老”，这样就限制了许多中青年才俊来稿；再一个“名”又是极难给出客观标准的，这均会限制书籍的实际价值。基于这些考虑，2019年以来，我联合王昌恩、朱锦善等着手编辑一本名为《明中医之路》的书，所谓的“明”是指明白、明了，要求入编者必须对中医理论有深刻的体悟与心得，是中医理论的明白人，而且在实践中要有实际所得，拒绝一切只靠罗列头衔以抬高身价的稿件。去掉“老”就是为了解除年龄对入编者的限制，即只要是理论上的明白人、临床上的实干家无论年龄大小一概可以入编，既展示自己的学术与实践所得，也分享治学临证历程，为更多的人提供一种成长的进步范式。自2019年至今，《明中医之路》已连续出版三辑，文中既吸纳了学界尊长者，如著作等身创立中医多个学科的国医大师王琦，又包含了许多年轻之秀，如青年失怙但克绍箕裘传承家业且渐有社会威望的85后青年人郑书翰主治医师（两位均收入于《明中医之路》第二辑）；既有临床实践家，又有中药研究家，还有中医中药的实业家，内容较《名老中医之路》《名老中医之路续编》更为丰富灵活。之所以这样编辑，就是要深入贯彻“传承精华，守正创新”的理念。中医中药凝结着中华文化的精华，这样的理论内核应该通过多种多样的形式服务于当今这个时代。比如现在许多青年中医理论见地很深、临床功夫很棒，这样的年轻人学习的路径较1949年以前走来的学人路径完全不同，他们大多经历了基础的教育，又经历了中医药的高等院校教育，而且勤奋自学，这些新时代环境下培养出来的新生代力量的学习路径应该整理介绍出来，使更多的青年人有所借鉴，并受鼓舞；再如临床上西医学技术的运用，是中医望诊等诊断方法的延伸，古时候我们看不到的地方现在借助影像学仪器可以看到了，关键在于这些古人客观看到的地方我们怎么用中医理论内核进行揭示，所以理论的进步成为时代的呼唤，这就需要老中青各个年龄段的中医同道一起来探讨；再如进入全球化的时代，中医中药怎样为全人类服务，这就要求青年人要掌握好语言工具和准确的中医理论概念，将中医对生命的认识与理解介绍到全世界，让中医药为全人类谋健康……所以我们有意识地吸纳中青年学者与医生，让他们谈一谈自己的经历与所得，为更多的人提供一些成长参考。这就是我在编辑《名老中医之路》《名老中医之路续编》之外再编辑《明中医之路》的初心所在，今天看到《明中医之路》的出版，希望并且相信可以为更多的年轻人在学习成长中提供一些借鉴与参考。

岁月不居，时节如流，历历往事，如同在昨，抚今追昔，更兼壮志信心。从守护《名老中医之路》到继编《名老中医之路续编》，再到新纂《明中医之路》的四十多年的时间里，我切身感受到了中医药在党的领导下的辉煌发展，也在中国梦的征程中深感时代责任重大，我以为梦想的实现就在我上文叙述的身体力行的行路之中。一万年太久，只争朝夕，我依然秉承着为青年中医探一条路出来的决心，克服着耄耋之年种种的身体困难，将这本书呈现在各位读者面前，希望能够帮助到各位。限于我个人的精力与体力，也限于我们编辑同道的水平，即使尽力，也恐难周全，如有纰缪，还请批评指正。特此向在征稿、审稿及编辑过程中给予大量帮助、支持的同志一并致谢！

张奇文

2024 年 3 月于泉城千佛山下

目　录

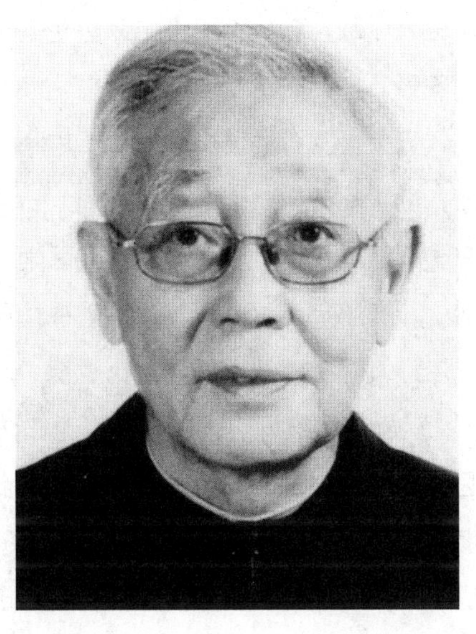

固守中医本色　弘扬新安医学

方炜煌

医家简介

方炜煌，1940年出生，安徽省休宁人，中共党员，农工民主党党员，主任医师。从医六十载，曾任黄山市中医医院副院长、安徽省新安医学研究会常务理事、安徽省中西医结合研究会活血化瘀专业委员会常务委员、黄山市第一届人民代表大会常务委员会委员。不忘初心，始终以“守护一方百姓健康”为己任，勤于临证，八十高龄仍一周六日应诊，坚持用纯正的中医思维、纯正的中医疗法。用毕生心血谱写新安医学世家的传承、发展之路。临证中，圆机活法，勇于创新，擅长脉诊，重视体质因素和“后天之本”对疾病的影响和在治疗及养生保健中的作用，重视“话疗”的治疗作用；形成了“辨证＋辨质”双辨证思维方法，以“通”论三焦，调补脾胃为要、固护胃气为先及“医门八法”均寓含“通”意等学术观点；对内、外、妇、儿科等疾病均有阐发，尤其擅长脾胃病、虚劳、肝胆病、咳喘、面瘫、小儿疳积及月经不调等疑难杂症的调治；倡导治养结合，擅用益气健脾、行气化湿、调理脾胃之品“固护胃气”；自拟经验方有寿康健脾清胃方、寿康强身补肾方、寿康扶正抗癌方及寿康养生系列膏滋方；在学术杂志上发表论文10余篇。

一、习医历程

（一）家教发蒙，志承父业

家父方霖魁（1890—1963），字迪卿，是近代新安名医，中华人民共和国成立前在“寿康药号”当经理兼坐堂医生，人称“寿康先生”，中华人民共和国成立后与同道共同组建了屯溪第一中医联合诊所。我是在父亲的诊所里长大的，自小耳濡目染中医中药的神奇疗效和家父的仁心仁术，看到用竹床抬来、用板车拉来的危急重症患者，经父亲细心诊治，个个转危为安、康复痊愈，我心里就埋下了立志学医的种子，立志要做像父亲一样的中医师。读高中时，我在理工科班学习，完全不知当时中医药院校属于文史类招生，因此错失了报考中医药院校的机会。1960 年我被皖南大学数学系（现安徽师范大学）录取，我在失望、不得已的心境下去报到。入学不久我高热寒冷、咳嗽不休，经检查确诊为“浸润型肺结核”，学校建议回家休养。在家中，经过父亲的精心调治，病情很快就有了明显好转。这期间，我一边调理身体，一边在父亲指导下，誊抄医案、习读中医书籍。亲身体验中医疗效后，更加坚定了我学习中医的理想和信念，遂毅然决然地办理了退学手续，弃理从医，志承父业。

家父有慢性支气管炎、阻塞性肺气肿，经常咳嗽、气喘，病重时行动困难、卧床不起，但慕名求医者仍络绎不绝，他采取口述让我记录的方式，在病榻上一边坚持应诊，一边传授医理和诊疗经验，为我以后的学习打下了坚实基础。家父于 1963 年 6 月去世，临终前嘱咐我拜师继续学习。当年即拜新安名家程道南先生为师，开始了我学中医的生涯。

（二）师传授受，自强不息

程道南先生（1914—1994）是民国时期沪上名医郭伯良先生之嫡传弟子，是第一批全国五百位名老中医之一，著名中医学家，亦是父亲信任的同道好友。他医学造诣精深，治病效卓，治学严谨，育人有方。在程师言传身教，理论与临证“双管齐下”教学方法的指导下，加上自己的家学基础和勤奋钻研，很快就能独立应诊，5 年的学徒期，3 年便出师，于 1966 年 11 月经过考核获得中医师证书（等同大专学历），正式踏上悬壶济世之路。

老师常谓“学医先学做人”。一个好医生的标准，首先要医德高尚，再加上医技高超。老师的话是我行医的座右铭。老师还说：学习中医讲究学习方法，要持之以恒，循序渐进。我用一个字总结习医的体会，就是“勤”。

1. 勤背诵

背诵经典是中医人的基本功，是学好、用好经典的必由之路。在侍诊从师期间，每日天刚蒙蒙亮，我就搬条小板凳到黎阳小河边，大声诵读中医典籍，一读就是两个多小时，还随时随地背诵《汤头歌诀》。三年的寒暑苦读，我背诵了《医学三字经》《药性赋》《汤头歌诀》《医经原旨》《伤寒论》《金匮要略》《温病条辨》等经典医籍，打下了扎实的中医理论根基。通过反复朗读和记忆，不断加深对医理、药性的理解，真切领悟到“读书百遍，其义自见”的含义。

2. 勤记录

跟师学习是典型的案例式教学，是理论与实践结合最密切的学习方式，最具中医传承特色。我有幸跟随程道南老师临证抄方 3 年，白天除学习望、闻、问、切等基本功外，及时记录病历与老师对理法方药的讲解及自己的体会和疑惑，夜晚在家对照记录，仔细揣摩老师所讲，寻找典籍原文，加深理解。记录的内容不仅是自我反复学习的课本，也是学业进步和成长的记录，是“理论-实践-再理论-再实践”过程的最好实例。“勤记录”是我医技得到快速提升的捷径。

3. 勤临证

家父认为，学习中医需要持之以恒，是一辈子的事。“实践出真知”，在临床中，疗效是硬道理。解决患者的痛苦，可验证中医疗效的神奇，实现医生的价值；通过不断总结经验，推陈出新，更好地传承、发展新安医学。六十年来，我始终把临证作为头等大事，如今虽已 80 多岁，仍坚持每周六天出诊。

4. 勤思考

业精于勤，行成于思。程道南老师常教导说：“要灵活学习，要学会思考，学会思变，才能成为一名好中医。”独立思考的过程是消化吸收的过程，分析、归纳等综合判断能力就不能提高，省悟医理就难以入细。习医之初老师就要求，遇到问题先自己多思考、多查阅经典，思考过后再听他讲解，以此锻炼独立思考的能力。老师的教诲，当时只觉得很严厉，直到自己带学生后，才深深理解了老师的良苦用心。

（三）自我疗疾，成铁杆中医

在跟师的日子里，我因起早贪黑地学习，过度劳累，不久就旧病复发，出现咳嗽、咯血症状。我自拟养阴清肺、宁络止血之中药，治疗一阵后，症状得到有效控制，但胸片检查有“肺空洞”形成，我又自拟“白及粉猪豕膏糯米粥”调理。在糯米粥中加入白及粉和由猪油、白蜜组成的猪豕膏，每日早上吃一碗，一个月后复查胸片，空洞消失，五十余年来，此病未再复发。究其作用：白及粉具有收敛止血、化瘀生肌的作用，猪油具有很好的养阴润燥、补肺止咳、通便解毒之功，白蜜有清热解毒、润肺化痰、理气消滞之效，糯米具有补中益气、健脾养胃、止虚汗作用，此方最适宜肺结核、病后体虚者。通过这段经历，我切身感受到中医药“简、便、廉、验”的神奇，不仅让我受益终身，也使我成为了一名铁杆中医。

二、学术观点

（一）“辨证＋辨质”双辨

“辨证”是中医学认识疾病的基本原则，是审证求因、把握疾病本质的关键，是处方用药的前提和依据，我始终坚持“辨证”至上的原则。临证中，我体会到辨识体质类型即“辨质”，对把握个体差异性，分析患者对某些病因、疾病的易感性，以及判断疾病转变、转归的倾向性有重要意义，就如不同的土壤适宜不同的植物生长，不同体质的人易患不同的疾病，所患疾病亦会发生不同的病理变化。经长期的临证实践，我摸索出“辨证＋辨质”的“双辨”思维方法。在分析四诊（望、闻、问、切）资料，辨清病因、性质、部位以及邪正之间的关系，得出疾病证候的基础上，结合患者家族遗传史、既往发病情况、平素喜好及工作生活环境等，得出患者体质的偏性和类型，为进一步分析、判断疾病的发展、转归及处方用药提供依据，亦为日后调养身体奠定基础。治疗上，我常在“辨证施治”处方用药基础上加入调理体质药物，以调动、提升自我潜在防病、疗疾能力。“辨证＋辨质”的“双辨”思维方法，也是对家父在外科疾病中采取“局部＋整体”双辨思路的继承和发扬。

（二）以“通”论三焦

三焦为六腑之一，是最大的腑，又称为“孤腑”。我认为腑“以通为用”的生理特征在三焦中体现得尤为突出和重要。《难经•六十六难》云：“三焦者，原气之别使也，主通行三气，经历于五脏六腑。”可见三焦是“诸气”升降出入的通道；《素问・灵兰秘典论》曰：“三焦者，决渎之官，水道出焉。”《医学三字经》也谓三焦能“通调水道”，可见三焦是机体输布水液的通道；《难经・三十一难》云“三焦者，水谷之道”，可见三焦还是水谷的运行通道。我认为三焦不仅是气、津液、水谷的通道，还起到了协调和整合脏腑生理功能，使各脏腑步调一致地致力于通行诸气、运化水谷、运行水液等功能的作用。正如《中藏经》所云："三焦者……总领五脏六腑、荣卫经络、内外左右上下之气也。三焦通则内外左右上下皆通也，其于周身灌体，和内调外，荣左养右，导上宣下，莫大于此也。"我以为三焦"通"的状态是其功能状态的标志，是五脏六腑发挥正常生理功能的基础，可谓：三焦"通"则脏腑安和，一通百通；三焦"不通"则内外上下皆难通，易生百病。

（三）调补脾胃为要，固护胃气为先

我受明代著名医家汪机（1463—1539年）"调补气血，固本培元"学术思想及家父方霖魁治疗外科疾病"时刻顾护正气"思想的影响，在长期临证实践中逐渐积累了"五脏调理土为枢"的心得。在生理功能上，脾、胃互为表里，胃主纳、脾主运，胃主降、脾主升，脾喜燥恶湿而胃性柔润而恶燥，虽分工不同、习性各异，但脾胃同为后天之本，气血生化之源，故我认为，脾胃功能不仅决定一个人的生长发育及体质的强弱，对疾病的发生、发展、转归、康复及养生保健、延年益寿都至关重要，脾胃健运，营卫二气有所化生，疾病甚可不治而瘳；我还认为，胃的受纳和腐熟为脾之运化奠定了基础，脾的运化水谷、转输精微为胃继续纳食提供了能源，但升降之中以降为先，胃的受纳是"气血生化之源"的第一步，没有胃的受纳脾就无以生化，故无论是体质调理还是疾病治疗，我以"调补脾胃为要，固护胃气为先"为则，认为妥善处理好脾胃关系，使得纳运相得、升降相因、燥湿相济，才能更好地发挥"后天之本"在疗疾健体中的作用。《脾胃论》云："百病皆由脾胃衰而生也。"临证中，我始终讲究脾胃功能的保护，每逢沉疴痼疾，病情复杂者，常以"上下交病治其中"之法而奏效。

（四）"医门八法"寓含"通"意

"医门八法"是清代新安名医程钟龄首创。他在《医学心悟》中说："而论治病之方，则又以汗、和、下、消、吐、清、温、补八法尽之。盖一法之中，八法备焉，八法之中，百法备焉，病变虽多，而法归于一。"这里"法归于一"我理解为"通"。汗法可开泄腠理、调畅营卫、宣发肺气，以通其表；和法可调和营卫、调和阴阳、调和气血，通达上下、左右、内外；下法可泻下、荡涤、攻逐，可通其里；消法可消宿食、燥屎、痰饮及瘀血，可消风、消暑，亦可上下分消、表里分消及前后分消，使气血通行无阻碍；吐法可排出痰涎、宿食及毒物，疏通上中二焦；清法可分清解、清化、清透、清利等法，具有解

毒、透邪、化浊、利湿等功效；温法可温里散寒，去寒湿，除凝滞，温通脏腑经络；补法可滋阴润通、益气行血、养血活血，以利全身气血津液的流通；由此可见，“八法”之中均寓含“通”意。我把人体表里、脏腑、经络、气血运行是否通畅作为评判健康、疗愈疾病的重要指标来看待。

三、临证心得

（一）经典指导临床

经典是中医的精华，背诵、熟记经典是中医的基本功，学好、用好经典是取得疗效的密钥。临证中遇到疑难杂症，我脑海中时常会冒出经典原句，受此指引处方用药，每每获效。举案二则，以见一斑。

医案一：桂枝汤治低热

患者，男，45 岁。初诊：1978 年 7 月 26 日。

近半年来，经常神疲乏力，头晕，皮肤烘热，微微出汗，怕风，时有低热，西医体检各项指标正常，屡经中西医治疗症状无减。患者平时操劳，稍有疲劳，则低热、汗出加重。余初诊时测体温 37.5℃，望诊形体、面色如常人，舌苔薄白，脉细弱。拟诊气血两虚，方用玉屏风散合四物汤加减。

二诊：服用汤药 7 剂，复诊时，症状如故，余改用桂枝汤加减。处方：川桂枝 10g，白芍 10g，炙甘草 6g，生黄芪 30g，老姜 3 片，大枣 5 枚，5 剂。

三诊：上方服后，热退汗止。善后以八珍汤调理气血，该病告愈。

按：患者因操劳过度，体质虚弱，但照样劳动，饮食尚佳，偶感风邪，导致营卫不和，故遵《伤寒论》“患者脏无他病，时发热自汗出而不愈者，此卫气不和也，先其时发汗则愈，宜桂枝汤”，余以桂枝汤试之，果然灵验，5 剂服后诸症消失。可见，该患者脏无他病，因操劳过度，体质虚弱，偶感风邪所致时发低热，微汗怕风，经久不愈，此乃病情在表，营卫不和，系太阳中风证，故用桂枝汤调和营卫，使微汗出而愈。

医案二：百合地黄汤治精神异常

患者，男，53 岁。初诊：1966 年 10 月 21 日。

病史 3 个月，曾因精神受刺激而发病。刻诊：形体瘦弱、精神恍惚、坐立不安、口苦心烦、小便短数、不思饮食、睡眠欠佳，为他诊脉也难以静心，坐不住而起身走动，一派心烦意乱之征象。舌质红苔薄黄且干，脉细数。脉症合参，符合《金匮要略》中有关百合病的论述，故用百合地黄汤治疗。处方：川百合 30g，生地 30g，麦冬 10g，北沙参 10g，茯神 10g，丹皮 10g，知母 10g，煅龙齿 30g（先煎），川连 5g，炙龟甲（先煎）20g，泽泻 10g，白芍 10g，玄参 10g，石斛 10g，煅珍珠母 30g（先煎），10 剂。

按：《金匮要略·百合狐惑阴阳毒病脉诊并治》有曰："百合病者，百脉一宗，悉致其病也。意欲食，复不能食，常默然，欲卧不能卧，欲行不能行；饮食或有美时，或有不用闻食臭时；如寒无寒，如热无热；口苦，小便赤；诸药不能治，得药则剧吐利。如有神灵者，而身形如和，其脉微微。"百合病多因温热病后，余热不清，阴虚体质或因情志不遂而成。病机上是一种心肺阴虚、内热为主的病变，由于阴血不足，百脉失养，则出现神志恍惚不定，语言、行动、饮食和感觉失调等病理现象；又由于阴虚内热致口苦口干、小便赤、脉数等。投以养阴清热法，方用百合地黄汤加减，历经 2 个月的中药缓慢调治，病告痊愈。

（二）明辨脉象，从脉施治

中医诊病重视望、闻、问、切四诊合参。我体会切脉是中医最重要、最特殊的一种诊法。临床中，有许多疾病西医体检无异常表现，但我通过切脉，却能观察到患者脏腑功能、气血、阴阳的失调，根据脉象的表现，治愈了一些疑难杂症。

医案三：扶脾抑肝法治腹泻

患者，男，53 岁。初诊：1997 年 4 月 5 日。

患者每日夜半 3~4 时（寅时）即腹泻稀水，已有 1 年。形体消瘦，纳谷尚佳，腹不痛，时有肠鸣，医院各项检查均正常，经多处中西医治疗，腹泻时轻时重，患者非常痛苦。观其面容萎黄、精神疲乏，口苦，舌质偏红，苔薄黄，右手关脉细弦无力，左手关脉弦劲有力，辨证属脾虚肝旺，肝火克犯脾土所致，治以培土抑木法。处方：潞党参 10g，炒白术 10g，川黄连 5g，炒白芍 10g，乌梅炭 10g，怀山药 10g，山楂炭 10g，芡实米 10g，云茯苓 10g，炙甘草 6g，7 剂。

二诊：4 月 13 日，经上方服后，腹泻已愈大半，效不更方，继服 7 剂，病告痊愈。

按：该腹泻非一般肠胃病或慢性结肠炎。按中医理论，寅时为肝胆经旺之时，右关脉主脾胃，左关脉主肝胆。患者寅时腹泻，右手关部脉象细弦无力为脾虚，弦主肝脉，显现在右关部位，该是"木克土"征象；左手关脉弦劲有力为肝火旺盛，势必侵犯脾土，故辨证为肝强脾弱，以扶脾抑肝法治之。药证相符，故疗效显著，仅诊二次，服中药14剂而痊愈，展示了中医脉法的神奇和中药治病的优势。

（三）明辨体质，因质施治，因质施养

我认为“治病必求于本”有“体质之本”之意。临证中，运用“辨证＋辨质”双辨证思维方法，将体质调理纳入疾病治疗和“治未病”中，以此将疾病的预防、治疗及健康维护联系起来，形成一个系统工程。

临床上常有同一病因、同一病证，但因患者体质不同出现不同的病理反应的情况，如外感病有风寒、风热之别，挟暑、挟湿、挟燥之分，但气虚、阳虚之体易患风寒证，病情常反复；阴虚燥热之体易患风热、燥热证；在治疗上，气虚体质者应益气解表、扶正败毒，阳虚之体宜扶阳解表、散寒疏邪，阴虚体质需滋阴解表、疏风宣肺，我称之为“因质施治”。体虚之人尤其是伴发基础疾病的老人，易发生反复感冒，感冒后易发生传变，故不仅要重在防变，还要重视平时的预防，要开展病中的“因质施养”，以增强机体抵抗和祛邪能力，病后还要继续“因质施养”以固其表，提高卫外功能。又如湿邪为病，寒体则湿停为饮，热体则煎熬成痰，治疗当视体质强弱，分清标本缓急，体质强、邪气实者当攻，以治标为先；体质弱者宜补，邪实正虚者治当消补兼施；但无论实证、虚证，当痰饮基本清除后，均需益气健脾以固其本。“因质施治，因质施养”主张亦体现了我“治养结合”的观点。

医案四：癫狂治验

患者，女，32岁。初诊：1985年6月5日。

近1年来因家庭纠纷，忧思不解，加之半个月前突受惊吓，遂如癫如狂，患者面红耳赤，急躁易怒，常欲奔走，语无伦次，哭笑无常，大便燥结，小便短赤，舌红苔黄腻，脉弦滑，辨证属气郁化火，痰蒙清窍，心神被扰。治宜泻火涤痰，解郁开窍，佐以镇心安神。处方：生地12g，黄连3g，制胆南星9g，茯神9g，郁金9g，姜竹茹9g，生大黄（后下）9g，姜半夏5g，石菖蒲6g，琥珀末（分冲）6g，生牡蛎（先煎）24g，生龙骨（先煎）24g，当归龙荟丸（包煎）10g，7剂。

二诊：1985年6月12日。前方服后，二便通畅，情绪逐渐平稳，不再外走但仍语无伦次，时哭时笑，前方去大黄，加酸枣仁9g，继服7剂。

三诊：1985年6月19日。精神基本正常，能正确对答，偶尔哭笑无常，

自觉口干咽燥，心烦意乱，睡眠不佳，舌红苔少脉细数。痰火渐消，阴精耗损。原方去半夏、胆星、石菖蒲，合甘麦大枣汤，投药5剂，以观后效。

四诊：1985年6月24日。精神正常，唯感神疲，为巩固疗效，拟养心安神以臻全功。处方：甘草9g，炒枣仁9g，麦冬9g，当归9g，茯神9g，合欢皮9g，怀山药30g，大枣10枚，炙远志6g，太子参12g，生地12g，生牡蛎（先煎）12g，生龙骨（先煎）12g，7剂。

随后以四诊时方药配成蜜丸，每次10g，每日3次，连服两个月，并嘱其解抑郁、节房劳，3个月后已能参加劳动，至今未再复发。

按：本例患者属气郁、痰热体质，平时喜忧思，加之受惊吓，导致气郁气乱，郁而化火，火烁熬痰，痰火蒙蔽心窍，故临证见一派痰火蒙蔽之象。治宜涤痰、泻火并进，药合病机，故能愈病。为巩固疗效，合甘麦大枣汤，配制成丸药内服，养心安神，调理体质，以杜复发。

（四）固本培元，调理脾肾

肾为先天之本，脾胃为后天之本，气血生化之源，是人体气血津液升降的枢纽。无论是健康的维护，还是疾病的预防和治疗，都必须重视固本培元、调理脾肾。临证中，我常宗东垣、丹溪、景岳之法调治杂病，重视填精、固精、温阳、助阳、悦脾、醒胃等法的运用。

《素问·平人气象论》："人以水谷为本，故人绝水谷则死，脉无胃气亦死。"我认为疾病的发生、发展、转归、预后，无不以人体内的"正气"为决定因素，而"正气"的盛衰存亡，又无不系之胃气，故逢沉疴痼疾，病情复杂者，常以"上下交病治其中"之法，以调理脾胃为要。调理脾胃当阴阳兼顾，概言温脾阳、养胃阴均有片面之嫌，还应重视胃阳、脾阴的维护。吾喜在东垣"生脾阳"、叶氏"养胃阴"基础上，加用"温胃阳""滋脾阴"之法。胃阳即胃中之阳气，功主受纳、腐熟水谷，胃阳虚则胃脘冷痛、泛吐清涎、脘痞不食……脾阴即脾之营血、阴液，具有滋润、收摄的作用，能制约脾阳，共同维持脾正常运化和统血功能，脾阴虚则舌绛咽干、肌热腹满、便结、口糜舌疮……临证用药上，我常以人参、黄芪、升麻、柴胡之类升运脾阳，生地、知母、玉竹、山药、白芍之类滋养脾阴，干姜、生姜、高良姜、吴茱萸之属温胃阳，沙参、麦冬、石斛、枇杷叶之属养胃阴，自拟"寿康健脾清胃方"为基础加减治疗各种慢性脾胃病。我体会调理脾胃，要关注脾胃相合、表里相应、生理相依、病理相关，临证施治应做到分辨主次、明其兼夹，既联系又区别，方为不误。

医案五：补中益气汤治产后癃闭

患者，女，23岁。初诊：1974年1月8日。

患者于1974年1月1日夜八时许，生育头胎，产后一度晕厥，次晨小便癃闭，腹胀如鼓，经某医院住院治疗，注射青霉素、链霉素，口服利尿药以及中药清热利尿之剂，疗效不显著。且用导尿管排尿，当时腹胀减轻，尔后如故。1月8日转来就诊。患者除小便癃闭、腹部胀坠外，症见面色萎黄，四肢厥冷，精神疲乏，痛苦面容，饮食衰少，伴有头晕、心慌，舌质淡，苔薄白，脉象缓弱。脉症合参，此乃产后中气大伤，膀胱气化失职。治宜益气升清，通阳利水。方用补中益气汤合五苓散加减。处方：党参、黄芪各15g，炙升麻10g，白术10g，猪苓、茯苓、泽泻各10g，柴胡9g，当归10g，炒枳壳10g，肉桂6g，炙甘草6g，3剂。另外用葱白适量，捣烂捏成薄块，加麝香粉少许，贴敷肚脐上，以艾条温灸，1小时后，小腹觉热有响声，当时能自排出少量，连续服药、艾灸3天，小便能自行排出，尿量逐渐增加，病告痊愈，至今未发。

按：中医癃闭一证，旨在膀胱，成因有膀胱积热、湿热蕴结、肺热气壅、肾阳衰微等。《灵枢·本输》篇："实则癃闭，虚则遗溺，遗溺则补之，癃闭则泻之。"本例产妇生育头胎，系农村土法接生，产时惊恐，生产时间过长，用力过度，耗伤中气，导致中气下脱，寒气入侵，造成膀胱气化功能失常而致，面色萎黄、四肢厥冷、神疲乏力、纳谷衰少，头晕心慌，舌淡苔薄白，脉象缓弱，一派气血两亏、中气大伤之象，符合《灵枢·口问》篇："中气不足，溲便为之变"，故用补中益气为主，辅以通阳利水法以治之。方中党参、黄芪大补中气，升麻、白术升运脾阳，猪苓、茯苓、泽泻淡渗水道，肉桂驱寒温阳化气，以恢复膀胱气化功能；配合艾灸，葱白通阳，艾叶散寒，麝香芳香通窍，引药入里，内外合治，一升一降，共奏启上导下、益气通阳、化气行水之功。药证相符，一方见效，诸恙悉除。

肾为先天之本，命门之根，是人生长、发育和生殖的源泉。肾中寓有阴阳，只宜闭藏，不宜泄露，所以肾多虚证。其病因多为禀赋不足、劳倦过度、房事不节、久病失养等，以致耗伤精气。临床表现分阴虚、阳虚两大类，总的治疗原则是"培其不足，不可伐其有余"。还应根据阴虚、阳虚的侧重进行调治，至于阴阳俱虚者，尤宜阴阳俱补。我尊崇张景岳"善补阳者，必于阴中求阳，则阳得阴助而生化无穷，善补阴者必于阳中求阴，则阴得阳升而源泉不竭”之说，尤其重视“阴阳互根”理论在补肾法中的应用。用补阳药要兼顾其阴，用补阴药要注意其阳，使阴阳相互滋生，相得益彰。常用的补阳药有鹿角片（霜）、紫河车、海马、补骨脂、淫羊藿、仙茅、巴戟天、淡苁蓉、菟丝子、沙苑子、胡芦巴、锁阳、续断等，滋补肾阴药有山萸肉、炙鳖甲、炙龟甲、桑椹、女贞子、墨旱莲、枸杞子、制首乌、怀山药、天冬、黄精等；对肾精亏损甚者，我喜用血肉有情之品，如鹿角胶、龟甲胶、鳖甲胶、阿胶、黄明胶等，以资生化之源，收填精益肾之效。在处方用药中，当注意阴虚者忌辛燥、苦寒，宜甘润壮水之剂，阳虚者忌凉润、辛散，宜甘温益气之品。自拟“寿康强身补肾方”为基础加减治疗各种类型贫血，“寿康扶正抗癌方”为基础加减治疗食管癌、胃癌、肝癌等，均取得一定疗效。

医案六：膏方调理种子

患者，女，33岁。初诊：2021年1月26日。

平素过度劳累伴有胃炎，患者气血不足，感头晕乏力，面黄，月经量少，欲孕二胎，予以健脾补肾，养血调中。处方：太子参100g，炙黄芪100g，炒白术50g，怀山药50g，云苓50g，姜半夏50g，当归50g，白芍50g，生地100g，麦冬50g，炒枳壳50g，山萸肉50g，制何首乌50g，佛手50g，桑椹子50g，阿胶250g，龟甲胶150g，鹿角胶50g，肉桂20g，蒲公英100g，浓煎收膏。每日2次，每次1勺，开水冲服。此方服用至2月25日，前来告知其已怀孕。

按：《素问·上古天真论》篇中岐伯曰：“女子……五七，阳明脉衰，面始焦，发始堕；六七，三阳脉衰于上，面皆焦，发始白；七七，任脉虚，太冲脉衰少，天癸竭，地道不通，故形坏而无子也。”该女子虽未至五七，但平日劳累过度，致气血不足、脾肾亏虚，故见月经量少、头晕乏力等症，以益气健脾、填补肾精为主，在健脾胃基础上，重用血肉有情之品填补肾精，佐鹿角胶、肉桂温补肾阳，取“阳中求阴，则阴得阳升而源泉不竭”之意。

（五）脉诊心得

脉诊即切脉，是中医独特的诊查手段。脉象是脉动应指的形象，脉的位、数、形、势、律变化，能传递机体各部位的生理病理信息，是辨别病变部位、病变性质，推测病因病机、病情轻重缓急和预后最为灵敏的客观指标之一，也是难以掌握的中医技能之一。《素问·阴阳应象大论》曰：“善诊者，察色按脉先别阴阳。”《素问·五脏别论》曰：“是以五脏六腑之气味，皆出于胃，变见于气口。”由此可见，脉诊在临证中的重要作用。五十余年的不断学习、实践，对掌握脉诊积累了一些心得。

首先，深入学习、刻苦钻研中医脉学的理论知识，是掌握脉诊的关键。首先要充分了解脉象的形成原理，准确把握不同年龄、身高、体重患者寸口脉的位置及三部九候诊脉方法，认真体会、熟练掌握平脉及常见脉象的特点和临床意义，细心体察各脉象之间的差异，区分脉象的真假和从舍原则，最终做到从寸口脉象的变化洞察全身脏腑、气血及精气神状态，为正确辨证提供第一手可靠资料。

其次，反复实践，细心体察，不断探索切脉规律。临证切脉凭借医生手指的灵敏触觉来体会分辨。因此，反复实践，细心体会，才能做到心里明了，指下易辨。切脉时要从脉的位、数、形、势、律五个方面进行仔细观察，逐步体验脉象的形态特征，故切脉时间应充分，必须做到“三部九候”，严查细判，方能认辨清楚脉象。一般而言，每手诊脉应不少于 1 分钟，两手以 3 分钟左右为宜。通过临证诊脉经验的不断积累，摸索出各种脉象的鉴别方法，辨别出单一脉象、相兼脉、复合脉的规律及其主病特点，形成自己的诊脉特色。

最后，持脉之道，虚静为保。诊脉时，医生、患者双方都要保持安静状态，尤其是医生要调整呼吸，聚精会神，贯注指下，仔细体会指下脉感，才能诊出真实的脉象。诊脉时，保持均匀呼吸很有必要，通过自己的一呼一吸来检测患者的脉搏搏动次数，细心体察六部脉象之浮沉、迟数、虚实及节律，才能辨明病变之阴阳、表里、寒热、虚实，探明脏腑间病理变化的内在联系，找到病机的关键所在。

（六）专病治疗心得

1. 外感病

总体来说，外感病分风热和风寒两大类。本人认为气候转暖，单纯的寒性感冒已不多见，多为风热感冒或寒包火证。急性风热感冒多有发病快、病情开始较重的特点，症状为高热、怕风、头痛、咽喉肿痛、口干、咽痒呛咳、痰白而黏等。治疗上，我遵《温病条辨》“治上焦如羽，非轻不举”之说，多用轻清疏表法，对高热患者每用薄荷（后下）5g，蝉蜕 9g，黄芩 10g，三味合用，退热效果明显，一般 1~2 天即可退热；如有咽喉肿痛，加用板蓝根 30g，射干 10g，胖大海 1 枚；口干渴、痰黄稠、咳出不畅者，加用鱼腥草、桔梗、瓜蒌皮、制远志、浙贝母等；如大便干燥，则加杏仁（打）10g，炒枳壳 10g，制远志等。综上所述，一般风热感冒的治疗 3~5 天即能痊愈。寒包火证的治疗宜疏风清热，麻黄加石膏汤主之；表里同病宜解表通里，凉膈散加减。

医案七：风热夹痰证

患者，女，86 岁。初诊：2013 年 1 月 7 日。

患者发热 2 天，咽痛，咳嗽不舒，舌苔薄黄，脉细滑。刻下：腋温 38.3℃，为风热夹痰之证，治以辛凉疏解，清热化痰。处方：薄荷（后下）5g，蝉蜕 5g，炒黄芩 10g，桔梗 5g，瓜蒌皮 10g，杏仁 10g，板蓝根 30g，鱼腥草 30g，桑叶 10g，大贝母 10g，炒枳壳 10g，前胡 10g，通草 5g，炙马兜铃 5g，3 剂。

二诊：2013 年 1 月 10 日。发热已退，感冒减轻，鼻流黄涕，痰浓，舌苔薄黄，脉细滑。治以清肺化痰，佐以宣肺通窍。处方：辛夷花 10g，瓜蒌皮 10g，鱼腥草 30g，桔梗 5g，炒枳壳 10g，桑叶 10g，杏仁 10g，大贝母 10g，海浮石 10g，枇杷叶（包煎）10g，炒黄芩 10g，黛蛤散（包煎）10g，苍耳子 10g，5 剂而愈。

2. 脾胃病

脾胃病的产生，多与饮食不节或饮食不洁、生活无常、情志失调有关。一般都是或饥或饱、酗酒、受寒饮冷、多食辛辣厚味等，致使脾胃升降功能失常，气滞生湿，湿热内蕴。如失治或治疗不当，久延则脾胃虚弱，湿热互结，成寒热虚实错杂之证，可谓难愈之候，治疗较为棘手。脾胃病的临床表现多有胃痛、胃胀、嗳气吞酸、呕吐、烧心、胸背部胀痛，大便或稀薄或先硬后溏，或大便黏腻，日行多次，便解不畅等，有反复发作、缠绵难愈的特点。

本人根据多年治疗经验，拟寿康健脾清胃方一首，组成：太子参 10g，炒白术 10g，川黄连 5g，姜半夏 5g，瓜蒌皮 10g，蒲公英 10g，白蔻仁（打）2g，徐长卿 10g，云茯苓 10g，海螵蛸 10g，炙鸡金 10g，炒枳壳 5g。胃阴虚者，加寸麦冬、石斛；肝火犯胃，加白芍、乌梅肉；大便干燥，加大黄、无花果；气滞严重，加川朴花、佛手片等。

脾胃病经常会用到行气药，但这类药物大多香燥，生者尤著，可用蜜炙以缓和温燥之性；对于肝胃阴虚者，我常选花类理气药，如厚朴花、代代花、玫瑰花、绿梅花、佛手花等，理气而不伤阴。

医案八：胃出血治疗后中脘作胀

患者，女，37 岁。初诊：2015 年 5 月 26 日。

患者胃出血住院治疗，出院后胃恙未复。中脘嘈杂不舒，泛酸，舌苔薄黄，脉细。治以理气和胃，化瘀止血。处方：太子参 10g，炒白术 10g，茯苓 10g，蒲公英 10g，海螵蛸 10g，炒枳壳 10g，三七末（另吞）2g，仙鹤草 10g，炙鸡内金 10g，制大黄 9g，7 剂。

二诊：2015 年 6 月 5 日。胃出血已止，泛酸减轻，中脘胀，消食差，舌胖、边有齿痕，脉细。治以健脾和胃。处方：太子参 10g，炒白术 10g，茯苓 10g，川连 5g，海螵蛸 10g，广陈皮 10g，姜半夏 5g，丹参 10g，炒枳壳 10g，炙鸡内金 6g，焦三仙（各）10g，仙鹤草 10g，白及片 10g，炒金银花 10g，7 剂。

（七）组方用药心得

1. 组方原则

我认为临证处方用药，如量体裁衣，按锁配匙，既有尺度，又有方圆，须有的放矢，切合病证，决不能主观臆断，以方候证。我既反对胶柱鼓瑟，对号入座，执一方以治疗，也反对不顾配伍原则，逢一症选一药，任意凑合组方，力求做到“医必有方，医不执方”。

在具体组方中，以“少则得，多则失”“用药少、分量轻、价格低廉”为原则。认为用药不在多而贵在专，若面面俱到，反而相互牵制，影响疗效。尤其危急之症，处方更要药专力宏，得赖一剂以决胜负。对慢性久病，虽可用复方图治，但应主次分明，多而不乱，药无虚发，剂量适中。若病重药轻，则如杯水车薪，无济于事；若病轻药重，则药过病所，反伤正气。凡中虚之体，药量宜轻，苦寒克伐、滋腻峻补均系弊多利少之举。药物的搭配和剂量也很有讲究，正如近代著名中医大师岳美中先生所言“中医不传之妙，就是量”。组方的奥妙就在于药物间的组合和每味药的分量。

2. 成方使用经验

在中医发展的历程中，先辈们留下了大量疗效卓著的经验之方、经典之方，这些成方用药少而精，药物配伍与药量配比法度森严，用之得当，往往疗宿疾、起沉疴。但时代的变迁，现如今我们运用成方，必须先明确古人组方意图，依据病情和体质予以化裁加减。

我常用六君子汤合当归补血汤治疗贫血、再生障碍性贫血；以逍遥散加减，主治抑郁症、围绝经期综合征、乳癖、梅核气等；以酸枣仁汤主治心悸、胆怯、失眠多梦；以一贯煎主治肝肾阴虚兼气郁的胸胁脘痛、嗳气吞酸、咽干口燥、舌红少津；以补阳还五汤加减治疗中风偏瘫、口眼歪斜、四肢麻木等；常用香砂养胃丸、半夏泻心汤、越鞠丸、左金丸加减治疗慢性胃炎、胃溃疡、十二指肠溃疡及慢性肝胆疾病；对痰饮、咳嗽的处方用药，有上、中、下三焦之分，病在上焦而发热者，用小青龙汤；病在中焦者，用苓桂术甘汤；病在下焦者，用五苓散；以止嗽散主治各种慢性咳嗽，依据病情寒热虚实之变随症加减，热痰常用瓜蒌皮、桑白皮、竹茹、海浮石、海蛤壳、冬瓜仁、枇杷叶，寒痰则用制半夏、橘红、白前、干姜等，随症加减。

3. 补法运用心得

补法是临床上常用的治法，如用之不当最易引起脘腹痞胀、纳呆或大便溏薄等胃气失和的症状，甚或郁而化火变生他疾。为避免补药使用中出现问题，我通常的做法是，补气常佐以行气，补血常佐以活血，养阴时注意和胃佐以助阳，温阳中注意宣通佐以养阴，力求做到补而不滞、补而不腻、补而能化、补而能生，更利于补药的吸收，充分发挥其补益作用。

四、仁心仁术

我秉承先辈“一切以患者为重，一切为了方便患者”的行医准则及“半修德半养生”的自我修为精神，处处替患者着想，随时听从患者的召唤，及时解答、解决患者在服药过程中出现的一切情况，把仁爱之心作为临证第一要务。

《素问·汤液醪醴论》上说：“病为本，工为标，标本不得，邪气不服。”患者是疾病发生的根本所在，医生是治疗疾病的外在因素，外因必须通过内因起作用，故只有医患之间配合好，才能相得益彰，疗愈疾病。临证中，我重视和患者的沟通交流，俗话说：“一句话让人笑，一句话让人跳。”“话疗”的治疗作用，做到药物治疗和心理疏导并举。认为耐心倾听患者的诉说，不仅能充分了解病情，还能就此开展“话疗”，取得药物治疗、心理疏导双重效果。更为重要的是，通过与患者的充分交流，建立了医患之间的相互信任，能调动患者主观能动性，正确认识疾病，以积极的态度配合药物治疗，提高疗效。

五、弘扬新安医学

（一）培养传承人

家族链传承方式是新安医学的显著特征。新安休宁方氏医学起源于19世纪末，中医世家传承四代百余年。在继承家父方霖魁学术思想的基础上，我培养了子方敏、女方霞，均成为新安方氏医学传人。他们不仅传承了家学，也都经历了中医药院校规范教育，现都从事中医临床的一线工作，在各自的专科领域发挥着作用。

自 20 世纪 70 年代，我被徽州地区卫生学校聘为“西医学习中医培训班”兼职教师，参与了安徽中医学院（安徽中医药大学）、芜湖中医学校（现安徽中医药高等专科学校）及徽州地区卫校中医班学生阶段实习和毕业实习的带教工作，所带学生中，有的已成长为“安徽省名中医”，成为安徽省中医药事业、新安医学的栋梁。

（二）传承新安医学

工作以来，我一直致力于新安医学的传承和发展。1980—1992 年担任黄山市中医院副院长期间，我为中医院建设、发展及由屯溪区中医院提升为黄山市中医院做了大量的工作。在 1988—1993 年担任黄山市第一届人民代表大会常务委员会委员期间，多次提案呼吁重视新安医学古籍的挖掘、整理，在新安医学研究所成立时捐献家传抄本《方氏脉症正宗》古籍，为推动新安医学的发展作出了不懈的努力！

（方霞、方敏协助整理）

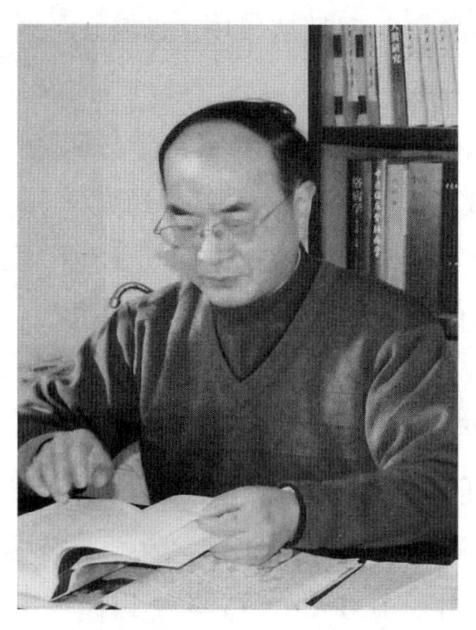

结缘杏林　终身奋斗

——我的岐黄之路

孙克勤

医家简介

孙克勤，1940 年出生，安徽省青阳县人，中共党员，安徽省基层名中医，副主任中医师。曾任青阳县中医院首任院长、安徽省中医学会及池州市中医药学会理事、青阳县中医学会副会长，被录入安徽省科协人才库。他结缘杏林，在岐黄医学的岗位上已工作近 60 个春秋，现仍奋斗不止，为中医药事业鞠躬尽瘁。孙老回忆这 60 年的历程，布满艰辛，但收获颇丰，是求索奋斗的一生，也是人生价值的体现。

一、从医历程

（一）勤学自强，艰苦砺志

1961 年，我高中毕业，是青阳中学首届毕业生，由于“先天不足”未能进入高等学府深造。毕业后我被安排到广播站工作，在学校老师及相关部门的推荐下，1963 年元月我入职青阳县人民医院，开始从师于青阳县名中医曹锦云先生，从此我和中医药结下了深厚的情缘。尽管学习艰辛，生活困苦，我从不退缩，从不放松。学习期间，我兼挂号室夜班和公费医疗记账工作，大部分时间则在曹老先生的指导下阅读与背诵《药性赋》《汤头歌诀》及四大经典重点条文，并学习中医学院教材。19 世纪 60 年代初，医院规模小，病房就在门诊部的后面，凌晨 3~4 点钟，只有 1 个工友提着马灯来打扫卫生。我常常在夜间记完账后接着读书；凌晨工友来了，我又起床开始背书。那时电灯每晚只照明到 11 点，无电灯时我就点亮煤油灯。早晨背书，白天读书、记笔记，我坐在曹老先生对面，一边聆听老师和患者的对话，一边学习。每周日，我骑自行车到 12.5 千米之外的乡镇向当时的驻军军医学习针灸。跟师一年以后，我读完了临证所需的基础知识，开始抄方。两年以后，我基本掌握必须重点背诵的知识，开始在老师的指导下试诊，并逐渐临诊。

1979 年，我以较好的成绩考入安徽省中医学院（今安徽中医药大学）中医进修班，系统学习中医理论一年半。在此期间我与诸多有识之士深入交流，积极参加多种学术讨论会，为今后业务技术的提高打下了厚实的基础。学习结业时我被评为优秀学员。

临证之外，我积极参与各项医学学术活动，如血防灭钉螺工作、慢性支气管炎的调查和中医药防治、肿瘤患者的死亡回顾调查、黄精酒及桑椹的开发利用，编写乡村医生的教材并给他们授课。这些医学实践丰富了我的医学知识，扩大了视野，增进了我与广大群众的感情，进一步了解到群众对健康的需求，从而加深了我对防治疾病重要性的认识，为我成为一名真正的中医打下了坚实基础。

（二）筹建中医院，医政共进

20 世纪 70 年代，流行性脑脊髓膜炎（简称流脑）、流行性乙型脑炎、胃溃疡及穿孔、肠寄生虫病、胆道蛔虫病、阑尾炎、肠梗阻等疾病多发，我和西医汪盈生、翟继耕、孙立谋、崔普坤等人合作，开展中医中药、针灸等疗法治疗多种常见疾病，尤其是针对上述疾病进行疗效观察与统计，取得了满意效果。1977年春节后，应“好的医生要到农村去”的号召，我调到新成立的竹阳乡卫生院。调去后，我一边工作一边学习，医德和医术获得了当地患者的支持与赞许。1979年我光荣地加入了中国共产党。中共十一届三中全会后，我正值壮年，事业上的奋斗、工作上的磨炼，使我变得坚强而有韧劲，忍耐而宽容。1982年，我奉调回到县人民医院；1985年底，我负责牵头筹建青阳县中医院，任首任院长十年。

筹建初期，百废待兴，医院工作任务繁重，涉及基本建设、建章立制、科室设置、人员配备、技术提高、工资福利、医疗改革以及上下内外的平衡协调等各方面内容。工作虽多，但我依然紧抓临床。我在订好年、月、周计划之后，上午一边看病一边处理一些零星公务，把遇到的重要问题记录下来，第二天开会时再集中处理，而每天晚上则进行业务学习，记笔记。1996年，经安徽省中医药管理局审查验收，授予青阳县中医院为合格中医院。工作期间，我仍然坚持撰文，在国家级医刊上发表10余篇论文，临证经验也得到了逐步提高和丰富。其中，《藿朴三仁汤治疗胃肠型感冒40例小结》获芜湖市科协1985年优秀论文三等奖，《攻下及大黄》获1996年度省中医药学会优秀论文三等奖，《试探曹锦云先生遗方用药特点》获安徽省中医药学会优秀论文二等奖，并被安徽省省科协、省科技厅评为1994—1996年度自然科学优秀学术论文三等奖。

（三）老骥伏枥，悬壶为民

1996年，我辞去青阳县中医院院长职务，全身心投入到临床一线，至2000年正式退休。退休后，我仍孜孜以学，坚持临证，注意总结，并交友健身，其乐融融。我在退休后仍旧心系患者，经常在家免费为上门求医者施治。由于很多患者到医院就诊时仍要找我看病，有些患者通过朋友介绍，慕名找到我家求诊，时任青阳县中医院院长登门拜访，邀请我回医院坐诊。2001年我返聘回院，继续在临床一线发挥余热。

被返聘后，医院安排我每周一至周五上午坐诊。很多患者从远路慕名而来，长途跋涉颇为不易，为了让患者能够顺利就诊，我和其他医务人员一样，每天坚持风雨无阻地准时到院上班。年均门诊量8000多人次，治疗疑难杂症300余例，诊治危重患者110余例。由于个人的努力、服务的热情，且用中医药治病取得了良好的疗效，我因此获得党和政府、广大干部群众的赞誉。

2016年5月，我被选入“池州好人”名单，刊于《池州日报》2016年6月25日第7126期A2版；2016年11月16日，《池州日报》刊登了记者专访《以勤克难，以苦攻坚——访县中医院首任院长、中医专家孙克勤》；2019年7月12日，《安徽商报》第75期对我进行了《传承创新中医，情暖健康心田》的专题报道；2019年10月11日《池州日报》刊登通讯员的《孙克勤：仁心•仁爱•仁术》一文；2016—2018年，我先后被县委县政府、省中医药管理局评为“青阳名医”“安徽省基层名中医”，随后经批准设立了“孙克勤基层名中医工作室”。

（四）耄耋之年，手不释卷

我虽退休，但从未停止学习，坚持每天花几个小时看书、读报，一日不学就像缺点什么。现代社会一日千里，知识日新月异，我必须不断地补充知识，提高医技，让患者尽早摆脱病痛的折磨。退休后我阅读了不少中西医书籍和刊物，基本知识和技能又有长足的进展，同时积累了丰富的临床资料。数十年来，我订阅的杂志多种，每种书报均选择重点分类剪辑或摘录，记录的笔记本、医案、写作的手稿堆积至一米多高。我深知医生不仅要有好的医风、医德、医技，还应普及养生保健方面的知识。近20年我为本地多种报纸撰写科普文章，并每年受邀为群众组织讲授防病知识，同时参加义诊活动。

我相继出版了《青藤斋医文录》《青藤斋医文录续集》《让癌症远离你我他》等著作，参与编写了《中医智慧之门》（中医药文化精品丛书）。我的首部个人专著《青藤斋医文录》于2005年出版，本书收集、整理了我此前撰写发表或未发表的医学论文，以及在本县报纸上刊登的医学文稿及诗文，深受读者好评，曾三次再版印刷。我的《青藤斋医文录续集》于2009年出版。该书收集了养生保健、医案医话、经验方剂等方面的医学文稿，医患反映良好，已第二次印刷。

二、临证经验

（一）坚持辨证精髓，灵活确定诊断

辨证论治是中医的特点和精髓，我秉承前贤经验又每多有所发挥。临床经常遇到有病无症，无症状怎么辨证论治？这种情况令医者处于两难境地。思之再三，总结临床实际，我从几个方面着手。

（1）无症从脉法：如无症状的高血压，但脉弦或细弦，可确定病机诊断为肾虚肝旺证。

（2）从检验、影像学检查的结果立论：如肾炎患者，尿常规检验有尿蛋

白，可从精微下注立论；如患者甲状腺彩超提示为甲状腺结节或甲状腺囊肿，可从“瘿病”立论。

（3）病史推断法：根据患者的既往病史和疾病，可以确立病名和疾病的阶段性，如“胸痹静止期”“水肿恢复期”。

（4）从患者的年龄及生长期确定病机：如无症状的月经不调，初潮从肾论治，少妇从肝诊断，中年从肝肾立论。

（5）根据西医疾病的因果关系立证：如肾结石静止期，有肾结石则梗阻，梗阻则不通，不通则化湿热，但湿热轻而不显，病机为隐性湿热；如冠状动脉粥样硬化性心脏病（简称冠心病）缓解期，青壮年可以从肝、从气、从火立论，老年人可以从气虚肾亏、痰瘀立论等。

（6）从体型确立病机：如肥人从痰湿、阳虚、脾虚论治；瘦人从肝、从脾虚、从火辨治。

对无症状的疾病辨证论治有一定难度，我所立的几点也较牵强，有待有识之士共识。

为使后学便于记忆，我还将《十问歌》的内容延伸至具体疾病。如自拟《月经病问诊歌》：“经病必先问周期，行经时日要牢记。经量经色均细问，理清行经前后症。还要详审生育史，添加末次月经期。现代检查不可少，八纲辨证显神奇。”如自拟《胃病问诊歌》：“胃病病程加重期，疼痛性质食纳记。口干与否大便状，伴随症状勿漏遗。切诊舌脉不可缺，胃镜钡餐加呼气。虚实寒热瘀细辨，饮食宜忌药效济。”

（二）关于“肝无补法，肾无泻法”

“肝无补法，肾无泻法”是著名医家钱乙的论述，是至理名言，对于初学者来说，不免有拐弯抹角之感。此指肝肾同源，相火旺可用泻肝的方法，泻肝即泻肾；肝阴虚，用补肾阴的方法，补肾即补肝。但实际上肝有补法，肾有泻法。

肝有补法：如四物汤就养肝血，常用的养肝药有当归、白芍、枸杞子、女贞子、墨旱莲等。

临床上泻肾清肾之法也常用：如六味地黄丸就是三补三泻，常用泻肾清肾药如泽泻、知母、黄柏、生地、玄参、丹皮、茯苓、猪苓、车前子、萆薢等；肾主水、主生殖、主二便等，肾虚则可能水液失调、二便失常，产生水肿、淋证、癃闭、结石、瘀阻等，一方面要补肾，一方面要清肾泻肾化瘀，和相关对症辨证用药，这样才能收到事半功倍的效果；如前列腺增生，由于肾虚气化失常，可致血运不畅而瘀堵，因此补肾也需清肾，更应活血化瘀。

（三）用药轻灵，知常达变

用药方面，我坚持“有是证，用是方”，用药要恰中病机，病机的确立要符合临床症状，药味的多少取决于病情、体质、气候及药物质量等多种因素，我的处方用药一般在 12 味左右，少则几味，个别病情复杂者也不过 15~16 味，药虽简而力专，量虽轻而效佳。

如治疗一女性患者，68 岁，有慢性胃炎病史，近期已做心脏射频消融术、腰椎良性肿瘤切除术，伴有焦虑症。来诊时自诉干呕 1 个月，伴大便不规则、心悸、失眠、口干，舌淡红苔白腻，脉细弦而涩结。中医诊断为干呕（湿热上干型）、郁证（肝郁痰湿型）。治以清化湿热，疏肝和胃安神。处方：竹茹 10g，白扁豆 30g，炒薏苡仁 30g，黄连 6g，合欢皮 10g，郁金 10g，茯神 15g，法半夏 10g，甘草 3g，甘松 6g，神曲 15g，服药 7 剂后症状明显改善。此例患者病症复杂，但只要找准病机，轻灵用药亦能取效，此即抽丝剥茧、去繁就简，抓住主要矛盾辨治而获效。

（四）善用经方，法不泥古

经方是中医先贤在医疗实践活动中积累的真实而宝贵的经验，屡用屡效。随着时代的发展，检验技术的精准，疾病的种类和病理的阐释愈加具体繁多，但只要中医基本理论扎实，辨证准确，病机明确，异病可以同治，一方可以多用。我在临床用经方治疗现代疾病颇多。

1. 桂枝汤

桂枝汤出自《伤寒论·太阳病脉证并治篇》，主治太阳表虚证，其病机是外感风寒，营卫不和，功主解肌发表，调和营卫。

（1）取其滋阴和阳，透邪固营的作用治疗顽固性瘾疹。此时应用的病机在于：外感风寒较轻，失于调理，邪伏营卫之间；营卫失和，开合失常，邪扰营阴；卫阳不得宣泄，邪正交争。正气不足，邪不能外透，往来于肌腠之间，用桂枝汤使风邪外达，营阴热清，营卫调和，外固内守。

（2）用于宫寒痛经，其机制在于调营卫、祛宫寒、和阴阳，使宫寒祛、阴阳和，则痛经愈。

（3）感受外寒，用其和阴阳、逐寒湿、通经络，治疗痹证，尤其是上肢的肩周炎、肌纤维组织炎等。所谓“阳气并则阴凝散”，桂枝汤能够温阳祛邪，舒缓筋脉。用桂枝汤要确定两点：一是有外感风寒的前奏，不论轻重；二是没有明显的里证。

2. 半夏泻心汤

半夏泻心汤出自《伤寒论》，为和解剂，具有寒热平调、散结除痞的功效。主治寒热错杂之痞证，心下痞、但满而不痛，或呕吐、肠鸣、下痢，舌苔腻而微苦。我常用本方治疗消化道疾病，根据原文所列症状应抓住两点：一是“心下痞”，二是“腹中雷鸣”，均可酌情使用。

3. 五苓散

五苓散为利水化气之剂，由泽泻、茯苓、猪苓、白术、桂枝等组成，具有利水渗湿、温阳化气之功效。《伤寒论》中原治蓄水证，乃因太阳表邪不解，循经传腑，导致膀胱气化不利，而成太阳经腑同病。本方表里同治，重在化气利水，而不拘于有无表证。本方温阳化气，兼用养阴清热，使水湿去、邪热清、阴津复，则浮肿消，现代临床诸如慢性心力衰竭（简称心衰）、慢性肾功能不全之下肢浮肿时可加减应用。也可用于泄泻，健脾利水，达到利小便而实大便的效果。

4. 炙甘草汤

炙甘草汤证是由寒邪损伤心阳所致，其方具有滋阴养血、益气温阳、复脉定悸之功效。其病机重点是心之阴阳两虚。现代疾病如心律失常、冠心病、甲状腺功能亢进症、风湿性心脏病、病毒性心肌炎、窦性心动过缓、交感神经紧张症、慢性心力衰竭等，伴有心悸气短、脉结代者，只要病机符合心阴阳两虚，属阴血不足、阳气虚弱者，就能辨证使用炙甘草汤。但炙甘草汤证不一定都有心动悸，有的患者只是胸闷气短，或善太息，或气短无力，或心悸不安、动则尤甚，或虚里筑筑而动（心前区抬举性搏动）。部分患者查心电图提示为窦性心动过缓，或心律不齐，或有其他性质的心脏疾病，也可以辨证运用炙甘草汤。

（五）自拟验方，利子延宗

临床疗效的高低一般被认为是衡量医生优劣的首要条件。退休以后，我将毕生经验总结成书，大部分验案、验方都记录于《青藤斋医文录·续集》中。我自拟了 30 首经验方剂，收集的病种涵盖了呼吸、消化、泌尿、心脑血管、生殖系统，包括月经不调、不孕不育、高血压、心肌供血不足、心律不齐、萎缩性胃炎、病毒性肝炎、肾炎等疾病。

我的30首验方包括：益气温阳强心汤、宽胸活血汤、滋肾平肝饮、祛风通窍方、牛子三拗汤、肺结核膏、前列腺炎方、补肾软坚通淋丸、通淋排石汤、益肾汤、慢性肾炎方、痛风饮、消渴1号方、健脑益智丸、制饮化痰定眩汤、胆道驱蛔汤、肠痈汤、黄疸2号方、消胆排石汤、消痞汤、大黄宁血汤、温胃清胆汤、滋肾调经汤、三地清经汤、温肾调经汤、补肾安胎饮、补肾化痰汤、补肾疏肝汤、补肾化瘀通经汤、补肾健脾汤，现将临床常用的几首效方介绍如下。

1. 牛子三拗汤

［组成］炒牛蒡子15g，麻黄10g，苦杏仁10g，桔梗10g，射干10g，甘草5g。

［功效］祛风利咽，宣肺止咳。

［主治］时邪客咽之喉源性咳嗽。

［加减］风寒加辛夷、荆芥、防风、前胡，去射干；风寒郁热加蝉蜕、浙贝母、连翘、枇杷叶、黄芩等；痰扰型加白术、茯苓、半夏、浙贝母、连翘等。

［临床应用］我曾报道用牛子三拗汤治疗喉源性咳嗽32例，每天1剂，10天为1个疗程，全部病例达到临床治愈，最少服药2剂，最多服药25剂。

2. 滋肾平肝饮

［组成］生地黄15g，熟地黄15g，山茱萸10g，知母10g，白芍15g，黄柏10g，生龙骨20g，生牡蛎30g。

［功效］滋肾平肝。

［主治］肝肾阴虚型高血压、椎-基底动脉硬化、颈椎病、脑动脉硬化等。

［加减］高血压加钩藤、地龙，椎-基底动脉供血不足加葛根、丹参，便秘、高脂血症加制首乌、决明子。

3. 益肾汤

［组成］黄芪20~40g，淫羊藿15g，丹参20g，水蛭5g，大黄6~10g，生地黄15g，熟地黄15g，山茱萸15g，六月雪30g，山药30g。

［功效］益气补肾化瘀，清热泄浊。

［主治］气虚肾亏，瘀浊伤肾之肾功能不全。

［加减］脾肾阳虚者加白术、党参、补骨脂、鹿角霜，去生地；肝肾阴虚加女贞子、墨旱莲、枸杞子，去淫羊藿；阴阳两虚选加鹿角霜、菟丝子。此方也可用于治疗肾衰竭，如治疗1例慢性肾功能不全，血肌酐达到600μmol/L，服用此方1周肌酐下降为500μmol/L，没有透析。

另外，在我自拟的方剂中，治疗妇产科病证的就有8首：滋肾调经汤、三地清经汤、温肾调经汤、补肾安胎饮、补肾化痰汤、补肾疏肝汤、补肾化瘀通经汤、补肾健脾汤。临证时尤以不孕症最为难治却能获效。我总结了治疗不孕的补肾八法：滋补肾精法、温补肾阳法、补肾化湿清热法、补肾健脾法、补肾化瘀法、补肾疏肝法、补肾化痰法、补肾养血法。由于生活水平的提高及社会环境的变化，其中补肾化痰方及补肾化瘀通经方最为常用。

1. 补肾化痰汤

［组成］续断15g，巴戟天15g，淫羊藿15g，苍术10g，白术10g，香附10g，陈皮10g，法半夏10g，茯苓15g，桂枝10g，桃仁10g，当归10g，川芎10g。

［功效］补肾健脾，化痰调经。

［主治］肾虚脾弱，痰湿内阻之闭经、月经后期、多囊卵巢综合征、幼稚子宫，月经不调等。

［加减］脾肾两虚，痰浊上扰眩晕者可加天麻、泽泻、远志，去桃仁、川芎。

2. 补肾化瘀通经汤

［组成］生地15g，熟地15g，怀牛膝15g，当归15g，赤芍10g，白芍10g，川芎10g，丹皮10g，丹参10g，桃仁10g，炮山甲（现已不用）6g，路路通10g，香附10g。

［功效］补肾化瘀通经。

［主治］肾气亏虚、胞脉阻滞之痛经、闭经、崩漏、不孕症、输卵管不通或通而不畅、子宫内膜异位症、子宫腺肌病、子宫肌瘤等。

［加减］子宫内膜异位症、子宫腺肌病可加莪术、红花、延胡索、土鳖虫，下焦湿热可加茯苓、苍术、黄柏。

三、薪火相传，生生不息

在近60载的从医生涯中，我始终坚持“行医以德为先，服务以诚为本，做人以品为重，做官以廉为先”为准则，不仅严格要求自己，也要求后人要有良好的医德医风和勤学苦练及无私奉献的精神。

我在从医过程中先后带教与培养多名中医，有的已成为独当一面的副主任医师。主要带教方式包括：①有计划、有目的地选择有关经典书籍学习、讲读，出题目给学员做，并认真批改；②对教材和书报的重点内容记录在册以便于查找，总结报纸、杂志上的新观点与新方法，有价值的内容及时传达给学员并应用于临床；③平时门诊与学员面对面就病历讲解理法方药，这是主要的形式；或学员先问四诊、书写病历，我再复核、修改；或我收集四诊病情，再由学员诊断、确定理法方药和注意事项，最后由我修改；④周一至周五的下午，学员一边门诊一边自行回顾上午的诊疗情况并做出记录，有计划地复习相关知识点；⑤每周六下午，我设专题讲课，学员带着问题提问，我来解答，或由学员讲解我再进行补充。近年来我主要向学员读《中药学》《方剂学》《伤寒论》和中医学基础的内容，并要求学员背诵《黄帝内经》中的重点条文。在学习、实践的紧密结合下，学员的中医水平得到了快速提升。

我的一生致力于中医药事业，积累了一些经验，辨证用药多宗张仲景、孙思邈等前贤。每遇疑难杂症，必埋首案头，孜孜求解，整理成册。我在临证中以内、妇科为主，善治疑难杂症，长于脾胃肝胆，习用燮理攻下，对慢性萎缩性胃炎、糜烂性胃炎伴肠化生、疣状胃炎、胆汁反流性胃炎、上呼吸道感染、喉源性咳嗽、过敏性鼻炎、血小板减少症及老年眩晕症、慢性肾病、失眠、消渴、胸痹，女性痤疮、黄褐斑、月经不调和某些不孕症，男性精液不液化症、少精症，减轻癌症放化疗的不良反应、提升癌症患者免疫力等疾病治疗较擅长。

我情系中医，为传承和发展中医药奋斗一生，为人民的健康服务一生。在我有生之年将继续传播中医养生及治未病，继续运用中医药为群众的健康服务，继续做好传帮带，为中医药事业添砖加瓦。我曾作《从医四十年自勉》一诗，谨以此诗作回忆和自勉。

春秋四十习岐黄，药性汤头和阴阳。
虚实寒热五行辨，探幽脉理研藏象。
医籍书刊瀚如海，苦读也只一粟汤。
临证尚可拯病疾，能得世人好张扬。
医林高手比比是，吾在杏林下下方。
桑榆耳目脑清醒，黄花时节学华章。
不惑医龄道尚熟，耄耋悬壶正时光。
老骥常思自踌奋，为人宗旨不能忘。
黔首疾病时时记，诊病处方刻刻详。
是医治病为己任，丝尽烛干胸自旷。

（吴迪协助整理）

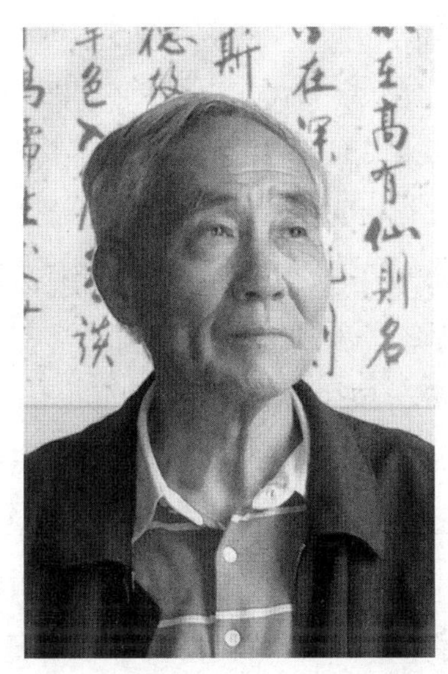

梅花香自苦寒来

——我的从医之路

高道煌

医家简介

高道煌，男，1940 年 6 月出生，安徽歙县承旧岭村人。1956 年拜师于歙县中医世家殷巨宾先生。因表现优秀，1958 年 8 月被推荐进入原徽州地区休宁初级卫生学校学习，并拜师于休宁名中医许芝泉。1959 年卫校毕业后分配在休宁县人民医院中医科，继续随许芝泉临证侍诊。1960 年 3 月高道煌调入徽州地区人民医院（今黄山市人民医院）中医科工作，并拜师于名医世家程雁宾先生门下，随师学习工作 7 年。1966 年 3 月以优异成绩通过原安徽省卫生厅统一考试，颁发出师证书（等同大专学历），被聘为医师、主治中医师，1985 年 3 月加入中国共产党。1986 年 8 月调入新成立的黄山市新安医学研究所担任副所长（主持工作），1991 年 11 月研究所扩建，成立黄山市新安医学研究中心，高道煌任中心副主任、副主任中医师，负责临床和科研等工作。2001 年 3 月退休返聘，在黄山市新安医学研究中心临床部工作，2014 年 7 月受聘于黄山市中医院，在“新安名医堂”从事专家门诊工作，被聘为主任中医师。历任安徽省新安医学研究会理事，黄山市中医药学会常务理事，黄山市第一、二、三届政协委员等职。

一、青年时期的学医经历

我是安徽歙县承旧岭村人，生于 1940 年，少年时期家境贫寒，9 岁丧母，16 岁丧父。家庭的变故，生活的艰辛，使我从小练就坚强的性格。除了务农，闲暇之时读书成了我最大的乐趣，乡亲邻里家中有几本旧书的，我总是要去翻个遍，遇到医学古籍更是爱不释手，越是看不懂越是要读。16 岁那年，村中一族长把我推荐给歙县渔梁的名中医殷巨宾先生，殷巨宾先生觉得我是个好苗，便答应收下这个徒弟，我的中医启蒙之路由此开始了。

进入师门，每日清晨清扫庭院，为师父烧水沏茶准备一天的诊务，患者来了，我即端坐一侧，细心观察师父望、闻、问、切过程，仔细揣摩其中奥秘，然后听师父口授病案方药，记下脉案处方，这便是传统中医的跟师侍诊过程。每当夜晚掌上油灯，就是背诵中医典籍的时刻，《药性赋》《汤头歌诀》《医学三字经》等，不到半年已是滚瓜烂熟，一年多以后我在师父注视下试诊，辨证遣方，理、法、方、药竟也八九不离十。

1958 年，医疗卫生系统需要大量人才。这一年原徽州地区休宁初级卫生学校招生，我因表现优异被推荐进入该校学习。所学课程多是西医，也有中医。当时学校的中医授课老师是休宁著名中医许芝泉先生（1925—2009），他对我尤其偏爱，进而我就成了他家的常客。许芝泉先生家中藏书极多，如《石山医案》《医述》《医学心悟》《临证指南医案》等，我可谓是如逢甘霖，遇有不懂即向先生求教，许芝泉先生均悉心以授。卫校毕业后，我分配到休宁县人民医院工作，在中医科随许芝泉先生侍诊学习，深得许芝泉先生之真传。

1960 年 3 月，我调入徽州地区人民医院（今黄山市人民医院）中医科，在这里我遇到另一位恩师——程雁宾先生。程雁宾（1900—1984），新安名医世家，歙县上丰程氏内科世家第六代传人。我在程雁宾先生的指导下一边临证实践，一边重温中医经典，临床上得到质的飞跃，求治患者也日益增多。1966 年 3 月通过原安徽省卫生厅统一考试，颁发出师证书。

二、临床经验及学术见解

我从事中医临床 60 余年，尤其推崇清代医家叶天士，遵循新安医学“时方轻灵派”之旨。临证注重脾胃调理，注重肝脾气机，强调瘀血辨证。

脾胃乃后天之本，而江南多湿地，用药应以健脾和胃、清化湿热为主，强调立方遣药必以轻灵为贵，切忌呆滞滋腻，以免助湿，反碍脾胃。辨证遣方，力求味少量轻，一俟脾机稍健，胃气复苏，再行进补。临床多用三仁汤、二陈汤、藿朴夏苓汤等，以藿香、佩兰芳香化浊；茯苓、泽泻渗利，使湿邪从小便而去；半夏、陈皮温燥化湿；白蔻仁、厚朴、杏仁宣畅气机，气畅则湿自去。

注重肝脾气机，调肝治脾土木相安。临床遇到所谓“肝脾不和”或“肝胃不和”之肝木克脾土诸症者，治疗时以疏肝为主，佐以健脾和胃。常用疏肝之药如：香橼皮、绿梅花、佛手片、香附、乌药、郁金、柴胡等，既能疏通肝经气分郁滞，又能温健脾胃，促进食欲。同时注意芳香理气之品易于耗散阴血，用量宜轻，中病即止。或酌加养阴柔肝之品，如白芍、当归等药以佐制之。

强调瘀血辨证，擅用虫类药物。中风病之神昏、偏瘫、失语等脑病疾患，多为气血运行受阻，肌肤筋脉失于濡养，肝阳上扰，阳化动风，血随气逆，或挟痰挟湿，横窜经髓，蒙蔽清窍，从而形成上实下虚，阴阳互不维系的证候。虫类药物善于走窜，可搜剔风邪及血脉之瘀滞，为此自创中风效方“通络息风汤”，由全蝎、蜈蚣、地龙、僵蚕等加减组成，功在通经活络，镇痉息风，瘀血者加丹参、川芎、当归、红花、土鳖虫，气虚者加党参、黄芪、白术，痰浊留阻者加浙贝母、天竺黄、胆南星，神昏者加石菖蒲、郁金，阴液不足者加石斛、沙参、麦冬等，临床每获良效。

三、医案举例

医案一

患者，男，64 岁。初诊：1972 年 9 月 5 日。

中风 3 日，由亲属抬来医院。患者血压 180/96mmHg，面白少华，神志尚清，口眼歪斜，语言不利，左半身不遂，不能站立，脉弦滑，舌淡胖苔腻，舌体颤动。四诊辨证，属瘀血阻络，气虚风动。以通络息风，化瘀益气为法，予全蝎、蜈蚣、僵蚕、地龙、当归、丹参、党参、黄芪、白术、红花。服药 15 剂，左瘫明显好转，左手握力增强，肢体功能逐渐恢复，已能单独行走，舌颤平息，语言较前清晰。继续治疗 1 个月而全面康复，恢复日常劳力生活能力。

医案二

患者，男，14 岁。初诊：1969 年 5 月 13 日。

因重度头部外伤昏迷入住徽州地区医院骨科，予急诊手术开颅清除硬膜外血肿，但术后十余天仍未恢复清醒。前往会诊，见患儿频繁抽搐、高热，诊脉沉细紧（口噤无法观察舌象）。辨证为瘀留脑内，壅滞经络，气机受阻。予中药通络息风，豁痰开窍，活血化瘀。以全蝎、蜈蚣、僵蚕、地龙、天竺黄、大贝母、石菖蒲、广郁金、丹参、红花等，煎药鼻饲。用药 3 天神志转清，能张口进食，不日出院予中药随证调理，1 个月痊愈，智力及活动功能障碍恢复如初，随访 2 年均正常。

四、结语

1986 年徽州地区成立“徽州新安医学研究所”（即今黄山市新安医学研究中心）。我奉调任研究所副所长并主持工作，其间置身于临床与科研，完成多项省部级课题。2000 年退休，又继续返聘在临床一线工作。数十年来带徒甚多，如徐子杭、陶红、钱秀红、朱玥等，其中出类拔萃者众多。晋·杨泉《物理论》有云：“夫医者，非仁爱之士不可托也；非聪明理达不可任也；非廉洁淳良不可信也。”我常用这句话勉励和要求自己。

（徐子杭整理）

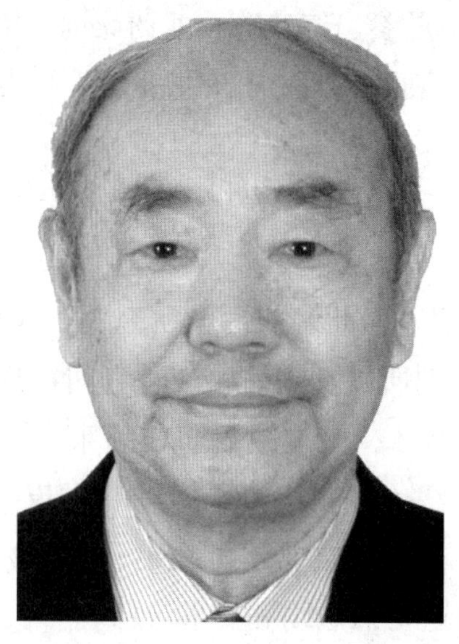

我的中医之路

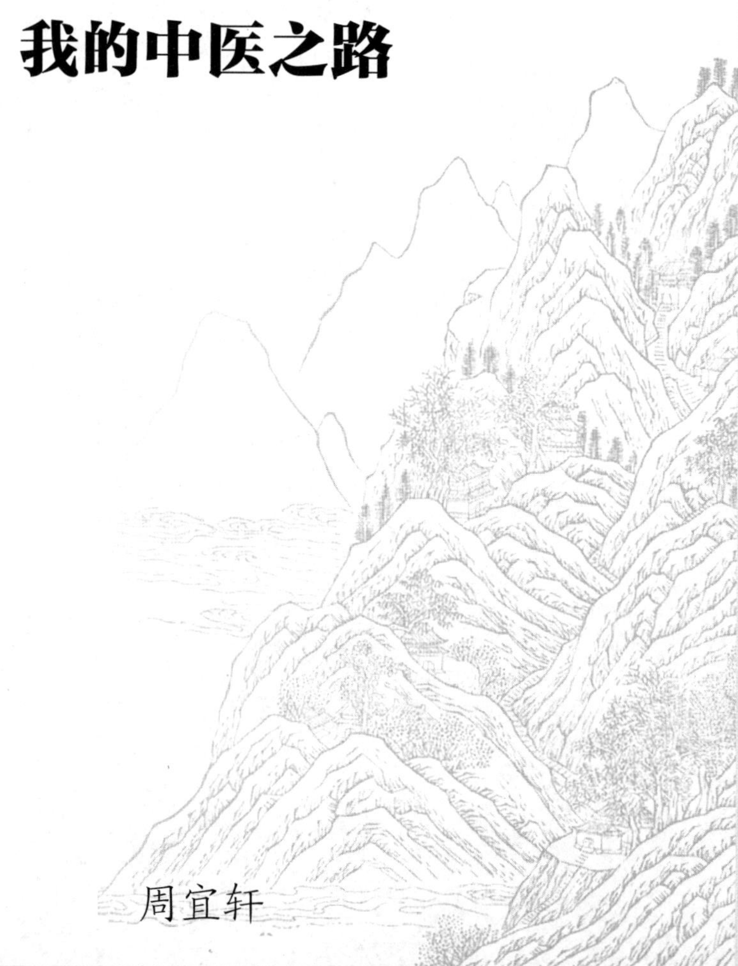

周宜轩

周宜轩，1943 年出生，安徽萧县人，安徽中医药大学第一附属医院教授、主任医师，南京中医药大学师承博士生导师，新加坡中医学院客座教授，国务院政府特殊津贴获得者，第三、四、五批全国老中医药专家学术经验继承工作指导老师，全国高层次优秀中医临床人才指导老师，首届安徽省名中医（1996 年）、首届安徽省国医名师（2014 年）。现任中华中医药学会内科学会理事、内科延缓衰老委员会副主任委员、血瘀症专业委员会副主任委员，安徽省中医药学会心血管委员会名誉主任委员、络病委员会名誉主任委员，安徽省中西医学会心血管委员会名誉主任委员。从事中医内科临床、教学、科研工作 50 年，理论上提出了冠心病发病“心病为表，根源在肾”、糖尿病从“毒－虚－瘀”论治、萎缩性胃炎幽门螺杆菌内环境说和“虚－瘀－衰老”中医衰老模式等特色学术观点。临床上擅长诊治心血管内科及脾胃病科疾病，如高血压、冠心病、冠脉血运重建后心绞痛、心肌炎、心肌病、心律失常、慢性心力衰竭及慢性萎缩性或非萎缩性胃炎伴肠化生、不典型增生（癌前状态）、反流性食管炎、消化性溃疡、功能性消化不良、各类型肠炎等。科研上获安徽省科技进步二等奖、省卫生厅科技进步二等奖、省高校科技进步三等奖、省中医药科学技术特等奖和第 31 届华东地区科技出版社优秀科技图书一等奖、广东省科技进步三等奖、解放军海军科技进步四等奖，研制出院内制剂养肝益水颗粒治疗高血压早期肾损害，中药新药欣怡胶囊治疗冠心病心绞痛、冠状动脉血运重建后心绞痛，获国家发明专利证书。

一、少年时代

1943年我出生于安徽省萧县王寨乡杜马庄村，一个淮北小村庄里。我自幼失怙，1945年我两周岁时，父亲因病过世，我由母亲抚养成人。我出生时已有三个哥哥，比三哥小14岁。母亲一人独自领着兄弟四人生活，母亲没有大名，人称“周孟氏”。虽然大字不识，但她深知学问的重要性，重视对孩子的培养，把三个哥哥送进了学校。

幸运的是，到了我上学年龄时（1949年），村里开始办小学。虽然一开始仅有一位老师，语文、数学、体育、音乐各门课程一人挑，但我从小却受到了良好的基础教育，从一年级到四年级成绩始终保持在前三名。村小学属初级小学，不设五年级，必须要去五里路以外的戴柿圆小学读五年级。当时的戴柿圆小学没有食堂，中午得回家吃饭，仅11岁的我每天来回4次，步行20余里路，不管是刮风下雨下雪，严寒的冬天还是炎热的夏季。当时因生活困难，往往吃不饱、穿不暖，常常放学路上饿得走不动，坐下歇息后就爬不起来。

我与三位哥哥年龄相差悬殊，兄长如父，父亲早逝的家庭更是如此。由于上学不便，加上家庭生活困难，从1956年我即跟随在怀远工作的二哥生活，由萧县戴柿圆小学转学至怀远县实验小学就读六年级。因二哥经常出差，我其实更多的是一个人生活，住集体宿舍，仅有一张床，放学回来就在食堂餐桌上做作业。艰苦磨炼了我独立生活的能力，越是艰苦的地方越能锻炼人，越知道发奋，学习成绩一直名列前茅。

在此期间，我结识两位少年伙伴——汤万象和欧阳树村。汤万象父亲汤祖贤是当地一位经验丰富的老中医，1960年还曾被选派到刚刚成立不久的安徽中医学院工作，因生活习惯差异，两年后辞职回乡，仍回故里行医。他每天在家就诊，患者特别多，除本县患者外，周边各县的患者均慕名而来，有时周日汤万象还邀上我，跟其父亲抄方学习。1956年春末，我高热不退，伴咳嗽咳痰，曾去县医院看两次，均未退热，好友知道后将我接到他家中，由其父亲帮助诊治。取药两剂，服后即热退咳止。我心中惊讶不已，小小的心灵之中，就埋下了学习中医的理想，想着将来能像汤老先生那样当个中医，帮患者解决病痛有多好。

1956年我很顺利地考入怀远中学，因成绩优秀，从初一到高二的五年里一直担任班长。怀远中学是教会组织开办的学校，出了不少人才，我也在学校里茁壮成长，受到了良好的教育。功夫不负有心人，多年的煎熬终于有了收获，1963 年夏季收到了安徽中医学院录取通知书。

少年岁月对每个孩子来说应该是最幸福、最快乐的时期，然而对我来说却是最艰难的，从小学至中学时期，辗转 6 所学校才迈进大学的校门。但又是很幸运的，经过辛勤的奋斗、坚忍不拔的努力，终于进入高等学府，这是很多年轻人向往的。

1969 年底，我大学毕业，包括我在内的 26 位同学分配到东至县葛公镇血防站工作，主要是深入各生产队、农户进行血吸虫防治工作，查灭血吸虫病的唯一中间寄主钉螺，采用填埋的方法灭螺。

在开展血防工作有近一年半时间，其间有两件事令我记忆犹新。一是奉县卫生局局长指示，运用中药“牛奶浆草”治疗血吸虫病。我与三位同学赴铜城县农村采集，3 天时间就采集了五麻袋约 250kg 的“牛奶浆草”，运回东至县血防所给患者服用，开始数天后患者腹泻增加，腹水消退很明显，局长很高兴，但 10 天后患者腹水虽减轻，临床症状反而加重，甚至导致死亡。经分析，“牛奶浆草”仅有利水作用，对血吸虫病并无治疗作用，反而对患者的电解质、酸碱度影响甚大，造成严重的后果。二是开展血吸虫病切脾疗法的运用。血吸虫病患者肝硬化、脾大，脾功能亢进，导致全血细胞减少，引起感染、出血等并发症，故提出切除脾脏的治疗主张，将病患送县血防所切脾治疗。但切脾的这部分患者回家半年后出现感染症状，很难控制，死亡率上升。因脾脏是个免疫器官，有很重要的作用。这两件事对我印象很深，对同学们的教育很大，提示今后的医疗工作中要尊重科学，全面考虑、综合治疗，不能片面、主观地看问题。

我们这一届大学生，大学时期正值“文化大革命”兴起，学业上被耽误，但在不幸之中也有三点收获：其一是培养了与百姓的感情，树立了为人民服务的意识。当时大学生下放，从省城到农村，通过长期与人民群众接触，耳濡目染之中建立了朴素的感情，这种情怀是与中医大医精诚、仁心仁术的思想是相一致的。其二是播下了中医的种子，树立了继承弘扬中医事业的伟大理想。其三是开门办学形式，临床实习时间长，增加了实践学习的机会。跟着多位老师学习，既有坚定的中医理想和信念，又没有中西医门户之见，接受了正反两方面的经验和教训，反而成就了我们这一代中医开放包容的心态。

二、医学生涯

1969 年我从中医学六年制本科毕业参加工作，1972 年安徽中医学院（今安徽中医药大学）恢复重建，由安徽医学院（现安徽医科大学）附属合肥医院新医病房转入安徽中医学院附属医院内科，由此开启了我 50 余年辛勤不辍的杏林耕耘生涯。

我刚参加工作不久，1972 年 7 月份淮北发洪水，我被选派为省抗洪医疗队队长，当时我没有任何医疗临床经验，我一路上感到非常紧张、内心七上八下。正所谓越担心什么就越来什么，刚安顿下来，卫生院就突然来位有机磷中毒的女性患者，来院时双下肢抽搐，呼吸急促，神志恍惚，双侧瞳孔缩小。好在我能够临危不惧、镇定自若，与卫生院的医师一起抢救，洗胃、建立静脉通道，大剂量阿托品静脉注射，每 3~5 分钟注射一次，经过近 1 个小时的抢救，患者抽搐减轻渐停，而后呼吸平稳，双瞳孔大小恢复，神志转清，询问得知服农药量在 40~50ml，经对症治疗后第二天患者恢复回家。由此我深深意识到西医抢救措施的重要性，为以后走中西医结合道路坚定了信念。

我走上工作岗位后，对我影响较大的是孙弼刚教授。孙教授学识不凡，治学严谨，待人真诚，诲人不倦，赢得了学生们的喜爱和尊敬，尤其我与他走得最亲近。我经常前往孙老师家中聆听教诲，孙老师也对我十分欣赏和信任，经常会跟我讲述生活工作中的故事，结合自己的经历告诫我要高调做事、低调做人，不要锋芒毕露。我们师生关系密切，生活上也是相互关照。孙老师在做人、做事诸多方面对我产生了很大的影响。

1980 年，为了能适应病房工作的需要，我争取到了去浙江医科大学第一附属医院血液病学专业进修一年的机会。当时医院里有不少人片面地认为，进修西医即西化，当时一位副院长还深情地找我谈话，提醒我不要忘记中医。但我心中有数，以中医为主，汲取西医学的精华，为治病救人服务。圆满完成进修任务，为以后的中西医结合工作打下基础。

我在回顾这段成长经历时切身体会到：刚进入临床工作的中医生，临证水平往往一般，而西医相对好掌握、见效快，每天面对患者往往会不自觉地选择西医的方法，对中医的兴趣就逐渐冷下来。等到三五年后，发现西医也不是所有问题都能解决，尤其是面对一些慢性难治性疾病，感觉更是如此。此时再回过来学习中医，因为精力和时间的问题，总感觉力不从心，学不到位，有的人干脆就不再学习中医。从中医院校毕业的学生大多变成了中西医均不精的医生，严重脱离了中医队伍。

1987—1995年，我担任医院医教处主任，主持全院医疗、教学、科研工作。任职期间，我勤奋学习、努力工作、负重在肩，不仅出色地做好各临床科室之间的协调工作，而且不断推进了医疗、科研、教学各方面同步发展。原全院仅有外科、内科、妇科、小儿科、针灸推拿等科室，未设二级科室，到1995年一级科室已分成若干二级科室，仅中医内科就分为呼吸内科、脾胃病内科、心血管内科、肾内科等四个二级科室，为医院后来的扩建和发展奠定了基础。结合医院实际加强医疗与科研的结合，除积极组织申报省市科研课题外，还在院内设立青年苗圃科研基金，由医院每项出资帮助青年医师先做点科研基础工作，为申报国家、省市级科研课题打基础。此项举措为医院培养出了一批医疗科研领军人才，如现医院副书记、国家重点风湿病学科、中医痹病专科学术带头人刘健教授，至今仍念念不忘青年苗圃基金的引导，充分肯定这项政策的作用。同时我还合理安排学院繁重的临床教学工作，1994年荣获安徽省高校教务优秀工作者称号，1998年荣获安徽中医学院教学成果二等奖。在当时医院"一穷二白"的条件下，这些成绩的取得来之不易。仅仅科研这项工作，从平台建设到科研项目的申报，我呕心沥血，付出了艰辛的努力。

我始终遵循着自己的行医准则"医德为本，患者至上，兼收并蓄，持中守节"，取得较好成绩，1996年破格晋升为主任医师，被评为安徽省首届名中医，1997年破格晋升教授，享受国务院政府特殊津贴。

我重视科研，强化中医药科研成果对中医临床的指导与应用，擅长运用现代科技的先进方法，病证结合，来提高临床疗效。经多年的临床探索、实验室的验证，2004年研制出院内制剂"养肝益水颗粒"治疗高血压早期肾损害；2004年自行研发的新药"欣怡胶囊"治疗冠心病心绞痛、冠状动脉血运重建后心绞痛，荣获国家药品监督管理局颁发的药物临床研究批件，2007年荣获国家知识产权局"欣怡胶囊制备工艺"发明专利证书；2004年以来获安徽省中医药科学技术特等奖等九项；"老年证候调查及寿星宝延缓衰老的临床实验研究"荣获安徽省科技进步二等奖，"弦脉机制客观化的临床与实验研究"荣获安徽省卫生厅科技进步二等奖，"人参针治疗心气虚证的临床及实验研究"荣获安徽省高等学校科技进步三等奖，"气阴两虚证生化指标变化规律以及益气养阴中药复方改善作用的研究"荣获广东省科技进步三等奖，"中医虚证物化指标观察与保元茶影响的临床研究”荣获解放军海军科技进步四等奖；1988年以来编著《周宜轩内科临证精华》《中医养生保健》等专著20部，发表医学学术论文80余篇。

四、治学历程

回顾自己的医疗生涯，可以告慰的是，在大学毕业以来这段人生最长也是最重要的历史时期没有虚度年华，通过自己的努力成为一名能运用中医药救治疾病的中医，为此而感到很自豪。我认为，一名大学生成长为中医师要历经三个阶段、三个十年。

（一）十年打基础

初入临床的第一个十年要“打基础”。从学校走上工作岗位、刚进入临床，从住院医师到主治医师期间，要熟读经典、跟师学习、大量阅读、勤于临床，形成牢固的中医专业思想和中医特色思维；同时要掌握好西医的临床基本知识和基本技能，应熟知疾病的诊断和鉴别诊断、疾病的病理机制，急危重症患者的处置、西医的特效治疗方案，以更好地运用中医药解决临床问题。

1. 熟读经典，坚信中医的科学性

治病必求于本，学医亦必求于本。学医之本，一是本于经，经典是源泉，应从源头学起，源流应清晰，认准方向，坚持系统学习；二是本于理，理是根，根深才能叶茂，应重视中医理论的挖掘，依靠实践，善于思辨，融合新知，实现理论的创新发展；三是本于人，从人的整体观来看待，遵循辨证施治原则，避免舍本逐末、中医西化之变；四是本于记，关键的经典内容一定要熟记，熟能生巧，知广则可活用。比如经方有效毋庸置疑，但前提是正确辨证后选择适应证、灵活加减配伍，甚至药物剂量也决定是否有效。

我认为，经典反映或预示着生命活动的规律，读通经典就是揭示原理，同时激活智慧、启发科学研究和临床实践的思路。四大经典是根，同时要旁涉百家，从《医宗金鉴》到《临证指南医案》，从《温病条辨》到《医林改错》，从《医学衷中参西录》到中医名家的医论医案集等。一要“学而时习之”，不能放松，不能懈怠，不能浅尝辄止，做到“通读原文，窥其全貌”“熟读警句，掌握精髓”“独立思考，兼参校注”“前后对照，融会贯通”。二要广交益友，虚心向“友”“朋”学习有效的读书方法，“独学而无友，必孤陋而寡闻”，泛读历代著作及前人医案、汲取其精华的同时，还要广泛地阅读近代杂志、通讯资料，网络实用资料，加深对经典的理解。三要有选择有重点地学，学经典不是学得越多越好，重点在于要融会贯通，融合经典名句、熟知百家经典特征、代表方剂、治病特色、用药技巧，与自身临证思维相融合，方可临证自然，一通百通。所谓“知常达变”，医者当先知人身之常，方能知病之所在；明太过及不及，治之方有法度；当先明药之性，再探药之用；注重人体整体气机的调节，尤其脾胃功能的恢复、气血的调顺，方能达到祛病而复正的目的。这些都需要多年临床反复实践后，才能有所体会、有所理解。举两例“口干”患者的诊治加以说明。

医案一

患者，男，80岁，因“乏力、纳差4年余，加重20余天”就诊。胸部CT示：右肺下叶片状高密度影。给予头孢吡肟抗感染治疗，排除占位性病变。然患者口干难忍，来院就诊，症见：口渴、饮水多、随饮随尿、乏力纳差、夜眠较差，舌胖、边齿痕苔润滑，脉弦。诊断：口干（阳虚气化失司）。治法：温补肾阳，蒸化津液。处方：黑附片3g，肉桂5g，熟地黄15g，炒山药20g，泽泻10g，茯苓15g，牡丹皮10g，山茱萸15g。3剂。早晚各1次。服用1剂后口干较前明显减轻。3剂服完后症状基本消失。又以原方去附子，加覆盆子10g，再进5剂，以巩固疗效。

医案二

患者，男，35岁。因“口渴多饮半年，加重2个月”就诊，排除糖尿病。患者形体偏胖，每天大量饮水仍口渴，鼻尖红疹，舌胖大，苔白厚腻，大便不畅、小便黄，脉弦滑。证属湿阻气机，津液不输。治以健脾化湿、宣畅气机。拟三仁汤合四君子汤化裁：杏仁10g，滑石15g，白通草6g，白蔻仁10g，厚朴15g，生薏仁20g，半夏12g，茵陈15g，广木香10g，藿香、佩兰各12g，党参15g，山药15g，生白术15g。10剂，日1剂水煎服2次。二诊：患者服完上药后仍然有口渴感，但可控制，小便颜色变淡，大便较前通畅，鼻尖红疹变小变淡，舌苔变薄腻。效不更方，原方去茵陈，加天花粉20g，再进7服。后随访口渴消除，诸症消失。

按：口渴的病机很多，常见的诸如阴虚、阳盛、燥热等。然两例患者虽均以“口干”就诊，但其发病机制却有差异，例一是老年男性患者，以口干渴来诊，多数会给予滋阴清热之药口服，但是患者饮即小便，舌胖、边有齿痕属于典型的阳虚气化不利，津液不能上达导致的，所以给予肾气丸治疗，《金匮要略·消渴小便利淋病脉证并治》曰："男子消渴，小便反多，以饮一斗，小便一斗，肾气丸主之。"故予肾气丸之原方，未行任何药物加减，患者诉1剂症减，其效甚速。例二患者是因为脾虚失运、湿阻中焦、气机不畅、津液不能上承所致。所以治疗以健脾化湿、宣畅气机为基本方案。临床以三仁汤合四君子汤为基本方，方中杏仁宣通上焦肺气，肺主一身之气，气化则湿亦化；白蔻仁化湿醒脾畅中；薏苡仁益脾渗湿，使湿从下而去；以上三药为主，故名"三仁"。辅以半夏、厚朴除湿消痞，行气散满；通草清利湿热。诸药合用，共成宣上、畅中、渗下之剂，辅宣畅气机，益脾渗湿，合四君子汤更增强健脾益气之功效。加藿香、佩兰以芳香化湿，茵陈清热利湿，黄连苦能燥湿，合党参、生白术健脾益气，山药增强补益脾肾，脾气健运则体内津液正常敷布。二诊体内湿浊减轻，去茵陈加天花粉，滋阴生津解渴。诸药合用，方证合拍，故半年多的口渴经过半月余治疗痊愈。

2. 跟师学习，体会中医魅力

我在中医内科数十年工作中，侍诊谌运甫老主任、王肃民老前辈、徐经世国医大师左右，聆听他们辨证分析思路，学习他们的处方用药经验，感悟他们灵活的辨证论治和融会贯通的用药技巧，学习他们临证治法、辨思规律、用药特点、独到经验及学术观点。他们均为纯中医，理论功底深厚，医术精湛，善用方药，对我理解中医理论和临证诊治起到重要的启迪作用。

如跟随徐经世国医大师诊治一例"侧卧则上半身汗出"案。患者，女，56岁。主诉每侧卧时上半身汗出，转为平卧则症状减轻，伴胸满闷，全身困乏无力，舌质淡红，苔薄腻而白，脉濡细，疾病较特殊，我想到《伤寒论》曰："胸满烦惊，一身尽重，不可转侧者，柴胡加龙骨牡蛎汤主之。"其病机应为常年露天工作，水湿阴邪流注腠理，郁而化热，进而引起气机升降调达失常所导致的汗出偏沮。全身困乏无力表明患者三焦湿浊困扰，侧卧时上半身汗出，则为少阳经循行气机阻滞所为。果然，徐经世大师以柴胡龙骨牡蛎汤合平胃散化裁。处以柴胡、党参、茯苓、桂枝、姜半夏、生姜、厚朴、炒白术、炒苍术、龙骨、牡蛎、黄芩、浮小麦。服药1周后汗出停止，又复1周巩固，未再复发。其中柴胡配厚朴调节少阳经，促进气机调畅，佐以桂枝温阳化气，茯苓健脾利水渗湿。二者一动一静，相辅相成，化气利湿。湿除气顺，又给龙骨、牡蛎固表止汗，故疗效甚佳。

作为一名临床医师必须早临床、多临床、多参师襄诊，肯于刻苦钻研，善于总结经验，敢于求真求异，前辈的学风、文风、医风、品德、操守、修养应当是吾辈的楷模。

达尔文说：“科学就是整理事实，从中发现规律，做出结论。”跟师学习，如何深入掌握导师的临床经验，其切入点可以从以下几方面进行：第一，从先辈擅长治疗的优势病种着手，总结其辨证论治的规律；第二，从先辈独具风格的辨证论治诊法着手，学习其诊治特点；第三，从先辈用方用药经验及特点着手，如经验方、药对及三味药的使用、古典经方的灵活应用等；第四，从先辈总结出的大量医论医案着手，特别是疑难病且疗效佳的医案，通过对以上医案的总结，充分感受中医的魅力。

3．大量阅读，增强中医治病的自信

在文献阅读中感悟中医思想，所谓“读万卷书，走万里路”“心有灵犀一点通”，读书就是积累灵犀的量变过程。读书的过程是我们理解经典的过程，也是我们掌握前人经验的过程，更是我们提高辨证论治水平的过程。只有这样，我们在临床中，方能左右逢源。尤其是刚刚步入临床的年轻中医师，多读医案类书籍，对于尽快进入临床状态、取得疗效、增强运用中医治病的自信，大有裨益。

中医书籍浩如烟海，对初学者来说，除四大经典、四小经典外，我建议可选读以下临床与文字功底均上乘的著作：一是医学入门书，如《医学入门》《医宗必读》《医学实在易》《医学从众录》；二是阐释《黄帝内经》之作，如《素问吴注》《类经》《内经知要》《素问灵枢类纂约注》；三是药学著作，如《珍珠囊药性赋》《本草蒙筌》《本草备要》《本草从新》；四是《伤寒杂病论》注释本，如《注解伤寒论》《伤寒证治准绳》《伤寒论条辨》《金匮要略心典》《金匮要略浅注》；五是温病派学说代表作，如《温热论》《温病条辨》《温热经纬》；六是其他综合性医著，如《赤水玄珠》《医宗金鉴》《证治准绳》；七是儿科著作，如《小儿药证直诀》《幼幼集成》；八是妇产科著作，如《经效产宝》《妇人大全良方》；九是外科著作，如《外科理例》《外科正宗》《外科全生集》；十是著名医家的医案。

“宝剑锋从磨砺出，梅花香自苦寒来。”方法上我认为没有什么特别的捷径，就是勤动手、多动笔。在博览的基础上，做好摘抄工作，抄写精髓警句。注意收集资料，摘录后分类储存，录入电脑，以便查阅；写读书心得，随时将读书的体会、启示记下来，这种写作不必是长篇大论，而是有感而发，把读了某本书或某篇文章后的收获记录下来。这样既则可巩固所学，抓住精华之处，增强记忆；又可以发现问题，不明白处再回过头来看书，或提出存疑，有待今后再学习解决，写作的过程也是一种强化理解的过程。

4．勤于临床，探索中收获中医疗效

“纸上得来终觉浅，绝知此事要躬行”，一个人的智力和才能表现在解决实际问题的能力上，而解决实际问题的能力，只能从实践中获得。医生仅知读书不行，重要的要早临床，多临证。不临床，无以知医书所载之真假；不临床，无以将书中所记转化为自己经验；不临床，永远对药物无从体会；不临床，永远都是纸上谈兵。具体做法，本人认为以下措施可借鉴：前车之鉴，悉心总结；辨证求精，求深求细；筛选方药，知药善用；寻求秘方，出奇制胜；独创新论，另辟蹊径；坚持久战，守方徐图；广采众长，协同作战；拓宽思路，中西合参。临证之际，只有做到辨疑不惑，治难不乱，方可成为杏林高手。

此阶段，为了适应临床工作的需要，更有效地管理好病房，还应学会掌握西医相关知识。如疾病的诊断和鉴别诊断，是临床医师的基本功底；疾病的病理机制，探明疾病的发病原因及病理变化；急危重患者的处置，反映医师临床处置问题的能力；西医的相关治疗方案，提高临床疗效的捷径等。

首先，掌握疾病的诊断和鉴别诊断，是临床医师的基本功底。对就诊的每一位患者，疾病的西医诊断必须明确。如心电图“心肌缺血”改变的诊断，即ST–T 波的变化，这是作为心血管医师平时最常见的体征表现。首先应明确心肌缺血是一个体征表现；再者明确何种心脏病引起，即病因，因为很多心脏病均可造成心肌缺血。如常见的冠心病、心肌炎、心肌病、高血压、风湿性心脏病等，特别是心肌炎、冠心病的 ST–T 波的变化临床特点是什么，从冠心病心肌缺血来讲，ST–T 波的变化临床特点是什么，如何根据 ST–T 波的变化临床特点判断冠心病的临床分型，如冠心病心绞痛、心肌梗死、缺血性心肌病。具体来说，除各自病史不同外，就 ST–T 波的变化而言，心肌炎的 ST–T 波的变化临床特点呈广泛性改变，而冠心病的 ST–T 波的变化临床特点呈定位诊断，而心肌梗死则又表现有 Q 波改变。这在临证诊治过程中具有重要意义。

其次，疾病的病理机制——探明疾病的发病原因及病理变化。如高血压患者常见的多发性腔隙梗死，作为心血管科的医生，只是从头颅 CT 或核磁共振检查中认知是多发性腔隙性脑梗死，认为是缺血性脑卒中；然而，其发病原因及病理变化是什么，盲目地大量使用活血化瘀药是否妥当，缺血性脑卒中有哪些分类，其实都有必要搞清楚。本人对腔隙梗死提出三点意见：①多发性腔隙梗死易发生在大脑直径小于 500μm 的小动脉，同时缺乏侧支循环的部位，导致缺血性微梗死，缺血、坏死和液化组织由吞噬细胞移走形成腔隙，病变病位小，临床往往无临床症状表现，故不需要过度治疗。②因脑细胞无再生功能，病灶无法恢复，将永远存在。③其发病是由于高血压及血管内存在微小血栓或管壁的脂肪透明样变、动脉瘤等所致，故应有效地控制血压，并予抗血栓、抗动脉粥样硬化等治疗，以防再发生。

由此可知，了解疾病的病理机制，对预后的判断、治疗方案的制订、疗效的预测等具有重要价值。

再次，急危重患者的处置，是反映医师临床处置问题的能力。刚从学校毕业，上临床后对急危重患者的诊断和处置能力不强，这是必然的。对此应知难而上，多学习、多临床，多看、多想、多动脑、多动手，3~5 年时间内掌握急危重患者的处置原则，管理病房就较轻松。我当年上临床时分科不细，不管是门诊还是在病房，如遇心肌梗死患者就诊，如诊断不清，前期的抢救和治疗措施跟不上，会耽误病情，甚至导致患者死亡。因此心肌梗死的处理，应抓住发病的时间窗，及时选择溶栓药物和剂量，现在介入治疗明显降低心肌梗死的死亡率。任何一个脏器疾病到后期都会影响到全身多个脏器功能的损伤。所以，急危重症的处置能力是非常重要的。急危重症的处置过关了，将为后面的工作和专业上的进步打下坚实的基础。

最后，掌握西医学的相关治疗方案，是提高临床疗效的捷径。内科疾病的西医学治疗措施大致有三类：特效治疗、对症治疗、支持治疗。后两种大家比较熟悉。特效治疗，如结核病，中医学认为是顽症，治疗效果不好，但西药抗结核杆菌的治疗效果非常好。类似的治疗如感染化脓性疾病的抗生素治疗、甲状腺功能亢进症的抗甲亢药物、高血压病的抗高血压药的治疗等，都是西医学的特效治疗方法，但对这些方案的具体应用时，是单用还是联用，是标准用法还是冲击疗法，各种疗法的适应证、药物的不良反应等，无论中医还是西医都需要非常熟悉，这对很多有特效治疗的疾病是特别有益，而且方便，需要认真掌握。

应高度重视医案写作，这是医生日常工作的临证记录，关系到医术、医德的一件大事。联系当今临床，不少医生存在诸多亟待纠正的问题。我认为每则医案尤其是初诊医案，要反映理、法、方、药的完整性和一致性，诊断的依据性和正确性，文句力求富有文采，避免出现错别字和病句，字迹要清晰端正，切忌潦草，适当引经据典加以佐证，疗效评价要实事求是，不能任意拔高，言过其实等。要力争做到齐朝褚澄所说“博涉知病，多诊识脉，屡用达药”的三原则。

（二）十年促发扬

第二个十年是具备了一定西医知识，对自己有了足够的自信，能够安全有效地应对所在领域的临床问题，这时要做到“促发扬”：坚持中医辨证论治思维，尽量用中医药解决临床问题。这一时期处于临床摸索阶段，治病有时有效，有时没效，经验很零散。但一定要坚持，不断积累经验，坚持能用中医药解决的问题不用西医药解决，用中医药治不了的用西医药保底，以不耽搁患者病情为要。认真科研、思考创新，掌握机制、大胆尝试、勇于立异，寻找规律、勤于总结。

1．坚持中医辨证论治思维

坚持中医辨证论治思维，是提高临床疗效的重要保证。这一阶段，因为西医知识掌握和了解得比较多，满脑子都是西医思维，最常见的现象就是，常常根据中药的现代研究开处方。如病毒性心肌炎伴早搏，认为是病毒感染所致，因而就选用板蓝根、金银花、大青叶、连翘抗病毒，苦参、甘松抗早搏，党参、甘草、黄芪提高免疫力，开出一方自觉不错，然而患者用后早搏未能控制，还常会自感胃脘部不舒。这属于不知病毒性心肌炎是因病毒感染导致心肌细胞损伤所致，临床应通过脉舌辨证，当辨寒热虚实，应用益气养心、活血安神之法。我自拟心肌炎方：炙黄芪、潞党参、绞股蓝、功劳叶、炙黄精、山萸肉、麦冬、玉竹、参三七、新降香、大川芎、紫丹参、苍术、白术、苦参、酸枣仁、北五味子，临床取得满意效果。

再如冠脉重建后心绞痛，一般医生总认为冠心病为冠状动脉粥样硬化斑块狭窄所致，介入支架治疗后就解决了问题，然而冠脉开通并不等于心肌灌注，冠状动脉是供血血管，心肌微血管是营养血管，心肌灌注需要心肌微循环的完整。心肌微循环与中医络病学说相关联，我从络病理论辨证处方用药，临证自拟经验方补心通络汤合山参通脉汤治疗，观察临床取得满意疗效。这种现象在临床上很常见，医生要有辨证意识，要回归中医的临床思维：辨证论治，理法方药，三因制宜。

我曾治一例高血压、冠心病、介入治疗后心肌无再流患者，男，54 岁，于

2017 年 1 月 25 日初诊。2015 年因心慌、胸闷、气短，在某医院行冠脉造影，并于左前降支中段上支架一个，术后按常规用药，症状与心电图未见明显改善，又于 2016 年 11 月复查冠脉造影，原支架部位通畅，又于左主干支放支架一个。但症状缓解不明显来院就诊。刻下症见心慌、胸闷、气短、气喘，经常要深吸气，四肢酸软乏力、胀痛，双下肢轻浮、头晕、走路发飘一年余，经常需戴家用呼吸机一年余。查看 2017 年元月 17 日心电图示：心率 56 次 / 分，胸导联 V_{3-6}T 波倒置。诊脉细弦而弱，苔薄腻，舌质暗红偏胖，结合临床症状与体征，诊断为高血压、冠心病、介入治疗后心肌无再流。中医诊断：眩晕、心痹。证属：心脾两虚，络脉闭阻证。党参 15g，炙黄芪 20g，水蛭 6g，全蝎 6g，石菖蒲 15g，佛手片 15g，绞股蓝 15g，三棱 8g，黄郁金 12g，泽泻 15g，丹参 20g。其爱人每次取药 21 剂，煎煮两次取汁 300ml。治法：健脾养心，活血通络，拟补心通络汤（经验方）合山参通脉汤加减。处方：党参 15g，炙黄芪 30g，功劳叶 20g，炙黄精 15g，山萸肉 15g，全当归 12g，赤白芍各 12g，鸡血藤 15g，分早晚 2 次服用。在此基础上稍作加减，2 个月后脱离呼吸机，连续 4 个多月的治疗，临床症状基本消失，活动自如，已能正常工作。于 2017 年 5 月 24 日复查心电图示：窦性心动过缓（心率 57 次 / 分）。

2．认真科研，思考创新

科研是一项探索知识和应用知识的活动，作为一位临床医师，科学研究尤其临床研究，对理论的提高甚为重要。因为你要去研究，必然要动脑筋、勤思考、查资料、找依据、访前辈、做实验、善总结、写论文等，这个过程就能得到很好的锻炼。在此活动中发现新的事实，阐明新的规律，发明新的技术。这就要求我们在大量的临床重复医疗活动中，积累经验，借鉴相关知识加以思考，长期坚持，就会发现新思路。重复是创新的基础，重复是创新的阶梯，要在重复中寻求变异，在个别中寻求规律。

如对冠心病病因病机的认识，我提出了“表现于心，根源于肾”的观点。根据《素问·阴阳应象大论篇》记载：“年过四十，而阴气自半也，起居衰矣，年六十，阴痿，气大衰。”可知冠心病发病老年，此时肾气日益衰弱，则不能鼓舞五脏之阳，致心气不足或心阳不振；肾脏之精耗损，则不能濡养五脏之阴，又不能上济于心，心阴耗伤，心脉失于濡养，致心肾不足，故冠心病症状会愈加明显。我的学生采用数据挖掘技术，对我临证治疗冠心病的用药情况作了频次分析，140 例冠心病患者、214 张处方中，中药出现有 154 种，出现频次最高的前11味药物中，益气养阴药占6味，活血通络药占4味，理气药1味。从一个侧面证实了我的特色观点。

如对心血管疾病的治疗，本人遵循“遵”“倡”“顾”“贯”“守”“融”的六字真诀。所谓“遵”，即遵从李东垣的脾胃学说，顾护后天，以养气血；所谓“倡”，即倡导朱丹溪的滋阴降火学说，滋养肝肾，培补心血；所谓“顾”，即兼顾张景岳温阳滋肾学说，温补先天助气化，以养五脏六腑；所谓“贯”，即贯通唐容川、王清任活血化瘀法，疏通血管，改善血流；所谓“守”，即坚守“百病生于气”之机，以调畅气机，助五脏六腑功能的发挥；所谓“融”，即融会贯通，“顾护脾胃，重补肝肾，贵养气血，妙在调肝，功出疏通”为一体，形成了独特的临床辨治规律及用药特点。

3．掌握机制，大胆尝试，勇于立异

学中医要常读书、多读书，但更重要的是要勤于临床，在临床上大胆探索，细心运用所学知识和技能。如药用剂量之轻重，直接关系到处方的布局和疗效，明代吴又可说过“证有迟速轻重不等，药有多寡缓急之分”。我在临床上也有切身体会，对量效关系就做了有益的探索。比如大剂量黄芪利尿消肿，到底有没有效果，剂量大到什么程度等，通过反复临床探索得出：黄芪小于10g无利尿作用，15g左右具有利尿作用，30g左右反而使尿量减少，一般补气时需用大剂量（20~40g）。再如三七，味甘微苦性温，专走血分，善治瘀血、止血，为血家之要药，又为理血妙品，两者从药理角度来说是相互矛盾的，既活血又止血，然从剂量上掌握则可区分活血与止血的作用。我认为小剂量（1~4g）止血，中剂量（5~8g）活血，大剂量（9~15g）破血，既扩张血管又抗凝血。

又如“细辛不过钱”之说。细辛“气温，味大辛”，辛味能散，温性逐寒，其功效祛风散寒，温经通阳，温运水饮，宣泄通窍。现代研究证实，细辛主要含有两种成分，毒性成分是挥发油黄樟醚，有效成分是甲基丁香酚，经煎煮20~30分钟后，煎汁中还保存着一定量的有效成分甲基丁香酚，而有毒成分黄樟醚即被大量蒸发，毒性减低，甚至消失。再追溯“细辛不过钱”说法的源头，最早见于宋代陈承《本草别说》“细辛若单用末，不可过半钱匕”，原来“细辛不过钱”是指“单用末”吞服而言。然当前细辛的临床应用，如缓慢性心律失常，汤剂多用6~10g。

所以，临床上应依据药物的性能和现代药理研究，结合前人的经验大胆地尝试，只有尝试，书上的经验才会变成自己的经验，才会真正解决临床问题。当然，也绝不能盲目大胆，而是建立在一定认知和实践基础上大胆。

4．寻找规律，勤于总结，努力提高

这一阶段应勤于观察，善于总结，探寻其规律，提出新观点，创新中医科研思路。我是在这一阶段发表学术论文，基于临床申报各类课题，取得各级各类成果，为日后的发展打好基础。平时要善于思考归类，总结提高，以利临床使用方便。

学习中医，难点不在于“迥别”，而在于“微殊”。如温阳药与补阳药，初学者往往难以区分，我通过临床观察研究发现，温阳药用于两类证候，一是寒邪内侵、阳气受困的实寒证，二是阳气虚衰、阴寒内生的虚寒证。而实寒证又细分三证：①脾胃阳气受困、腹冷泻痢者，当温中散寒，药用附子、干姜、肉桂、吴茱萸、小茴香、高良姜、胡椒、花椒、荜茇等药；②寒侵肝脉、筋脉拘急者，当暖肝散寒，药用肉桂、吴茱萸、小茴香等药；③寒饮入肺、咳喘痰稀者，当温肺化饮，药用干姜。虚寒证则细分两证：①肾阳不足、阳痿遗精、腰膝酸痛、夜频便溏者，当温肾助阳，药用附子、干姜、肉桂、吴茱萸；②心肾阳虚、心悸肢冷、小便不利者，当温阳通脉，药用附子、干姜、肉桂。

而补阳药，补助人体阳气，《素问·阴阳应象大论》曰：“形不足者温之以气”，“辛甘发散为阳”。肾之元阴元阳为人体一身之气的根本，补阳药以补肾阳为主。分为五证用药：①肾阳不足证，症见阳痿肢冷、腰膝酸痛、夜尿频多，当补益肾阳，药用肉桂、鹿茸、紫河车、淫羊藿、巴戟天、仙茅、杜仲、续断、肉苁蓉、锁阳、补骨脂、益智仁、菟丝子、沙苑子、蛤蚧、核桃仁、冬虫夏草、胡芦巴、韭菜子、阳起石、紫石英等药；②心肾阳虚证，症见喘促心悸，当温补心肾，药用蛤蚧、海狗肾、蛤蟆油等药；③肺肾阳虚证，肾不纳气，当补肾纳气，药用紫河车、补骨脂、蛤蚧、核桃仁、冬虫夏草、紫石英、海马；④脾肾阳虚证，症见腹胀喜温，纳差便溏，药用干姜、仙茅、补骨脂、益智仁；⑤肝肾不足、精血亏虚证，症见眩晕耳鸣，药用鹿茸、紫河车、淫羊藿、巴戟天、仙茅、杜仲、续断、菟丝子、沙苑子、韭菜子。

又如同类中药如何区分应用，这均直接关系临床疗效，这样可能涉及用药层次和用药梯度。举活血药为例：当归、川芎养血活血；丹参、赤芍凉血活血；桃仁、红花活血化瘀；乳香、没药活血止痛；鸡血藤、首乌藤养血通络；三棱、莪术破血祛瘀；水蛭、全蝎活血通络。

（三）十年立创新

第三个十年“立创新”，这一阶段经过长时间的探索与积累，有了较丰富的经验，能够自如地运用中医药治疗大多数疾病，而且疗效可靠，但大多比较零散，总结临床经验，并使之系统化，非常必要。此阶段应从梳理临床经验、创新发展，凝练学术思想、探索新理论，著书立说、薪火相传。

1．梳理临床经验，创新发展

如慢性萎缩性胃炎诊治，我提出了宏观辨证与微观辨病相结合的原则，对临床有很好的指导意义。慢性萎缩性胃炎患者多以反酸、烧心、痞满、纳呆、大便不调等宏观症状来就诊，借助现代胃镜、病理等检测手段，从微观上病情有一个更深入的认识。根据胃黏膜萎缩、糜烂、充血、水肿、肠上皮化生、不典型增生及幽门螺杆菌感染等情况，合理配伍用药。这有助于在临床上减少误诊和提高疗效。

针对慢性萎缩性胃炎微观辨病在治疗过程中的三大难题，我提出三大诊治原则。①胃黏膜萎缩：黏膜萎缩是反映机体局部组织细胞的萎缩，其原因为局部脉络的阻滞，导致气血流行不畅，气血供应不足，局部组织细胞濡养障碍，胃黏膜气血瘀滞而致局部不荣，针对胃黏膜局部组织细胞萎缩的治疗，要使其改善气血供给，除补益气血外，更为重要的是畅通气血流行的通道。应补虚通滞，改善血供，重点是益气通络。②幽门螺杆菌：往往与湿热或寒湿阻滞中焦，气机运行不畅，胃失和降有关。以辨证施治、消除湿热或寒湿病邪，改善胃之和降功能为主。有学者临床研究得出，85%的黄腻或白腻苔患者与幽门螺杆菌感染有关。③胃黏膜的肠上皮化生和不典型增生，被认为胃癌前病变，要着眼全局，审时度势，权衡左右，扶正抑瘤、固本扶正、适度攻伐。注意活血化瘀药有耗气之弊，燥湿化痰药有耗阴之虞，辛温扶阳药有散血之嫌，滋阴养血药有腻膈之害等；应遵循“益气以健脾，养阴以补脾，温阳以暖脾，化湿以运脾，祛痰以醒脾，活血以益脾”的治则。

瘀血是疾病发展过程中的病理产物，又是某些疾病的致病因素，活血当辨寒热虚实。①活血当辨寒热：清代王清任《医林改错》说“血受寒则凝结成块，血受热则煎熬成块”。血瘀当化，兼热者须清热凉血、活血化瘀，如大黄、丹皮、水蛭、丹参等，应酌情选用；兼见寒证者，则宜温经散寒、活血化瘀、通经活络，常用吴茱萸、乳香、没药、红花之品。②血瘀一证有虚实之别，有因虚致瘀，亦有因瘀致虚者。阳虚气少，不能行血温煦，而致血瘀；阴血津液匮乏，血少滞涩而致血瘀。凡症见肢体寒痛，胃脘胀痛，泻痢不止，或恶露不畅，或畏冷神倦等兼并血瘀者，均以温阳活血法治之，常用中药有当归、川芎、丹参、附子、肉桂、炮姜之属；凡见肌肤消瘦、四肢酸痛、潮热心烦等，兼血瘀者，当以滋阴化瘀，生地黄、当归、丹皮、白芍之类不可少用；纯实无虚者，当活血破血，常用中药有乳香、没药、三棱、水蛭、莪术、皂角刺等品。③活血勿忘治气：气滞者当行，如川芎、姜黄之属；气虚者宜补气行血，如黄芪、人参之属；气寒宜温阳活血，如附子、川乌、桂枝之属。

这里我列举一个慢性萎缩性胃炎验案来说明。胡某，女性，51 岁。2016 年 11 月 6 日初诊。患者胃脘胀闷、微痛，纳差，呃逆频作，伴夜间胸闷、心慌半年余，经多方给予中西医治疗，效果不明显。近日来进食稍多则干呕频频，有时胃部有灼热感，口干，不思饮，脉濡细，苔黄腻，质偏红。2016 年 3 月 3 日胃镜病理报告：（胃窦）慢性萎缩性胃炎伴肠化生，局部腺体轻度不典型增生。证属脾虚失运、湿热内蕴、气机失常；治拟健脾化湿、理气活血；处方：潞党参 12g，炒苍术 15g，炒白术 15g，白豆蔻 12g，法半夏 12g，淡竹茹 12g，浙贝母 12g，茵陈 20g，藿、佩梗各 12g，旋覆花 10g，黄连 5g，蒲公英 15g，广木香 2g，炒枳壳 12g，云茯苓 15g，福泽泻 12g，薏苡仁 20g，新降香 10g，三棱 6g，莪术 6g。首诊予 14 剂，每日 1 剂，将上药物浸泡半小时后，武火煎煮开后改文火煎煮半小时，取汁，加水再煎 1 次，将 2 次药汁混匀，每日分 2~3 次服用。

以后随诊辨证加减：肝气郁结犯胃，加柴胡、香橼、香附、佛手、木香、厚朴疏肝理气、行气活血止痛；肝郁重证加川楝子、延胡索、乌药、郁金、白芍等血中气药；肝胃郁热犯胃，选用黄连、栀子、吴茱萸、煅瓦楞等；瘀血阻络胃痛，选加三棱、莪术、蒲黄、丹参、鸡血藤、三七以活血止血；仙鹤草、茜草、云南白药、白及、侧柏炭等保护胃黏膜；舌苔厚腻等，选苍术、白术、白豆蔻（后下）、砂仁（后下）、半夏、川厚朴、薏苡仁、茯苓等；幽门螺杆菌感染，选用苍术、厚朴、藿香、佩兰、石菖蒲、黄连、黄芩、半枝莲、蒲公英等清化湿热；胆汁反流，选用柴胡、枳壳、白芍、郁金、沉香、川楝子、旋覆花、代赭石等疏肝降逆利胆；肠上皮化生、异型增生等，可选用生薏苡仁、白花蛇舌草、龙葵、山慈菇等清热抗癌之品。

依据以上原则，临证随证化裁变化，经过半年余的坚持治疗，临床症状基本消失，于 2017 年 6 月 5 日复查胃镜、病理显示：（胃窦）黏膜慢性炎，局部腺上皮的轻度肠化，间质充血、水肿。

2．凝练学术思想，探索新理论

临床经验要上升到理论的高度去认识，凝练学术思想就显得非常重要。譬如在慢性难治性疾病治疗中，许多医家已经注意到同时存在虚实病机，但虚实病机的关系是什么？以往的研究提出虚实兼杂、虚实相兼等，我经过长期的观察和思考，发现虚实病机存在互为因果的关系，因实致虚，因虚致实。故提出“虚实相因病机和虚实同治”的治疗原则。

养生保健是中医学的特色优势之一，延年益寿是人类一直追求的目标，中医在延缓衰老方面有丰富的理论与实践经验，从《黄帝内经》起就建立了独特的衰老学说，《素问·上古通天论》曰“法于阴阳，合于术数，尽终天年”，“阴阳离决，精气乃绝”，“男子不过尽八八，女子不过尽七七，而天地之精气皆竭矣”。中医传统衰老学说可以概括为阴阳失调说、肾气虚衰说、精气神亏耗说，但相对比较宽泛，微观的内在变化机制不明。20世纪90年代我在科研上重点开展了老年证候学调查及延缓衰老的临床及实验研究，通过对老年人衰老主要实验室参数的相关性分析后发现，衰老的主要证候特点为气虚、阴亏、血瘀，提出了“虚－瘀－衰老”的中医衰老模式，充实了中医对衰老的认识。

冠脉重建术后心绞痛属疑难杂病，为此我作了深入研究分析，认为此时脏气已伤，络脉复痹，元气难复，实为络脏同病之证。叶天士在《临证指南医案》曾告诫说：“医不知络脉治法，所谓愈究愈穷矣。”故单纯治脏补脏已无济于事，必须脏络同治，以祛邪通络法，扶正通络法治之。治疗上，我提出了“络病宜辛”“久瘀宜虫”的观点：所谓“络病宜辛”，辛能通能行，行气通血络，能使络中结者散、瘀者行；辛能散能透，入络搜邪，透邪外达，能使络邪外透外散。所谓“久瘀宜虫”，虫类药入络搜剔络中结邪，可以提高疗效。

3．著书立说，薪火相传

这一阶段应勤于观察，善于总结，提出新观点，创新中医科研思路。发表学术论文，基于临床申报各类课题，取得各级各类成果，为日后的发展打好基础。我自工作至今，在西医、中医期刊共发表医学论文80余篇；编著学术著作20余部。

五、学术精华

我中医信念坚定，热爱中医、实践中医，“传承精华、守正创新”，坚持临床、教学、科研并重，坚持以中医理论为指导，在长期的临床实践中不断总结创新，形成了独特的学术思想和诊疗特色。

一是提出“心病为表，根源于肾”的冠心病病因病机学说，其辨思要点为：①重视气血，总结出气血病变是冠心病辨证基础。②强调痰瘀，气血不和是痰浊、瘀血之源。痰瘀是气血病理变化的必然结果。③调和脾胃，应“益气以健脾，养阴以补脾，温阳以暖脾，化湿以运脾，祛痰以醒脾，活血以益脾”的治则。④补肾益精，肾藏一身真阴真阳，保持肾中阴精充足，乃防治疾病的关键。⑤调畅气机，气机升降有序，脏腑、经络、器官等活动才能发挥正常。相应提出疏调气机的治疗原则，即“疏理肝气、调护脾肾”的基本治法。

二是提出“脾宜健、肝宜疏、胃宜和”的慢性胃炎治疗原则，其要点包括以下七个方面：①审证求因，治疗求本；②升降有度，贵在通和；③调理饮食，舒畅情志；④甘温调中，气阴两补；⑤脾虚停食，善用消导；⑥脾之外候，重视舌诊；⑦善用药对，增强疗效。

三是针对慢性萎缩性胃炎治疗，突出三大难题、提出三大思路：①胃黏膜萎缩，黏膜萎缩是反映机体局部组织的萎缩，其原因为局部脉络的阻滞，导致气血流行不畅，气血供应不足，局部组织濡养障碍，胃黏膜气血瘀滞而致局部不荣，为此，胃黏膜局部组织萎缩的治疗，要使其改善气血供给，除补益气血外，更为重要的畅通气血流行的通道。重点补虚通滞，改善血供。②幽门螺杆菌，往往与湿热或寒湿阻滞中焦，气机运行不畅，胃失和降有关。以辨证施治，消除湿热或寒湿病邪，改善胃之和降功能为主。有学者临床研究得出85%的黄腻或白腻苔患者与幽门螺杆菌感染有关。③胃黏膜的肠上皮化生和不典型增生关乎疾病预后的特殊阶段，被认为胃癌前病变。要着眼全局，审时度势，权衡左右，培补脾肾，固本清源，扶正抑瘤，适度攻伐。同时应注意活血化瘀药有耗气之弊，燥湿化痰药有耗阴之虞，辛温扶阳药有散血之嫌，滋阴养血药有腻膈之害等。

六、成长体会

在回忆自己的成长历程时，我深有感触。每一个人都是一粒沙，随着社会的洪流而走，幸运的是我没有走多少弯路，从小养成了独立生活的能力，形成小事大事完全靠自己的习惯，处世能力、社会适应能力强，同时也要感恩一路成长中老师恩人的关怀和正确的引导。我始终遵循“学业以精、施术以仁、守道于心、惠德于行”及“路再远，行则至；事再难，做则成”的宗旨，只有把它当作事业，才能立足本职，埋头苦干，从小事做起，从平凡做起，树立“胸宽仁义，铸就济人之心；勤学苦练，求得救人之术”的医德风度；把工作当事业干，就会产生动力，动力是干事的基础，决定你“想做什么”；勤学苦练，增长知识，积累潜能，培养能力，能力是干事的条件，决定你“能做什么”；这里最重要的是毅力，毅力是干事的保证，决定你“能做成什么”。有毅力就能挡得住诱惑、耐得住寂寞，守得住清贫、坐得住“冷板凳”；做到稳重自持、从容自信、坚定自励。要历练宠辱不惊的心理素质，坚定百折不挠的进取意志，保持乐观向上的精神状态。春华秋实，只要耕耘必有收获，一个人只要自己积极进取、积极努力，就一定会有所成就。

我们所从事的医学研究的对象是人类本身，导致人类疾病或影响人类健康的因素不仅涉及自然学科，而且紧密联系到社会和人文科学范围。1990年世界卫生组织在对健康定义重新规定，只有在躯体健康、心理健康、社会良好适应能力和道德健康四方面都具备，才算得上是真正意义上的健康，中医一向认为，“人命至重，贵于千金”，“医乃仁术”，为医者最重要的是应有仁爱之心。医生的道德修养集中体现在以人的价值为核心价值的职业精神，这种精神专注于生命的价值和对个体自由及尊严的尊重，并处处体现在医疗实践活动中人性化的处理方式，如以人与物的关系，应以前者比后者更为重要；以人与人的关系而言，应当互相尊重和互相敬爱。这两方面的内涵凝结成普遍的人道原则——肯定人的价值和尊严，为此医学应是以治病、救人、济世三位一体的仁术。

我认为，老师培养学生体现一点蜡烛精神，不仅表现在燃烧自我，照亮别人，更应该让每一个传承弟子的心中都有一根蜡烛，作为老师，需要点燃传承弟子心中的蜡烛。爱尔兰作家、1925年诺贝尔文学奖获得者萧伯纳有云：“人生不是一支短短的蜡烛，而是一支暂时由我们拿着的火炬。我们一定要把它燃得十分光明灿烂，然后交给下一代的人们。”为此，我谆谆告诫学生，中医传道五千余载，学术渊深，典籍浩如烟海，医家穷其一生都难以遍览群书，况且医道之理，非博不能通，非通不能精，非精不能专，只有以清苦为舟，才能渡得学海，只有以勤勉为径，方能攀得书山。

为此，要有所作为，有所成就，必须终身坚持“务”与“悟”。所谓“务”指勤奋务实，所谓“悟”指理解、明白、觉悟之意，表达自己的思考、思维、思辨的能力，在学术上有独到的见解。“务”与“悟”关系密切，“务”是前提，而“悟”是结果。

“务”在勤。“务”是一个时间过程，也是一个实践过程。“早临床、多临床”“多读经典，熟读经典，领会经典”，坚持数年，定会有“勤”的收获、有“务”的结果。

“悟”在思。从理论到实践，又从实践上升到理论一个迂回曲折的过程，为此总结出五点临床、治学心悟：即四大经典理论的学习和掌握是从医的重要基础；博览群书、中西兼容并蓄是学术水平不断提高的源泉；临床实践是检验中医理论和建立中医信念的关键；集临床、教学、科研于一体，是加深掌握中医学术的需要；坚持继承传统，博采众长，创新发展，自我奋进是立于不败之地的指导方针。以共勉。

回顾自己一生坎坷的经历，一路走来，思绪纷飞，感慨万千，2005 年 10 月 11 日我填词一首：

望海潮

两鬓如霜，时逾深秋。回首向来萧瑟处，心淡似水，褒贬吾复何求！愿岐黄之术，救死扶伤，世间永留，国章萃环宇满园春。

今生安贫乐道，乾坤容我静，杏林耕耘，待人以诚，接物从厚，天道酬勤乐悠悠！冬夏复春秋，至乐无若读，岁月蹉跎，极目抒怀，笑看雨后夕阳红。

（黄辉协助整理）

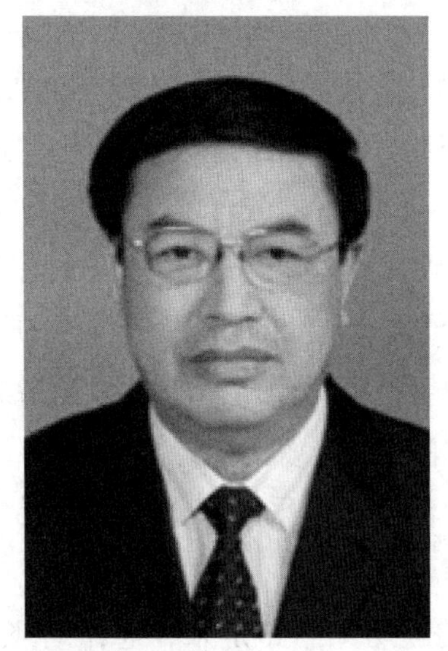

杏林跬步六十年回眸

郑启仲

医家简介

郑启仲，1944年12月生，男，汉族，中共党员，河南省清丰县人。河南中医药大学第一附属医院主任医师、教授，中国中医科学院全国中医药传承博士后合作导师，享受国务院政府特殊津贴专家。第三、四、六批全国老中医药专家学术经验继承工作指导老师，第二批全国名老中医药专家传承工作室指导老师，全国优秀中医临床人才培养指导老师，仲景书院首批“仲景国医导师”。历任中华中医药学会儿科专业委员会第四、五届副主任委员，世界中医药学会联合会儿科专业委员会常委，河南省中医药学会常委兼儿科专业委员会副主任委员，中国中医药研究促进会小儿推拿外治专业委员会副主任委员，河南省中医药高级技术职务评审委员会委员，河南省新药评审委员会委员等职。

郑启仲教授1960年参加工作，1964年被国家遴选为儿科名老中医王志成先生学术继承人，一直从事中医儿科临床、科研、教学工作，数十年孜孜以求，苦嗜经典，博采众长，深谙钱乙“五脏证治”儿科学说，逐步形成突出“从肝论治”的儿科学术思想。擅长小儿望诊。擅治小儿时行疾病、肾病、过敏性紫癜、抽动症、多动症、发作性睡病、癫痫及疑难杂症，积累了丰富的经验，提出“顿咳从肝论治”“小儿秋季腹泻因燥起”等独到见解多项。获河南省重大科技成果奖1项，省厅级科技进步奖8项，获国家发明专利5项。主编参编《儿科名医郑启仲从医录》《郑启仲儿科经验撷粹》《郑启仲儿科医案》《郑启仲经方名方应用经验》《郑启仲中医儿科用药经验》《中原历代中医药名家文库·郑启仲》《全国名老中医药专家学术传承系列案例教材·跟国家级名老中医郑启仲做临床》《新生儿疾病》《临床儿科》《伤寒论讲解》《中医男科学》《中国大百科全书·传统医学》《实用中医儿科学》及儿科珍籍《诚书》点校等专著20余部，发表学术论文100余篇。

郑启仲教授医德高尚，医术精湛，贡献突出，多次受到国家的命名表彰。1987年获“全国卫生文明先进工作者”称号；1989年国务院授予“全国先进工作者”称号；1991年享受国务院政府特殊津贴；1992年当选中国共产党第十四次全国代表大会代表，并荣获“国家有突出贡献中青年专家”称号；2013年被评为“第四批全国老中医药专家学术经验继承工作优秀指导老师”，2009年获中华中医药学会“儿科发展突出贡献奖”。并先后获“河南省优秀共产党员”“河南省劳动模范”“河南省优秀专家”，首届“河南省优秀医师奖”，首届“河南省优秀医院院长”。2008年获“河南中医事业终身成就奖”，1998年在英国伦敦获世界传统医学会“世界知名医家金奖”。

茫茫学医路

（一）逆境初心入杏林

“人生就像一棵树，只有一次次地战胜春天的风沙，夏天的暴雨，秋天的寒霜，冬天的冰雪，才能长成有用之才……”我出生在河南省清丰县一个普通农民家庭。1960年，正读初中二年级，赶上国家经济困难，父亲又得了重病，被迫中止了幸福的学生时代，步入了坎坷不平的人生之路，拉着父亲到处求医治病。有一次我拉着父亲到二十里以外的一个公社卫生院求医治病，那位医生喝醉了酒，一直等了很长时间才看完病。拉车走出卫生院时天已黄昏，又下起了小雨，半路上坡时父亲从车上滑落下来，我几次背不上车，父亲腿痛得要命，我心急如焚，抱住父亲张嘴大哭，心中在喊，“天哪，我要是个医生该多好啊！”这就是我的初心！我暗下决心，一定要学医，将来为农民治病。我便开始借给父亲买药的机会到本村卫生所一位老中医那里，一边帮他干活一边向他求教。这位好心的杨天顺老中医看我酷爱医学，把自己的《药性赋》《汤头歌诀》《医学三字经》等书送给我，让我先背会，这位杨老先生便成了我学习中医的启蒙老师。一天晚饭后是杨老师规定考试我的日子，一见我便神秘地说，公社卫生院要招人啦，你要是想去就去参加考试，我怕晚了报不上，就给你报了个名。几天之后我就去卫生院参加考试，考试的内容是一篇作文，题目是：你为什么要学医？像做梦一样，背了3个月的《药性赋》《汤头歌诀》，我竟考了第一名，佀维生院长一句“自古有为多寒士”的话改变了我的命运，1960年7月19日顺利地到卫生院参加了工作。上班离家那天，我那饱受病痛折磨的父亲流着眼泪对我说，“学医生就要学个好医生”。这朴实的叮嘱和泪水饱含了悲伤、兴奋和期盼。父老乡亲一直把我送到村头，这是广大农民对一个医生寄托的极大期望。从此，我牢记父辈的嘱托，决心努力学好医术，一定要学成一个能为广大农民治病的好医生。

（二）天赐严师背经典

“古之学者必严其师，师严然后道尊”（宋代欧阳修）。报到那天，院长佀维生第一句话就说，听杨先生说你很喜欢中医，你就先去中药房工作吧，同时向三位老中医学习中医，将来好当医生。卫生院三位老中医，一位是中医妇科，两位是中医内科，都是全县知名的好中医。特别是出身中医世家的佀怀章先生，看到我床头放着《药性赋》《汤头歌诀》之类的小书，下班无人时亲切地对我说："启仲啊，你要想将来当一名好中医，光背这些小书还远远不够，我送给你一本书"，他顺手从抽屉里拿出薄薄的一本《伤寒论》，严肃地说"你别看这本书小，它可是一部大书，它和《黄帝内经》《金匮要略》《神农本草经》为四大经典，是中医的灵魂，学不好四大经典不可能成为一名好中医"。北宋大儒张载说"不记则思不起"，对经典必死记硬背，不能把经典当小说看。你还不到 16 岁，正是背书的好年龄，尽早把《伤寒论》背会，终身受益无穷。这是一本宋代仿赵开美本的宋本《伤寒论》，没有注释，都是原文，共有 398 条，只要把这 398 条背诵如流，不理解不要紧，将来我再给你讲。并规定一天背两条，依次递加温故知新，一以贯之，每周考试我一次，也就是让我面壁背《伤寒论》，半年多就背完了。佀老师一边给我讲《伤寒论》，一边让我选背《金匮要略》和《黄帝内经》的重点章节，不给我"喘息"的机会。18 年后我才从河南中医学院教授石冠卿老师那里获知，佀怀章老师和石冠卿老师是 20 世纪 50 年代南京中医学院（现南京中医药大学）全国青年高级师资班的同学。石老师说，"佀怀章基础很好，经典理论造诣深厚，临床经验丰富，口才也很好，我们那批同学都分配在省级单位教学或临床，他屈才了。"并鼓励我说，"怪不得你在《中医杂志》上发表的应用经方文章那么有功夫，原来你是佀怀章的学生！"佀怀章老师擅用经方，临床疗效卓著，黄金埋在土里还是真金……唐代魏征云："欲流之远者，必浚其泉源，源不深而望流之远，不可得也。""中医之源，源在哪里？源在经典，有了坚实的经典理论基础，再读中医百家之书，就能一目了然……只有学懂弄通经典，才能窥见伟大宝库中件件瑰宝的灿烂光芒！"

（三）峥嵘岁月入幼科

"梅花香自苦寒来"，功夫不负有心人。那时农村缺医少药，在乡卫生院里，也不讲什么学历，什么职称，你会看病开方，服药有效，患者就奉你为先生（医生）。不时有患者找我看病，疗效还真不错，慢慢就小有名气了，1963 年被评为全县先进工作者，受到县人民政府的表彰。佀怀章老师看在眼里，喜在心头。1964 年 5 月原河南省卫生厅遵照国家抢救名老中医经验的政策，在全省遴选老师和学生，用中医带徒的方式培养中医人才。我被遴选为儿科名老中医王志成先生的学术继承人，开始了由内科改为儿科的学医生涯。这是党和国家为我架设的实现梦想的金色桥梁。

导师王志成，字子玉，河南省清丰县人，出身中医世家，是王氏儿科的第三代传人。先生温文儒雅，博古通今，医德高尚，经验丰富。擅长小儿惊风的治疗，对急惊风、慢惊风、慢脾风及麻疹、水痘、脑炎、咳嗽、疳积等经验丰富。1949 年以前，王氏儿科诊所主张“穷家吃药，富家拿钱”，即贫困病家取药钱不够，那就先把药取走，别误了治病；富家钱多，就把穷家欠的钱给富家加上。深受广大贫苦农民的称赞，美誉远播，求诊者来自河南、山东、河北、山西数省。王氏儿科医术传男不传女，三代从未收过徒弟，我是王氏儿科的第一个门人，也是王志成先生的关门弟子。王志成老师对我的经典基础十分满意，要求我尽快通背《医宗金鉴·幼科心法要诀》，熟读《颅囟经》《小儿药证直诀》《幼幼集成》《幼科发挥》《幼科铁镜》等专著，以适应儿科临证的需要。然而天有不测风云，正当我如饥似渴地发奋之际，王老于 1965 年初春一病驾鹤西去了，我用“师徒如父子”之礼洒泪送恩师，并写悼诗一首，以寄其情。

痛悼恩师王志成

寒风萧瑟泪洗面，痛哭恩师难再见。
路人皆赞师徒好，茫茫医海何为岸？
师心仁德终为镜，活幼妙术指路明。
望师佑我全心志，定让国宝万代红。

为了我的学业，经原省卫生厅中医处韩俊钦处长关心协调，1966 年初我转至安阳市中医院儿科名家王瑞五先生门下继续学业。王瑞五老师当时已八十岁高龄，是河南中医儿科大家，誉满中原，闻名全国，桃李遍神州。王瑞五老师的中医理论造诣精深，临床经验丰富，临证擅长望诊，“不用病家开口，便知小儿病源”，靠的是三望：望神、望色、望舌；擅用经方治疗小儿疑难杂症。用药少、小、验、廉，即药味少、用量小、疗效好、药价廉。王瑞五秘传十三方，最少的两味药，最多的也只有八味药组成。每次坐诊接诊患儿七八十个，经常挂到一百多号。“咳嗽不止金樱子”“大热不退白芍将”……王瑞五老师常在诊疗过程中用他的经验歌诀指导学生。好景终未长久，跟王瑞五老师半年后，“文化大革命”开始了，王瑞五老师被剥夺了为患儿治病的处方权。

命运无情，在那段岁月里，我只能白天“干革命”，晚上学业务；手中拿着大字报，怀里藏着业务书；嘴里喊着“革命口号”，心中背着《黄帝内经》《伤寒论》。在王幼同、张淑芹、李法义、张玉德等几位学长的热情指导帮助下，经过五年的风雨坎坷，学完了国家所规定的全课程，经考核，以优异的成绩，被定为大学本科学历出师了，回到了我的原单位清丰县人民医院，继续我的中医儿科临床工作。真乃世事无常，人间有情，回首往事，十分感谢坎坷，是坎坷给了我智慧，使我变得坚强和自信！

（四）首部著作初之渔

孙思邈曰：“读方三年，便谓天下无病可治；及治病三年，乃知天下无方可用。”（《备急千金要方·大医精诚》）经过几年临床之后，患者日益增多，从“无病可治”到“无方可用”，而外出学习的愿望日益强烈。1974 年 9 月河南中医学院儿科主任李晏龄教授接受了我进修一年的申请。

当时的李晏龄老师是一位才华横溢的中西医结合儿科专家。她从儿科临床到理论有很深的造诣。她当时编写一部中西结合的儿科专著，并提出让我做她的助手。经过 1 年的奋笔疾书，70 余万字的中西医结合《临床儿科》书稿杀青了！

1977 年 3 月，《临床儿科》的校对工作开始了。当打开书稿清样时我惊呆了，“李晏龄、郑启仲编著”。“李老师怎么把我与您的名字并列写在封面上呢？我参加写书是为了学习，不是为了署名，请您把我的名字删掉吧！”李晏龄老师十分认真地说：“著作署名是很严肃的事，整个编写工作你是按分工圆满完成了自己的任务，不能改动。如果你执意不署名，就把你写的稿子拿走，我再找人重写，那就会打乱出版社的出书计划。做人谦虚是好的，但谦虚也不能过头，过分谦虚就是骄傲，要实事求是……”《临床儿科》出版后在全国发行，在东南亚几个国家发行，1985 年获“河南省重大科学技术成果奖”。1974 年是我的而立之年，也是我一生参加编写的“首部著作”之年，我的最大收获是向李晏龄老师学到了著书之“渔”。2014 年春，一位进修医生在网上购得一部《临床儿科》，请我签字，我有些为难，思虑之后写道：“此书是 1974 年我进修期间参加编写的李晏龄老师的第一部中西医结合儿科专著，转眼 40 年过去了，《临床儿科》依然在，不见恩师李晏龄！代为您的崇拜者签字，当否请老师天堂指正。您的学生郑启仲，2014 年劳动节前六日于郑州。”

（五）最高学府师生缘

1984 年我有幸被批准到中国中医研究院研究生班（现中国中医科学院研

究生院）深造，对一个未读过大学的人理论深造十分重要，只有经历过的人才能感受到它的珍贵。中国中医研究院研究生部当时在西苑医院内，岳美中、赵锡武、耿鉴庭、方药中、王伯岳、王琦、时振声等名家云集。研究生班主课是：《自然辩证法》、中医四大经典、《医古文》《英语》《医学统计学》，核心课程是通读《黄帝内经》《伤寒论》《金匮要略》《温病条辨》。其间还邀请全国名家如李今庸、凌耀星、吴考槃、黄星垣等十几位学者做学术讲座。不上课时就去拜望名家，跟名师临床。按王琦老师的话说，通读通讲四大经典和选读选讲大不一样，凭你现在的基础一定会有很大的收获。

入学两周后的一天，被誉为中医奇才、教《伤寒论》的王琦老师把我叫到书房，要我参加他主编的一部《伤寒论讲解》，并让我执笔写第一稿，60万~80万字，4个月完成。我为难了，尽管工作是在王琦老师《伤寒论》教学讲稿基础上整理，仍感到无论在学识上还是写作能力上都面临着严峻的挑战，唯恐误了老师的大事，辜负了老师的信任和期望。思虑片刻之后我突然想到这不正是向王琦老师学习《伤寒论》和著书立说技巧的一次绝好机会吗？于是义无反顾地接下了这项工作。白天学习功课，晚上秉灯夜战，真是“独上高楼，望尽天涯路”！我一般都在深夜两点以后才回宿舍。因为必须每个晚上要写5000字以上才能按期完成。我们宿舍住着来自海南、内蒙古等4位同学，对我都很关照，每天早起都是轻手轻脚地起床，准时在7点半钟把我叫醒，以便让我8点钟去听课。我能感觉到他们都在默默地支持王琦老师的事业，每想到此，我对几位同学都十分感激。星期天我提上一壶开水，带上几个面包，一天不下楼。俞淑芳老师（王琦老师夫人）常在晚10点送上一顿鲜美的夜餐，十分暖人心！在王琦老师的指挥带领下，我与河北中医学院（现河北中医药大学）教《伤寒论》的阎艳丽老师三个人，分工合作，流水作业。我写的初稿经王琦老师审阅修改后提出修改补充意见，再寄石家庄阎艳丽老师补充相关内容，尔后再寄回，王琦老师再审再提修改意见，转我做文字整理，最后王琦老师审修订稿。经过一百多个不眠之夜的苦战，70万字的《伤寒论讲解》如期交稿了。该书于1988年出版发行。王琦老师在序言中写道：“书之所成，欣得郑启仲、阎艳丽两君通力合作，而有今日之貌。‘锄禾日当午，汗滴禾下土’，言其种禾不易，而笔耕心锄亦尤艰辛也。”王琦老师说：“学术的友谊最珍贵！”只有经历了才有体会。

《伤寒论讲解》完成后，又相继参加了王琦老师主编的我国第一部中医男科专著《中医男科学》的编写工作，以及《中国大百科全书·传统医学》的编写和儿科诊籍《诚书》的点校，这些收获都是王琦老师给我创造的学习机会。与此同时，我作为一名研究生班的代培生，以结业考试5门课程及论文全优的成绩完成了学业，对我中医经典理论水平的提高意义深远。每当我忆起这段师生情缘，心中充满幸运、自豪与感激。

王琦老师获得国医大师和中国工程院院士殊荣，是他超人的天才与超人的勤奋创造的奇迹，这是我与王琦老师零距离接触的结论。2012年王琦教授学术思想研讨会在北京中医药大学召开，我以《君子、才子、孝子——王琦先生印象》为题撰文致贺，在他的身上我明白了什么是天才、什么是勤奋、什么是大家！这份师生情缘让我学到了很多很多，对我后半生的学业进步和事业发展影响至深。29年后的2013年，我受聘中国中医科学院全国中医药传承博士后合作导师，不就是今生之缘吗？难忘的中国中医科学院研究生院，难忘的王琦大师等诸位老师！

（六）静泰书屋苦与乐

1995年5月17日《中国中医药报》头版发表的《濮阳日报》记者梁南洋写的长篇通讯《一个劳模的背影》，结尾对我的评价时写道：当人们看到他被评为“国家级有突出贡献中青年专家”的时候，却忘记了数十年来他悬梁刺股的刻苦；当人们看到他精神焕发地参加党的十四大，热情洋溢地传达十四大精神时，却不知道他内心深处正经历着母亲刚刚去世的痛苦；人们只看到了他是院长、是专家、是党员、是劳模，却忘记了他也是个有血有肉的人。

1992年金秋，我手里拿着参加党的十四大的通知，守候在病危的母亲床前，我不知道是该尽人子之孝道，还是去履行一名党员的神圣职责。我母亲是在党的十四大召开前数日去世的。我既为母亲的慈颜难再感到万分痛苦，又感谢母亲没有让自己的儿子为难。匆匆料理完母亲的丧事，抹去脸上的泪水，郑启仲踏上了赴京的路程。

年届知天命之年，我开始觉得自己很累，想远离喧嚣的尘世，回到自己那宁静的书屋。我就想坐下来，给患者看病，做点学问。

十年后我终于盼来了这一天，61岁交了院长班，62岁办理了退休手续，实现了退休的愿望，回到了自己那宁静的书屋。坐诊、读书、写作，十年的计划制定。小小的书房自名“静泰书屋”，“静”取“宁静以致远”之意，做学问要静下心来，耐得寂寞。“泰”，一要稳如泰山，读书要坐得住；二是遇到挫折、困难、逆境，要泰然处之。初心不能改，我决定去河南中医药大学第一附属医院任主任医师、教授、优秀中医临床人才培养指导老师，兼第二附属医院（河南省中医院）“名师传承研究室终身导师”，实现了我读书、临证、著述的梦想。

2008 年 8 月中华人民共和国人力资源和社会保障部（简称国家人社部）、国务院学位委员会、中华人民共和国教育部（简称教育部）、原卫生部、国家中医药管理局选定我为第四批全国老中医药专家学术经验继承工作指导老师，中医药传承博士生导师。两名继承人学习成绩优秀，获中医临床医学博士学位，我被国家中医药管理局评选为“第四批全国老中医药专家学术经验继承工作优秀指导老师”。2011 年国家中医药管理局在河南中医药大学第一附属医院建立“全国名老中医药专家郑启仲名医传承工作室”，2015 年以优异的成绩顺利通过了国家中医药管理局的验收。2016 年我又被遴选为第六批全国老中医药专家学术经验继承工作指导老师。在这三个项目的 10 年中，我的名医传承工作室团队，获省级课题立项 6 项、厅局级立项 8 项，已结题 9 项，获河南省科技进步奖 3 项、河南省中医药科技成果奖 6 项。发表论文 62 篇，其中核心期刊 28 篇。出版专著 6 部，参编专著 5 部，在编著作 3 部。获国家发明专利 5 项，可谓硕果累累。我自己的体会只有一句话，“干自己想干的事很快乐！”

寥寥几粒粟

“我好像是一个在海边玩耍的孩子，不时为拾到比通常更光滑的石子或美丽的贝壳而欢欣鼓舞，而展现在我面前的是完全未探明的真理之海”（牛顿）。余从医已 60 年也未拾到什么“石子”和“贝壳”，因为我不是牛顿。不过我的汗水也未白流，除为几十万患者解除或减轻了病痛外，成果、论文、著作、专利等，正在和永远为无数患者的健康服务，培养的学生们也将传承余的经验而造福人民。一滴汗水，一粒收获，寥寥几粒粟，捧于同道贤达诸君雅教。

（一）“从肝论治”的儿科学术思想

余在半个多世纪的儿科临证实践中，深研中医经典，全面继承钱乙“五脏证治”的学术思想和万全“五脏之中肝常有余，脾常不足，肾常虚，心热为火同肝论，娇肺易伤不易愈”的学术观点，经过反复的实践探索，逐步形成了“从肝论治”的儿科学术思想。主要体现在四个特点、五种形式、六种方法之中。四个特点：一是阳常有余，热病居多；二是逼子成才，肝易抑郁；三是诸脏之病，多与肝系；四是从肝论治，莫忘理脾。五种形式：一、肝常有余，木动风摇；二、脾常不足，土壅木郁；三、心常有余，木火相煽；四、肺常不足，木火刑金；五、肾常不足，水不涵木。六种方法：①清肝解热法。余认为，小儿多热证，热极易生风，清热防动风，儿科第一功。可在辨证遣方基础上酌加蝉蜕、僵蚕、钩藤、羚羊角等，以防肝热动风。②平肝清心法。用于肝心同病之证，以导赤散、泻青丸为主方。③镇肝息风法。用于阴虚阳亢、肝风内动之证，以镇肝熄风汤为主方。④镇肝止咳法。用于肝肺同病之“木火刑金”证，以镇肝止咳汤（郑启仲经验方）为主方。⑤疏肝和胃法。用于肝胃同病之肝失疏泄、横逆犯胃证，以四逆散、小柴胡汤、左金丸为主方。⑥疏肝理脾法。用于肝脾同病之肝郁脾虚、肝脾不和证，以逍遥散、疏肝乐食汤（郑启仲经验方）为主方。

（二）提出“顿咳从肝论治”见解，制“镇肝止咳汤”一方

余在研读《素问·咳论》时，发现顿咳与肝的密切关系：①顿咳的发病多在春季，《素问·咳论》曰：“五脏六腑皆令人咳，非独肺也……五脏各以其时受病……乘春则肝先受之。”②临床的典型症状，如“咳发必呕，牵制两胁”（《本草纲目拾遗》）；咳时两手握拳随咳挛动不止、面红目赤、涕泪交迸、咳呕胆汁，甚者抽风昏厥等皆与肝系。③咳嗽发作多在午后至子时为重，正与“肝病者，平旦慧，下晡甚，夜半静”（《素问·脏气法时论》）相一致；④顿咳多在春季发病，痊愈则在六七月份，也与“病在肝，愈于夏”（《素问·脏气法时论》）相符。余认为，顿咳的病因病机与治法为：“其感在肺，其病在肝；木火刑金，风痰相搏；其咳在肺，其制在肝；治从肝论，镇肝止咳。”据此立“镇肝止咳”一法，制“镇肝止咳汤”一方，由柴胡 6g，白芍 9g，代赭石 9g，青黛 1g，炒僵蚕 6g，胆南星 3g，甘草 3g 组成。为 3~5 岁用量，可随年龄增减。日 1 剂，水煎，分 2~3 次服。经对 210 例百日咳疗效观察，以 7 天为观察时限，结果：显效 168 例，占 80.00%；有效 37 例，占 17.62%，总有效率为 97.62%。

论文《论顿咳从肝论治》在《山东中医学院学报》1986 年第 1 期发表，同年被收入英国科技信息库。1986 年 7 月 31 日，新华通讯社以“医师郑启仲治疗‘百日咳’有效新方”为题发了通稿：“新华社郑州 7 月 31 日电（记者解

国记），河南省清丰县人民医院副主任医师郑启仲，一改前人从肺入手治疗百日咳的方法，新辟蹊径，从肝论治，总有效率达 97.6%。”全国各省市自治区 30 多家报纸做了转载。江育仁、张奇文、刘弼臣、王琦、李晏龄、黄明志、关思友等国内 11 位著名专家认为：“百日咳从肝论治的见解，独辟蹊径，别树一帜。它深刻、准确地揭示了百日咳的病理机制，对临床极有指导意义，是中医研究百日咳在理论上的新突破。镇肝止咳汤的临床疗效达国内领先水平。该研究运用我国中医药优势，开发出新的特效方药，在理论和实践上取得了重要成果，系我国首创。”该研究 1989 年获河南省科技进步奖。余也于 1998 年在英国伦敦获世界传统医学会“世界知名医家金奖”。

（三）提出小儿“秋季腹泻”因燥起见解，制“清燥止泻汤”一方

“秋季腹泻”是由轮状病毒感染引起的一种急性传染性肠炎。余在《黄帝内经》、温病理论指导下，通过对 486 例临床观察，总结出秋季腹泻的 3 个特点：①流行多在立冬至小雪之间；②发病多是 6~18 个月小儿；③发病初期有发热、咳嗽等肺系症状，吐泻并作，伤阴明显。1995 年。余又提出小儿“秋季腹泻”因燥起的学术见解，运用中医运气学说对其病因病机、临床特点等进行了深入研究，体现在四个方面：①病发初冬，燥邪当令：486 例资料统计中，立冬前发病的 42 例（占 8.60%），小雪后发病的 36 例（占 7.41%），立冬至小雪之间发病的 408 例（占 83.97%）；②燥金克木，专病小儿：486 例中 6 个月以下者 12 例（占 2.47%），18 个月以上者 21 例（占 4.32%），6~18 个月者 453 例（占 93.21%）；③燥极而泽，病发泄泻：《素问·至真要大论》3 次提及燥邪致泻，即“阳明司天，燥淫所胜，民病……腹中鸣，注泄鹜溏”“阳明之胜，清发于中，左胠胁痛溏泄”“阳明之复……腹胀而泄”，这是该篇阐述六淫致泻中提及燥邪次数最多的一淫，笔者就燥邪致泻的病机做了阐述；④燥邪为病，表里俱伤：“秋季腹泻”患儿常以流涕、喷嚏、发热、咳嗽等上呼吸道感染症状而起病，这正是燥邪伤肺的临床表现，与雷少逸在《时病论·秋燥》中的“燥气袭表，病在乎肺，入里则在肠胃”论述相一致，燥邪入里，伤及胃肠，随之呕吐腹泻并作。

作为燥邪致病，“秋季腹泻”同样有温燥、凉燥之分。温燥泄泻治以升清降浊，清燥止泻。方选清燥止泻汤 1 号（郑启仲经验方），由炒僵蚕 3~6g，蝉蜕 2~3g，姜黄 1~2g，大黄 1~2g，苏叶 2~3g，黄连 1~2g，乌梅 3~6g，甘草 3g 组成。为 1~2 岁用量，可随月龄增减。日 1 剂，水煎，频服；凉燥泄泻，治以升清降浊，温胃止泻。方选清燥止泻汤2号（郑启仲经验方），由苏叶3g，姜半夏3g，干姜1~3g，炒僵蚕3g，蝉蜕3g，煨乌梅3~6g，炙甘草3g组成。为1~2岁用量，可随月龄增减。日1剂，水煎频服。

论文《秋季腹泻因燥起》1993年首投在青岛召开的全国中医儿科学术会议，后在《光明中医》1995年第4期发表。余在文末写道："我们带着诸多疑问，运用运气学说理论进行了深入的分析研讨，结果发现与燥邪致病的特点相合，因此，我们提出了小儿'秋季腹泻'因燥起的见解，首倡燥邪致泻新说。并且认为'湿邪致泻病在脾，燥邪致泻病在胃'。因水流湿，火就燥，同气相求，自气盛者而恶之。我们这一观点来源于《黄帝内经》，受明清温病学说的启发，运用于临床获得验证。"

（四）提出从"痰瘀虚"论治小儿肾病综合征，制"清漾汤"

小儿肾病综合征，是肾小球疾病中由多种病因引起的，以大量蛋白尿、低蛋白血症、高脂血症及不同程度的水肿（三高一低）为主要特征的临床表现，被视为慢性肾病中最为棘手的病变之一。余经过长期的理论研究和临床实践，提出了从"痰瘀虚"论治小儿肾病综合征的见解，制"清漾汤"一方，取得了良好的疗效。余认为，"虚生痰瘀，痰瘀致虚，痰瘀虚互为因果"是小儿肾病综合征的主要病机。为"本虚标实"之证，本虚，为肺、脾、肾三脏亏虚；标实，即"痰浊瘀血阻滞肾络"。治当以"化痰、活血、补虚"为法。据此见解制"清漾汤"（肾主水，清即水清；漾即碧波荡漾，取肾病康复之意）一方，由猫爪草10g，炒僵蚕10g，益母草15g，炒地龙6g，黄芪15g，菟丝子15g，金樱子10g组成。日1剂，水煎，分2次服。为5~7岁用量，可随年龄增减。清漾汤是治疗小儿肾病综合征的基本方，临床运用要结合辨证配伍，如：①肺脾气虚证，合四君子汤加减；②脾肾阳虚证，合真武汤加减。③肝肾阴虚证，合大补阴丸加减；④气阴两虚证，合人参五味子汤加减。

（五）提出用"升清降浊"法论治小儿多发性抽动症，制"升清降浊制动汤"

多发性抽动症，是一种儿童期起病，以慢性多发运动抽动和（或）发声抽动为特征的慢性神经精神障碍性疾病，常伴有强迫、多动等行为和情绪障碍。余经多年研究提出，小儿多发性抽动症的病机为"痰邪内扰，气机失调，升降失常，肝风内动"。临床依据：①症多怪异，当责之痰；②脾常不足，多痰之源；③升降失常，气机失调。据此制"升清降浊制动汤"，简称"升降制动汤"

一方，由炒僵蚕 6g，蝉蜕 6g，姜黄 6g，大黄 3g，制白附子 3g，全蝎 3g，白芍 10g，穿山龙 10g，莲子心 3g，甘草 3g 组成。日 1 剂，水煎，分 2 次服。为 5~7 岁用量，可随年龄增减。升降制动汤的加减运用：①脾虚肝亢证，酌加炒白术、清半夏、天麻等；②痰火扰心证，酌加黄连、远志、石菖蒲等；③肝郁化火证，酌加龙胆草、栀子、钩藤等；④水不涵木证，酌加生龙骨、生牡蛎、生龟甲等。

（六）经方五法辨治儿童发作性睡病经验

发作性睡病，是一种白天不可抗拒的短期发作性睡眠，伴猝倒、睡眠瘫痪、入睡前幻觉为主要症状。属中医的“嗜睡”“多寐”“饭醉”“昏厥”等范畴，严重影响患者的生存质量。余从辨证求本入手，运用经方五法治疗，取得较好疗效。①调和营卫法：以营卫失和、白天多寐为主症，治宜调和营卫、燮理阴阳，以桂枝汤为主方，由桂枝、白芍、生姜、大枣、炙甘草、煅龙骨、煅牡蛎、远志、石菖蒲、黄芪、红景天组成。②和解少阳法：以少阳枢机不利、白天睡眠频发为主症，治宜和解少阳、疏肝利胆，以小柴胡汤为主方，由柴胡、清半夏、黄芩、栀子、淡豆豉、郁金、石菖蒲、远志、青皮组成。③降浊和胃法：以寒热错杂、升降失常、白天多眠为主症，治宜升清降浊、调和脾胃，以半夏泻心汤为主方，由姜半夏、黄连、黄芩、干姜、瓜蒌、枳实、厚朴、大黄、焦山楂、炒神曲组成。④利湿健脾法：以湿困脾阳、体胖多眠为主症，治宜利湿化饮、温阳醒脾，以苓桂术甘汤为主方，由茯苓、桂枝、炒白术、藿香、炒薏苡仁、益智仁、白芥子、生姜、甘草组成。⑤温肾暖肝法：以肝肾阳虚、白天多寐为主症，治宜温肾暖肝、开窍醒脑，以麻黄细辛附子汤合吴茱萸汤为主方，由麻黄、细辛、制附子、吴茱萸、红参、干姜、大枣、鹿角胶、益智仁、炙甘草组成。附疑难病案 3 则。

医案一：麻疹逆证（麻毒内陷肺炎心衰）案

患者，男，6 岁。初诊：1967 年 3 月 2 日。

发热、咳喘 11 天。患儿 11 天前始发热、咳嗽、流涕，以风热咳嗽治疗效果不佳，以“上呼吸道感染”住院。经用青霉素、地塞米松等及中药麻杏石甘汤，高热见退而喘促加重。邀请余会诊。刻下症见嗜睡神疲，面色青灰，喘促痰鸣，口唇发绀，皮肤灰色疹点隐隐，四肢欠温，腹部凹陷，肝大，脾未触及，呕恶不食，下利清谷。体温 35.5℃，心率 127 次 / 分，呼吸 43 次 / 分。两肺可闻细小湿啰音。舌淡紫，苔白滑，脉细数。西医诊断：麻疹肺炎合并心衰。中医辨证为疹毒内陷，寒水凌心。治法：暖中补土，回阳救逆。予桂附理中汤加减。处方：肉桂 6g，制附子 9g（先煎），红参 9g，炒白术 9g，干姜 6g，炙甘草 6g。1 剂，水煎，徐徐与之。

二诊：1967 年 3 月 3 日。神志清，面灰减，四肢温，喘轻泻减。体温 36℃，心率 90 次 / 分，呼吸 28 次 / 分。两肺啰音明显减少。处方：肉桂 6g，制附子 6g（先煎），人参 9g，炒白术 9g，干姜 6g，五味子 6g，丹参 9g，炙甘草 6g。再进 2 剂。

三诊：1967 年 3 月 5 日。阳复脉通，喘平痰消，泻止纳增。舌淡红，苔薄白。处方：人参 6g，炒白术 6g，茯苓 6g，姜半夏 3g，陈皮 3g，五味子 6g，炒白果仁 6g，款冬花 6g，炙甘草 6g，生姜 2 片，大枣 2 枚。再进 7 剂，诸症悉平，痊愈出院。

医案二：厥阴头痛呕吐（高血钙症）案

患者，男，17 岁。初诊：2000 年 10 月 15 日。

头痛 10 余天。患者因恶心、呕吐、头痛，于 2000 年 10 月 3 日入住当地县医院治疗。经静脉补液、止吐、镇痛等对症治疗 11 天，病情日见加重而转诊。患者 12 岁患类风湿关节炎，于 2000 年 7 月到某省一家关节炎专科医院，注射一种红色的针剂（品名不详）3 个月余。近 1 个月来，出现食欲减退，口渴多尿，头痛呕吐而住院治疗。入院诊断：头痛呕吐原因待查。检查发现血清钙 3.2mmol/L（正常值 2.1~2.55mmol/L），住院诊断：①高钙血症；②尿崩症？补液、平衡电解质和对症治疗效果不佳。刻下症见形体消瘦，精神不振，时而呕吐，头痛连及巅顶，烦躁呻吟，多尿多饮，大便秘结，舌淡苔白滑，脉弦细。中医诊断：厥阴头痛。辨证为肝寒犯胃，寒凝厥阴。治法：暖肝温胃，升清降浊。予吴茱萸汤加减。处方：吴茱萸 10g，人参 10g，生姜 15g，大枣 5 枚（切）。1 剂，水煎，频频予之。次日，呕吐、头痛明显减轻，原方再进 2 剂。

二诊：2000 年 10 月 18 日。呕吐、头痛止，多尿多饮减轻，舌转淡红苔薄白，然大便已 3 日未行。查血清钙 2.74mmol/L。改投调胃承气汤：生大黄 10g，玄明粉 10g（化，兑），甘草 10g。3 剂，日 1 剂，轻煎，空腹服。

三诊：2000 年 10 月 21 日。服上方后大便日 1~2 次，呕吐、头痛又起，虚寒之象复见。改上述两方并投：①吴茱萸 10g，人参 10g，生姜 15g，大枣 5 枚（切）。3 剂，日 1 剂，晨服。②生大黄 10g，玄明粉 10g（化，兑），甘草 10g。3 剂，日 1 剂，睡前服。

四诊：2000 年 10 月 24 日。呕吐、头痛止，大便通利，多尿多饮已消，饮食倍增，舌淡红苔薄白，脉缓。上两方减量同上法再进各 5 剂，诸症悉平。11 月 16 日复查血清钙 2.4mmol/L 而告痊愈。随访五年未见复发。

医案三：痿证（皮肌炎）案

患者，女，11 岁。初诊：1992 年 10 月 6 日。

患皮肌炎 2 年。患儿于 2 年前全身皮肤出现红斑，经北京某医院诊为“皮肌炎”住院治疗。3 个月后病情缓解而出院，每日服泼尼松 20mg 维持。近半年来病情出现反复，红斑增多，两下肢无力。刻下症见面部及全身遍布红斑，色紫暗，双下肢浮肿，四肢无力以下肢为重，下蹲后不能起立，大便溏，小便清，舌体胖、质淡紫、苔白腻，脉沉细。中医诊断：痿证。辨证为气虚血瘀，脾虚痰结。治法：益气活血，化痰散结。予补阳还五汤合四妙丸加减。处方：黄芪 30g，当归 6g，赤芍 6g，川芎 6g，红花 6g，鸡血藤 10g，苍术 15g，怀牛膝 10g，黄柏 6g，炒薏苡仁 15g，桂枝 10g，蜈蚣 1 条。日 1 剂，水煎，分 2 次服。

二诊：1992 年 11 月 8 日。上方连服 28 剂，自觉四肢较前有力，红斑紫暗转红，皮下结节无明显缩小，舌质淡紫苔薄白，脉沉。守法加化痰、软坚、散结之品。处方：黄芪 60g，当归 10g，赤芍 10g，红花 10g，川芎 10g，鸡血藤 15g，苍术 30g，怀牛膝 15g，炒薏苡仁 15g，桂枝 10g，夏枯草 15g，昆布 10g，海藻 10g，生牡蛎 15g，半夏 6g，陈皮 6g。

三诊：1992 年 12 月 15 日。上方连服 35 剂，病情进一步好转，下蹲可自起立，红斑开始消退，结节变软变小，下肢水肿减轻，舌质淡红，苔薄白，脉较前有力。自行停用泼尼松。上方黄芪加至 90g，再进。

四诊：1993 年 2 月 3 日。上方服 42 剂，即服至 105 剂时，诸症趋平，全身红斑大部消退，结节大部消散，已能自行下蹲起立及走路。经北京原住院医院复查血清肌酸磷酸激酶、醛缩酶等基本正常，家长及患儿信心倍增，继续中药治疗。处方：黄芪 90g，当归 10g，丹参 15g，鸡血藤 15g，苍术 15g，怀牛膝 15g，炒薏苡仁 15g，桑寄生 15g，续断 15g，生牡蛎 15g，昆布 10g，海藻 10g，半夏 10g，陈皮 10g。守法出入，服 60 剂，诸症基本消失，入校学习。

为防复发，改隔日 1 剂，连服 3 个月，至 1993 年 6 月诸症悉平，停药观察。再去北京复查，实验室检查正常。后连续 3 年赴北京复查均未见异常。随访 10 年未见复发，并已大学毕业成为一名人民教师。

后记

人生苦短，岁月匆匆，屈指从医已逾六十个春秋。斗转星移，古稀远去，往事不堪回首。好在入室幼科，童心相伴，常忘老之已至。

小儿是人类的未来，祖国的希望。儿科历史源远流长，“来入咸阳，闻秦人爱小儿，即为小儿医”（《史记·扁鹊仓公列传》），神医扁鹊可谓儿科始祖。然，作为一门学科，《颅囟经》专论小儿杂病诸候，其作者、真伪及成书年代难考。至北宋医家钱乙，字仲阳，精研幼科，著《小儿药证直诀》，为中国第一部儿科专著，后人奉为儿科经典，把钱乙尊为“儿科之圣”“幼科之鼻祖”，儿科自此发展成为一门独立的学科。金、元、明、清代有名家。新中国盛世，儿科全面发展振兴，名家竞烁，名著纷呈，可谓中医药伟大宝库中一颗颗光芒四射的明珠。余虽有志幼科，三更灯火，苦读经典，躬身实践，虽未虚度，而业绩平平。回眸一望，余之经验教训简言有四，书此，与年青同道诸君共勉：一是读书，苦读经典，博览诸家，终生读书莫能忘；二是临床，多做临床，勤于思考，带着问题再读书；三是著述，坚持动笔，养成习惯，持之以恒不间断；四是科研，早做科研，攻坚克难，守正创新攀高峰。以上四条，相辅相成，不断超越自我，日久必有所成。另附两位青年才俊贺词一首：

郑老师 76 岁寿辰

世伟[1]，红敏[2]贺

2020 年 12 月 20 日

出身贫寒，勤奋聪颖；
遍读灵素，金匮温病；
内外兼修，哑科专精；
切中病机，用药轻灵；
既然为医，德医双馨；
体质三说，发人深省；
顿咳从肝，突破引领；
抽动新病，理法拟定；
名老中医，儿科有幸；
大慈仁爱，誓救含灵；

全国劳模，业界精英；
赴京代表，实力借凭；
才华出众，天赋异禀；
书法文章，清丽隽永；
慕君高洁，梅兰品性；
祝师福寿，松柏常青。

（1. 陈世伟，华西医科大学博士研究生；2. 张红敏，华西医科大学博士后，郑州大学教授、博导）

（郑宏、郑攀、孙营营、王笑冉协助整理）

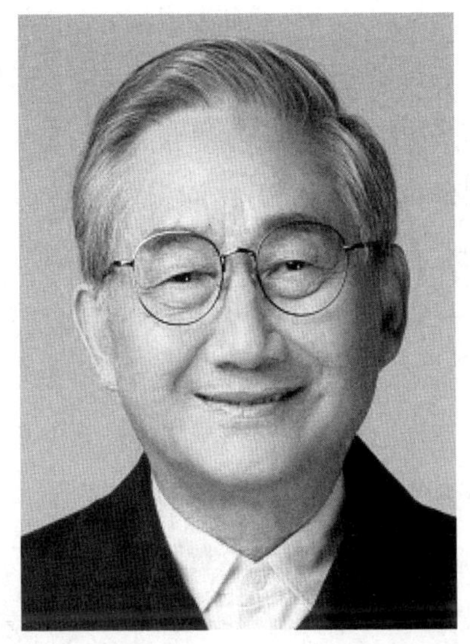

漫漫求索岐黄路

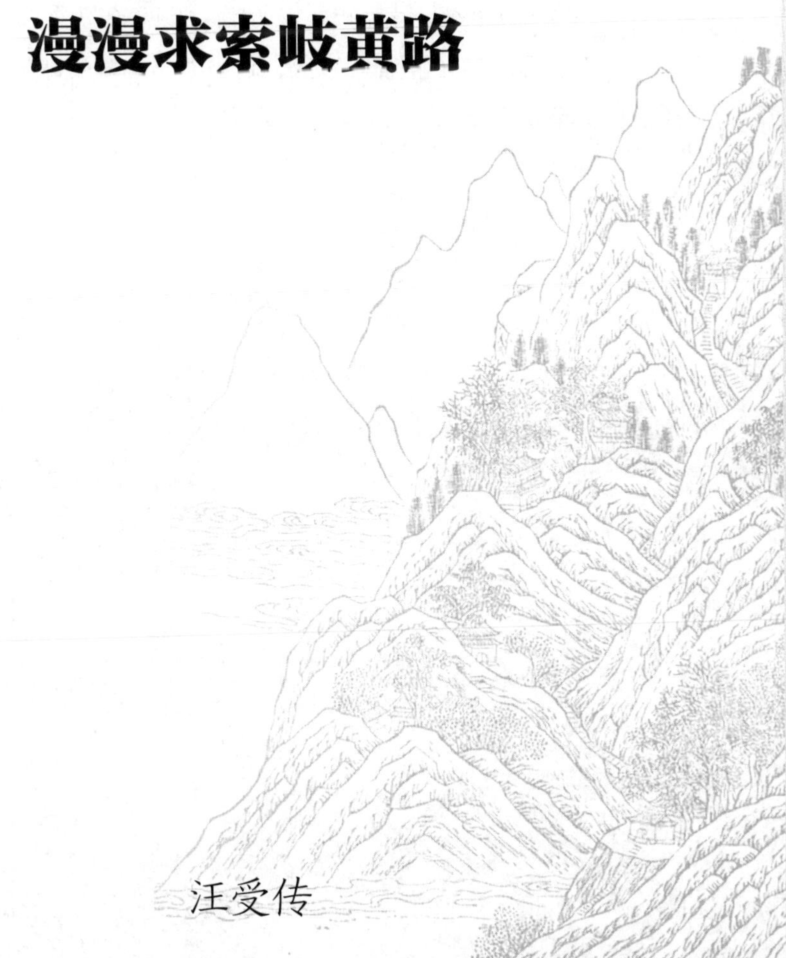

汪受传

医家简介

汪受传，男，1946 年生，南京中医药大学教授，主任中医师，博士生导师。享受国务院政府特殊津贴专家。全国先进工作者，全国模范教师，国家级教学名师，首届全国名中医，全国老中医药专家学术经验继承工作指导老师。曾任中华中医药学会儿科分会第四、五届主任委员，国务院学位委员会第五、六届学科评议组成员。现任世界中医药学会联合会儿科专业委员会会长、世界卫生组织传统医学国际疾病分类项目（WHO-ICD11）专家组成员等职务。

擅长儿童肺系、脾系疾病及疑难病症的诊治，对治疗小儿感冒、鼻鼽、咳嗽、肺炎、哮喘、反复呼吸道感染、厌食、积滞、泄泻、疳证、癫痫、抽动障碍、过敏性紫癜、免疫性血小板减少症等疾病有专长，并开展了相关疾病及其中医标准化的研究工作。先后主持国家科技攻关计划、国家自然科学基金等各级科研课题 23 项，发表学术论文 500 余篇（包括 SCI 论文 20 篇），主编国家级规划教材、出版学术著作等 60 部，获教育部科技进步奖及江苏省科技进步奖、南京市科技进步奖及江苏省优秀教学成果奖等一、二等奖 8 项。已培养医学博士 49 人、硕士 65 人，学生遍布全国，以及亚洲、欧洲、非洲等多个地。

我的老家在安徽黄山南麓，祖上世居歙县郑村乡堨田村。汪氏在全国居住分散，但在徽州却蔚为望族。徽州地区古称新安郡，宋元明清时期名医辈出，世人谓之新安医学，其中汪氏名医凡数十位，如《石山医学》《医学原理》的作者汪机，《医方集解》《汤头歌诀》的作者汪昂等。但是，在我的前几辈先人中并无业医者，我的中医生涯是从 1964 年考入南京中医学院（现南京中医药大学，下同）开始的。

（一）初识岐黄

进入南京中医学院，开始时我对中医一无所知。班上有同学甚至在读了末代皇帝溥仪《我的前半生》后预言“我们将成为末代中医”。但是，我只是认为这学习机会来之不易，延续高中的学习习惯认真读书。

我们刚进校就学习中医课程，读四大经典，孟景春、吴考槃先生教《内经》，陈亦人先生教《伤寒论》，张谷才先生教《金匮要略》，孟澍江先生教《温病学》。因为古文功底不足，听起来晦涩难懂，只能囫囵吞枣一知半解、死记硬背诵读原文。后来我得出一个观点：初学一门学科，背一些基本知识是不可或缺的功课，如同学中文要认字识词、学外文要先背单词、学数学要记住公式、学物理要背下定理、学西医要记住解剖生理等一样，学中医熟记经典论述，背诵药性赋、汤头歌，都是必不可少的基本功。四大经典及其所建构的中医学基本理论、中药方剂及其所形成的中医药治疗模式，不可能一读之下立即深刻理解，但中医学临床思维的产生只能是在学习、记忆的基础上初步了解，然后再通过反复临床、反复读书，才能逐步加深理解，在头脑中形成对中医学认识论和实践观的理性思维和得心应手的应用。

入学两年，学习了中医基础课程和临床学科的大部分。进入 1966 年夏天，“炽热的社会气氛”打破了校园的宁静，岁月蹉跎，但一旦想起我们最后还是要当医生时，就耐不住又偷偷拿起了专业书籍。1967 年秋季迫不及待地“复课”，匆匆补上了缩编的西医课程，然后就自己联系到医院实习去了。当时医院人手很紧张，所以我们很受欢迎，并且很快被带教老师放手使用起来。

我首先到的是南京儿童医院，在乙脑病房两个月，待了没几天，带教我的陈大庆医师就让我为患儿开中药，我就照书上的卫气营血辨证开起了药方。原来担心病重小儿吃不进中药，其实不然，病房里多是重症患儿，昏迷不醒，插着鼻饲管，流质饮食和汤药都从鼻饲管打进去，竟然比轻症患者服药方便得多。牛刀小试，治疗有效，受到老师的表扬，自己也建立起了应用中医药的信心。

后来到了泰兴县人民医院（现泰兴市人民医院），先跟当地名中医余公侠、杨卓斋门诊学习。随后进了医院传染病房。当年泰兴流行性脑脊髓膜炎流行，一个病区只有年轻的焦永盛医师一人，他直接要我管两间病房，让用中药治疗，有什么需要他的再来帮忙。我寻思流脑患者除发热、神昏外，头痛剧烈、呕吐频繁，或有抽搐，符合气营两燔的病机，又与肝火热毒上攻有关，于是借鉴余师愚《疫疹一得》清瘟败毒饮加上龙胆清泻肝胆实火为主方，居然十分有效。除暴发型需中西医结合治疗外，轻型、普通型、重症型都单用中药就能获得痊愈。

直到1970年暑期毕业之前，我又先后在高淳县东坝医院、高淳县人民医院、徐州医学院附属医院、徐州专区医院和省中医院等多个大大小小的中西医院实习。在跟随老中医曹颂昭、周伯岐等抄方中学习了他们辨证治疗的思路与方法，在基层医院见到了各科的许多病种，在西医院学到了疾病诊断和抢救治疗的基本知识。在实习中也有许多实践的机会展示了中医药治疗的神奇疗效，例如在东坝医院实习时，曾用活血化瘀法为主治疗阑尾脓肿后包块、陈旧性异位妊娠取得良效，有两例抗生素治疗效果不佳的肝脓肿，采用解毒消痈、活血化瘀中药治疗后肝下界一天天上移，直至痊愈，让带教我的西医老师看到也啧啧称奇。

大学6年，虽然因当时轻视读书少了一些课程学习，但临床实践却比原有教学计划还超出许多，使得自己具备了应用中医理法方药处理临床常见病，以及中西两手诊断疾病及综合疗法处治危重病的基本能力，这为后来下乡业医建立了基础。

（二）乡里磨炼

1970年6月，我毕业分配到江苏省响水县，首先到双港公社翻身大队劳动锻炼，每天下地与农民一起劳动。其间，我们3个大学生晚上还坚持看书，偶尔也为农民看病。有一次，一个农民牙痛，一只臼齿已经松动了，求我们为他拔掉，我就给他针刺合谷强刺激麻醉，南京医学院（现南京医科大学）毕业那老兄拿着一把老虎钳，钳住牙齿摇几下就拔了下来，这位农民千恩万谢而去。

劳动锻炼1年之后，我被安排到响水县周集公社卫生院工作。这里医生不多，李院长征求我意见在那儿上班。医院门诊就是一排平房，三个业务科室：妇产科、中医科和普通门诊。中医科有位40多岁陈医师上班，一间房内一张办公桌、一排中药柜，布帘隔开后面是他的卧床。我想我也没法在中医科上班，就到了普通门诊。这儿有四个医生，常年要轮流抽一人去做防疫、一人到水利工地为民工服务，实际经常就是两人上班，24小时轮班。另有一排破败的平房是病房，可以收20多个患者。没有专门的病房医生，门诊医生谁收了患者就要负责到出院，所以每两天中上班时间大约要26小时。我们都是全科医生，除妇产科外的其他科疾病都看。当年农村感染性疾病很多，抗生素每个医生每月只有青霉素40万单位10支的票，好在我懂中医，许多患者就用中药治疗，陈医师也很好，他帮我算账、配药。晚上没护士上班，需要肌内注射、静脉滴注、洗胃、灌肠、喂药、针灸等都得自己来，那时经常停电，就得点着蜡烛、打着手电筒干。记得曾经有一个晚上来了6个急诊重症患者，包括小儿重症肺炎、胆道蛔虫、农药中毒、产妇产后出血过多等，也只得忙不迭地左右开弓、前后张罗，全力应对。

这段时间的工作虽然艰苦，收获也很大，在为农民服务中深刻体会到了当医生医德比医术更重要的道理，只要得到了农民的信任，他们对你的依从性是绝不含糊的，因此，你可以大胆地去实践，我的实际工作能力在此期间得到了全面的锻炼和提高。例如：麻疹肺炎用麻黄杏仁甘草石膏汤加味清肺解热，百日咳痉咳期用桑白皮汤加味泻肺镇咳，湿热痢疾用白头翁汤加马齿苋、生地榆之类清肠解毒凉血治痢，急性阑尾炎用《金匮》大黄牡丹皮汤加减解毒消痈，都取得了确切的疗效。农村孩子的痈肿疔疮很多，未成脓者清热解毒，已成脓者消痈排脓，已出脓者祛腐生肌，疗效优于抗生素。在应用古方有效的基础上，我进一步摸索提高疗效的途径。当时胆道蛔虫病很常见，开始时我用乌梅丸治疗，确有疗效但见效较慢，患儿常常两三天才能缓解，使我与家长一样焦急如焚。我思量仲景乌梅丸立方大意是酸苦辛并用、寒温兼施，就将其简化为乌梅、蜀椒、黄连、白芍四味配伍，加上大黄、玄明粉利胆下蛔，槟榔、苦楝皮驱蛔杀虫，结果显著缩短了缓解时间。流行性乙型脑炎要求就地治疗，虽然医院的条件简陋，但我应用曾在南京儿童医院学到的知识，一边处以汤剂，一边输液支持和对症处理，也成功救治了一批患儿，家长们都十分感激。在农村基层工作的经历使我受益匪浅、获益终身。

1986年我调到盐城纺织职工医院工作，主要就诊对象是纺织女工和她们的孩子。许多年轻的母亲因工作劳累，又不懂得养育知识，人为地造成小儿因抚育喂养不当而患病，麻疹、猩红热等传染病还时常流行。我在诊病的同时，就承担起宣传儿童保健知识的责任，也治疗了这么多感冒、肺炎、麻疹等疾病的患儿，对麻疹类出疹性热病不可妄用退热之剂，应以透疹托毒外泄为要务有深刻的体会。

（三）入门幼科

1979 年春，我从《新华日报》上看到南京中医学院招收研究生的消息，马上报了中医儿科学专业。考试科目有政治、外语、中医基础、中医儿科、西医儿科五门。其他几门课自以为有把握，这外语就成了难题。我在中学时学的是俄语，大学期间未学外语，好在一年前我收听了江苏人民广播电台的英语教学节目，才在英语考试中过关。待到揭榜发通知，我居然有幸在 400 多名报考者中只取 20 名的竞争中侥幸胜出，被录取为南京中医学院首届硕士研究生，如愿进入中医儿科学专业学习。

我的导师是江育仁先生，他当年 63 岁，早就是名闻遐迩的中医儿科专家。当时，中医如何带研究生，大家都没有经验。先生有他的观点："秀才学郎中，好比拾根葱。"说的是先儒后医，先要打好国学基础，然后才能学好中医；中医研究生要"四能"，能医、能写、能讲、能研，提出了他对中医高级人才培养目标的认识。提出这些观点，在当时是难能可贵的。

研究生是要做课题的，中医研究生的课题怎么做？大家都是懵懵懂懂的。不知道如何选题。经过一番周折，我看到先生在 1979 年 11 月出版的《脾胃学说及其临床应用》一书中有一篇文章"调理脾胃在儿科临床上的指导意义"，其中有一段讲道："脾健贵在'运'不在'补'"仔细读来，觉得有文章可做。如果对导师的学术观点深入探讨，再用临床和实验研究加以论证，将这一理论健全和深化，不是一项很有意义的工作吗？先生同意了我的设想。

说干就干，我马上起草了一份研究计划："运脾法为主治疗小儿脾胃病的研究"。首先找理论根据，遍寻古籍，查到了张隐庵《本草崇原》"凡欲运脾，则用苍术"等相关论述，拟定了以苍术为君的系列复方。加工成制剂时，医院药剂科锅炉没空，就借了病区的煤气包、大铝锅自己煎煮、浓缩，再送去请药剂师加工，装瓶、贴标签也都自己完成。开设了小儿厌食专科门诊，在《扬子晚报》上刊登了一条四行字的消息。结果，儿科楼上下人头攒动，一个下午来了 200 多病号，加上家长数百人，以致保卫科不知门诊出了什么事，急匆匆赶来，正好帮助维持了秩序。就是这样，苦干了两年，完成了我的硕士学位论文“儿科运脾法的临床和实验研究”。

（四）名师引路

江育仁先生是江苏省中医院和江苏省中医进修学校（今南京中医药大学的前身）的创建者之一。先生与中国科学院第一批学部委员承淡安、叶橘泉等一起，培养出了董建华、程莘农等一代院士以及一大批中医、中西医结合儿科专家。

我从 1979 年 9 月投入江育仁先生门下，攻读儿科研究生 3 年，20 世纪 90 年代初作为首批全国老中医药专家学术经验继承人又跟师学习 3 年，直至 2003 年 1 月先生驾鹤西去，24 载春秋形影不离，如子绕膝。其间，有耳提面命的谆谆教诲，有言简意赅的迷津指点，有为人为医的潜移默化，有立足宏远的阔论高谈。总之，我从先生处学到了许多许多。先生国学根基之深厚、中医临证之积淀、历朝经代之磨炼，在他们这一代名老中医中颇具有代表性。先生治学，不仅博览群书、勤于临证、敢治难症，而且擅长融汇古今，站在时代的高度，总结提炼，提出具有创新性的学术观点，在现代中医儿科学术发展史上留下了浓墨重彩的一页。

先生的学术思想，受徐小圃先生影响至深。先生 20 世纪 50 年代来到医院工作，认为小儿“纯阳”乃“稚阳”之谓，一向重视温阳法在儿科临床之应用。曾总结 300 例住院患儿，其中属于抢救的 61 例重危症，在治疗上运用参附为主回阳救逆的 36 例，用生脉散加附子、龙骨、牡蛎气阴并治的 12 例，单纯用清热养阴、苦寒解毒的 13 例。说明在临床实际中，温阳法的运用不可忽视，尤其危重病症中肺炎、肠炎、细菌性痢疾等，在病程中并发心力衰竭、循环衰竭、休克先兆，可突然出现面色灰滞或苍白，神情淡漠，肢端不温，脉息细数无力等阳气不足证，属于温病中的坏证和变证，如果拘泥于温病不能使用温药戒律，则必坐视其虚脱待毙。在内伤杂病中更是注重温阳固本，尤其擅用桂枝汤及其类方治疗各类疑难杂症，如反复呼吸道感染、汗证、长期发热、肺炎迁延等，在现代中医儿科界独树一帜。20 世纪 50 至 70 年代，儿科传染病仍然肆虐，先生通过大量临床实践，提出了“流行性乙型脑炎从热、痰、风论治”的观点，“中医治疗麻疹合并肺炎临床分型诊治草案”等，被中华人民共和国科学技术委员会（简称“国家科委”）、原卫生部发文在全国推广。

我师从先生之后，儿科的疾病谱发生了很大的变化。先生虽年事渐高，却随时跟着时代的步伐，不断研究临床的新病种、解决新问题。对小儿厌食、反复呼吸道感染的研究工作就是在先生晚年，指导我和马融等研究生做的。20世纪90年代常有杂志社、出版社来向先生索稿，于是，或由先生口述提纲我起草交先生定稿，或由我从原有资料中检索连贯成文再交先生斧正，或由我做临床、实验后先生凝练成文，产生了“脾健不在补贵在运”“疳证从疳气、疳积、干疳论治”“调和营卫法为主防治反复呼吸道感染”“桂枝龙骨牡蛎汤古方新用”“流行性乙型脑炎从热、痰、风论治”“解热、豁痰、搜风法治疗小儿急惊风”“麻疹肺炎的分型证治”等数十篇学术论文，并在先生主持下组织全国同行专家编成了《实用中医儿科学》大型专著（该书获“中华中医药学会学术著作奖”一等奖）。我也在跟师学习，读书、临证、研究、写作中日渐悟得门道，走上了自己的治学道路。

（五）浅尝不止

我体会，跟师不仅是学习老师的学术思想和临证经验，更要紧的是学习老师的治学方法和创新思维。时代在进步，科学在发展，临床情况在不断变化，我们新一代中医儿科人的使命，是继承、发扬和创新。

研究生期间开始的儿科运脾法研究，在1983年我留校工作的第二年，就申报江苏省教育委员会科研立项，获得了3万元经费资助，这在当时是一笔不小的数目。于是，我将研究范围从小儿厌食症扩大到了疳证、泄泻等多种小儿脾胃病证，并设计了多项反映肠道消化吸收功能、体内微量元素变化的实验指标。通过数年的研究，获得小儿厌食症488例、疳证54例、泄泻68例系统临床及实验研究资料，在《中西医结合杂志》等发表。这项研究工作证实了运脾法治疗小儿脾胃病的普遍适用意义，使“脾健不在补贵在运”的学术观点得到了有力的论证，连同后来进行的相关研究，形成了系列的科研成果。

20世纪80年代后期，我又进一步思索，疳气证属脾虚失运，还是应当用补运兼施法为佳。设计了壮儿饮治疗小儿疳气证的研究课题，做了140例临床对照观察，以及发锌、血红蛋白、动物红细胞SOD活力测定等研究，肯定了补运兼施法治疗小儿疳气证的疗效，为现代临床常见的疳证中的疳气证确立了补脾、运脾、平肝的治则治法。

在研究小儿脾胃病的基础上，我在读书中发现，“胎怯”一病，《小儿药证直诀》就有记载，古代医家续有论述，值得研究。当时首先让儿科博士生姚惠陵去检索现代中医药相关报道，一个月后，她对我说，遍查新中国成立以来杂志，没有一篇报道，这怎么研究？我说：好！一篇现代报道都没有，最有研究价值。这种先天禀赋不足的疾病，中医学从补先天、运后天治疗肯定有效，现代报道缺如是因为儿童医院西医不知中医能治此病，中医院儿科多无新生儿，故无法研究本病，若是我们来做系统研究，对于发挥中医药优势、扩大中医新生儿学应用范围是很有意义的。这样，我们研制了补肾健脾的助长口服液，花3年时间，作了100例试验组、50例对照组临床观察，并做了垂体－甲状腺轴激素水平等实验研究，取得了有意义的研究成果。

对运脾法治疗多种小儿脾胃病的研究成果揭示了这样一条重要的原理：与西医学"缺什么补什么"的治疗方法不同，中医药治疗小儿营养缺乏性疾病的着眼点在于辨证论治，不仅具有一定的补充人体所缺微量元素等营养物质的作用，更重要的是，中医药调脾助运，调整整体，改善了消化系统的消化吸收功能，促进了营养物质的体内代谢和利用，因而具有其独特的优势。

（六）术业专攻

对运脾法的研究给我们一种有益的启示，我们的科学研究必须是能够发挥中医药的特色和优势，又能密切结合临床需要的选题。以我的临床体会，要发展中医事业，既要发挥中医能治慢性病的优势，更要在治疗急性病特色上下功夫。从90年代开始，我又将研究视野转向了儿科急性病毒感染性疾病中有代表性的病毒性肺炎。

1996年我申报了江苏省社会发展计划项目"清肺口服液治疗小儿病毒性肺炎的临床及机制研究"获得资助。我们组织了附属医院和常州市中医院、盐城市中医院一起做。先按照我们对本病基本病机的认识：痰热阻肺、肺失宣肃，拟订开肺化痰解毒活血治法，筛选药物，组成了清肺口服液处方，经制剂研究制成了院内制剂。经药品管理部门批准，调入协作研究单位使用。选用西药利巴韦林注射液为对照，作了多中心随机临床研究。共完成研究病例147例，试验组疗效显著优于对照组。同时进行的药理研究表明，清肺口服液具有解热、止咳、化痰、平喘和抗病毒、抗感染等作用。

2001年我又申报并中标"十五"国家科技攻关计划项目"小儿肺炎中医证治规律研究"。在南京中医药大学附属医院、天津中医药大学第一附属医院、湖南中医药大学第一附属医院、南京军区南京总医院四所医院进行。筛选住院患儿480例，对调查资料采用CMH卡方分析、方差分析、判别分析等方法作统计学处理，提出了34项辨证学指标，统计分析各项指标在小儿病毒性肺炎不同证型中的出现率及表现特点，对不同证型的贡献率；风寒郁肺证、风热郁肺证、痰热闭肺证、阴虚肺热证、肺脾气虚证各证型的临床发病情况等。在此基础上，进一步研究了各项指标与证型之间的函数关系，得出了各证型的Bayes判别函数。对该判别函数作回代验证，各证型的判别结果与传统经验辨证结果相近，表明该判别函数对小儿病毒性肺炎中医辨证客观化具有一定的价值。在四个中心前述纳入病例内，选择痰热闭肺证患儿360例，作了以利巴韦林注射液为对照、评价清肺口服液治疗小儿病毒性肺炎痰热闭肺证有效性和安全性的分层区组随机、平行对照、盲法、多中心临床研究。研究结果，符合方案集试验组231例、对照组115例，痊愈、显效、进步、无效例数分别为：试验组119、88、22、2，对照组33、52、27、3；占总数比例分别为51.07%、37.77%、9.44%、1.72%，28.21%、44.44%、23.08%、4.27%。经秩和检验，$P < 0.0001$，试验组疗效非常显著优于对照组。咳嗽、痰鸣（咯痰）、气促、鼻煽，肺部湿啰音，恶寒、发绀、出汗、小便、食欲、四肢，X线全胸片等指标好转情况，试验组均优于对照组。临床安全性研究，清肺口服液未显示对于重要脏器有毒副作用。

在以上研究的基础上，2014~2018年又承担完成了一项新的“十五”国家科技攻关计划项目“中医药治疗病毒性肺炎疗效评价方法研究”。此项研究在北京儿童医院、天津中医药大学第一附属医院、河南中医学院第一附属医院、南京中医药大学附属医院和广东省中医院同时展开。本项目研究通过文献研究、专家调查，确定治疗方案，经多中心、区组随机、平行对照206例临床研究，证实清开灵注射液与儿童清肺口服液联合应用，治疗病毒性肺炎痰热闭肺证的有效性、安全性和卫生经济学评价，均优于利巴韦林注射液和复方愈创木酚磺酸钾口服液配合使用的对照组。因此，推荐清开灵注射液静滴与儿童清肺口服液口服联合应用作为治疗小儿病毒性肺炎痰热闭肺证的优化临床治疗方案。在本次研究中发现主症和证候疗效具有动态变化的特征，多数指标中药组起效时间显著早于西药组。提出病毒性肺炎的疗效评价，不仅要评价终点疗效，而且应当对不同干预方案起效时间的不同做出客观评价。由此，本研究创立了基于主症、证候动态变化的病毒性肺炎疾病疗效评价新方法。采用这一疗效评价方法，更能客观、准确地评价疗效，彰显出了起效时间早的中医药干预方案的优势。

随后我又带领研究生开展了中医药治疗小儿病毒性肺炎疗效机制的多项

研究，如：国家自然科学基金“清肺口服液对腺病毒3I、7b型相关基因调控影响的研究”“金欣口服液对呼吸道合胞病毒感染生命周期影响及分子机制研究”“金欣口服液对RSV活化的TLRs信号转导通路作用机制研究”等。这些项目研究结果从血清药理学体外抗病毒实验、细胞凋亡及其相关调控基因、炎症细胞因子、阻断病毒入侵靶细胞等多靶点阐明了清肺口服液拮抗呼吸道合胞病毒、腺病毒机制。建立体内外病毒感染模型，从病毒感染后细胞凋亡及病毒感染进程各环节（黏附、融合、侵入、复制），探讨金欣口服液抗病毒效应及其分子机制，表明其能影响病毒生命周期，尤其在抑制病毒与细胞的膜融合环节，调节机体免疫及组织细胞功能。金欣口服液能明显减轻RSV感染小鼠的肺部炎症，是治疗RSV感染的有效药物，其作用机制之一是通过抑制RSV诱导的急性期TLR3/IRF3信号通路过度激活从而防止IFN-β的高表达引起免疫损伤，同时维持IFN-β表达发挥抗病毒作用，金欣口服液对TLR4（TLR7）/MyD88/NF-κB/炎症因子通路也有一定的调控作用，此外可能通过调控负反馈因子SOCS1、A20间接稳定激活TLRs通路。研究将中药治疗本病的机制研究深入到了细胞、蛋白、基因及信号通路水平，为中药抗病毒药效学研究提供了新的思路和方法。2017年完成的“基于代谢组学的小儿病毒性肺炎证候学生物标记物研究”则通过对病毒性肺炎患儿血液和尿液的代谢组学检测，建立了基于生物标记物表达差异的痰热闭肺证、风热郁肺证、风寒郁肺证所致的代谢物特征谱库，进一步明确了小儿病毒性肺炎证候辨证依据、病证关系，揭示了病毒性肺炎中医证候的科学实质及代谢网络的变化特征，为病毒性肺炎辨证学体系建立提供了客观基础。

多年来，我担任课题负责人，先后主持完成了包括2项国家科技攻关计划、4项国家自然科学基金等在内的国家级、省部级、厅局级科研课题29项。研究成果获教育部科技成果奖、国家中医药科技进步奖、江苏省科技进步奖、江苏省优秀教学成果奖、中华中医药学会科学技术奖、世界中医药学会联合会中医药国际贡献奖等39项次。

（七）建立规范

自2005年起，我们认识到中医儿科标准化是推进中医儿科行业规范化、中医儿科事业在中国发展和向世界拓展的重要工作。为此，开展了一系列研究工作，承担完成了一批国家级、部省级相关科研课题。

在中医儿科学名词术语规范化的研究方面，和共建单位湖南中医药大学的王孟清教授们一起，初步规范了本学科的名词术语，2008~2009年完成国家中医药管理局课题“中医儿科名词术语”，编写了22万字的《中医儿科学名词术语》，规范了中医儿科临床235种常见病及其定义，以及症状性术语46条。2006年完成国家中医药管理局重点学科项目，编制了《中医儿科古代文献资料数据库》，收录了建国以前历代中医儿科文献资料400多万字，编辑条文5000余条，资料来源于中医古籍400余部，建立了多种检索方法，资料全面、查找便利，由中国中医药出版社出版。又承担完成了国家中医药管理局课题“中医儿科技术方法操作规范”，建立了中医儿科内治给药法、外治疗法、针灸疗法、推拿疗法、拔罐疗法、灯火燋法的技术方法操作规范，2021年作为中华人民共和国国家标准发布。作为世界卫生组织国际疾病分类中医专家组成员，积极参与了WHO-ICD11版的工作，并承担完成了其中中医儿科疾病部分的任务，已经由世界卫生组织面向全球发布。

研制循证性中医诊疗指南，我们团队2010—2013年完成了国家中医药管理局课题“循证中医临床实践指南制定方法学研究”。在系统研究多个国家及国际组织所制定的循证临床实践指南编制技术方法的基础上，结合中医行业的特点，进行了系统而深入的研究，总结提出了循证中医临床实践指南编制的技术方法，成为《中华人民共和国中医药行业标准·中医临床诊疗指南编制通则》的基本内容。研究中自主开发了“中医文献依据分级标准”，在引用国外西医文献依据分级标准的同时，创新性提出了“古代文献记载，历代沿用至今，现代中医共识”的中医古代文献依据筛选方法，执简驭繁，回答了长期以来争议难解的如何正确引用中医古代文献临床依据这一循证中医临床诊疗指南编制中的关键问题。

按照我们提出的循证中医临床诊疗指南编制技术方法，首先用于我们牵头研制的2006—2012年国家中医药管理局中医药标准化项目《中医儿科常见病诊疗指南》。组织国内外中医儿科同道700余人参与，研制了小儿感冒、小儿乳蛾、肺炎喘嗽、小儿哮喘、小儿泄泻等40个儿科常见病的诊疗指南，规范了范围、术语和定义、诊断、辨证和治疗。2012年7月1日由国家中医药管理局发布实施，成为中华中医药学会颁布的行业指南中第一个循证中医临床诊疗指南。

在2015年启动的国家中医药管理局新一轮中医临床诊疗指南及治未病标准制修订项目工作中，我担任了全国专家总指导组副组长及儿科专家指导组组长，十几次在全国及各省市举办的培训班上作循证中医临床诊疗指南编制技术方法的学术报告，使本批全国 385 个中医临床诊疗指南及治未病标准制修订项目工作组的成员接受了培训，掌握了循证中医临床诊疗指南编制技术方法，并且大多数项目工作组都采用我们提出的技术方法顺利完成了研制任务。其中包括儿科中医临床诊疗指南制定项目 10 项、修订项目 17 项以及治未病项目 13 项，均已作为中医行业指南和世界中医药学会联合会指南发布实施。

（八）培育桃李

还在攻读硕士学位期间，我就已经承担了学校中医专业 78 年级的《中医儿科学》教学工作，此后就连续担任了本科、研究生各年级的教学任务。每当我与学生在一起时，听到他们亲切地称我“汪老师”，报告他们的成才经历时，我就油然产生了自己作为高校教师培养了一批批中医人才的成就感。从 1982 年研究生毕业留校之后，教学工作就是我的主要工作任务之一。在从事中医儿科教学工作的同时，我认为，必须改进教学内容，使我们培养的学生适应时代对中医临床应用型人才的要求。因此，《中医儿科学》的教学内容更新也最多，我在 2002 年主编的“新世纪全国高等中医药院校规划教材”《中医儿科学》就比我导师江育仁先生主编的《中医儿科学》五版教材内容更新一半以上。同时，改革教学方法，又率先将现代教育技术用于中医儿科学教材，编制了一批视听教材、CAI 课件、《中医儿科学网络课程》。随后，被作为教育部精品资源共享课，将更多的教学资源汇聚起来，成为在校生、函授生、毕业生及中医爱好者在任何场所可以自主学习的中医儿科学课程，提供了形式多样、内容丰富的学习资源，有力地推进了中医儿科学教学方法的信息化、现代化发展。

南京中医学院在 1986 年被国务院学位委员会批准为中医儿科学博士学位点，在 15 年时间里是全国唯一的中医儿科学博士学位点，江育仁教授成了有史以来第一位中医儿科学博士生导师。我从 1990 年起担任硕士研究生导师，1996 年批准为博士生导师，成为中国第二位中医儿科学博士生导师，并在 2005 年作为博士后合作导师，培养了全国第一位中医儿科学博士后。中医儿科学培养硕士、博士、博士后，开创了学科高层次人才培养的新纪元。我一向认为，学科发展的关键是人才，中医儿科学发展的关键是培养一批熟谙传统中医儿科学，掌握现代相关学科知识，具备创新型思维和开拓创新能力的高级专门人才。这种人才培养的主要途径应是研究生教育。

近 30 多年来，我已经培养了硕士 63 名、博士 51 名。这些研究生分布在北京、上海、重庆、江苏、广东、河南、陕西、福建、广西、山东、浙江、山西、四川等 20 多个省市，都在高等院校、各级医院、科研院所工作，其中多数成了所在单位的学术骨干，已有大部分人晋升了高级专业技术职称，十余人成为博士生导师。这些研究生中还包括 16 名海外弟子，分别来自马来西亚、新加坡、法国、加蓬、中国台湾和澳门地区等，也成为本国、本地区有影响的学术界人士，他们所培养的新一代中医儿科学子又在不断成长中，将会在未来中医儿科学术发展中发挥越来越大的作用。

（九）著书立说

我在研究生学习期间，慢慢悟出写中医论文的道道。从 1982 年起，不断将学科学术研究、临床和科研成果写成论文在杂志上发表。多年来，我和我的弟子、团队在国内外学术杂志上已发表论文 600 余篇。我的文章，早期多为个人读经典的心得、做临床的总结，近 20 年则多为与研究生共同在学术上求创新的结晶。这些学术论文真实记录了我从医以来上下求索漫漫修远之路的历程。

学术著作是一个时代学术水平的集中体现。记得我的第一本小书《小儿疳证》1985 年出版时，我如尝甘饴。到如今，我已编著、主编学术著作、教材等 60 多本。这些书字以千万数计，叠起来确实有等身之高了。近年来，借助于电脑，著书立说的速度也显著加快，加上政府和学界的认可，主编出版了一系列国家教材和学术著作。以《中医儿科学》教材而言，我先后主编了大专、自学考试、继续教育、本科、七年制、研究生和高等中医护理的各级各类教材，其中中国中医药出版社出版的《中医儿科学》本科第七、八、九版教材连续被评为“普通高等教育‘十五’‘十一五’‘十二五’国家级规划教材”；人民卫生出版社出版的两版“Pediatrics in Chinese Medicine”是国际标准化英文教材。国内外使用这些教材培养的学生数以十万计。我的著作中主要总结个人临床经验、学术成果的有人民卫生出版社先后出版的《儿科新知》《汪受传儿科学术思想与临证经验》《汪受传儿科临证医论医案精选》等。1998 年主编出版的《中医药学高级丛书・中医儿科学》是普通高等教育“九五”国家级重点教材，2011 年出版的《中医药学高级丛书・中医儿科学》第二版是“十一五”国家级重点图书，该书是 170 万字的大型著作，因其内容丰富，贴近当代临床、教学和科研，在业界产生了广泛的影响，目前第三版又即将杀青交付出版。2017 年出版的《中华医学百科全书・中医儿科学》是列入国家出版基金项目、当代“盛世修典”的重要工程，集古今中医儿科学术成就之大成，被誉为“对于中华医学的全球共享和人类的健康保健，都具有深远意义”。

50多年了，我读了中医经典著作、儿科历代专著，跟随江育仁教授学习20多年，又曾在与张奇文、王烈、徐蔚霖、王静安等名老中医接触中面承教诲，在与国内外、中西医同道交往中吸收营养。在导师学术思想的熏陶下形成了自己有传承有求新的学术观点，对多种小儿常见病和疑难杂症有自己的经验和体会，如小儿感冒、鼻鼽、乳蛾、咳嗽、肺炎喘嗽、哮喘、反复呼吸道感染、厌食、积滞、疳证、泄泻、抽动障碍、癫痫、肾病综合征、遗尿、水痘、手足口病、流行性腮腺炎、流行性乙型脑炎、流行性脑脊髓膜炎、皮肤黏膜淋巴结综合征、蛔厥、胎怯、过敏性紫癜、免疫性血小板减少症等，都形成了自己的理法方药思路与方法。如唐代韩愈《进学解》所说：“焚膏油以继晷，恒兀兀以穷年。”日以继夜、年复一年，每天的下班时间、节休假日我都没有白白度过。近几年，我正在全面总结从医半个多世纪的读书心得、审思感悟、临床积累、科研探索，集粹为《审思斋幼幼论丛》13个分册逐步出版，这是对自己学术生涯的全面总结，以奉献经同道评判。

（十）建设学科

南京中医药大学儿科始建于1955年，在江育仁教授领导下，虽然人数不多，却人才济济，曹颂昭、徐惠之精于临床，曹济民擅于编写，王萍芬长于教学，吴基厚工于推拿。当时就能够开设病房，收治传染病、危重病，与南京儿童医院、南京市传染病医院等合作开展麻疹肺炎、流行性乙型脑炎、中毒性消化不良、疳证等疾病的中西医结合重症抢救和科研工作，并总结辨证论治的规律推广全国；白手起家自编《中医儿科学》教材培养中医、中西医结合儿科人才；编写了《中医儿科诊疗学》《中医儿科临床手册》等著作传播学术。在医疗、教学、编写各方面全面发展，在全国产生影响。

20世纪80年代之后，学术界的形势发生了很大的变化，儿科医疗的社会需求不断增加，中医也要求搞科研，教学更需要与时俱进做改革，对于学科的要求则随之日益提高。1986年起，我被推上了学校和附属医院儿科的领导岗位。面临着新的情况，学科需要在医疗、教学、科研三方面全面发展，才能接受事业发展的挑战。我们首先抓了人才梯队建设，学科队伍在80年代开始有硕士，90年代开始有博士，如今，我们儿科学科已经形成包括附属医院儿科、学校儿科教研室、中医儿科研究所医疗、教学、科研三支队伍的专业结构合理、整体实力较强的团队，学科成员全部具有博士、硕士学位。人员素质的提高，为学科的可持续发展提供了保障。建成了全国唯一的中医儿科学国家级重点学科。

我们的附属医院儿科建立了小儿哮喘、肺炎、厌食、性早熟、多动症、抽动症、肾病、推拿等多个专科，开发应用了清肺口服液、防感口服液、壮儿饮口服液、调脾合剂、银花清暑合剂、止汗灵颗粒等十多种有效的院内制剂，开展了多种小儿外治、推拿等治疗。我们主持制定、实施多项临床诊疗指南、治未病指南、临床路径等。科室社会影响不断扩大、效益不断提高。2002 年成为教育部国家级重点学科、国家中医药管理局重点学科，2011 年获评为国家临床重点专科，2018 年入选全国区域中医（专科）诊疗中心建设项目。

儿科 1979 年开始招收中医儿科学硕士研究生：1987 年起招收中医儿科学博士研究生；2005 年起有中医儿科学博士后进站；2018 年起又招收中医儿科学本科专业。建立起了完整的中医儿科学人才培养体系。在中医儿科学教学改革和教材编写方面也做了大量工作。已经为国内外中医儿科学科培养了包括 700 多名博士、硕士在内的大批人才。1988 年被批准为江苏省教委重点学科，2004 年被评为国家精品课程，2008 年获国家级教学团队称号，2015 年评为国家级精品资源共享课，2021 年成为国家级双一流课程。

我们从 20 世纪 80 年代初开始，在国内中医儿科界较早地探索用现代科研方法研究和发展中医儿科学。开展了“脾健不在补贵在运”的系列研究，胎怯、肺炎、哮喘、注意缺陷多动障碍的多项临床和实验研究。先后承担了国家科技攻关计划项目、国家科技支撑计划项目、国家自然科学基金等国家级、部省级、厅局级科研课题 200 多项，获得政府科研资助 2000 多万元，获科研奖励 50 多项。儿科研究所建立起了组学研究、分子生物学研究、激光共聚焦显微技术三大平台，建成了国家中医药管理局三级实验室、江苏省儿童呼吸疾病重点实验室。

与学科建设同步，个人也在不断进步。我 1988 年 11 月被批准为副教授，1993 年 3 月破格晋升为教授。这些年来，我在中医儿科领域辛勤耕耘，为推进中医儿科学术进步做出了贡献，国家和学界也给了我相当多的荣誉。1994 年起我成为享受国务院特殊津贴专家，2002 年起为国家级重点学科南京中医药大学中医儿科学科带头人、国家中医药管理局重点学科带头人，2004 年教育部、原人事部授予全国模范教师称号，2005 年获得“全国先进工作者”称号，2006年荣获教育部“国家教学名师奖”，2008年起为第四、五、六、七批全国老中医药专家学术经验继承工作指导老师，2017年被国家人社部、原国家卫生和计划生育委员会、国家中医药管理局评定为首届全国名中医。先后担任了中华中医药学会儿科分会第四、五届主任委员，国务院学位委员会第五、六届中医学中药学学科评议组成员，世界中医药学会联合会儿科专业委员会第一、二、三届会长，世界卫生组织传统医学国际疾病分类项目（WHO-ICD11）专家组成员，全国中医药标准化技术委员会委员，国家中医药管理局中医药重点学科建设专家委员会委员，国家中医药管理局研究型医院专家指导委员会委员等职务。

（十一）学会活动

中华中医药学会儿科分会是在1983年召开的首届全国中医儿科学术会议上成立的，会议确定王伯岳为主任委员，张奇文、江育仁、王玉润、马新云为副主任委员。从此，全国中医儿科同道有了自己的学术团体。自1983年首届全国中医儿科学术会议，到2019年的第36次全国中医儿科学术会议，平均每年召开一次全国学术会议，在全国中医各专科学术会议史上堪称典范。

1987年起，我首次参加了在山东潍坊召开的第二次全国中医儿科学术会议。与会代表只有54人，却是名家云集，其中如江育仁、宋祚民、徐蔚霖、包慎伯、李学耕、李凤林、肖正安、郭振球、王烈、张吉人等。这一代老专家都经历了新中国成立前后的时代变迁，学富五车，久经临床历练，他们的论文都是个人数十年临床经验的积累，鲜活生动，切合实用。能一次与这么多的前辈专家见面，使我获益良多。

在张奇文、江育仁等学会领导的提携下，自1993年起我在中华中医药学会儿科分会第二、三届理事会中担任了副主任委员，2002年起担任了第四、五届理事会主任委员，其后更直接组织了每年一次的全国中医儿科学术会议。每次会议的参加者发展到数百人，在推动名老中医学术传承、临床经验交流、科研成果共享、标准指南编制、学科新人成长等等方面，都作出了积极的努力，取得显著成效。

2008年经同行推举，世界中医药学会联合会（简称世中联）让我负责组建儿科专业委员会。通过我在海外的学生以及朋友们的广泛联系，有五大洲30多个国家（地区）的同行参加。2009年10月世界中联第一届中医儿科国际学术交流大会在天津召开，400多位来自世界各地的儿科同道参加了大会。通过会议选举，世中联委任我为首届会长。14 年来，我们已经在天津、上海、伦敦、旧金山、古晋、海南、里斯本、南京、深圳、新加坡、布达佩斯、长沙、南宁成功举办了 14 届中医儿科国际学术交流大会。每次会议都有一个主题，有数以百计的各国同道参加。围绕主题，专家学者们踊跃发言，交流学科学术发展的新成果、开展中医儿科临床工作的经验、中医儿科教育教学发展的情况。世界中联儿科专业委员会成员活跃在国际中医学术交流的大舞台上，有力推动了中医儿科的国际学术传播和事业发展。

世中联儿科专业委员会的成立开辟了中医儿科国际化的新纪元。我们提出了“中医儿科不但要为中国儿童的健康服务，还要为保障世界各国的儿童健康服务”的口号，实现了老一代中医儿科专家“中医儿科要走向世界”的愿望。我们还大力推进各国间的学术交流，促进中医儿科同道在医疗、教学、科研工作中的联系、合作，各国专家互访、邀请讲学，通过发布《儿科通讯》在互联网上及时传递、交流学科信息。我们在致力于提高中医儿科学术水平的同时，大力促进中医儿科为中国和世界各国的儿童健康服务，努力使中医儿科在“21世纪人人享有卫生保健”的全球目标中做出更大的贡献。

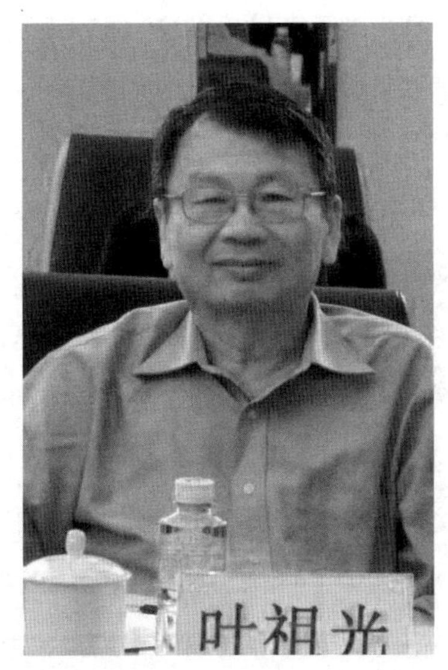

我的学习与工作

叶祖光

医家简介

叶祖光，男，汉族，1947 年 6 月 1 日出生。中国中医科学院首席研究员、博士导师、享受国务院政府特殊津贴专家。中药药理毒理学专业。工作于中国中医科学院中药研究所，现为中国中医科学院中药所雾化吸入性制剂研发中心主任。

一直从事中药药理毒理学研究以及中药新药和保健品的研发工作，其中包括参加国家发明二等奖的抗疟药青蒿素的研发工作，承担了各种级别的国家研究课题 50 余项，其中有关保健食品的国家级项目 3 项。此外获不同级别的科技成果奖 10 余项。分别在国内外学术期刊上发表论文百余篇，编著学术著作 15 部。此外还从事有关中药新药和保健品的研发工作，申请新药专利 6 项，研发并获得保健品批文若干项。兼任：中国民族医药学会药品临床评价分会名誉会长；世界中医药联合会中药保健品专业委员会主任委员、中国毒理学学会中药民族药毒理学专业委员会副主任、中国保健品协会常务理事；《中国中医药信息杂志》主编。此外，还是国家市场监督管理总局的保健食品审评专家以及国家药监局新药审评专家。

一、教育

1966 年 7 月，我毕业于中国医学科学院卫生技术学校技术员班。1981 年 11 月，我获得中国中医科学院中药药理学专业硕士研究生学位。1986 年 7 月至 1989 年 8 月，我在美国西弗吉尼亚大学医学院药理毒理系进修，从事抗疟和抗肿瘤的药理研究工作。1992 年 10 月至 1994 年 9 月，我在美国西弗吉尼亚大学医学院药理毒理系进行合作研究工作。同时，我分别于 1984 年通过教委会出国留学人员的全国英语水平考试（EPT）以及 1991 年的世界卫生组织（WHO）出国英文考试，先后两次总计 5 年到美国进修学习。

二、工作岗位

1966 年，我毕业后被分配到北京工业卫生实验所病理室从事病理技术工作，在该研究所工作期间先后两次到核试验现场从事放射医学技术工作。1972 年 1 月 1 日，我调入中国中医科学院中药所，在“523 组（中药抗疟药科研组）”从事中药抗疟活性的筛选以及青蒿素研发工作，并于 1994 年担任药理室副主任和中药所高评委。1999 年，我又调到国家药监局药品审评中心并担任中药室主任，负责中药新药技术审评以及后来的保健食品技术审评工作。2004 年，我又调回中国中医科学院，担任由我院为大股东的中药复方新药开发国家研究工程中心的主任，从事中药新药和保健品研发工作。2010 年 1 月，我从工程中心辞职返回中国中医科学院工作，先是在院里科研处协助院领导落实重大新药创制项目的中药新药研发大平台的建设与实施；3 年后调入中药所工作，次年担任中药安全性评价中心（GLP）主任。

三、学习与提高

刚到中药所工作时，我对中医药以及疟疾学及其抗疟药等知识都是一片空白，所以我一边工作一边学习，首先是读书，阅读了《中医药基础》《药理学》（张昌绍主编）、国内外疟疾学相关著作，以及 WHO 主编抗疟药研发的方法学等基础理论知识。其次是在工作中提高工作能力。由于美国在越战期间，疟疾感染严重影响了其作战能力，所以美国政府大力资助抗疟药的研发工作，我们迫切地需要了解美国抗疟药研发的进展并借鉴其先进的技术与方法，这样促使我努力提高英文阅读能力。然而，上述的学习有悖于那个年代的潮流，“白专道路”的无形帽子给自己造成很大的压力，但自己矢志不移地学习，有时只得“偷偷地学”。经过努力，终于能够独立阅读英文杂志了，那时英文原版杂志只有医科院图书馆才有，北馆（协和图书馆）是医学专业的英文杂志，南馆（医科院南纬路大院）是药学专业的英文杂志。上级给我们中药所只有一个借书证，每次可以借阅 5 本杂志，这样我每周日上午骑自行车到协和图书馆，一是将上周借阅的杂志还掉，二是在阅览室浏览最新出版的有关杂志，然后选择 5 本杂志借阅回去仔细阅读。当时没有复印机等设备，为了能够保存材料，特地购买一台打字机，将有参考价值的文章，就用打字机打出来保存。或者有时请院里照相室帮助拍成照片，然后用放大镜阅读。这样使自己的业务视野拓宽了，也能紧跟当时国际抗疟药研发的前沿，上述的学习和工作离不开老师们的帮助，尤其是得到了中药所药理室的老一辈药理学家景厚德主任的指导和支持，他时常带我到协和图书馆查阅外文期刊和书籍。他教我如何查阅化学文摘（CA）和生物学文摘（BA），当科研出现问题而怀疑我抗疟药筛选的动物模型及其方法学时，是景厚德主任力挺我。在恢复高考和研究生考试时，我是我院建院以来第一批招收的研究生，由于在英文学习上下过功夫，所以我研究生英文考试成绩 90 分以上（百分满分），令人滑稽的是，我研究生政治考试成绩竟然高于专业课药理学的考分，最后一题竟然是“论红与专的辩证关系”，我驾轻就熟地解答了这一问题。我英文考试以及其他成绩引起了我院当时院长季钟朴的关注，多次在院里会议上表扬我，并在以后的成长过程中鼓励我，我对季钟朴院长的鼓励和提携没齿不忘，一直当作鞭策自己不断学习进步的力量。研究生学习结束后，我先后通过了教育部和 WHO 的出国留学人员的英文考试而到美国进修学习，从而进一步提高了业务工作能力，同时也成为中药所少数能够用英文讲课而且能够口译的科研人员。

四、科研工作

我在国家卫生健康委员会（简称国家卫健委，原卫生部）工业卫生研究所，从事病理和药理的技术工作，在 1970 年和 1971 年分别两次到新疆核试验现场从事放射医学的实验动物技术工作。掌握了动物实验和病理实验技术，为以后的药理毒理学科研工作的技术操作打下了基础。

（一）青蒿素类抗疟药的研究

1. 早期研发工作

我于 1972 年元月调到中国中医科学院中药所工作，一到中药所就被分配在“523 组”（当时中药所是按科研任务分组，而不是按学科分组，“523”组就是中药抗疟药研发任务组），组长是屠呦呦老师，我起初就是从事抗疟活性的筛选与药效学的评价，将化学分离的提取物或成分进行抗疟药效学实验，尤其在中药青蒿乙醚提取物（当时称之为“醚中干”）被证明是抗疟有效提取物之后，化学组的老师从中进一步分离纯化有效成分，我配合化学组在鼠疟体内动物模型上进行抗疟活性的筛选，首先证实了 2# 针晶（是柱层析洗脱下来的第二组分，其形状为针状结晶，故简称为 2# 针晶）具有很强的抗疟活性，而其他组分却没有抗疟活性。这个 2# 针晶就是青蒿素。上述抗疟药理实验结果证实青蒿素是中药青蒿的有效抗疟成分，而且还提示中药青蒿抗疟成分很集中，只有青蒿素具有抗疟作用，而且其他成分基本没有抗疟作用。上述抗疟实验时间、实验结果及其相应的实验记录，在有关青蒿素发明单位的争议中起到很大作用。为此我专门向撰写青蒿素发明史的李国桥教授和北大编写青蒿素发明史的采访人员介绍了这段历史，所以在李国桥教授主编的有关青蒿素发明历史的中英文著作中均采纳了我上面所陈述的事实：是中药所 523 团队首先化学提纯了青蒿的有效抗疟成分青蒿素并用规范的药理学抗疟实验证明其是青蒿的有效抗疟成分。

当发现青蒿的乙醚提取物“醚中干”在实验室鼠疟模型上有良好的抗疟效果后，1972 年中药所就开始准备到疟疾高发区海南岛对醚中干进行临床人体实验，为了保证人体用药安全性，景厚德主任和我商定对青蒿醚中干进行动物的毒理学实验安全性评价，由于当时我国还没有实施新药注册审批制度，所以我不知如何进行药物临床前的安全性评价，景厚德主任和我首先查阅国内外文献，了解国外有关安全性评价的技术要求，然后制定了有关实验计划，在景主任的指导下，我不仅开展了小鼠的急性毒性实验，而且还开展了犬的多次给药毒性实验，在进行犬的长期给药实验时，克服了没有犬房和没有检测血和尿生化指标的仪器等困难，终于使犬毒性实验顺利实施。中药所屠呦呦老师带队准备前往海南进行临床验证，然而，就在一切准备就绪之时，我们所做的犬毒性实验的病理报告（委托第三方病理专家阅片）却写明：青蒿素有严重的肾毒性，可造成肾功能衰竭，出现少尿和无尿的表现，这一病理报告无疑将延迟临床验证工作，不能如期进行，因为一旦疟疾的流行季节错过，醚中干的临床验证就得拖延一年。当时我对这一病理报告颇有异议，一是反映肾功的血化检测指标和尿检测指标等其他指标均属正常，此外，犬在给药期间排尿情况很正常，没有出现少尿和无尿现象。我进一步了解到撰写病理报告的病理专家，原来是在医院从事人体临床病理检测工作的，病理学实际上有动物实验病理和人体临床病理之分，因此我决定将病理切片请从事动物实验病理专家高凤鸣老师（北京工业卫生研究所病理室负责人）"阅片"，并特地请他写出病理报告，一周后我从高老师办公室将病理切片和他书写的病理报告取回来，他的病理报告明确表示：实验组犬的肾脏组织属于正常结构，没有病理变化，说明醚中干对犬肾脏没有毒副作用。这份病理报告和第一份病理报告截然不同，这也引起了院领导和专家的重视，后来我院军代表请第三方裁决，请了军事医学科学院的病理专家阅片，第三方裁决明确表示，支持高凤鸣老师的病理报告，亦即醚中干对肾脏没有毒副作用。排除了醚中干的肾脏毒副作用后，同时也排除了青蒿醚中干进行临床验证的障碍，这样屠呦呦老师马上带领的临床验证团队迅速奔赴海疟区及时开展了抗疟临床研究，其结果表明醚中干对人体疟疾也有良效。这在临床人体疟疾患者身上证明了青蒿醚中干抗疟的药效，这是首次在临床上证明青蒿提取物具有抗疟效果。

此外，我为青蒿素及其衍生物申请新药和申报国家奖项做了一些药效学和毒理学辅助性实验。在美国进修期间，采用国际通用的体外培养人体恶性疟的方法系统评价了青蒿素对敏感株和抗性株的抗疟效价，首次在体外培养的实验方法中，证明青蒿素对氯喹抗性株人体恶性疟具有良好的效价，证明青蒿素和氯喹没有交叉耐药性。此外，还进行抗疟作用机制和疟疾抗药性以及联合用药克服抗药性的研究工作，所有这些工作在国外英文期刊率先发表。

2. 青蒿素类新一代产品的研发

在青蒿素类抗疟药二次开发中，主要做了两方面工作。

（1）缓释制剂的研发：针对青蒿素类半衰期短、复燃率高的缺点，研发其缓释制剂，通过对 4 种青蒿素类药物的比较研究，蒿甲醚缓释制剂比较理想，现在已经完成了临床前主要药学以及临床前药效学和药动学研究，现在正在按新药技术要求进行药效毒理的研究。该项工作获得"十三五"重大新药创制项目的立项支持。

（2）注射剂的研发：针对青蒿素水、油均不溶的性质，采用新技术和新材料研究双氢青蒿素的注射剂，此外其他青蒿素新型制剂也在研发之中，例如皮下注射的青蒿素长效注射剂的研发。

（二）小柴胡汤的抗疟作用的研究

除了青蒿及其青蒿素类抗疟药的药理学之外，我的课题组还开辟了中药抗疟研究的“第二战场”，查阅中医药古代对疟疾防治的理论和临床经验的文献，中医的先贤自明清始，认为：疟疾，邪伏在半表半里，属于少阳病，治疗少阳病当选用经典方小柴胡汤，据此，我申请国自然基金课题，研究小柴胡汤的抗疟活性以及配伍青蒿素的增效作用。研究结果提示，小柴胡汤对疟疾的病原体疟原虫的作用很弱，但通过红细胞免疫实验方法，发现小柴胡汤可以提高红细胞免疫的作用，意味着小柴胡汤可以提高机体清除由于疟原虫在红细胞内繁殖造成红细胞破裂后释放到血中的“毒素”作用，这样大大减轻了疟疾患者的临床症状，同时和青蒿素联用也具有一定的增效作用。这一实验结果应当在临床疟疾治疗中进行验证和研究，由于我国疟疾预防和治疗措施健全有效，所以现在临床上寻找疟疾患者比较困难，希望有机会能够开展此项小柴胡汤抗疟及其联合用药的研究，以进一步研究中医传统治疗疟疾的经典方小柴胡汤科学内涵。该项工作获得 1995 年度中国中医研究院（现中国中医科学院）科技成果三等奖：“中医应用小柴胡汤治疗疟疾的疗效机制探讨”。

（三）常山碱的研究

除了小柴胡汤的抗疟研究之外，还对另一个中药抗疟药常山的有效成分常山碱进行比较系统的研究，通过改进工艺，解决了常山碱不稳定的问题，重点是针对常山碱的呕吐不良反应，研究了其致呕机制，并选择相应的止呕药成功地拮抗了其呕吐作用，为其成药性提供了配伍减毒的支撑。具体研究工作如下。

纵观中医药抗疟的历史，常用于抗疟的中药是常山。其有效成分是常山碱，其抗疟效价比青蒿素高出几十倍到上百倍。既然在中医药历史中中药常山在抗疟的临床应用中有悠久的历史，同时其有效成分抗疟效价如此强大，但为什么不能像青蒿素类的药物被研发成为抗疟新药而用于临床？其原因就是其毒性太大而不具有成药性。其毒性特征也非常明确：呕吐为主兼有腹泻。针对这一毒性特征，我们采取配伍减毒的方法以期克服常山碱的毒性。具体而言，就是采用临床常用的不同作用机制的镇吐药与常山碱联合用药，观察配伍用药后是否能够克服常山碱的呕吐毒性，同时观察是哪种类型的镇吐药具有拮抗常山碱的呕吐作用，从而有助于阐明常山碱呕吐的作用机制。

首先，我们的课题组通过药效和毒理相结合的方法评价了其药效－毒性的相关性。发现常山碱在鼠疟小鼠模型上，其抗疟有效剂量约为 1mg/kg，而引起死亡的剂量约是 2mg/kg。其安全窗非常狭窄而无法成药。其次通过毒理学研究，结果提示常山碱的毒性靶器官主要是胃肠道，临床表现为呕吐、腹泻乃至死亡。

为了克服其毒性，根据常山碱的毒性特征，采用了配伍减毒思路进行了研究。采用不同镇吐作用机制的镇吐药与常山碱联合用药以进行配伍减毒的研究，采用多种呕吐动物模型的实验结果均表明，5-HT 拮抗剂类的镇吐药基本上可以完全拮抗常山碱的呕吐毒性，而另外一种镇吐药多巴胺受体拮抗剂却没有任何拮抗常山碱的呕吐作用。进一步研究发现，5-HT 拮抗剂不仅拮抗常山碱的呕吐不良反应，而且还能明显降低常山碱的腹泻率和死亡率；这样可以通过配伍减毒的策略可以克服常山碱的呕吐、腹泻等毒副作用，从而使其成药性成为可能。目前进一步的工作正在策划之中。此外，由于我们课题组在呕吐动物模型的建立及其方法学的研究中在学术界具有一定影响，国内一个著名大企业主动和我们合作以评价其研发的一类药通过结构改造对其呕吐毒性的改善作用。

（四）其他研究

1. 双苄基异喹啉化合物的逆转多药耐药性

在青蒿素耐药性的研究中，发现粉防己碱具有逆转疟疾和肿瘤多药耐药性的活性，并研究了其逆转作用机制，申请国际专利并获我院科技二等奖（署名第二，一种植物药提取物 TCM9968 的组成及其医药应用）。在对粉防己碱进行构效关系的研究基础上，合成了疗效更强的衍生物。该方面的研究共申请了两项自然科学基金的立项资助。[①粉防己碱及其衍生物 YMS 逆转肿瘤多药耐药性的研究（1995 年）；②多种中药单体逆转肿瘤多药抗药性细胞抗细胞凋亡的研究（1996 年）]。

2. 有毒中药的毒理学研究

我研究工作另一个重点是中药毒理学的研究，亦即，中药安全性评价。在青蒿素的研发中，就开始从事药物的临床前毒理学研究工作，“九五”和“十五”作为负责人承担中药安全性评价课题包括：安宫牛黄丸中朱砂和雄黄的作用特点和安全性研究（“九五”国家攀登计划项目；北京地区科技进步三等奖）、千里光和千柏鼻炎片的安全性评价和合理用药的基础研究（“十五”国家科技攻关计划）、龙胆泻肝丸和关木通安全性的比较研究（国家中医药管理局中医药科学技术研究专项）、“有毒中药”质量控制及有毒成分限量示范研究（国家中医药管理局中医药科学技术研究专项）、确有疗效的有毒中药科学应用关键问题的基础研究（国家“973”项目）等。

在该国家“973”项目中，我担任首席科学家，负责整个项目的运行，同时负责课题“有毒中药配伍减毒原理和方法学研究”的实施。研究发现，关木通的复方制剂龙胆泻肝丸并不因是复方而减轻关木通的肾毒性。在比较研究中，我国药用千里光和欧洲报道有肝毒的千里光虽然是同属但不是同种，而且我国的千里光有毒成分含量甚低，仅为欧洲的1/8。反驳了国外不分青红皂白地禁用我国千里光的做法。在“973”课题组，我们重点研究有毒中药的减毒和控毒理论和方法，为有毒中药安全合理使用提供理论基础和具体方法。在中药安全性评价方法学中提出，有毒成分或组分、单味药、复方制剂三者应同时进行安全性评价的比较试验方法；对有毒中药毒性评价应当结合药效进行综合评价。我主编的《有毒中药：附子》专著以及我和他人联合主编《中药毒性理论与安全性评价》一书，总结了我们对有毒中药控毒减毒的研究。

3. 呼吸系统疾病的药理学研究以及中药雾化吸入性制剂研发

（1）建立以呼吸系统疾病为特色的中药药理学实验室：建立了呼吸系统疾病药效评价的体内外实验技术和方法：体内实验（如肺纤维化、慢性阻塞性肺气肿、肺炎）和体外实验（如体外培养的肺吞噬细胞、气管上皮/肺泡细胞/血管内皮细胞、离体气管组织）等药理评价模型。尤其结合中医药特点，展开了呼吸系统黏膜免疫的研究，因为中药对呼吸系统感染疾病和病原微生物均具有杀抑作用，而且还能调动机体作用，尤其是提高呼吸道黏膜免疫力达到治疗呼吸道感染疾患。在新型冠状病毒感染疫情中充分利用我们建立的方法学，开展了抗新型冠状病毒感染的研究，主要从抗炎和拮抗炎症因子风暴入手开展相应的工作。

（2）建立了中药雾化吸入性制剂研发中心：以2015年版《中华人民共和国药典》新增补的雾化吸入性制剂为重点，开展中药雾化吸入制剂药理毒理学实验研究及其新药研发。购置了供动物雾化吸入的专门的设备以及肺功能检测各种仪器设备，开展若干种复方中药和有效组分雾化吸入性制剂的药效学评价和毒性评价。尽管多种化药雾化吸入性制剂国内外已经上市，但中药雾化吸入性制剂至今没有获批上市，焦点是如何保证复杂成分不在肺部沉积形成慢性刺激物，换言之，其安全性引起专家和管理人员的关注，尽管如此，我们课题组将逐步克服技术瓶颈，建立相应的安全性评价方法以及药效学评价方法，努力研发出符合有关要求的中药雾化吸入性制剂。

总之，中药呼吸系统药理学实验室以及中药雾化吸入性制剂的研发平台是中药药理学领域的特色实验室。

五、科研管理

在 1999 年 5 月至 2004 年 4 月约 5 年的时间在国家药品审评中心工作，担任中药室主任，负责中药新药的注册技术审评工作，这种工作经历使我的职业轨迹发生了很大变化，换言之，由原来实验室纯学术的科研转移到实验室科研与应用相结合，与企业需求相结合，与新药和功能性保健产品研发相结合。为了这种转型，我在技术审评的同时，努力学习了新药和保健食品注册的技术要求，其中不仅包括我专业知识药理毒理学的有效性和安全性，而且还有药学的质量可控性以及临床研究的规范性等，同时学会了站在管理和学术两个维度的双重视角来开展研发和评价工作。在其期间参加了国家药监局有关新药和保健食品注册管理以及技术要求的制定工作。总之，在国家药监局药品审评中心技术审评工作，增加了自己知识结构，亦即，我的知识结构中不仅有学术的科学元素，还有药品和保健食品管理科学的知识构件。

我在 2004 年 5 月从国家药品审评中心调回中国中医科学院，在我院为牵头单位（大股东）的中药复方新药开发国家工程研究中心任主任，这是一个企业化运作的自负盈亏的科研单位，其重点是以市场为导向的成果转化技术平台，该单位的性质需要科研与新药研发相结合的复合知识结构，这比较适合我的知识结构和工作经历。我在这个国家级工程研究中心的技术平台上，将多年的科研积累与新药研发技术要求相结合开展研发工作，将在国家药审中心所学习的新药以及保健食品研发的“理论知识”在国家工程中心这一平台上进行了实践与实施，从而有幸经历了理论与实践相结合这一过程，这无疑对我今后的中药研究工作具有较大的影响。

总之，回顾几十年的中药科研工作经历，对自己能够从事中医药的挖掘与提高工作而感到荣幸；同时对自己平淡无奇的业绩而感到惭愧；唯一感到欣慰的是，在几十年的工作中，我努力了，我尽力了。

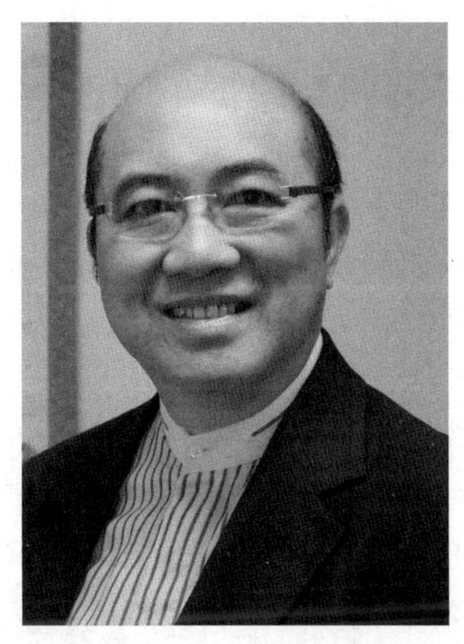

澳大利亚中医立法
我的心路历程

林子强

医家简介

林子强，1950年出生，海南省文昌市人，南京中医药大学医学博士，荣誉教授，温州医科大学、中国中医科学院及安徽中医药大学客座教授。曾任RMIT皇家理工大学中医发展委员会主席（1990—1992年）；创立了世界西方正规大学第一个中医本科课程，后继任该校中医管委会主席（1992—1996年）；澳大利亚联邦副卫生部长传统药政顾问委员（2000—2004年）；联邦互补药物评审委员（1995—2000年）；维多利亚州卫生部长中医发展顾问委员（1995—2000年）；澳大利亚州立Casey大专学院校董（1993—1996年）。2000年选任维多利亚州中医立法后首届中医注册局委员。现任澳大利亚全国中医药针灸学会联合会会长，世界中医药学会联合会副主席兼大洋洲主席，世界中医药标准建设委员会副主席，世界中医内科标准教材三主编之一。2004年荣获澳大利亚总理及维多利亚州州长颁授杰出贡献奖。2007年在中国人民大会堂获世界中医药学会颁授“首届仁济杯国际中医贡献奖”2013年由国务院及中央电视台评选为2013年中华之光人物，以表扬他对中医药发展的楷模性贡献。他自幼喜丹青爱习武，其外祖父罗焕棠公乃清末名医，自少抄习经方家学，稍长，入太极螳螂拳宗师赵竹溪先生门下，除练武外兼学中医跌打骨伤，并师从国画大师张达文教授习丹青（其作品曾先后入选日本国际水墨画优秀奖，及港澳台五十名家之一）。后随其岳父国学大师肖湘先生治石，有医、画、拳三绝才子的雅号。经近30年之努力最终成功促使澳大利亚中医全国立法。议会议长史密夫先生，以及媒体称他为“澳大利亚中医立法之父”。

1978 年 12 月 7 日，我来到澳大利亚墨尔本。1981 年在墨尔本开设了我第一间针灸诊所，当年百分之百是西人，受到了西人患者的欢迎并获得好评。随后分别于 1983 和 1985 年开设了两间中药药行，命名“神农中药行”，内设针灸和方脉。中医博大精深，学无止境，为提升自我，后来远赴南京在南京中医药大学进修攻读，在博导金实恩师及多名教授的指导下完成了内科博士学位。我在临床中不断探索、解难，并从患者康复的喜悦中获得成就感。岁月无声，几十年过去，现在中医立法了，中医在澳大利亚可以名正言顺地称为医生了，但这一切都来之不易，都是我们一起经过二十多年的努力奋斗得来的。那是 1983 年，由于某些不合格针灸师出了医疗事故，因此维州社会发展部提出议案：取消中医针灸行医资格，只允许注册西医有针灸资格。1989 年联邦药物用品管理草案（Therapeutic goods Bill 1989）：明确指出非注册医生不能使用一切有医疗作用的物品和食品。言下之意明摆着：取缔中医！消息传出，立即震惊全澳中医药界！我们将被剥夺生存空间！中医界愤怒了，全国各州中医针灸学会立即团结起来，组成统一阵线商议如何向政府提出抗议和修改法案意见，当时我们由悉尼澳大利亚中医药协会会长陈永发、前会长沈铁以及该会理事等人倡议，每州各派四名代表在悉尼召开紧急会议，结果成立了“澳大利亚全国中医药针灸学会联合会”，由于我一直以维州中医药学会名义与政府沟通，因此被大家一致推选为主席，总部设在墨尔本，临危受命，我只有一条路为争取中医界尊严和权益破釜沉舟、奋力前行！我明白如果这次抗争失败让议案通过，那么影响是深远的。我立即放下工作，组织人力，动员社会资源，组织材料，与各州中医学会频频商议，统一意见后有理有据地向上议院提出上诉，几经周折，终于成功地阻止了这个法案的通过。这次行动意义非凡，为今后中医界争取合法性打下了基础！

我们学会成立时，我邀请基廷总理出席，总理派联邦移民部长鲍格斯参议员代表总理出席，并且首次说出中医是一门科学。

以上的案例激发我决心推动中医立法以保护我中华医学的规范化发展。欲求中医立法，应先以正规教育为前提，我曾多方游说中国中医院校和澳大利亚国立大学在澳大利亚办中医五年制学位未果。在此我特别感谢当年在我毫无根基的时候，对我争取在澳大利亚发展正规高等教育和立法理念的支持，他（她）们是山东省名中医、第二届全国名中医专家、原山东省卫生厅副厅长张奇文教授，南京中医学院（现南京中医药大学）院长周仲瑛教授（首届国医大师），副院长陈德华、杨公服、项平、左言富、陈涤平、胡刚、程纯等校长及书记，中国科学院贾谦研究员，国家中医药管理局历届局长/副局长如诸国本、田景福、佘靖、李振吉、房书亭、李大宁、王国强、于文明，历届司长如沈志祥、姜再增、王笑频、吴振斗，魏伟、范劲松、RMIT大学副校长David Wilmoth教授、好友Senator Barney Cooney、维多利亚州重大事务部和金融部长Tim Holding先生、已故妻子肖恬子，以及本会历届理事们如刘炽京、古旭明、姚建宁、王德元等人，在他们全力支持下，我于1993年成功在RMIT大学（当年称为理工学院）与南京中医学院（现在升格为大学）正式开办中医本科和硕士课程，使我能以此大学课程的“利器”成功游说州及联邦政府立法保护中医，创下世界之先河。职是之故我们能于2000年成功立法，是与历届南京中医药大学和国家中医药管理局的领导们，以及澳大利亚开明政客的热心帮助是分不开的。同时也感谢夫人刘会丽的体谅让我继续为中医的公家事务而工作。记得当年因有毒性中药的问题，中医被诟病，我多次邀请张奇文教授到TGA讲解中药毒性和如何炮制去毒，对已公布的近300味中药如何加工炮制逐一进行了交代，使大卫·甘涵局长心服口服，深表感谢！

鉴于语言不通，中医药常用术语在万条以上，急需一本《汉英对照词典》，张奇文教授归国后约大学英语老师共同编辑，按张教授选取中文词条一万一千余条编写汉英对照的词典，由我担任主编，通过书信往来，不分昼夜，加班加点，终得以出版发行，以解当前急需。

另外还记得1995年，我任联邦药物用品管理互补药物评审委员时，由于德国有某药厂以浓缩数十倍的当归为片剂，产生极大的不良反应，有人提议禁止中医使用当归，我据理力争，解译当归的用量和方法，同求助于时任我国国家中医药管理局局长诸国本教授搜集一些有关当归的科研资料，有效地阻止澳大利亚当局某委员的提议！

当年中医针灸因美国总统尼克松访华，引起一片针灸热潮，针灸诊所、学院应运而生；但政府并不承认中医为医学。当时的澳大利亚，不论有无中医资格，只要敢开业，注册一个商号就可以开业了。因此许多人到中国学了三个月就回来设立诊所，有人更开设学院教针灸图利，故此“澳大利亚中医学院”，“某某中医学院”等随处可见。这类学校只在维州就已经有10多家。当时澳大利亚法律只当中医为一种商业行为而已，就算是皮匠也可以立即成为某学院院长，政府一概不予承认，更勿论立法管理了。中医针灸资格良莠不齐，有受过十多年苦学的博士，也有三个月修读人士。这一现象也导致了 1983 年及 1989 年联邦及维州政府曾试图引进宪法禁止中医行医。

要推动政府认可中医并立法保护是一件非常艰苦漫长的任务。我当年定下了两个五年计划，认为首先必须要建立中医的学术地位，不能再继续办“中医学校”之类的学院，必须在正规大学兴办中医本科课程才能与西医有着对等的学术地位，使某些反对中医的西医人士再难以口实来批评中医无学历。1989 年联邦药物用品管理法草案中将中药及针灸只限于注册医生方能使用，我当时任维州中医学会秘书，由我出面多次与政府联系沟通，终于阻止了即将通过的草案。1991 年 3 月 10 日我们各州各派四名代表齐集悉尼召开全国会议，最后赞成统一各州学会，成立澳大利亚全国中医药针灸学会联合会（Federation of Chinese Medicine and Acupuncture Societies of Australia，FCMA），我当时被推选为全国会长，由于要与政府作游说和争取中药入口及立法方面的连贯性，因此每届换届选举时都推卸不了责任，而蝉联会长至今！ 1990 年阻止草案通过后，我游说澳大利亚联邦药物管理局（TGA）执行局局长大卫・甘涵博士一同前往北京参加世界传统医学大会，参观了中国中医研究院同时前往山东访问山东中医药大学，在山东卫生厅副厅长张奇文教授的安排下，拜会了山东省常务副省长宋法棠先生，在青岛人民医院让甘涵局长亲自与一名正在针刺麻醉做甲状腺手术，术中患者清醒地与局长谈话，因此甘涵局长对中医有了一百八十度的转变，从此以后非常支持中医。故此我在 RMIT 皇家理工大学任中医发展委员会主席时，他亦欣然接受我邀请为该会委员。

南京中医药大学校长项平教授、RMIT 大学校长 Professor Beanland 教授与我在 RMIT 大学签订两校合办中医五年制本科课程。

1991 年我们成立澳大利亚全国中医针灸学会联合会时，我发表了对中医今后发展的方向，我认为在澳大利亚国立大学办中医学科是刻不容缓的事，同时需要立法保护中医维护患者安全就医。当年适逢南京中医药学院（现为南京中医药大学）副院长陈德华访澳，他对我的前瞻想法很是支持，因此全力支持我发展正规中医大学课程。其实当年如果我办的是私人中医学院，应该是一个赚钱机会，但是考虑到要将中医药带入澳大利亚国立大学，我没有这样做，反而花了许多金钱和时间去办公立的高等教育，虽然在金钱上有所损失，如今回想还是值得的！ 1992 年 5 月我有幸取得好友、澳大利亚联邦立法局主席 Senator Barney Cooney 参议员及其夫人 Lillian Cooney 的支持和推介，在 RMIT

皇家理工大学校长办公室与副校长 Prof. David Wilmoth 商讨，要求在该校开设中医本科课程。1992 年 8 月，责成我与 RMIT University 大学自然科学及生物学院副院长 Prof. Andy Kleynhans 联袂赴北京、山东及南京进行两国中医（含针灸）高等教育合作访问。其后撰写报告，获 RMIT 大学通过注册五年制中医（含针灸）本科双学位课程及专供有西医基础修读的三年中医或针灸硕士课程，而本人亦同时获委任 RMIT 皇家理工大学西医针灸硕士课程学术委员会委员。

经过十多年按部就班地艰苦努力，不断游说澳大利亚卫生部、联邦及州议会，促进政府对中医的正确认识，沟通中澳两国有关部门，在正规大学设立中医系，以此为由说服政府立法保护中医的法律地位。职是之故，世界第一部中医（含针灸）法，于 2000 年 5 月在澳大利亚维多利亚州正式诞生。它的诞生引起了世界轰动，因为它具有划时代的意义，标志着中医第一次正式跨入了西方主流社会。中医师的头衔受到宪法保护，取得合法医生的资格，与西医师有着相同的法律地位。我当年采用了中国中医本科教育大纲为教材样本，请人编译成英语，终于促成了 RMIT 皇家理工大学于 1993 年 2 月 3 日成立中医发展委员会，同时本人被任命为主席。委员会成员有：联邦药物津贴局局长 Dr. Davidgraham、维多利亚州卫生部原总书记 Dr. Hamish Russell、RMIT 皇家理工大学生化与卫生科学院副院长 Professor Andy Kleynhans、Dr. Robert English 等，并推介黄焕森西医师（已故）及陈炳忠硕士等参与。1994 年 3 月 8 日 RMIT 皇家理工大学宣布成立中医管理委员会，我获任命为主席。委员会成员有：RMIT 皇家理工大学生化及卫生科学院副院长 Prof. Andy Kleynhans 教授、Dr. Hamish Russell、Dr. Robert English、陈炳忠硕士（现博士）、南京中医药大学校长项平教授以及外事处处长杨公服教授等。该院副院长 Kleyhans 教授、Robert English 博士及我，成立人才选择委员会，由我担任主席并委任陈炳忠为首届中医部主任。后来陈主任因事离任，职位曾空悬数月而寻觅人选。

当年薛长利、李强曾分别在我诊所工作。我发现他们中医基础理论非常扎实，尤其是薛长利医生，工作出色有较强的组织能力而且热爱中医事业。因此我于 1994 年 10 月推荐他俩担任 RMIT 皇家理工大学中医教学工作。我向 Andy Kleyhans 副院长说并推荐薛长利是最好人选，但目前只能让他在大学做半职工作直至我诊所另外物色到人选为止。勤奋向上的薛长利医生一方面工作，一方面在 RMIT 大学进修硕士及博士，在这个平台上，由于他出色的工作表现而晋升为中医部主任。在他艰苦耕耘下，中医部已发展成为中医系，如今他更获任命为澳大利亚国家中医局主席，可谓众望所归。

当前，中医本科教育已渐失固有的中医特色，中西医学可以配合（Combination），但不可能结合成一体，就好像男女一样，可以结成婚配（Marriage）却不能融为一体。本来中医参考现代健康科技及西医的诊断学的客观条件去诊治疾病是一件美事，但有的中医过分迷信西方医学，变成不会有效承继传统的中医理论，不会开处方，不会“汤头歌诀”，对中医药方面反而缺少了信心，动不动以西药治疗，长此下去中医可能成为西医的一部分了。我认为应该恢复重视中医四大经典的学习，去芜存菁，采取“西为中用”来继承和发展中医科学，使中医与西医相辅相成，补充西医学的不足，造福人类的健康。

2013 年，我获中国国务院和中央电视台合办的第二届“中华之光”大奖，以表彰我为中医立法的贡献。典礼上由澳大利亚维多利亚州立法院议长史密史先生亲往北京推荐，致辞中并宣称我为“Father of Chinese Medicine Legislation”澳大利亚中医立法之父。闻之又高兴又实在惭愧！

1998 年 8 月，维州政府宣布：将在澳大利亚首先立法管理中医。2000 年 5 月，维州上下两议院终于三读通过了《维州中医注册法》（Chinese Medicine Registration Act 2000）。这部中医法与目前美国推行的针灸师执业法规可能有较大区别。澳大利亚的中医法是立法机构制定的法律，中医行医合法性获得与西医同样的法律保护，中医师同样被称为医生，并可以加入澳大利亚私人医疗保险体系。

经历了十五年的艰难以及不懈地奋斗和努力，维州终于于 2000 年 5 月正式通过中医（包括针灸）注册法（Chinese Medicine Registration Act 2000），为世界中医史上写下了可能是第一部中医法，树立了全球第一个里程碑。回顾当年，我们首先说服澳大利亚卫生部有关人士前往中国访问，得到了中国国家中医药管理局对我们的热情而长远的支持。同时，我们亦邀请中国国家中医药管理局领导，相继莅澳访问。每次的互动，我们都费尽心血使两国首长能面对面沟通；另外，更为艰苦的方面，就是要多方游说澳大利亚上下两议院，数百名议员的支持，加深他们对中医药的认识。因为法案的通过，非他们赞成不可。在游说的过程中，有一些既得利益者，恐中医立法后对其执业不利，因此极力批评诋毁中医立法的推动，更有人在报章撰文“中医立法的始作俑者林子强”来批评我。某些西医团体对中医的误解，曾经出现一股极强的反对中医立法的力量，然而也有一些西医对中医保持支持的态度的！综合来说，某主要反对中医立法的西医团体认为，中医不科学、中药不安全、中医素质差、中药有毒性问题、中医不应使用西医器材、中医对公众造成威胁等问题，我曾分别在电台及电视台上进行辩论据理力争，我在电台上反复强调以下观点。

（1）中医已有两千多年有系统性的一门学问，许多验方都可以得到重复验证，治愈不少常见病和难治病，她本身就具备了科学定义的条件，只因中医尚未有立法保护，一些江湖术士给其加上神秘的外衣，以致灿丽的学术被蒙蔽了。

（2）所谓中药不安全，只是使用者的知识不够专业而已。中医常言道："毒药治其内，针石治其外"来形容用药的谨慎。如果有法律来保证中医执业的资格，中药的不良反应相对来说比西药少得多，使用起来更为安全。

（3）所谓中医素质差，不是中医本身的问题，而是当政者没有立法保护那些具备真正资格的人士。比方说今天如果澳大利亚政府取消西医法，人人都可以挂牌行医，我想西医的问题会比中医的问题更多。

（4）中药含重金属及农药残余问题，我认为中医立法后，中医药将循正规化发展及被监管，上述的问题将能得到控制和解决。

（5）某西医曾建议中医立法后也不能使用西医器材，如听诊器及血压计及X线等，并话说这是西医专有的；我认为这是一种不公平的说法。第一，早在一千多年前宋代中医书籍中就发现有图文并茂的、以竹筒来诊听心肺的记载，今日的听诊器也不就是它的延伸吗？第二，血压计是在1733年由一名牧师无意中发现，后来于1896年才由意大利的一名医生引入使用；而X线则在1876年由一名物理学家所发现。这些器材都是人类科学和物理学的发明，西方医学能引进，为什么中医不可以呢？

（6）所谓中医对公众造成威胁，其实中医不立法威胁更大。因为不立法则中医头衔不被保护，任何人都可行医，试问如此情况下，公众不是会处于更大的危险中吗？

以上六个问题经我多年不同场合唇枪舌剑般的辩论，以及于众多议员间的奔走游说，终于成功取得了理解与支持。维州的中医法中，对于中医生使用所谓的西医器材（其实是现代科学的产物），如听诊器、血压计等经我们据理力争，法案中已无限制中医使用的条文，这在中西医结合的道路上铺下了康庄的基石。公元2000年，在中医法正式诞生的同时，州政府拨款10万澳元，正式成立中医注册管理局主管中医事务，2002 年中医管理局共收到 1300 份申请，共有 830 人成功注册，约 130 人被拒。被投诉人数有 53 名，被正式检控者，包括伪造文书、假学历、虚报医疗费用回扣、作假陈词等。在此我简略地将中医管理局或称注册局的职能介绍如下：规范中医执业标准注册一切符合标准的中医师（包括针灸师）；审核及批准中医本科教学以符合注册标准；设立中医考试及再教育标准；制定执业准则纲领在法案授权下处罚一切违规者与警务联手执行；纵观中医立法后所发现的情况，包括投诉和检控，更加证明了中医立法的重要性和必要性。中医立法不但保护了中医地位，更重要的是保护了公众的健康利益。维州中医立法后，我们继续努力推动澳大利亚全国中医立法，终于于 12 年后取得重大突破。联邦政府决定于全国立法，将中医列入全国 14 大医疗体系内规范管理，并接纳维州中医法为蓝本，凡已在维州注册的中医皆顺利转入国家注册体系内。

澳大利亚国家中医法体制成立于 2010 年 7 月 1 日，该体制受国家卫生行业从业员管理法（ Health Practitioner Regulation National Law Act ）管辖，中医（含针灸）在 2012 年 7 月 1 日加入该体制，将由澳大利亚国家卫生从业员管理局（ Australian Health Practitioner Regulation Agency ）在行政上支持，目前联邦政府已委任了 6 名中医师及 3 名社区成员，组成了澳大利亚国家中医局（Chinese Medicine Board of Australia）。6 名中医师中 4 名是华人。

回顾中医在澳大利亚发展的数十年，过程是艰难而曲折的。经过我们多年的不懈努力，不断游说澳大利亚卫生部、联邦及州议会，促进政府对中医的正面认识，沟通中澳两国有关部门，在正规大学设立中医系，并以此为由说服政府立法保护中医的法律地位。世界第一部中医（含针灸）法在澳大利亚的诞生具有划时代的意义。它标志着中医第一次正式跨入了西方主流社会，从此中医师的头衔受到宪法保护，取得合法医生的资格，与西医师有着相同的法律地位。中医学科成功进入澳大利亚正规大学教育系统，与南京中医药大学和中国国家中医药管理局的长期的热心支持与帮助是分不开的。中医从最初在澳大利亚被误解、被排斥、被歧视的境地，到逐渐被西方社会所理解、接纳和支持，今天中医获得澳大利亚立法保护得来极为不易，中医药走向世界澳大利亚是一个起点，愿我们携手重铸岐黄之辉煌。

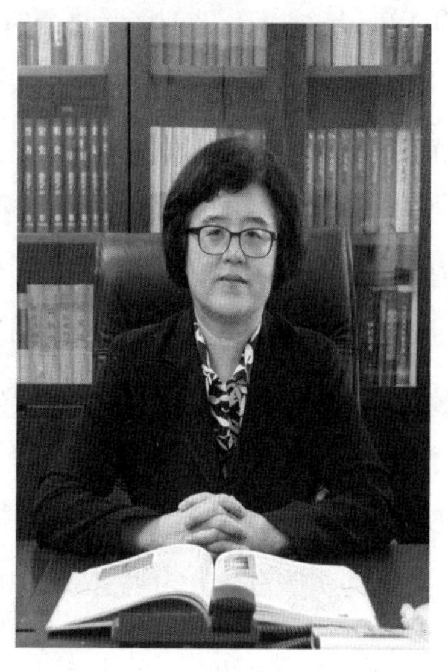

不忘初心　砥砺前行

——我的中医理论传承与研究之路

潘桂娟

潘桂娟，女，1953 年 4 月出生，辽宁锦州人。中国中医科学院中医基础理论研究所研究员，医学博士，中医基础理论专业博士研究生导师、博士后合作导师；曾任中国中医科学院中医基础理论研究所所长；2013 年国家 973 计划项目“中医学理论体系框架结构研究”首席科学家。国家中医药管理局中医基础理论重点学科带头人、重点研究室（中医理论体系结构与内涵研究室）主任。现任中国中医科学院中医基础理论研究所首席专家。享受国务院政府特殊津贴。

学习经历：1973—1976 年，辽宁中医学院（现辽宁中医药大学）中医系学习，毕业后留校任教。1979—1982 年，辽宁中医学院伤寒专业硕士研究生，导师为胡炳文教授，毕业获医学硕士学位。1987—1990 年，中国中医研究院（现中国中医科学院）中医文献学专业博士研究生，导师为马继兴研究员，毕业获医学博士学位。此外，1981 年至 1998 年，先后在辽宁大学中文系、历史系，北京师范大学中文系、古籍研究所，北京外国语大学日语研修班，韩国庆熙大学韩医科大学、韩医学研究所，中国中医研究院首届中医文献研究班，国家卫健委首届全国日语师资班，研修。

工作经历：1976 年至 1987 年，在辽宁中医学院从事中医内科临床及中医经典教学工作，主讲《伤寒论》课程。1990 年迄今，任职于中国中医研究院（中国中医科学院）中医基础理论研究所。1990 年晋升为副研究员，1995 年晋升为研究员，2005 年聘任为二级研究员；曾任病因病机研究室主任（1994—2005 年）、副所长（1994—1999 年）、所长（2002—2013 年）、中医基础理论研究所学术委员会及科学技术委员会主任委员；中国中医基础医学杂志社社长兼常务副主编；院科学技术委员会委员、学位委员会委员及中医基础学位分委员会副主席等。

学术兼职：曾任中国哲学史学会中医哲学专业委员会会长；中国生物医学工程学会理事，中医药工程分会主任委员；中华中医药学会中医基础理论分会副主任委员。现任世界中医药联合会中医痰证专业委员会副会长、中国哲学史学会中医哲学专业委员会名誉会长。曾任韩国庆熙大学韩医科大学、韩医学研究所特聘研究员、客座教授；辽宁中医药大学客座教授等。

研究方向：①中医学理论体系框架结构研究；②中医痰证理论及临床诊治研究；③中医历代名家学术研究；④日本汉方医学史研究等。

科研工作：曾主持完成国家 973 计划项目及课题、国家重大科技专项课题、国家博士基金课题、科技部基础性工作课题、国家软科学研究课题，中医药行业专项课题、国家中医药管理局科研基金课题及软科学研究重点课题等。

著作论文：著有《日本汉方医学》，主编《中医历代名家学术研究集成》《中医历代名家学术研究丛书》《中华医学百科全书·中医卷·中医基础理论》《中医学理论体系框架结构研究丛书》《中医理论发展战略研究报告》《中医痰病研究与临床》《中医痰证医论医案集成》《中医痰证研究丛书》《中医养生古籍整理丛书》等。上述出版物，通过评审入选“十三五”国家重点出版物出版规划 3 项；获 2018 年度国家古籍整理出版专项资助 1 项；获 2019 年度国家出版基金资助 1 项。以第一作者和通讯作者，发表论文近百篇。

人才培养：培养和指导中医基础理论专业研究生 28 名、博士后 23 名。

一、医海问津，勤勉为舟

我于 1966 年 7 月小学毕业，1970 年 9 月中学毕业；十七岁时作为知识青年，到沈阳农学院（现沈阳农业大学）高山农场务农，任连队指导员、团支部书记。1973 年 6 月，农场推荐我参加大学升学考试，同年 9 月被录取进入辽宁中医学院（现辽宁中医药大学，下同）中医系学习；1976 年 11 月大学毕业后留校任教，当时被安排到附属医院内科从事临床工作。由于早年所受基础教育的薄弱，加之从事中医专业，更使我感到终身学习的重要性。大学毕业之后的学习，主要侧重在以下几方面。

（一）“补课”学习

1977 年至 1979 年，我在辽宁中医学院中医经典教学师资班、辽宁省中医师资进修班，重新系统学习了中医基础理论、《黄帝内经》《伤寒论》《金匮要略》等基础课程及相关课程；同时，根据自己在大学期间学习上的薄弱之处，选读古今医书、各科教材及教学参考书，以补充和巩固中医专业基础。

（二）“深造”学习

1979 年 9 月，我考取了辽宁中医学院伤寒专业的硕士研究生，师从古典医籍教研室主任胡炳文教授，研究方向是“《伤寒论》六经分证的实质”，1982 年 9 月毕业，获医学硕士学位。其后又工作数年，于 1987 年 7 月，考取中国中医研究院（现中国中医科学院，下同）中医文献学专业首批博士研究生，导师为马继兴研究员，研究方向是日本汉方医学；1990 年 12 月毕业，获医学博士学位。

（三）相关专业研修

1. 中医文献学研修

1983 年至 1984 年，我参加了为期一年的中国中医研究院首届中医文献研究班，马继兴研究员为文献研究班系统讲授了《中医文献学》课程；此外，研究班还开设了多门相关课程，邀请中国中医研究院和国内中医名家授课。通过这一年的学习，我对中医药学术的源流、历代名医大家、古今重要典籍等有了更全面的了解，愈发深切感受到中医学术的博大精深，并由此萌生了到文献学专业学习深造的愿望。

2. 古汉语及历史文献学研修

在 1981 年攻读硕士学位期间，我到辽宁大学中文系、历史系补修了古代汉语、古代文学、中国古代史等课程，并同时选修了中医古典文献学（训诂学、音韵学）课程。博士课程学习期间，根据导师的安排，进入北京师范大学中文系、古籍研究所主办的中医古籍研究班，系统学习了音韵学、训诂学、古汉语课程，并选学了目录学、版本学等专题讲座。

3. 日本语知识的学习

1986 年 9 月，我在原卫生部“中医日语师资班”进修 1 年。通过这次学习，我的日语阅读能力获得了提高，为后来研究日本汉方医学打下了必要的语言基础。在攻读博士学位期间，按学位课程要求，我到北京外国语大学选修了日本语课程（语法、精读、听力）。在博士论文选题研究期间，结合导师安排的《古医方小史》及相关文献翻译，自修了日语的基础知识。通过上述学习和实践，我逐渐具备了阅读中医古典文献和日本汉医文献、进而从事深入研究工作的能力。

（四）其他方面的学习

1990 年博士研究生毕业后，承蒙中国中医研究院中医基础理论研究所李维贤研究员的建议和推荐，我申请到中医基础理论研究所工作并获得批准，同年评聘为副研究员。早在博士研究生学习期间，我已了解到中医基础理论研究所的前身，是 1978 年成立的“中国中医研究院中心实验室”。1985 年，以此为基础组建了“中医基础理论研究所”；研究所的学术方向定位为“研究中医理论体系，发展中医实验科学”，因此所内分别设有实验研究科室和中医理论研究科室。此前，我对日本近现代有关中医药的实验研究，特别是血瘀证、针刺原理、方剂药物等基础研究领域的文献，有过整体的考察和重点研究。因而对有关中医药的基础实验研究并不感觉陌生。但如何在此从事计划中的中医理论研究？如何与现代多学科专家学者交流与合作，确实是需要思考的新问题。1993 年 3 月，为了深入了解中医药基础研究的现状，我申请并获准到国家自然科学基金委员会生命科学部中医中药学科工作半年。在这半年的时间里，我抱着学习的态度和调研的初衷，在履行工作职责的同时，对中医药基础研究课题的内涵有了比较全面的了解。这段经历，对于我其后研究方向的选择乃至有关中医理论现代发展的思考与研究有颇多启示。

二、学承仲景，探索六经

1978 年至 1979 年间，我作为辽宁中医学院基础部伤寒教研室的教师，给中医系本科七七级学生讲授《伤寒论》课程，当时所用教材是《伤寒论选读》。我根据教学大纲要求，认真准备了完整的《伤寒论讲稿》，为使学生能够掌握原文的要点，我还以“表解”的形式，对六经病各篇的内容，全部方证的主证、病机、治法、方剂，提纲挈领地加以归纳，以便于学生理解和掌握。当时，不少学生的年龄比我长五六岁，我初起授课时还有些紧张，从来不好意思提问这些“老学生”；随着课程的深入，教研室老师和同学们对我的授课效果给予了肯定和鼓励，使我逐渐能够更从容地授课，课下还常和学生进行交流和讨论。当时，《辽宁日报》在关于我的导师胡炳文教授培养青年教师的报道中，还特别提到我授课的实例。其后，随着对《伤寒论》原著和古今注本的深入学习和整理研究，在承担中医系本科八二级《伤寒论》课程时，我对《伤寒论》已经有了更加深入的感受和体会，对教学工作也产生了浓厚的兴趣，还曾在教学评比中获得学校表彰。后来，这个年级的学生有十几名报考《伤寒论》专业硕士研究生，这对我是很大的鼓舞和促进。

1979 年 9 月，我一方面继续担任《伤寒论》教学工作，同时也考取了本校伤寒专业的硕士研究生，由此开始了“教”与“学”并行的一段经历。在导师胡炳文教授指导下，我的硕士论文主题定为“《伤寒论》六经分证实质研究”。

古今之“伤寒学”的著作，凡在《伤寒论》研究中有所造诣者，多注重对其六经分证实质的研究。尤其是明清以后的医家，更视此为研究张仲景学术的关键之处，如清·吴灵稺所说：“仲景书，精妙在六经之文……此处了彻，则全篇可以领会。”(《医宗承启·凡例》) 总之，如何认识《伤寒论》六经分证的实质，是研究、理解和运用《伤寒论》辨证施治理论的基础和关键。

基于对阴阳学说的理解，我认为三阴三阳是在阴阳基础上派生出来的哲学术语，被广泛用来说明客观世界的诸多事物。三阴三阳的具体含义，则随其所说明的事物对象而变化；即便是在《黄帝内经》中，也有多种截然有别、无法相互替代的含义；而《伤寒论》的三阴三阳（后世称“六经”），完全可以有其本身特有的含义。通过分析《伤寒论》六经病主证，我认为《伤寒论》三阴三阳是张仲景对外感疾病临床表现所做的高度抽象概括；代表了邪正斗争中，人体正气亢奋与衰减的不同状态；提纲挈领地反映出外感疾病的病情轻重之差、病变特点之异；是运用阴阳学说总结外感疾病发生与传变规律时的具体运用。《伤寒论》三阴三阳，是《黄帝内经》中任何一种三阴三阳的含义所不能替代的。《伤寒论》继承并发展了《素问·热论》论述外感病分证与传变的思想，但并未拘于其依经脉病变分证的形式。《伤寒论》六经分证，立足于多种外感疾病的临床表现，着眼于人体正气，权衡邪正盛衰，既从外感疾病的发病状态而言，又从外感疾病的动态变化而论；既有辨证分型的性质，又有邪正进退的意义；以相对独立又相互关联的六类证候，及合病、并病、两感、兼夹证、误治变证等，揭示了多种外感疾病发生发展的规律及复杂变化；既为临床辨证施治、遣方用药确立了规矩准绳，又提示了"观其脉证，知犯何逆，随证治之"的圆机活法。正如清·沈明宗所言，"欲读是书，先要使六经辨证之法分得开，分得开则一经有一经之定证，而不为旁议所扰，可以识病体之常；又要使六经辨证之法合得拢，合得拢则此经有彼经之兼证，而不为疑义所惑，可以穷病情之变"（《伤寒寻源·上集》）。我在学位论文中，基于对"三阴三阳"含义的分析，追溯了六经分证的理论渊源，进而提出并阐述了六经分证是为广义伤寒而立、六经分证以八纲为辨证的具体法则、六经分证揭示了多种外感疾病发生发展的共同规律等观点。

结合我的硕士论文研究内容，自 1981 年 4 月起，我参加了辽宁中医学院伤寒教研室主编的《伤寒论古今研究》一书的编纂，分工承担"总论"中"六经病"的部分。此书属于当时国家古籍整理规划项目，是集成古今《伤寒论》注家重要注释、研究观点的大型学术专著。根据编写工作的需要，我与编委会的十几位老师，到中国中医研究院图书馆查阅中国及日本学者的《伤寒论》研究著作。这也是我第一次进入中国中医研究院，第一次见到中国医史文献研究所的马继兴研究员、余瀛鳌研究员，两位老师对我们的文献查阅工作，全过程地给予具体指导。当时图书馆的严康维老师、李丽君老师等，为我们查阅文献提供了多方面的帮助。在北京的三个月，我按照编委会的统一部署，分工通读入选的著作，精选精要内容，以卡片形式记录下来并校对准确，为《伤寒论古今研究》的编写积累素材。通过集中查阅文献和交流讨论，我对中日《伤寒论》注本有了更加全面的了解，对其中具有一定代表性的注本更是印象深刻；此前教学中遇到的一些问题，也在各家注本中看到了见仁见智的观点，感觉很受启发。另一方面，这次阅读与交流过程也锻炼了我查阅古籍并提取要点的能力。其后历时多年，《伤寒论古今研究》一书，于 1994 年由辽宁科学技术出版社出版。

1982 年 9 月，我的硕士学位论文在导师审定后，经福建中医学院（现福建中医药大学）俞长荣教授、江西中医学院（现江西中医药大学）万友生教授评审，申请学位论文答辩并顺利通过，同年获得医学硕士学位。毕业后，我作为讲师继续主讲《伤寒论》，直到 1987 年 10 月，我因考取中国中医研究院中医文献学专业博士研究生，离开了《伤寒论》的教学岗位。思及母校及导师的培养教育之恩，反观在母校十几年的学习和工作经历，对我之后的学术道路与人生而言，都是弥足珍贵的。

三、前事不忘，后事之师

1987 年 10 月，我考取中国中医研究院中医文献学专业博士研究生，开始在导师马继兴研究员指导下，研究日本汉方医学。在系统考察和研究日本明治维新之前汉方医学历史的基础上，我以“近百年来日本汉方医学的变迁”为研究重点，完成了博士学位论文。毕业后，在马老师的鼓励和指导下，在中国中医研究院中医药信息研究所侯召棠研究员、中国中医药出版社编辑部樊正伦主任的大力支持下，我在博士论文基础上进一步深入研究和拓展，最终于 1994 年完成了系统阐明日本汉医起源、兴盛与沉浮的医学史专著——《日本汉方医学》。此书分为上、中、下三篇：上篇为“日本汉方医学的起源与发展”，中篇为“日本近代汉方医学的沉落与救亡”，下篇为“日本现代汉方医学的复苏与振兴”。

前后历时六年多的日本汉方医学研究，对我后来的学术方向和重点研究领域，产生了持续而深刻的影响。侯召棠先生赴日访问时，曾将此书 20 册赠送日本汉医学家矢数道明博士、真柳诚博士等。由于此书首次比较全面、系统地阐明了中医学在日本传播的历史，以及日本汉方医学起源、兴盛与沉浮的源流始末，日本汉医的学术成就与特色，矢数道明博士、真柳诚博士等日本汉医专家及医史学者，曾先后在《日本医事新报》《汉方临床》《东洋医学》上发表述评。

在学习过程中，乃至后来近三十年，我越来越深切地感受到：马老师的一生，在潜心治学并取得卓越成就的同时，始终高度关注中医在近现代的遭遇和未来前途。马老师在《日本汉方医学》一书的序言中，深刻阐述了厘清日本汉医发展脉络和重要历史事件的意义，可谓语重心长。其中论述道：“日本传统的汉医，源自中国古代医学。它不仅在学术理论体系方面，而且也在治疗实践方面，和中国的中医药学全都一脉相承，有着不可分割的联系……系统地研究日本汉方医学，特别是近百年来的变迁，是至关重要的！”

马老师早在1952年6月，就曾在《北京中医》第1卷第3期，发表了“日本汉医科学化之经过和他们的经验教训”一文。其后，也一直高度重视中国及日本汉医在近代化过程中的遭遇，及现代以来一直存续的中医“西化”余波；强调务必要汲取日本取缔汉医和国民政府拟废止中医的历史教训，强调“前事不忘，后事之师”。例如：1988年1月，马老师曾撰写“为争取日本汉医生死存亡的战斗檄文”及“《告墓文评注》”，应邀刊载于辽宁中医研究院《医史文献研究丛刊》。1999年5月，又撰写“读浅井国干《告墓文》书后”一文，刊载于《中国医史文献学著名专家学术论文选集》。2001年，“《告墓文》评注”一文，刊载于《新加坡中医杂志》（第8卷第1期）。马老师还曾在1991年，亲自将上述主题的相关各类文献，一一呈送国家中医药管理局全体领导。

上述经历，对我产生了强烈的震撼和持久的影响，使我常常回想起马老师的治学历程，并从中逐渐领会到，马老师在医史文献领域的长期深入研究和对日本汉医消亡事件所保持的深刻反思，是密切关联的。这是他站在历史的高度，对中医药事业未来发展的严重关切，希望能够尽量填补历史画卷的残缺，还原中医学术的真实盛景，挽回其逐渐弱化的颓势，延续中医学术的道统。

我还深切体会到，马老师对中医学术的传承和弘扬，实质上是一种发自内心的精神固守。《周易》中说道：“观乎天文，以察时变；观乎人文，以化成天下。”以文化人，是文明演进和存续的必然环节。中医学之所以能够绵延数千年而不绝，主要得益于中华文明的独特理念和深刻内涵。尽管历史的失忆与西方文化的冲击，造成了古今中医学术的差异；但大量珍贵中医文献得以留存，其中蕴含的中医原创思维模式与独特理论体系，古今一脉相承。马老师曾经说过：“中医文献不仅反映了历代研究中医学术成就的精华，还为新的研究课题提供重要线索与必不可少的思路源泉。”（《中医文献研究方法概述》）只有对历代文献加以深入研究，“辨章学术，考镜源流”，才能对中医学理论体系的历史脉络与丰富内涵加以系统认识和充分利用；才能对中医学术的既往、现在和未来，做出客观评价、理性判断和准确预见；才能真正“传承精华，守正创新”。只有传承，才能形成传统。我想，这可能就是先生为我们后学留下的宝贵启示吧！

此后三十年来，在中医基础理论研究所工作期间，我始终谨遵师训，在潜心于本领域业务工作的同时，就中医学理论体系的建设与研究，进行不断思考和探索。其间，我曾多次向马老师汇报所承担的重点项目和重点工作的内容；每次都感受到由衷的关切、支持和鼓励，并从交流中得到了多方面的启发。

总之，回首往事，历历在目，导师马继兴研究员的恩情、精神、风范将在我心中永存；我必将在今后的岁月里，永远铭记师恩，恪守师训，精诚治学，不辱使命；为传承中医道统，为弘扬中医学术，不懈努力，奋斗终身！

四、文化自觉，理论自信

中华民族有着悠久的历史和文化，在新的时代和未来的历史进程中，如何继承和发展本民族的优秀传统文化、如何处理现代化与传统文化的关系，不仅是重要的学术问题，也是关系到中华民族兴衰的社会现实问题。社会学家费孝通教授，自 20 世纪 80 年代以来多次论及中华民族需要“文化自觉”的问题。我曾有幸与费孝通教授相识，拜读其赠与的关于“文化自觉”的文章后深受启发。

在 2001 年召开的“第八届现代化与中国文化研讨会”上，费孝通教授在题为“对文化的历史性和社会性的思考”报告中谈道：“文化自觉，是当今世界共同的时代要求，并不是哪一个个人的主观空想。文化自觉是一个艰巨的工程，首先要认识自己的文化，理解所接触到的多种文化，才有条件在这个正在形成中的多元文化的世界里确立自己的位置，经过自主的适应，和其他文化一起取长补短，共同建立一个有共同认可的基本秩序和一套与各种文化能和平共处、各抒所长、联手发展的共处条件。”2003 年，费孝通教授再次谈道：“我们现在对中国文化的本质，还不能说已经从理论上认识得很清楚。”“中国文化里边有许多我们特有的东西，可以解决很多现实问题、疑难问题。现在是我们怎样把这些特点用现代语言更明确地表达出来，让大家懂得，变成一个普遍的信息和共识。”“我们真要懂得中国文化的特点，并能与西方文化比较，必须回到历史研究里边去，下大工夫把上一代学者已有的成就继承下来，切实做到把中国文化里边好的东西提炼出来，应用到现实中去。在和西方世界保持接触、进行交流的过程中，把我们文化中好的东西讲清楚，使其变成世界性的东西，首先是本土化，然后是全球化。这个任务是十分艰巨的，现在能够做这件事的学者队伍还需要培养，从现在起在几十年里培养这样一批人是一件当前很重要的事情。”（《新华文摘》，2003 年 8 月）费孝通教授的“文化自觉论”，对中医学科的理论建设与研究，具有重要的启迪和借鉴意义。

在费孝通教授上述思想的启发下，我更加深入地思考传统医学包括东方文化的发展历史，以及传统医学在近代曾遭受到或被排挤，或被取缔的命运。深感中、日传统医学在近代的遭遇，确实“是中西方文化冲突的悲剧，是滥用行政、法制手段以一种文化排挤另一种文化的历史典型，是人类社会在疾风暴雨的冲动年代否定民族传统文化的幼稚病，是科学发展之路山重水复、趑趄进退的折光反映”（诸国本《医道与文采》）。现代以来，中医界对传统文化的荒疏、淡漠，对中医理论的轻视、曲解等现象，仍然屡见不鲜。如何认识和阐发中医理论的思想内涵与现代价值、如何正确判别中医基础理论研究的根本走向，可谓至关重要。

中国文化渗透在中医学理论体系和临床实践的各个方面，中医学的思维方式和理论体系，与中国传统文化全都一脉相承。中医学之所以能历千年而不衰，是因为它以“道”为本，兼容百家，执形而上之“道”，用形而下之“术”，“术”可变而“道”终不变，始终遵循着“人法地，地法天，天法道，道法自然”这一基本法则，坚持不懈地研究人类生、长、壮、老、已这一生命规律的结果。包括中医学在内的中国文化，不是已经消失的遥远记忆，而是贯通中华民族精神与智慧的千古命脉之所在。

中医学理论的思维方式，是中医学术的精髓，是中医临床实践的灵魂，是中医药学术的真正生命力所在。中医思维方式的存续，是中医药学术存续的标志。中医学从“天人合一”观念出发，以“系统思维”模式立论，创立了独特的自然观、人体观、生命观、疾病观以及临床养生、防治的圆机活法。中医学与近现代西方医学最根本的区别，是各自文化背景所导致的思维方式的区别，是思维方式导致的认识论和方法论的区别。研究中医学的思维方式，不仅关系到如何理解和对待过去的问题，更重要的是关系到如何创造未来的问题。

近百年来，在传统文化衰落的大势中，中医学失去了原来健康生存的气候、环境与土壤，始终处于东西方文化撞击的漩涡中，实际上早就淡化，或者说在一定程度上失去了学科主体性。因而，需要通过“文化自觉”，实现对中医学理论体系的“自知之明”，全面强化学科主体意识。这是中医学科主体性能够存续，并在学术上与其他学科平等交流与相互促进的基本前提。中医基础理论学科，要在“文化自觉”中继往开来，就要把中医学理论放到中国传统文化的背景下，结合古今临床实践加以认真研究和解析，全面阐发中医学的理论基础、理论内涵、理论思维，认真研究、解析理论如何指导实践、实践如何促进理论发展等基本问题。同时，中医基础理论学科还肩负着对既往研究进行理论反思，实事求是地在学术上拨乱反正，维护中医学科学术主体性，捍卫中华优秀传统文化的责任。

五、探索发展，研讨战略

既往为探索中医基础理论研究的方向和目标，在中医理论现代发展研究方面，我曾主持过国家和中医药行业的软科学研究项目或其中有关中医理论的子课题。我执笔完成的《中医理论现代发展战略研究报告》，于 2007 年发表于《世界科学技术——中医药现代化》杂志，并收载于《中医现代化发展战略研究》一书，于 2007 年出版。2012 年，受国家中医药管理局委托，由我负责主持调研并起草《关于加强中医理论建设与研究的若干意见》（初稿），后经论证与修订已正式发布。

通过对中医理论现代发展战略的系统研究，我认为加强中医理论建设与研究，是中医学术自身继承与创新的重大需求，对于巩固和扩大中医服务领域，提高中医教育质量，确立正确的中医科研方向，具有十分重大的意义。中医理论建设与研究，是中医理论继承与创新的辩证统一过程；既包括对历经长期历史积淀的中医学术思想的系统整理与综合集成，也包括对于古今临床科研实践的理论升华与提炼总结。通过中医理论建设，应在回答“什么是中医理论”“怎样传承和发展中医理论”“中医理论如何指导当代中医临床实践”等根本问题方面，提出新的观点和新的论断。要全面梳理中医经典理论、中医各家学说和不同流派的学术思想，准确表述中医理论概念，总结、提炼、升华、阐明中医理论中蕴涵的规律、原理、法则。

中医理论只有正确运用于实践，并在实践中不断创新发展，才具有强大的生命力。只有坚持中医理论的基本原理与临床实践相结合，才可能深刻地理解和把握中医学的基本原理。把中医学理论体系的基本原理，同中医学防病治病的具体实际结合起来，推进实践基础上的理论创新，是中医理论具有蓬勃生命力的关键所在，是中医学发挥原创优势、更好服务现代卫生保健的决定性因素。准确把握时代特点和中医学的现实任务，在理论上不断拓展新视野，在实践中不断进行新探索，总结新经验，提出新理论，是中医学科理论建设与研究面临的重要而又紧迫的任务。只有这样，中医学的全部理论与实践，才能体现出时代性、把握规律性、富于创造性，才能不断开拓中医理论发展的新境界。

为与学术界同道交流，我先后在《中国中医基础医学杂志》《中华中医药杂志》《世界中医药杂志》等期刊上，发表了题为“关于中医基础理论研究的若干思考”（1998）、“‘文化自觉’与中医基础理论研究”（2003）、“关于中医学理论体系研究的若干思考”（2005）、“中医学理论体系框架结构之研讨”（2005）“论中医学理论体系的基本范畴”（2007）、“关于中医学理论现代发展的战略思考”（2007）“中医理论建设与研究若干问题的思考”“关于中医理论体系框架研究的若干思考”（2013）等论文。

其中，关于“中医理论传承与创新工程”的实施目标与意义，我具体提出：中医理论传承与创新工程，旨在深入发掘、系统研究、丰富发展中医学原创理论体系；这是总结既往、开创未来的重要基础性工作，是重塑“中华医魂”的系统工程，对于未来的中医学术传承与发展具有突破瓶颈、开辟新域的战略意义。通过实施“中医理论传承与创新工程”，在未来 5~10 年，丰富和完善中医学理论体系，从整体上提高中医理论发展水平；锤炼一支由优秀中医理论人才组成的高素质理论队伍，形成中医理论传承与创新的核心力量；建设国家中医理论研究中心，形成引领和支撑中医理论传承与发展的研究基地；搭建国家中医理论研究交流平台，推进中医理论的整体创新和国际发展。

关于如何更好地推进和实现中医理论研究与建设，我提出以下实施路径：第一，探索理论起源。探索理论起源，旨在从源头梳理中看清根本。主要研究中医理论发生及其与中国文化的内在关系。第二，提炼历史积淀。系统整合与提炼升华承载于中医经典与历代各家著述之中的学术思想积淀和临床实践经验，使之进一步系统化、理论化。第三，综合当代发展。要依据中医理论的原则、观点和方法，着眼于新的实践和新的发展，进行理论提炼升华，用来解决在临床实践中面临的各种常见的和复杂的问题，把中医防病治病的实践不断推向前进。第四，完善理论结构。通过开展提炼理论命题、解析理论内涵、界定概念范畴、完善框架结构等方面的深入研究，对中医学理论的概念、原理、规律、法则，及其在临床实践中的具体运用，进行系统地研究与阐明，这是中医学科理论建设必须面对和解决的重要问题。第五，阐发理论内涵。重在阐发中医理论所蕴含的思维方式与方法，特别是要结合临床实际对中医学的临床思维进行深入的研究和解析，使之更便于今人理解、掌握和运用。

综上所述，中医理论传承与创新工程，要通过研究理论起源、提炼历史积淀、综合当代发展、完善理论结构、阐发理论内涵，深层次发掘中医学的原创理论，丰富和发展中医学理论体系，弘扬中医文化与理论知识，为保障中医药学术的可持续发展，建设具有中国特色的卫生保健体系，促进中医药原创优势转化为我国核心竞争力，提供坚实的理论支撑。

六、传承精华，守正创新

在国家中医药管理局、科技部、中国中医科学院及行业有关领导、专家的支持下，我与研究团队，自2005年起，先后依托2005年国家973计划项目、2013年国家973计划项目，开展“中医学理论体系框架结构研究”。研究目标：在“研究中医理论起源的思想文化及科学基础，分析和揭示中医理论形成与发展的内在规律”的基础上，研究构建结构合理、层次清晰、概念明确、表述规范，能够指导临床，体现学科内在规律的中医理论体系框架（《2013年国家973计划项目指南》)。总体思路，是以“集成、归真、纳新”为基本原则，从“科学学”和“理论框架”的研究视角，通过中医理论基本概念、重要论断、精辟医论的全面发掘、深入疏理，考镜源流、定义阐释、系统整合，集成中医理论发展成就，升华临床实践经验，阐明中医理论体系的整体框架和深层结构。团队在既往十五年（2005—2020）间，完成：①“中医理论概念体系的建构”，呈现了中医学理论体系的整体框架和深层结构；②中医理论命题的精选、诠释与“系统化”集成：系统彰显了中医学理论体系的重要论断及主要原理；③中医理论专论的精选、提要钩玄与“系统化”集成：系统彰显了中医学理论体系的丰富内涵。在这项重大理论工程实施过程中，项目团队基于中医学理论的自身特点，结合多学科知识，自主制订了研究思路和方法，明确了中医学理论体系以“概念体系”为框架结构表现形式，以“命题”和“专论”为主要支撑，在前人研究基础上进行了重要提升和创新。在方法学上，基于科学学、框架理论等多学科思路与方法，阐明中医学理论体系框架研究的主要原则、研究视角、基本路径、建构步骤等，形成了较为系统的中医学理论体系框架结构研究方法。收载上述成果的出版物——《中医学理论体系框架结构研究丛书》（6部论著、1部大型中医理论工具书），属于“十三五”国家重点出版物规划项目，由科学出版社出版。

通过上述研究，我更加深切地体会到：

所谓传承，是要尽可能最大限度地利用古典中医学著作中的思想精华和实践经验，探索中医学理论起源和发展的规律，实事求是地回答“中医学理论从何而来”“什么是中医学理论”“如何发展中医学理论”等根本问题。通过回答上述问题，促进中医学科理论的主体性发展。中医学包含了丰富的人文、哲学内涵。要真正认识中医学理论的本质与特征，回答“中医学理论从何而来”，必须全面阐发中医学理论的思想文化基础，探索和揭示中医学理论与中国文化的内在联系。要回答“什么是中医学理论”，必须在全面梳理经典著作和各家学说的基础上，全面系统地对中医学的理论内涵和思维方式，进行深入的解析和阐发。

所谓创新，首先要解决中医学理论如何创新的思路与方法问题。中医基础理论研究的基本原则，是要从中医学自身发展的客观规律以及与此相应的思维方式出发，确定与此相应的研究思路，可称之为“守正创新”。如果不是从中医学发展的内在规律和相应的思维方式出发，就不能称其为中医基础理论研究，研究的结果必然对中医学理论的发展无所裨益。在现实的医疗、教学、科研、决策中，是不是坚持中医学发展的内在规律，关键看是否坚持中医学的思维方式。与此相应，中医基础理论研究的方法，要特别重视坚持理论思维为主导，只有运用理论思维对古今实践进行理论概括与综合，才能从中提炼出新概念、新法则、新规律。值得注意的是，我们不能苛求前人创立的理论，为今天产生的临床问题提供现成的具体答案，也不能以古书中的方药去和现代问题简单对号入座。中医学者应该具有与时俱进的理论品质，根据中医学的基本原理和法则，根据实践经验和时代发展，探索解决临床新问题的答案，形成有临床实践根据的中医学新观念、新理论，继承和完善中医学的理论体系。如果不是从中医学的思想理念出发去搞所谓创新，充其量是技术、方法、指标的变换和更新。

基于临床实践的中医理论研究，要切实运用中医思维认识和解决临床实际问题，善于把对临床实际问题的观察与研究，提高到理性和理论的高度；根据中医学的基本原理与法则，探索解决临床新问题；根据临床实践的成功经验，总结新规律，提出新理论。同时，要基于中医经典的理论指导，结合古今医家的诊疗思想和实践经验，开展对中医临床各科诊疗理论的深入研究与系统建构；加强对常见多发疾病中医预防与诊疗的理论研究，总结其临床预防与诊疗的规律与法则，提升中医药临床防治的水平和能力。为加强中医医疗服务体系建设，培养通晓中医理论的优秀临床人才，发展中医预防保健服务，提供中医理论支持。

总之，中医理论创新和发展，要着眼于理论思维的实际运用，探索和实现理论思维对于实践的指导作用。实践证明，只有善于运用理论思维指导、分析现实问题，善于把对现实问题的研究提高到理性、理论的高度，善于从现实中总结和发现客观世界的规律性，才能更好地发挥理论对实践的指导作用。实践基础上的理论创新，是中医学理论发展和变革的先导。创新的目的和评价标准，是提高运用中医理论解决临床实际问题的效果、水平和能力。

特别令我欣慰的是，在中医学理论体系框架系统研究的进程中，我身边一批信念坚定、能力突出、年轻有为的年轻人受到进一步锻炼，为中医理论研究与建设奉献出自己的青春年华，并已经在中医理论研究领域崭露头角，形成一支专业化的理论研究人才团队。其中，中医基础理论研究所的陈曦、张宇鹏两位优秀的青年学者，在既往十几年中，具体协助我申报、实施和推进上述研究项目，共同深入研讨研究方案，付出了艰辛努力，其中医信念和责任心令我深受感动！

七、走近名家，辨彰学术

中医历代各家学说，创造性地回答了当时中医学养生防治过程中的新问题，在不同时代里开辟了中医学理论发展的新境界。历代各家在传承和发展中医学理论的过程中，有着各自不同的理论表述形式，但是都始终贯穿着中医学理论的思维方式、基本原理和独特方法论；既坚持了中医学的基本原理，又包含了发展过程中的优秀思想和实践经验。由于历代各家学说是一脉相承的思想体系，从而保持了中医理论的蓬勃生命力。现代中医学者，对于古典中医学著作中记载的历代各家学说和临床实践经验应深入钻研，应当力求全面而深刻地领会贯穿流动于其中的学术思想，全面而准确地理解蕴含包容于其中的科学事实；而不是仅仅停留于一家之说，甚至仅仅只是看到只言片语。特别是中医历代医论、医话、医案之中，贯穿着丰富的中医理论思维，记载着大量的实践经验，也是中医理论创新的重要源头，值得深入解析与提炼。对中医学理论源流与各家学说进行深入、系统的研究，是丰富和发展中医学理论体系的重要内容。

鉴于上述认识，自 2008 年开始，依托于国家 973 计划项目、科技部基础性工作重点项目、中国中医科学院自主选题、局重点研究室团队建设项目，我牵头组建了包括全国 13 所中医院校和中国中医科学院相关学科人员 90 余名的研究团队；对历代118位代表性医家学术思想与诊疗经验，进行系统总结与提炼阐明，完成《中医历代名家学术研究集成》（1部，3册）《中医历代名家学术研究丛书》（1部，102册），自2017年以来，先后由北京科学技术出版社、中国中医药出版社陆续出版，面向国内外发行。其中，《中医历代名家学术研究丛书》为“十三五”国家重点出版物出版规划项目、获2021年国家出版基金资助。

自2008年以来，我作为两部丛书的总主编，除负责研究方案的总体设计和组织实施之外，对每一位医家的书稿，在参照或仔细阅读原著的基础上，与作者进行了深入的反复交流，并共同对书稿加以修订和完善，使我从医家的著作里，从丛书每位作者身上都学习到很多。最重要的是，我十几年来借此走近这些医家，不仅对中医学理论的传承和创新发展进程有了整体上的新认识，也为作为中医学术之魂的医学经典的基石作用、为群星璀璨的中医历史长河而深感震撼！我本人分别在以上两部丛书中，承担或合作承担了张仲景、陈士铎、成无己、王珪等分册的编著，基于对这几位医家原著的深入研读和整理研究，对其学术渊源、学术特色、临证经验、后世影响等，较之既往有了更加全面、具体、深刻的理解。

八、研究痰证，集成精华

1991年5月，为调研中医基础理论的研究进展，我到中国中医研究院图书馆期刊室查阅五年内文献。其间，山东中医学院李克绍教授为《中医痰病学》（作者为湖北中医学院朱增柏教授）一书撰写的书评，引起了我的注意；遂借阅《中医痰病学》（1985年版）阅读，由此开始关注“痰”的概念与“痰证”诊治；进而，着手进行痰证理论、各家学说、临床诊治验案的搜集与整理。通过大约两年的学习和文献调研，我深感对于“痰证”进行深入、系统的研究，不仅是中医病因病机及辨证论治理论研究的重要课题，而且对于现代多种重大疾病和临床常见病的防治至关重要。其后，“痰证”成为我的主要研究方向之一。研究的主要内容包括：阐明痰证学术源流，总结古今诊治经验；提炼基本理论，集成理法方药；解读古今痰证验案，总结中、西医疾病痰证的诊治规律等。

1994年9月，我就任中医基础理论研究所副所长之后，于10月主持召开了首届全国中医痰病学术研讨会，参会人员140余名，围绕会议主题进行了热烈的讨论和交流。其后，相继举办了第2次、第3次、第4次全国中医痰证学术研讨会。2016年，我应邀加入世界中医药联合会中医痰证专业委员会，任副会长并参与中国中西医结合学会《广义痰证诊断标准》的起草。围绕“痰证”研究，先后完成的课题包括：①科技部国家博士基金课题：健脾化痰方延缓衰老的研究（1997—2001）；②国家中医药管理局科研基金课题：中医痰病的学术源流研究（1998—2000）；③国家中医药管理局重点研究室团队建设项目：中医痰证理论与实践的系统总结与研究（2013—2017）。此外，指导国家博士后基金痰证研究课题2项。自1998年开始，指导硕士、博士研究生完成痰证研究学位论文12部，指导博士后完成痰证理论研究报告4部。出版《中医痰证研究与临床》文集2部（1995年，1998年）；自1994年起，以第一作者和通讯作者发表痰证论文50余篇。近年主编的《中医痰证系列研究丛书》（工具书1种、论著6种）和《古今中医痰证类案集成》等，为国家“十三五”重点图书出版计划项目，由科学出版社和北京科学技术出版社分别出版。内容包括：基本理论、各家学说、临床诊治、科研进展、医案集成等。上述论文论著中，所阐述的痰证理法方药、临床运用和科研进展，可为临床、教学、科研工作者，提供有益的参考。

九、秉持道统，传承薪火

自1998年开始，至2017年为止，我作为中国中医科学院中医基础理论专业的研究生导师，总计招收硕士、博士研究生28名；作为博士后合作导师，招收中医基础理论专业博士后23名。这些研究生和博士后人员，主要从事中医经典理论研究、中医名家和流派学术思想研究、中医基础理论专题研究、中医痰证基本理论及临床诊疗理论研究。其中，中医经典理论研究，涉及《黄帝内经》气化理论研究、病因病机制论研究、诊法辨证理论研究，张仲景病因病机制论研究；中医名家和流派学术思想研究，涉及唐容川、黄元御、陈士铎学术思想研究，丹溪学派痰证诊治的理论研究；中医基础理论专题研究，涉及中医之“毒”“火”“痰”“郁”“气”“血”“津液”“神”“筋”等概念及理论研究；中医痰证的理论研究，涉及老年痰浊的形成与致病研究，“痰”的概念及理论研究、祛痰法的概念诠释与运用法则研究，理气化痰法、清热化痰法、化痰散结法、息风祛痰法、燥湿化痰法、化痰开窍法研究；痰证的临床诊疗理论研究，涉及中医眼科痰证、妇科痰证、外科痰证的诊治理论研究、神志病（癫、狂、痫）从痰论治的理论研究，癫狂从痰论治的理论研究等。此外，还有日本汉医名家吉益南涯之学术研究。这些研究的根本宗旨是坚持中医道统、传承发展中医理论、服务中医临床实践。通过上述研究，使研究者增强了“文化自觉”与“理论自信”。

2016年，我与北京中医药大学的王新佩教授，应邀到法国巴黎为杵针中医学院授课，我负责讲授《中医基础理论》课程。参加学习的几十位法国学员，有的已坚持学习中医多年，或从事中医临床诊疗与保健，对于中医理论抱有难得的兴趣和热情。结业聚会时，还有资深的法国汉学家参加，可以看出其在中国传统文化方面，具有一定的专长和造诣。这一切使我深受触动。此后，杵针中医学院院长一行曾来北京，希望能够继续前往授课，提出开设“中医各家学说”课程。但由于诸种原因，未能再次成行。通过这次法国讲学，使我看到中医药在欧洲的影响，以及中医药在海外传播与发展的前景，深感中医学人负有重要的使命。

十、结语

从1973年9月，20岁那一年，进入辽宁中医学院学习至今，我在中医学术道路上已经摸索前行五十一个年头了，并和中医理论研究结下了不解之缘。

半窗知我月，千卷岐黄书；从来多古意，可以赋新知。我始终清醒地知道：这一方书桌是得来不易的。它的背后，是无数中医学人薪火相传的坚持，是国家对中医药的鼎力支持，是民众对中医药的信任与肯定。南宋理学大家胡宏曾说：“学贵大成，不贵小用。”我们既然坐在这方书桌前，就要肩负起传承精华、守正创新的中医药发展使命。每当挑灯夜读、焚膏继晷之际，直面如此广博、历尽沧桑而又藏寓无尽智慧的中医学术宝库时，我都如同四十七年前那个刚踏入中医之门的年轻人一样，充满了好奇、求索、敬畏与喜悦。每当艰难攻关、曲折前行之际，我从未感觉自己孤独与无助，因为身边总有怀抱复兴中医志向、坚守传统中医本色、尊重中医学术研究规律的同道人与我为伴，他们或是我的师长，或是我的同侪，或是我的学生。在这条漫长的学术之路上，是他们不断鼓舞、激励、支持、协助我。

筚路蓝缕四十七年，对于个人来说，已是生命的大半。希望通过我的工作，能够打开中医药学伟大宝库的一扇小窗，让更多的光线透过其中，照亮后人前进的道路。四十七年的爬罗剔抉，在“传承精华、守正创新”的历史进程中，又显得是那样微不足道，期待有更多具备坚定信念和持久毅力的青年人，在中医理论研究与建设征途中勇挑重担，锐意进取。

在感恩与期许的同时，脚踏实地，砥砺前行，为中医理论的研究与建设继续贡献自己的力量，就是我所能回报的。

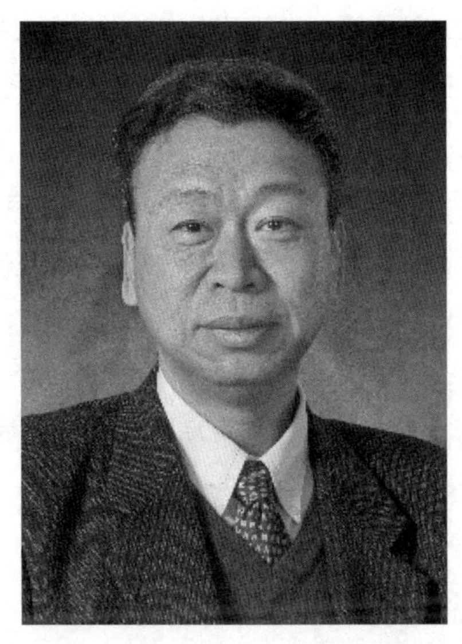

樊粤光名中医之路

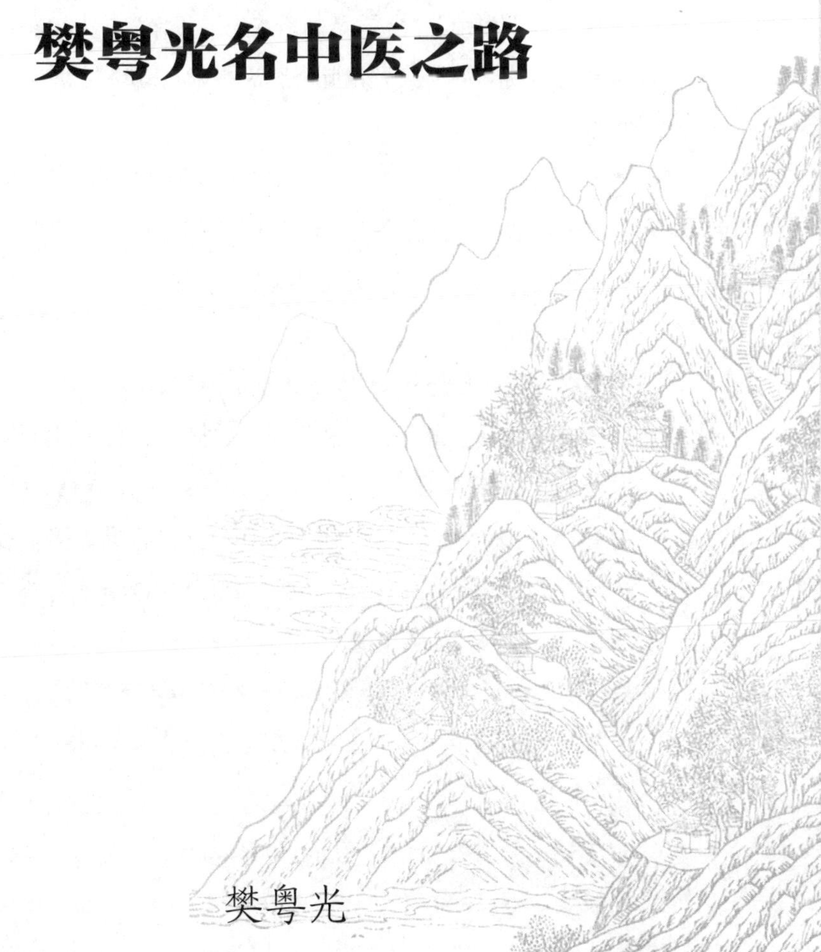

樊粤光

医家简介

樊粤光，男，1954 年 10 月出生，籍贯山西省长子县。广州中医药大学第一附属医院主任医师、二级教授，博士研究生导师，博士后指导老师，全国高等院校优秀骨干教师，广东省首批医学领军人才，国务院政府特殊津贴专家，全国名中医药专家学术继承指导老师，广东省名中医，第二届教育部重点学科中医骨伤科学学科带头人。现任国家自然科学基金课题评审专家、中华中医药学会医院管理分会常委、美国加州中国医学研究院顾问。曾任中华中医药学会骨伤分会副主任委员、广东省中医药学会骨伤分会主任委员、中国中西医结合学会围手术分会副主任委员、广东省中医药学会中医院管理委员会副主任委员、广东省中西医结合学会常委、广东省中医药学会副会长。《新中医》《中医正骨》杂志编委会副主任委员，《中国中医骨伤科学》《中药新药与临床药理》《广州中医药大学学报》等杂志编委。曾任广州中医药大学第一临床医学院 / 第一附属医院院长。

曾先后被评为“卫生部有突出贡献中青年专家”“教育部全国高等学校优秀骨干教师”“全国卫生系统先进工作者”“全国优秀中医院院长”“广东省抗击传染性非典型性肺炎突出贡献三等功”“南粤优秀教师”等荣誉和称号。

主持膝骨关节炎和股骨头缺血性坏死的基础与临床研究课题 13 项，包括国家自然科学基金课题 3 项、教育部课题 2 项、国家卫健委课题 1 项、国家中管局课题 1 项，省局级课题 6 项；在国内、外刊物发表学术论文 100 余篇，其中 5 篇被 SCI 收录。主编多部国家“十一五”“十二五”高等院校规划教材《中医骨伤科学》《中医骨伤科学基础》《骨伤科手术学》。主编国家卫健委“十五”重点规划医学视听教材 1 部（《中医正骨手法》）。出版学术专著（《简明中医临床诊疗常规》《骨伤科手术入路》《临床常见病证施护指南》《现代中成药手册》《中医骨伤科治法锦囊》等）多部。曾先后获国家科技进步二等奖 1 项，国家中医药管理局科技进步二等奖 1 项，中华中医药学会科学技术二等奖 1 项，广东省科技进步二等奖 1 项、三等奖 2 项，广东省中医药科技进步一等奖 1 项，广州市科学技术进步三等奖 1 项，广州中医药大学科技进步一等奖 1 项、二等奖 1 项，广州中医药大学科技成果一等奖 1 项。

一、学习传承及从业经历

我的中学时代是在华南师范大学附属中学度过的。1978 年全国恢复高考，报名参加首届高考，并以优异的成绩进入广州中医学院（现广州中医药大学，下同）中医系学习。

1983 年我毕业于广州中医学院，留校后一直从事中医骨伤科学的临床、教学、科研和管理工作。先后公派到美国伊利诺斯大学医学院、霍普金斯医院学习。并多次前往中国香港、中国台湾等地及欧洲、美国、越南等国访问、参与学术交流。擅长中西医结合治疗髋、膝关节疾病，特别是在股骨头坏死和膝骨关节炎的诊治方面有丰富的临床经验。在国内率先开展了全膝关节置换术和膝关节镜手术，并进行了深入而前沿的研究。

作为本科生授课老师、研究生导师、广东省名中医师承项目指导老师，承担着传帮带的任务，我严格从教，先后培养硕士研究生、博士研究生、博士后 30 余人。我认为："中医骨伤科学的进步必须加强理论学习，用理论指导临床实践，在实践中逐步提高；基础研究与临床研究并重，基础指导临床，临床促进基础理论的完善、升华、提高。"

二、临床经验

（一）创立骨关节炎专方：关节康片

关节康片是广州中医药大学第一附属医院治疗骨关节炎疾患的名方（专科药物），该药由我融汇古籍经典及自身学术经验研发而成，在多年临床应用中取得良好效果。

西医学对骨关节炎的确切发病机制目前还尚不清楚，大部分学者认为，骨关节炎是由于各种原因造成软骨细胞和软骨基质异常，使软骨细胞形态和功能异常并伴随软骨基质的合成和分解代谢失调，导致关节软骨受到破坏，最终引起的。

中医学认为，骨关节炎属于"骨痹"范畴。《素问·长刺节论》指出："病在骨，骨重不可举，骨髓酸痛，寒气至，名曰骨痹。"《素问》曰："七八，肝气衰，筋不能动。"《景岳全书》曰："痹者，闭也，以气血为邪所闭，不得通行而病也。"骨痹常见于中老年患者，主因中老年人肾之精气逐渐亏虚，易使关节、骨骼失养，再因关节复感寒湿邪气或跌仆劳损，以致关节疼痛不适。

《素问·宣明五气》篇云："五劳所伤，久视伤血，久卧伤气，久坐伤肉，久立伤骨，久行伤筋。"人到中年以后，长期的操劳和姿势性职业性损伤在所难免，劳损的结果，会造成关节局部气血运行不畅，气血虚少，功能障碍，筋骨退变。

骨痹的发生，与肝肾亏虚、感受风寒湿邪和跌扑劳损有关。肾主骨、生髓，肾气充足则骨骼强健，可耐受一般的损伤，抗御外邪；肝藏血、主筋，肝血足则筋脉强劲，可约束诸骨，避免过度劳损。人至中年后，肝肾渐亏，筋骨失养，不荣则痛，故肝肾亏虚，易发为骨痹。

骨痹病属于本虚标实，肝肾亏虚是本病发病基础，风寒湿邪侵袭及跌仆劳损为发病诱因，从而使气血瘀滞，经脉痹阻，气血运行不畅，遂致关节疼痛、肿胀，治疗本病，关键在于扶本治标，治当补益肝肾、活血化瘀以扶正祛邪、标本兼顾。

基于上述理论，我强调补肾活血的治疗原则，经临床长期应用，提出了关节康片的药物组成，经过系列药理、药动及剂型研究，成功研制了治疗骨痹的专科药物——关节康片，该药物适合用于早中期骨关节炎患者，取得了良好的临床疗效。

关节康片选用补肾壮骨、活血化瘀的中药组方而成，组方含有熟地黄、补骨脂、盐杜仲、枸杞子、丹参、红花、独活、木香、牛膝等，方中熟地黄性微温、味甘，具滋阴养血，补精益髓之效；补骨脂性大温，是补肾壮阳之要药；二药配伍，一阴一阳，阴阳互根互补，为君药。臣以杜仲补肝肾之阳而强筋骨，枸杞子滋补肝肾之阴，丹参和红花活血养血、木香行气止痛，牛膝补肝肾且引血下行，诸药合用，补肾以固本，活血以除标，血行则瘀化，瘀化则关节不痛不肿，补中有行，共达补肾壮骨、活血止痛之效。

西医学表明，补肾活血药物可以促进气血流通，改善局部血液循环，从而改善骨内微循环，降低骨内压，促进炎症吸收，缓解或消除症状；疏通筋络，缓解肌肉痉挛及挛缩，松解组织粘连，以达到消除疼痛，改善和恢复膝关节的活动功能。

西医学对于骨关节炎的治疗方法主要有物理治疗、药物治疗、手术治疗、组织工程学治疗、基因治疗及细胞因子治疗等等。尽管目前治疗方法繁多，手段各异，其目的都是试图通过各种途径保护软骨细胞，纠正软骨基质的合成和分解代谢失衡，延缓关节退变进展，避免关节功能丧失、最终行关节置换手术。然而上述治疗方法大多花费较高，且伴随有较多的毒副作用或外科操作相关并发症。

以关节康片为代表的中医药，在防治骨关节炎疾患中，因其无明显毒副作用，且费用经济、疗效确切，被越来越多的患者所采纳。

（二）膝骨关节炎阶梯治疗

膝骨关节炎的全球发病率为3.8%，目前已成为全球第二高致残率疾病，给全球带来巨大的经济和社会负担。在中国，随着人口老龄化进展，在50岁以上的人群中，膝骨关节炎的发病率呈几何倍数增加，可以说膝骨关节炎的治疗面临巨大的挑战。如何未病先防，如何系统合理地治疗膝骨关节炎一直是临床骨科医师关注的问题。膝骨关节炎的中医病名为“痹证”“骨痹”，长期以来以保守治疗为主，在中医药治疗方面积累了多种方法和丰富经验，在临床有着良好的口碑。在广州中医药大学第一附属医院率先开展膝骨关节炎的多种治疗，逐渐形成中西医结合并重的、由保守到手术的阶梯治疗体系。对于早中期膝骨关节炎，主张保守治疗，总结膝骨关节炎的核心病机是肾虚血瘀，治疗上强调补肾活血，自创中成药关节康片。也重视疏经通络的作用，配合小针刀和理伤手法，症状严重者加用西药治疗。对于中晚期膝骨关节炎，保守治疗无效时，遵循各种术式的适应证，形成个体化、阶梯化的手术方案，可选取关节镜、胫骨高位截骨术、单髁膝关节置换术或全膝关节置换术等手术方法。

1. 病因病机

《张氏医通》曰：“膝为筋之府……膝痛无有不因肝肾虚者，虚则风寒湿袭之。”《证治准绳》曰：“（膝痛）有风，有寒，有闪挫，有瘀血，有痰积，皆实也，肾虚其本也。”我也认为本病为本虚标实。肝主筋，肾主骨，中年以后，肝肾渐亏，筋骨失养，这是本虚。慢性劳损、筋骨受损或风寒湿邪侵袭及跌仆扭伤，从而使气血瘀滞，经脉痹阻，气血运行不畅，是为标实，表现为“不通则痛”，出现膝关节肿胀疼痛、活动不利。随着年龄的增长，肝肾气衰，加之长期关节活动和不正确的锻炼方法，关节周围的组织包括关节囊、肌腱、韧带等加速退化，肾虚精亏不足以濡养，发展为膝骨关节炎。临床病证也往往虚实夹杂，虚可致瘀，久瘀致虚，互为因果，需要整体观念，标本兼治，从而对疾病进行全面把控。

从西医学的角度看，免疫系统的下降，下丘脑－垂体系统的结构和功能存在异常，引发连锁反应，如氧自由基代谢紊乱，破坏关节软骨；微量元素下降和酶的活性变化，加重关节炎发展；性激素水平下降；软骨保护机制下降等。同时，他认可微循环障碍——骨内静脉瘀滞的血流动力学异常引起骨内高压也可能是发病原因之一。基于上述这些理论依据，认为肾虚血瘀是本病的核心病机，所以强调补肾活血为主的治疗方法。急性期症状严重可加用非甾体类消炎药、关节腔注射曲安奈德等西药治疗方案。

《素问·脉要精微论》云："夫膝者筋之府，屈伸不能，行则偻附，筋将惫矣。"《灵枢·经脉》云："骨为干，筋为刚。"将膝骨关节炎引起的膝痛与筋联系在一起具有理论依据。膝为筋之府，而且膝部经筋具有"结"与"聚"的解剖学特点，膝关节周围的经筋的结聚、挛缩，反过来又阻碍膝周气血运行。从西医学来看，这些结聚点的解剖学基础正是肌肉和韧带等软组织附着处，而且软组织的痉挛和附着处的无菌性炎症会刺激神经末梢，加重疼痛和痉挛；下肢力线的异常，生物力学的失衡也是膝骨关节炎发生的原因之一。所以在临床后期也重视疏经通络的作用，善用独活、羌活、全蝎、蜈蚣等中药。对于压痛点明显，"伤筋"明显的可选用小针刀结合手法点穴的理筋手法。它的作用机制是通过分离和松解软组织，阻断神经刺激，促进血液循环，矫正生物力线，恢复力学平衡。

2.形成个体化、阶梯化的手术方案

（1）关节镜治疗：我是广州中医药大学第一附属医院最早开展关节镜技术的专家，认为膝关节镜对于诊断和治疗膝骨关节炎有重要作用。临床中不少症状相仿的疾病如髌下脂肪垫综合征、半月板损伤等会被误诊为膝骨关节炎，但通过关节镜可以明确诊断。自1992年，我率先在关节镜技术下运用关节打磨清理的方法治疗退行性膝关节病，术后效果是良好的。但在临床随访发现随着时间的推移，症状会复发，因为关节镜下刨削只是暂时阻断刺激因素，并未纠正核心的病理机制。所以我认为关节镜技术只适合早中期的膝关节退变合并半月板损伤且保守治疗无效，关节负重力线未发生改变，关节活动正常范围的病例。另外，对于肾虚血瘀证候明显的患者，在关节镜技术的基础上，服用关节康片，临床治疗效果更佳。

（2）胫骨高位截骨术：我早在1997年开展了胫骨高位截骨术治疗膝骨关节炎，取得满意疗效。当时手术步骤还需截断腓骨近端，本手术矫正了下肢力线，使负重面平衡，同时有效地降低了骨内高压，减缓了胫骨髓内静脉瘀滞，从而缓解了症状。本手术适用于退行性膝关节病伴膝关节内、外翻畸形的病例，X 线片提示关节间隙一侧明显变窄，而另一侧大致正常，且术前膝关节活动度大于 90° 者。目前更精准的观点表述是高位胫骨截骨术纠正关节外畸形的内翻畸形。此外，对年高体衰或经济条件不允许者，也不失为一种简单有效的治疗方法。针对下肢力线畸形，对线不良，症状进行性加重，关节畸形主要来源于关节外的患者，胫骨高位截骨可以发挥其力线纠正彻底，快速康复，价格相对低廉的优势。

（3）单髁关节置换术：对于单间室病变出现骨磨骨的前内侧骨关节炎的病例，如果前交叉韧带是功能良好的，且术前膝关节侧方畸形和屈曲挛缩畸形在一定可纠正范围内，首选行内侧活动平台单髁膝关节置换术。它主要纠正的是由于软骨磨损导致软骨厚度丢失而形成的膝关节关节内的内翻畸形（可矫正的内翻畸形）。我认为传统观点中单髁膝关节置换术的禁忌证、膝前痛、髌骨关节炎（外侧髌骨关节炎伴骨丢失、沟槽和半脱位者除外）均不应作为内侧活动平台牛津单髁膝关节置换术的禁忌证。对于内侧间室软骨部分丢失者，则不建议进行内侧活动平台牛津单髁膝关节置换术。单髁关节置换术以其优良的特点使我们在临床实践中最大限度地发挥减少手术创伤，快速术后康复，节省医疗支出和减少并发症等方面的优势。同时，单髁关节的更新避免了骨水泥错误和减少翻修率，值得期待。

（4）全膝关节置换术：如果是膝关节内外侧间室都出现病变，交叉韧带功能不佳的膝骨关节炎病例，则需要选择全膝关节置换术。早在 20 世纪 90 年代末，我率先在广东省内开展此类手术，特别是膝关节已发生损毁，下肢力线已发生严重改变或关节活动严重障碍的晚期骨关节炎病例。全膝关节置换术能通过正确的截骨技术和软组织平衡充分解决膝关节严重病变问题，系统快速地重建膝关节的功能。但反对因患者疼痛症状明显，膝关节未发生损毁，下肢力线未发生严重改变的病例行全膝关节置换术。

阶梯治疗本质上是中医辨证论治的体现。各种治疗方法综合运用，因人、因时、因地而采用，提高辨证论治的针对性。阶梯治疗在临床上就是准确评估患者病情，严格把握各种治疗方法的适应证，从而扬长避短，实现个体化患者病情，个体化治疗方案。同时借鉴中医辨证与西医辨病相结合，不断探索辨证论治与辨病论治相结合的新模式，实践膝骨关节炎的阶梯治疗思路。我对新的手术技术和新的研究观点保持开放态度，如新兴的机器人辅助关节置换技术，或涉及交叉学科的计算机生物力学研究手术方式等，所以整理膝骨关节炎阶梯治疗的学术思想是顺应时代潮流，也是总结继承和发扬中医药在骨伤科疾病的优势。除了对患者病情的把握和医生本身的医疗技术以外，中医骨伤的十六字治疗原则中的“动静结合，医患合作”也是非常重要的。围手术期的康复管理以及患者共同参与到医疗决策中来，可以提升患者的满意度，对膝骨关节炎的治疗更加有效。

（三）股骨头坏死的保髋经验

回顾我近 30 年来治疗股骨头坏死的临床实践，总结其“维稳修复”的保髋理念、“辨塌论治”的治疗模式、以重建坏死股骨头前外侧柱内部生物力学稳定和促进期生物学修复为目标的个体化微创保髋手术技术。

股骨头坏死是一种容易导致股骨头塌陷和髋关节功能障碍的严重致残性疾病，因其早期防治困难、致残率高、花费巨大，被人们称为“不死的癌症”。

临床上分为创伤性和非创伤性两大类，创伤因素以股骨颈骨折及髋关节脱位较常见，非创伤因素主要有长期应用激素和酗酒等，其发病机制尚不明确，且缺乏切实有效的早期防治方法。遵循坏死 – 修复 – 塌陷 – 骨关节炎的病理过程，塌陷与否是疾病性质转归的关键，并且塌陷率非常高，约 80% 未经治疗的病例在 1~4 年内会发生塌陷，一旦塌陷将导致股骨头负重区软骨不可逆的损害，则骨关节炎将不可避免，从而引起关节病废，患者致残，不得不进行人工关节置换，研究显示约 87% 的病例从塌陷开始到需行全髋置换的间隔仅为两年。本人认为塌陷是股骨头坏死整个疾病进程中关键的一环，塌陷的防治是该病治疗成败的核心问题和有待突破的难点。

通过股骨头坏死自然病史的观察和保髋病例的临床随访，塌陷是整个疾病转归的分水岭和关键节点，也是保髋成败的核心问题及目前尚未解决的难题，因此如果想要获得良好的保髋疗效就必须攻克塌陷防治这个难关。

各种治疗方法都围绕着促使病变股骨头血运的恢复、逆转病机、防止塌陷，这些方法又可分为非手术疗法与手术疗法，手术疗法中又分为间接促进血运恢复如减压术、旋转截骨术和直接恢复血运如肌骨瓣、带血管蒂骨瓣及血管束植入术。各种方法都有一定的疗效，关键在于各自有其一定的适应病期，有的适用于早期，操作简单易行，有的适用于中晚期，但操作复杂，创伤较大。总的看来，直接恢复血运法比间接恢复血运法合理有效，但因手术复杂而应视病情而定。

重视中西结合治疗股骨头缺血性坏死，特别通过中医中药对早期患者症状干预，服用活血化瘀、补益肝肾的中药能促进气血运行、疏通郁滞，降低血液黏稠度、降低骨内压，从而改善血运，促进成骨细胞和破骨细胞分化，达到骨的新生和修复。

由于引起股骨头缺血性坏死的病因病机十分复杂，“股骨头缺血”是致病的基本病理。因此，本人认为能否充分改善血运是治疗的关键，股骨头缺血性坏死是一种全身血管病变的局部表现。无论术前术后都坚持对患者用中药进行全身治疗，根据中医临床辨证分型，采用以活血祛瘀、补益肝肾为主的药物调整血管功能。尤其术后加用中药治疗，发现对股骨头的修复及功能的恢复有良好促进作用。

在深入研究股骨头缺血性坏死发病机制的基础上，不断探讨生脉成骨片等中成药治疗股骨头坏死的机制。同时建立更完整，更准确的诊断、分期、分型、标准及中医分型标准。对早中期患者，根据其病因、分型、选择不同的中药进行治疗。而对于中晚期患者配合手术治疗，在向股骨头内提供充分血运的同时，提供生物力学支撑、改善股骨头形态。

我也在袁浩教授的带领下，在解剖学研究的基础上创立“多条血管束植入术”。血管束来源于旋股外侧动静脉及其分支，包括阔筋膜张肌内的肌支。应用显微外科技术，依靠熟练解剖，可分离出长达 9~12cm 的小血管 30~50 条。如此丰富及足够长度的血管，使血管植入技术发生了质的变化。即可将小血管汇合成 2~3 束通过多骨隧道植至股骨头软骨面下，改变了以往由于血管数量太少，长度不足，仅用单条血管束植入到股骨头远侧的状况。在血供保证的前提下，配合松质骨或肌骨瓣植入，既可促进修复，又可防止或纠正股骨头塌陷。对于Ⅳ、Ⅴ、Ⅵ期患者，配合股骨头、臼修整、成形术同样能避免或延迟作人工关节置换术。通过对手术前后作 X 线片、ECT、CT、MRI、病理及股骨头测压、造影检查证实，多条血管植入术具有充分改善股骨头血运、改善静脉回流、降低骨内高压、促进骨坏死修复等作用。此技术丰富了股骨头坏死保髋治疗的方法。

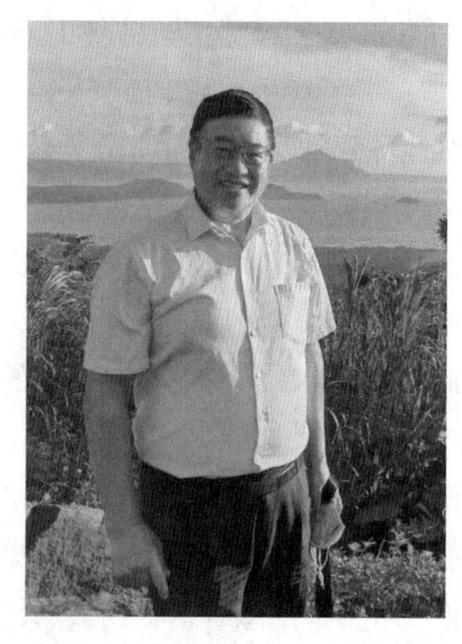

如何理解中医药的科学本质

刘保延

刘保延，1955 年生，中国中医科学院首席研究员、主任医师、国际欧亚科学院院士、博士生导师；世界针灸学会联合会主席、中国针灸学会会长、全国针灸标准化技术委员会主任委员、世界卫生组织传统医学顾问，《中国针灸》主编等。主要研究方向是中医、针灸临床疗效评价方法学研究、真实世界临床研究以及大数据在中医药领域的应用。获得国家科技进步二等奖 3 项，一等奖 1 项；省部级科技进步奖 9 项；作为第一作者或通讯作者发表论文 200 多篇。获软件著作权和专利 30 余项。

中医药学是中国古代科学的瑰宝，也是打开中华文明宝库的钥匙。古代科技与现代科技有何不同，古代科技是否可以重放异彩？本文试图来解答这一难题。

（一）如何理解古代科技，其与现代科技有何不同

李约瑟博士通过在中国十多年的深入考察、分析，总结，完成了《中国科学技术史》这部巨著，书中全面地论述了中国古代科学技术的辉煌成就及其对世界文明的重大贡献，向人们展示出一幅中国古代科技文明在天文、数理、农业与中医药的宏伟画卷，从而为西方学术界打开一个过去知之甚少的知识领域，促进了东西方两大文化体系的相互了解。中医药是中国古代科技的重要组成部分，在西医学传入中国之前，一个漫长的历史时期，是中医药在支撑着中华民族的繁衍昌盛。即使在当今，在人类战胜乙脑、重症急性呼吸综合征（SARS）、甲流，尤其是此次与新冠病毒的斗争中，产生于近两千年前的《伤寒杂病论》的方药，仍然发挥了有目共睹的作用。在新时代、新变革的年代，回归本源、遵循中医药自身规律，守正创新，要求我们重新审视中医药的科学本质、类别，找到中医药高质量发展的推动力，尤为重要。

已故国医大师，中国中医科学院的陆广莘老教授曾反复强调：中医是生生之道，生生之具，生生之气，收生生之效，谋天人和德的一个医学体系，他认为中医学的核心是有关“人”的一门医学，与西医不同。我非常同意陆老的观点。中医与西医学都在研究人体的生命活动规律与健康维护的方法，但研究的切入点不同，所采用的科学方法不同。

人们在研究任何一类运动的规律时，都会涉及三个要素：物质，能量与信息。由于研究的切入点不同，思维模式不一样，所采取的方法、技术就有很大的不同，所取得的结果则从不同角度揭示和解释了生命活动的规律，建立了各自的维护健康的方法，形成了各自的特点和优势。

从物质角度切入，即物质科学，它是现代科技的核心。在“还原论”的指导下，从研究物质的本源、结构、物理特性等入手，往往从宏观到微观，从物质的本源出发把事物运动的规律搞清楚。其采用的方法，主要是分析、分离、鉴别的方法和技术，从事物整体到它最小的物质组成。其研究的结果，可以揭示事物运动的物质本源，再根据对事物运动物质本源来寻找把握、调节运动的方法。

从信息角度切入，即信息科学，它是中国古代科技的核心。“信息就是信

息，既不是物质，也不是能量”。那么信息是什么？有关“信息”的解释很多，我推崇北京邮电大学钟义信教授的解释：信息就是事物的运动状态和运动方式，即事物运动呈现在空间上的性状和态势，以及这种性状和态势随着时间变化的过程和规律。信息有本体论信息和认识论信息之分。本体论信息是事物运动的自我呈现；而认识论信息是主体对事物运动状态与方式的描述与概括。事物运动离不开物质和能量，同时必然会有表现在外的运动状态和方式，根据这些外在的表现就可以测知事物内在运动变化的规律，所采用的方法只能是观察、类推和求道的方法。这种方法不可能告诉你运动的物质本源是什么，物质基础是什么，但可以告诉如何来驾驭运动。对于事物的运动来说，前者可以告诉你“为什么”，后者可以告诉你“是什么”，但往往在现实世界中，只要知道“是什么”就足以满足人们最主要的需求了！

表 1　钟义信教授信息科学观

	物质科学	信息科学
科学观	客观世界是由一个个具体的物质系统构成的，研究物质系统的主要目的是要阐明各种物质的结构，并在此基础上阐明物质系统的各种性质和功能	信息系统离不开物质和能量，但物质和能量是服务与系统的信息及其运动的，系统的主导特征和要素是信息和信息的运动。研究信息系统的目的是要研究面对所接受到的外部信息信息系统应当怎样产生适当的策略反作用于外部世界，才能使信息系统更好地完成适应外部世界和改造外部世界的任务
价值观	揭示物质本源、本质、共性规律；可重复、可验证	解决具体问题，更好地适应和驾驭外部世界
方法论	分析、分解，分而治之，各个击破，直接还原	信息转换，即形式、内容、价值三位一体的信息向知识以及智慧的转换。
特点	局部的、深入的、静止的、群体性的、确定的、具体的	整体的、相互作用的、动态的、复杂的、个体化、不确定性的、抽象的

注：以上为钟义信教授的观点。

中医和西医两个研究人体生命活动规律和健康保障方法的学科，研究的对象都是人，但由于研究的切入点不一样，角度不同，思维的观念不一样，方法论不一样，所以反映在世界观、价值观就不同，研究的结论也就不同，建立的健康保障方法就有很大区别。简单地说，西医学是从“人体”即物质切入的，往往关注的是“人的病”，中医学将自然界存在的各种“干预”与“人”及人的运动状态和方式关联在一起，更加关注“病的人”。西医学主要从“人体”

切入研究人体的物质本源，要紧紧依靠现代先进发达的科技手段。如果没有现代科技的突飞猛进，西医学也不会快速地向人体的微观层面发展。西医学的进步，也是近一两百年来，现代科技进步的具体体现。可以想象若没有显微镜、没有电子显微镜、没有 X 光机、CT、B 超、MRA 等这些先进、无创的人体结构的探测技术设备，没有对微观物质生化变化的检测设备，西医学的发展结果是可想而知的？西医学在诊断上对于慢性非传染性疾病，“病理”结果往往是最主要依据，最后说了算。而传染性疾病最后诊断要找到病原体，若找不到病原体，起码得找到人体内相关的抗体以及病原体的传播途径等，总体上看诊断要找到客观的“物质”依据。从人体“物质”入手，就很容易找到患某一疾病的同质总体人群，在进行临床研究时，可以从同质人群中抽取具有代表性的样本做研究，有了结论再外推到总体去，这么一种结果别人可以重复，干预与疗效有明确的因果关系，所以是科学的。当然要拿出大家信得过的高质量证据，还要按照国际通行的规则，认真做好每一个环节，首先过程是规范、严谨的。西医学认为这才是科学的理念，才是有价值的。

中医学是采用“信息科学”的方法，研究外在干预如何维护人体的健康。是从“人”外在的运动状态和方式的观察入手，“以外揣内”，应用医者的感官，通过望闻问切的方法，充分收集患者的临床表现，然后依据已有的理论和知识，对所收集的患者“运动状态和方式”进行分析理解，推求出内在的变化规律，再根据中医理论和临床经验，做出诊断和干预的决策，而患者干预后的反应，是进一步进行干预调整的重要依据。就这么一套很简单的方法，是从时空两个维度既关注患者空间上呈现的性状和态势，还关注随着时间变化的过程和所呈现的变化规律。同时中医还有个最大的特点，是把干预和人体的状态变化关联起来看。这就是所谓的“神农尝百草”的方法，结果告诉你在什么情况下用什么方法干预，患病的人会达到阴平阳秘、精神乃治的健康状态，告诉你如何驾驭人的健康，即回答了“是什么”的问题。但这种方法并不能告诉你“证（运动状态与方式）–治（干预）–效（干预效应）”关联的物质本源，回答“为什么”的问题。这种方法因为是要通过“人”的运动状态和方式来进行研究，所以必然是一种“整体观”，即便看到的局部，也反映的是一个整体的状态。同时，“人”的运动状态离不开人的生活环境、离不开社会、离不开人文、哲学等，所以中医学是自然科学与人文、哲学的融合，二者不可分离。正由于信息有本体论与认识论的区分，在中医学中，医者往往起到一个主导的作用，这样就形成了中医辨证论治个体化诊疗方法，中医人才培养方式，中医古籍、学术流派等在中医发展中的特殊作用等中医不同于西医学的独特特点与中医优势。

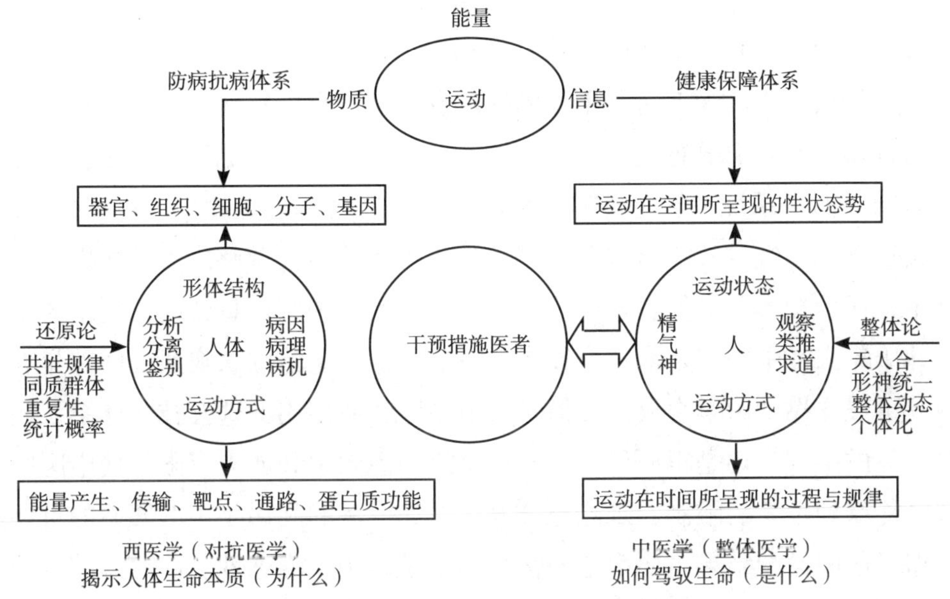

图1　中医是有关“人”的医学体系

既然中医的特点在于回答“是什么”，我们就不要失去自我，陷入渴望和追求回答“为什么”之中去。本来我们这个学科不是回答物质本源是什么的，但我们现在都要去追求这个东西，为什么追求呢？我们又陷入西医学研究的方法里去了，认为只有把本源说清楚了才是科学，所以大家都渴望找到本源，好像想让大家接受中医的话，只要把我们中医说清楚了，把本源说清楚了，我们就是科学了。胡适一段话有代表性：“西医能说出他得的什么病，虽然治不好，但西医是科学的。中医能治好他的病，就是说不清楚得的什么病，所以中医不科学。”这样的观点现在也很盛行。

回想一下，我们在寻求中医证候、中医理论的物质基础、物质本源的研究中做了大量的工作，进行了多方面的探索，但从最终的效果看，似乎对中医辨证论治能力提升的帮助并不明显。目前，中医药领域“优势特色淡化，学术停滞”的问题仍然没有得到根本性的改变。所以我想，我们还是回归到我们自己的路上来，要“理论自信、方法自信、疗效自信”，中医的这条路有非常大的优势，它不需要知道物质的本源，不需要确定疾病的“病理”或“病原体”，不需要依赖对抗性的干预方法和高精尖的仪器设备，所以在新发突发传染病、疾病的早期、在慢性病终身的康复治疗中，无论从效果还是从卫生经济学方面，都有明显的独特优势。

（二）制约中医优势发挥的主要问题

以上说道，中医不依赖于分析、分离、鉴别的技术，那支撑中医学发展的技术是什么？我认为就是利用人体的信息器官进行信息转换的一套技术。人类的信息器官有外部的感觉器官（视觉、触觉、听觉、嗅觉等）它是获取信息的；有神经网络系统，它是传递信息的；还有思维器官是加工、再生信息的；而决策信息，要经过效应器官及控制技术，再反馈回去调整决策。所以说，感测技术、通信技术、智能技术以及控制技术，就是中医信息转换的技术体系。

几千年来，中医就是靠这个技术体系进行辨证论治的，实践证明他是有效的，是可以支撑中医学发展的。但是目前中医学所使用的这套技术体系，还是依靠人体的感官，还是很原始，虽然很可靠，但效率和能力有限，使中医的优势、潜能受到很大的限制，未能充分发挥。如中医的问诊是中医四诊的重要内容，但目前问诊的结果主要都是回忆性的结果影响了准确性。而四诊的合参主要靠“悟性”，总之，原始的技术制约了中医的发展。

同时，辨证论治是中医的核心，其根本的特点是个性化。而中医个体化，不光与患者有关，更重要的是与医者关系密切。由于在辨证论治过程中，医生在自己所掌握的中医理论指导下，根据自己的临床经验，对人体外在表现进行感知、理解、判断、决策，而这一过程既会受到自己所遵循的中医理论的约束，也会受到其临床经验的约束。这与西医的个体化是由患者决定的，是由患者基因多态性决定的不一样。我这里举个信息学的例子，如果说信源是患者，而在座的都是医生，是信宿，如果辨证的结果“证候”是信息量的话，那么信息量的大小，显然不是由发出“信息”的信源－患者确定的，而是由医者通过对患者的临床表现归纳后升华出来的。这一特点，给中医的发展带来了许多优势，同时也给中医稳定、正确把握以及发现个体诊疗的规律，提出了巨大挑战。但大数据时代的到来，给解开这一中医个体诊疗奥秘，带来了希望，这种希望一个是“新思路”，一个“新理念”，一个是新的技术体系。

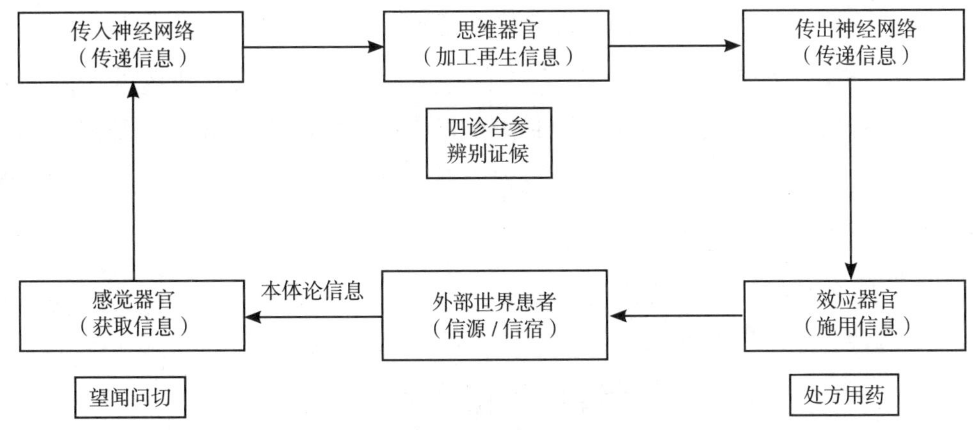

图 2　利用信息器官 – 信息转化过程

（三）大数据时代中医的机遇与挑战

大数据和互联网、云计算、可穿戴技术是同生的一个东西，个性化是大数据的终极运用，而个体性技术与大数据技术是未来的两大技术方向。中医个性化医疗，可以借助于大数据取得大发展。首先是大数据时代的新观点、新思维可以提升我们的“自信”。比如说对于“因果关系”的渴望，是自然科学领域的特点，回答“为什么”是科学价值的体现，中医学本来就是在不断回答“是什么”的过程中发展的，而目前许多研究却将回答“为什么”作为主体，花了大量财力和物力，实践证明回答的问题是很有限的，对于中医药的发展促进作用微乎其微。大数据的理念给回答“是什么”带来了新思维和新方法。互联网的思维是“链接一切”，这为中医的医患交互建立了一种新模式，为催生符合中医的服务模式和服务业态提供了可能性。可穿戴技术为我们中医获取了人体的状态信息、动态信息，提供了一种很好的工具和手段。

大数据时代，首先需要转变科研的范式，也就是根据我们的科学观、价值观和方法论，改变我们的技术体系。这样我们才可能回归自我，从西医价值观、科学观的束缚中解脱出来，否则我们永远是不科学的，不能被大家所接受。我们还要建立符合中医特点的方法学，如辨证论治疗效评价的方法。以前，临床疗效评价都在评价一个固定的、单一的干预方法或药物，而辨证论治的干预，药物是根据患者的治疗反应和医生的判断动态调整的，如果用评价某一个药的方法，必然成为同一个病、同一证候、同一药方的疗效评价了，这样辨证论治的疗效还是不知道。既然医者是辨证论治的核心，我们就可以采取评价医者的策略，评价医者治疗某种疾病的疗效，结果推荐给大家的不是一种药方，而是某一个医生。这种研究将采取全样本、混合大数据的研究设计，而不是抽样的精确小数据的研究。在过去十多年的过程中，我们在医院已经建立了“临床科研信息的共享系统”，基本解决了利用临床实际数据来开展真实世界临床研究的技术体系问题。目前已经在许多家医院当中应用，开展研究 100 多项。

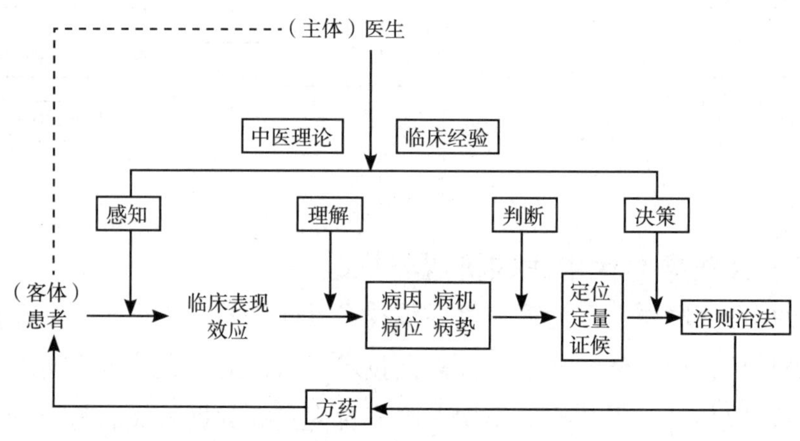

图 3　辨证论治是其主要方法

同时，在前期临床评价研究的基础上，建立了中国中医科学院中医药数据中心。数据中心的硬件架构、中医智慧云平台已经建立，要建中医药的国家数据库，建立中医大数据创新应用的共性技术平台和应用技术平台。目前利用病历首页数据，开展医疗监管的平台、中医馆健康信息平台、中医科研数据的汇交平台都已经建立，把数据思维和技术有机地整合起来，为我们中医药学的腾飞奠定坚实的基础。

（四）未来医学是中西医融合的新医学

目前，国际上医药卫生领域正在发生一场医学目的、医学模式的大变革。用健康医学来包容疾病医学已经是大势所趋。中医学将外在干预与人体的健康状态、方式关联起来，来维护人体的健康，可以说中医从一开始建立的医学体系就是一个“健康医学”体系，如何将中医与西医融合，建立一个新的医学，将是我们历史使命。钟义信教授在“人体研究的方法论挑战”一文中，我认为应该是以中医的医学体系为核心，包容西医学体系，从而共同构建一个中西医融合的新医学体系。提出“应该以信息转换的信息科学方法论为本，以分解分析的物质科学方法论为用。或者大体上可以说，应当以中医学的方法论为本，以西医学的方法论为用。这是因为，人体研究的目的是要根据人体的病患信息生成医治病患的策略（如果没有疾病，就应当生成维护和预防人体健康的策略建议），这正是基于信息转换的信息科学方法论所要达到的目的”。他作为一个信息领域的专家，给未来医学发展开得此处方，是值得我们深思和付诸行动的！

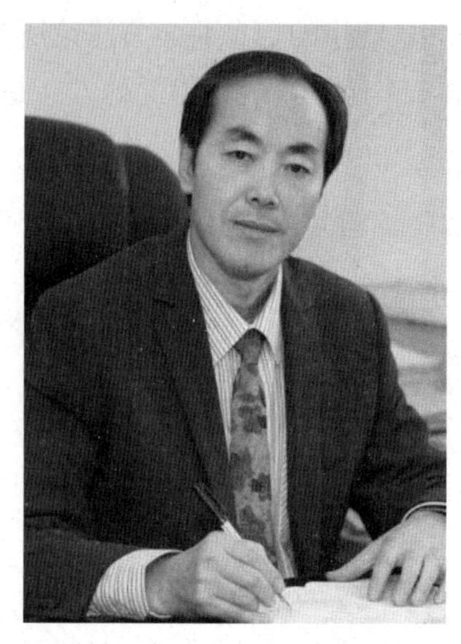

路漫漫其修远　吾将上下求索

砥砺致远，开拓创新，成铸华丽篇章

徐立然

徐立然，男，1959 年出生，河南信阳人。医学博士，医学二级教授，主任医师，博士生导师。毕业于河南中医药大学和南京中医药大学，师承于国医大师周仲瑛教授。河南中医药大学附属第一医院业务院长，河南中医药大学仲景中医药研究院院长；享受国务院政府特殊津贴专家，卫生部有突出贡献中青年专家，全国中西医结合优秀科技工作者；河南省政府专业技术学术带头人；河南省首届名中医。2018 年荣获“中国好医生”称号。

国家突发公共事件中医药应急专家委员会专家；国家药品监督管理局药物评审专家；国家中医药防治艾滋病专家组专家。世界中医药联合会艾滋病专业委员会会长；世界中医药联合会老年病专业委员会副会长；世界中医药联合会仲景学术传承与创新专业委员会副秘书长；中华中医药学会仲景学术传承与创新共同体常务理事；河南省中医药学会常委；河南省中医糖尿病专业委员会常务委员；河南省中医呼吸病专业委员会主任委员。河南省医保评审专家；河南省干部保健委医学专家。

国家中医临床研究基地（HIV/AIDS）主任；河南省病毒性疾病中医药防治重点实验室主任；河南省张仲景学术思想重点实验室主任；河南省张仲景医学工程研究中心主任。

从事临床、科研和教学工作 40 余年来，徐立然教授孜孜以求，潜心致力于呼吸系统疾病、糖尿病、免疫功能低下、发热、艾滋病及疑难杂症等临床诊疗和研究，具有坚实的理论基础，丰富的临床经验，娴熟的操作技能，较高水平的科研能力，游刃医海、知识渊博、学术建树颇丰。特别是在应用中医药解决重大疑难医学问题上有较强能力，为推进中医学术发展和社会影响做出了较为突出的贡献。

提出“一宣二降三穴”学说，在支气管哮喘、急慢性支气管炎、肺气肿、支气管扩张、肺部感染以及长期发热、疑难杂症等方面开创自己独特的呼吸疾病治疗方法及系统的治疗理念。投身于艾滋病临床救治及研究工作十八载，在疫情高发地区，践行我国“四免一关怀”救助的方针政策，逆行而上，矢志不悔。在“三结合三统一”原则指导下，首创构建起我国中医药治疗艾滋病的组织管理网络、省市县乡村五级医疗救治构架以及多方互动工作机制；创立了基于中医辨证施治 HIV/AIDS 病证诊疗体系和评价体系，创制《艾滋病中医诊疗指南》；提出了艾滋病“气虚为本，脾为枢机”的病理机制和“健脾益气”治疗原则，以及“清肺培元法”和“温肺培元”等治法。开发研究了益艾康片、健艾康浓缩丸、清肺培元颗粒、温肺培元颗粒、柴藿达原颗粒、解表清里合剂、参芪除热颗粒、泻痢康丸、祛毒浓缩丸及蝉蜕止咳颗粒等十余种制剂和药物。葛泽脉脂康颗粒、半夏橘竹颗粒、芪莲萸珍丸、桃术祛浊逐瘀颗粒、乾元康浓缩丸、坤元康浓缩丸等药物正在研发之中。

从师传薪，严谨治教，以渊博的学识和诲人不倦的精神，教育和培养博士后、博士、硕士、学术经验继承人百余人。先后作为首席承担国家“十一五”“十二五”“十三五”科技重大专项课题，国家十五科技攻关项目2项，国家“十一五”科技攻关项目3项，国家自然科学基金重点项目1项，河南省重大科技攻关项目5项，科研成果20余项，国家专利8项，专著20余部，发表论文200余篇。获国家新药临床研究批件1个，研发新药1个，单项科技成果转化1200万元。

一、家学启蒙、矢志岐黄

（一）家风传承，紧握岐黄接力棒

徐立然出生于一个世代为医的家庭。曾祖父胡敬堂曾是清朝时期怀庆府的巡抚大臣，为官清正廉洁，当时清朝政府和朝廷官员贪污腐败，又逢战乱，瘟疫肆虐，曾祖父心怀报国救民之志，毅然弃官从医，开办医馆，悬壶济世。之后曾祖父的子孙后代也由此习医行医，济世济人，至此已经是第四代。外祖父胡世锐传承父业，自小诵读岐黄医书，熟谙《伤寒》《金匮》之术，学验俱丰，倡导辨证论治，善以猛药起沉疴，巧选经方对药屡愈杂病，对脾胃虚弱导致的疑难重症诊治有独到之处，常另觅蹊径，善用生附子、生半夏等有毒药物治疗重症危症，准确果断，拯救生命；因而求诊者众多，舟楫相接，诊务繁忙，声名鹊起。1952 年新中国成立后为贯彻落实党的中医政策，外祖父在政府的倡导下开设郑州第一家联合诊所，定为七级主任中医师，全省 99 位名老中医之一。1958 年他与中医界同僚好友们在此基础上，创建了郑州市中医院并任业务院长，中华医药学会郑州分会会长。善于脾胃，娴用生附子、生半夏等治疗顽疾，医术精湛，声望日隆，颇受人民群众爱戴。连任郑州市一至六届人大代表、委员、常委，被选为省政协委员、全国政协委员。其母胡树兰自幼好学，考入上海医学院，时值国家支援西部建设，学校的师资力量整体搬迁到太原组建了山西医学院（现山西医科大学，下同），因此她毕业于山西医学院。其母承于父业、精读西学，善于中西医结合治疗顽疾，医术精湛，严谨认真、疗效独特，对患者关爱仁心，并在艰难的情况下创办了郑州市口腔医院，并担任院长，直至退休。这些对徐立然之后几十年的行医影响很大，在其外祖父和母亲的引领下进入中医殿堂，遨游医学书林渊海，畅读《内经》及针灸腧穴典籍，习颂古人遗训，熟背方歌、《药性赋》和针灸歌诀，初学看病以针灸起步，学着扎针，跟随应诊，获益颇多。初生牛犊不怕虎，其外祖父忙碌时，如有病家求诊，他就抓住机会认真诊治，靠初学到的针灸知识，习针治病，也治好一些小伤小病，成了受人喜爱的“小中医”，对中医的兴趣更加浓厚，踏上学医之路。从此继承和发扬中医事业成为他的人生使命，并在杏林这条崎岖道路上奋斗跋涉数十年。

（二）勤学深悟，续写中医新篇章

徐立然出身于书香门第，沧桑逝水，风习递嬗，但对医学的挚爱和蕴藏在书香中的情怀，依然在他人生中传承。那年，随着外祖父和外祖母的相继故去，在郑州市初、高中学习的他，人生境遇突变，由德高望重的医学世家变成了“反动家庭”，父母遭受“文化大革命”冲击，家庭经济骤然拮据，在社会和学校遭受歧视。面对周围人的疏离淡漠，依然没有自暴自弃，越是身处风雷雨，更知坚定韧颀典，深信“千淘万漉虽辛苦，吹尽狂沙始到金”。为此，持之以恒的针灸技能学习和历练让他在中学时期就早早践行了医学临床。也正是这段苦难经历，养成了在困苦之中坚持和永不放弃的个性。

1976 年高中毕业后，徐立然进入郑州市工农兵医院从事麻醉工作，通过进修培训，西医学知识积淀日深，不仅普通麻醉技术日趋娴熟，并且中医药洋金花麻醉和针刺麻醉成为他独特的技术，也让他成为医院麻醉室骨干力量，这段工作经历奠定了他的西医学基础。从小受中医学熏陶的他，在医疗实践中清醒地认识到对于很多疾病，尤其是疑难危重病症，中医中药在临床能发挥独特疗效，更有独特优势。为此在临床麻醉工作之余，埋头苦学中医学，坚持不懈研读医学书籍，夯实理论基础。自知不足，百倍其功，经过几年的工作学习积累，跟随老师广泛接触临床，救治众多危重患者，临床实践逐渐娴熟，西医学知识逐渐丰富的同时，更激发了学习中医的热情，特别是自幼受到外祖父的影响，遂立志深入研习中医，将中国传统中医发扬光大。

中医之学，博大精深，光华璀璨，中医理论涉及文、史、哲、理各个方面。徐立然在临床工作中考入河南中医学院（现河南中医药大学），在本科和硕士八年的学习中，张仲景“勤求古训，博采众方”、孙思邈“博极医源，精勤不倦”和李时珍“耽嗜典籍，若啖蔗饴”等的思想一直鞭策鼓励指引着奋激。他坚持苦读、勤学、深悟，博览古今医籍，精读中医著作，熟读《黄帝内经》《伤寒论》《金匮要略》等经典；刻苦钻研医术，广习众家所长，聆听导师教诲，临床与理论相结合、临床与实验相结合、临床与文献相结合，顺利完成研究课题，以优异成绩完成各项学业。数年后考入南京中医药大学，攻读中医内科学博士研究生学位，拜《中医内科学》主编、我国中医教育事业和中医内科学科的开拓者、国医大师周仲瑛教授为师，深入学习过程中，领略了国医大师的风采、感受了科学大家的深邃、学习了教育前辈孜孜不倦工作的态度，提升了传承创新能力，积淀了砥砺致远的智慧和能力，牢记继承发扬传统中医事业的初心，矢志不渝砥砺前行。

二、攻坚克难、抗击疫情

（一）科研攻关，攀登新特效药研发高峰

徐立然大学毕业后分配到河南省中医药研究院。该院集临床和科研于一体，以科研为主，主要研究疑难杂症的防治方法，研究收治对象主要为社会其他医院难以诊治的疑难病症。研究院的规模不大，拥有科研院、附属临床医院、国家中医药信息中心（河南）、中医研究杂志社、药厂，集河南省有理论基础、有临床经验、有科学成就的中医精英。作为大学毕业的研究生，在这个高科技的熔炉中得到了历练并快速成长。基于在校时的研究方向为感染性疾病，故义不容辞肩负起呼吸疾病的医疗科研的重任。当年印象深刻的有一种咳嗽（后被定义为变异性咳嗽或变异性哮喘）很难诊断治疗，普通医疗诊治这种咳嗽无特效药物，患者大量服用激素或麻醉剂才能缓解症状，这引起了徐立然高度关注，决心以中医药治疗破解无特效药的瓶颈。患者的典型症状都是表现为频繁咳嗽，持续病久，“五脏六腑，皆令人咳”，咳嗽看似简单，溯源寻本至关重要，病理机制甚为复杂。经过对其病理机制、病情变化剖析研判，徐立然发现这种咳嗽多为机体受风寒入侵，久而未散，犯及气道，气管痉挛收缩变形而致。以“疏风宣肺、解痉止咳”为治疗原则，研制开发一种新药“蝉蜕止咳颗粒”，经过大量临床实践，实验室反复进行动物实验，不断改进和反复验证，使得疗效特别显著，解决了临床“变异性喘咳”难题，获得社会和专家的高度好评。1996 年，徐立然主持的“蝉蜕止咳颗粒新药创制研究”入选国家药品监督管理局首批新药研发立项研究项目，并获临床研究批件，以科技成果形式转化于南京金陵药业。

医乃仁术，济世为先，他始终秉持“医可有派，医不守派，治可有方，治不泥方，医贵多技，医必通药”的精神，积极投入新特效药研制。根据临证诊疗，广泛参考前贤制方经验，古今中外、经传民藏、他人经验、个人心得、奥秘发掘或成方化裁，不拘一格，采撷众长，择善而取；结合现代药理药化的实验研究，构建组合成功一个验方之后，再经过临床检验，不断增补修订，反复锤炼，后成“个人经验方”，以此为基石，不断探索新药的研发研制。继蝉蜕止咳颗粒之后，敏舒糖胶囊、健艾康浓缩丸、金蒲橘口服液等制剂相继研发生产。至此，从学术影响到医疗水平、从科技成果到社会声誉，都提升到了相当的高度。

（二）攻坚克难，涉足肿瘤治疗高寒之地

在长期临床实践中，徐立然潜心笃志、砥志研思，积攒呼吸病基础理论、病理生理知识及临床经验，厚积自己特效组方心得，锐意攻克难、顽、怪、急病症，特别是把肺部肿瘤疾病作为重点课题研究，探索中医治疗的独特理论和方法，逐渐形成中医药治疗肺癌的重要措施和方案。肺主气，司呼吸，肺宣降失司，气机阻滞，久而血瘀，痹阻经络；肺气不舒，津液输布不利，壅结为痰；肺为华盖，易受外袭，邪气入里化热，热久炼液亦成痰；痰湿热毒气滞血瘀蕴结于内，形成肿瘤。《医门补要》云："表邪遏伏于肺，失于宣散，并嗜烟酒，火毒上熏，久郁热炽，烁腐肺叶，则出秽气，如臭蛋逼人。虽迁延，终不治。"故肺癌发病，痰瘀滞毒虚是其主要发病根源。中医临床上常将本病辨为肺脾气虚、气滞血瘀、痰瘀互结、热毒内蕴、气阴两虚、阴阳俱虚等不同的证型。

大量临床实践发现肺癌虽病因病机各异，但究其根本属虚实夹杂的病症。《灵枢·百病始生》有训"壮人无积，虚则有之"，针对肺癌气阴两虚为本、痰瘀滞毒为标的病机特点，徐立然推崇扶正祛邪，攻补兼施，创立以扶助正气、软坚散结为主攻法则，益肺健脾、清热化痰为佐助的治疗体系。肺为娇脏，位居华盖，易受侵伤，用药以轻清、宣散为贵，过寒过热过燥之剂皆所不宜；临床灵活用方，以补虚扶正之品为主，破血软坚之品为辅，化痰解毒之品为佐，攻补兼施，增强患者机体免疫力和自身抗癌能力，达到抑瘤抗癌的目的，同时在放化疗进程中能够减毒增效，辅助放化疗顺利完成，疗效显著。

如患者张某，男，59 岁，查出肺腺癌 1 年余。现症：咯痰，咽部有痰，痰浓色白，昼轻夜重；胃部不舒，进食后不消化，有灼烧感。采用《伤寒论》理中汤合柴桂龙牡汤，以人参、甘草益气健脾；半夏、茯苓健脾燥湿化痰；柴胡、黄芩清热燥湿，泻火解毒；当归、丹参活血祛瘀；桂枝补火助阳，温经通脉；皂角刺消毒排脓，淡竹叶清热泻火；另以煅龙骨、煅牡蛎软坚散结。患者服药后，痰量显著减少，胃部症状好转消失，之后可以旅游登山，持续服中药治疗，定期复查 CT 及肿瘤标记物等综合指标，5 年均保持病情稳定。

另如患者刘某，男，62 岁，肺癌放疗中，双肺肺炎；肝右前叶上段异常密度影；主动脉及冠脉壁钙化；右肾囊肿。现症有胸闷，咳嗽咳痰，饮食较差。方取《伤寒论》半夏泻心汤之意，以辛温之半夏为君，散结除痞、降逆止呕；以黄芩、黄连、黄柏泄热开痞，干姜温中散寒，共奏辛开苦降、寒热平调

之功；党参补肺健脾，茯苓渗湿健脾；陈皮健脾化痰，降逆止呕；浙贝母清热化痰，散结消痈；皂角刺消毒排脓，淡竹叶清热泻火，生津利尿；另以鸡内金健胃消食。患者服药效果甚好，肺部炎症渐消，条索影渐淡，遂定期来我院复诊，服中药调理，病情稳定。

再如患者赵某，女，46岁，肺结节（考虑肺癌早期），伴甲状腺结节、乳腺结节等。临床症状主要表现为间断咳嗽，时有黏痰，经期乳房胀痛，时有口干口苦，大便不畅等症状。方选黛蛤散合消瘰丸加减：青黛、海蛤壳、黄芩、象贝母、猫爪草、昆布、重楼、夏枯草、生牡蛎、生薏苡仁等。功效清热化痰、软坚散结。患者间断性服药6个月，经胸部CT、颈部彩超、钼靶检查等，肺部结节和甲状腺结节消失，乳腺结节显著减小。目前继续间断性中医药治疗。

（三）逆行而上，冲锋抗疫“战场”

在2003年春，重症急性呼吸综合征（SARS）疫情暴发，形势严峻。这是一种特殊的呼吸道传染病，传染性极强，患者持续高热、干咳、气短、气促，肺部炎症进展较快，X线片显示肺部阴影发展很迅速，病死率非常高。当时有些问题尚未明确，突发病毒感染，没有任何特效药。作为河南省抗击非典医疗救治专家组成员，徐立然身临抗疫战场，冲锋在前，迎难而上，深入“疫”线，与病患零距离接触，集中对全省患者进行会诊、确诊和治疗。根据整体观念、辨证论治和四诊八纲内容及中医历代诊疗疫病（或称伤寒、或称瘟疫）的经验，徐立然认为SARS属于中医学的“疫疠”病范畴，病位在肺，热、毒、湿、瘀是其病机特点。徐立然针对SARS的证候表现，以辨证论治思想为指导，运用中医药治疗，病情迅速得到控制，疗效显著，患者症状迅速改善、机体损害减轻，重症患者病死率降低，确保河南省非典治疗零死亡。

记得有一位从京至豫的患者，在途中已出现高热、咳嗽等症状，转运到许昌襄县隔离治疗，西医学采用大量的激素和抗病毒药物治疗，患者体温依然持续上升，医疗专家们数次会诊，诊疗争议很大，结论难以确定，一周后病情明显加重，濒临死亡。省委省政府对该重症患者高度重视，建议尝试应用中医药实施抢救，特别指派徐立然前往救治，正在医疗救治专家组研究疫情的他，闻令而动，白衣执甲，逆行出征。徐立然连夜动身，奔赴抗疫最前线，赶到襄县已是早上6点，没有丝毫恐惧，穿上三层沉重的防护服踏入病房，对高热昏迷、呼吸微弱、冷汗淋漓、奄奄一息、濒死状态的患者望舌触脉，仔细查体，分析病情，把握病机，临证处方。时间一分一秒地流淌，汗水湿透了厚厚的隔离防护服。根据患者的舌象偏红、舌苔偏黄腻、脉细软无力等，依据《温热经纬》中“太阴内伤，湿饮停聚，客邪再至，内外相引，故病湿热”的论述，徐立然综合辨证分析为湿热内阻证型，惟宜宣畅气机、清热利湿。对证开方，采用三仁汤加减，宣肃上焦肺气，畅达中焦脾气，渗利下焦水气，使湿热分消而去。鼻饲用药3天，患者体温第一天就开始回落，第三天恢复正常。续调方为《伤寒论》竹叶石膏汤合《温病全书》菖蒲郁金汤，3剂药后症状完全消失，十天痊愈出院。

成功救治该例重症患者对河南省非典治疗实现零死亡具有不可磨灭的非凡意义。与此同时，徐立然对所有确诊病例和疑似病例，均采取中药控制病情，充分肯定了中医药在防治SARS中的重要作用，展示中医药的独特优势和力量。研究项目“中医药学对非典的临床研究探讨其理论基础及证治规律”获河南省中医药科技进步奖一等奖。

SARS期间，徐立然作为呼吸病专家，研究制定河南省中医药防治非典技术方案和实施细则，编写河南省中医药防治非典知识、河南省中医药防治非典辨证论治纲要等；被省委省政府授予“全省抗击非典先进工作者”称号，获评享受国务院政府特殊津贴专家。

2020年，面对突如其来的疫情，作为河南省新型冠状病毒感染医疗救治专家组成员，徐立然再次逆行而上，第一时间投入“疫”线，冲锋“疫”战，观察“疫”情、会战“疫”病。根据新型冠状病毒感染“湿”与“毒”的核心病机，制订河南省中医药预防方和发热门诊治疗方，与同道们共同推动中医药在防治突发传染病中发挥作用，为百姓健康保驾护航。徐立然拟定的预防推荐药方神术散加减，用苍术配伍藿香芳香化浊、配伍砂仁芳香醒脾、配伍连翘芳香解毒、配伍黄芪芳香益气，配伍陈皮芳香行散、诸药共奏卫表、化浊、辟秽之功效。由河南省卫生健康委员会向社会发布实施，在社区、街道、学校、工厂、乡村等积极有效地预防了新冠病毒的传染。徐立然拟定的治疗方为麻石柴参汤（麻杏石甘汤合大柴胡汤合白虎加人参汤），治疗新型冠状病毒感染疫毒内闭于肺，肺气不利，邪气郁闭于内而化热，此时身热不退，咳嗽痰少或黄痰，胸闷气促，咳嗽憋闷，动则气喘，舌红，苔黄腻或黄燥，脉滑数。此选用麻杏石甘汤，治以辛凉宣肺、清热平喘，重在缓解疫病胸闷、喘促有热者；选用大柴胡汤和解少阳、内泻热结、表里双解；选用白虎加人参汤清气分热、益气生津；诸药合用以解三阳之邪，当除疫毒疠气之患。徐立然拟定的治疗病毒检测阳性患者的抑阳转阴处方名为参术转复汤（《中国药典》避瘟散化裁加减），主要针对病毒核酸检测阳性者提供快速转阴性的治疗药物，其功能主要是健脾益气、辟秽化浊。能在短时间内快速清除患者体内的病毒，使之病毒核酸检测转阴。上述处方在新型冠状病毒感染疾病过程中，对于预防、治疗、康复等阶段均起到了积极作用。

截至2021年8月，河南省地区治疗新型冠状病毒感染中医药参与率为94.66%，中医药治疗取得良好效果。新冠疫情期间，CCTV-4中文国际频道《中华医药抗击疫情》节目中徐立然特别强调中医药预防方的推荐和应用，还多次受邀在新闻、报纸、电视等讲解中医药治疗传染病的经验，并积极利用网络直播、线上授课、健康大讲堂等方式，开展医师培训，进行新型冠状病毒感染疫情防控知识宣传教育以及学术交流推广。与国外卫生行政官员及专家学者、医生、护士、辅助医学人员进行线上学术交流，开展“第三期中医药抗击COVID-19进展”全球讲座“COVID-19 vs Chinese Medicine”等国际公益讲座，连线参加意大利精神神经内分泌免疫学会2020年年会并受邀演讲，在国内外多地数十场讲座中，徐立然展示了中医药针对新冠病毒的最新研究成果，介绍中国中医介入治疗新型冠状病毒感染的经验，阐述中医药在预防和治疗现代瘟疫中发挥的重要作用。

这些突发事件和相关工作使徐立然深深体会到作为一名医生使命和责任，砥砺初心，不忘使命，任重道远。

三、治艾防艾、善作善成

（一）奋勇笃行，用奋斗诠释家国情怀

20世纪90年代，艾滋病在河南上蔡、尉氏、周口等多地肆虐蔓延，如毒蛇猛兽般威胁乡村百姓生命。新世纪初，为应对艾滋病这个“世纪瘟疫”，河南省委省政府、省卫健委、省中医药管理局高度重视，多次部署工作，组建临床专家组，应用中医药技术精准高效科学防治防控艾滋病。鉴于徐立然在应用中医药技术防控SARS疫情方面取得的显著效果，被委以河南省中医中药治疗艾滋病临床专家组组长的重任。当时艾滋病为一种新型病毒，对于艾滋疑难重症中医没有明确的诊治方案，没有抗病毒疫苗，也没有杀灭病毒的特效药，国内甚至世界范围内的相关研究都寥寥无几，可借鉴的经验几乎为空白，一切都

是从零开始。艾滋病防治形势严峻性、复杂性、难治性、危险性、不确定性巨大，防治工作如履薄冰困难重重。但徐立然深知对于医务人员来说，疫情就是战场，在国家和人民需要的时候，作为白衣战士应当冲锋向前，这是职责使然。而救死扶伤、甘于奉献就是医务工作者的职责，更是共产党员的初心和使命。

（二）深入乡村，用行动展现中医精神

河南艾滋病高发区多处于边远农村和山区，当时的病房和卫生院条件十分简陋，村民们不了解艾滋病，谈艾色变，唯恐避之不及，艾滋病患者本人也避讳问诊就医。为了掌握艾滋病患者的第一手资料，收集足量的临证数据，徐立然不仅要奔波迢迢千里辗转疫区，还要克服重重阻力搜寻患者，初期调研很快陷入举步维艰的困境。但他和团队以“咬定青山不放松”的精神，深入基层走村串户，宣讲艾滋病现状和危害；深入艾滋病患者家中走访、调研、诊治，讲解中医药诊疗特色，进行依从性教育，树立患者信心。正是这种“千磨万击还坚劲”的毅力让我们打开了艾滋病防治工作的突破口。疫情如战情，刻不容缓。他要与时间赛跑，与疫情赛跑，郑州的工作结束就立即投入防艾治艾战斗，白天下乡走访调研，为患者诊断治疗，晚上挑灯夜战查阅文献，精研古方，和团队专家探讨治疗方案。三个月马不停蹄，走遍当时的艾滋病高发地区，建立中医药治疗艾滋病患者群体库，研究中医证候演变规律，积累制定治疗措施和方案路径的原始资料。同时践行“四免一关怀”政策，将艾滋病医疗保障执行落实到位，用中医药方法给艾滋病患者施以辨证救治，开展下乡送医送诊送药服务。

“九层之台，起于累土；千里之行，始于足下。”十八年来，徐立然以每年平均 10 万公里的行程踏遍了艾滋病高发地区的 20 多个县（区）、100 多个乡镇、500 多个村庄，为万名艾滋病患者提供免费中医药治疗。2004 年的当初，尉氏县有一个朱姓患者，初诊时，发热、消瘦、咳嗽喘息反复频发，身体多处溃烂，弱不禁风，近期卧床不起，茶饭不进，濒临死亡。通过中医辨证论治进行中药汤剂治疗，一星期后患者热退，接着咳嗽也好了，身体一天天好起来，经过三个月的持续用药，患者身体状况转危为安。至今，该患者生活自理，种了菜园子，还能下地干活儿。这个例中医药治疗起效的病例意义非凡，在辨证施治过程中找到了适合中医药特色的治疗路径。随后，由危转安的患者越来越多，充分证明了中医药在防治艾滋病方面的独特优势。徐立然率领的团队取得

了阶段性成效，按照中医药辨证论治的方案进行临床实践，有效地改善艾滋病患者的临床症状体征，减少机会性感染发生率，提高生存质量，不同程度地恢复劳动能力，提高机体免疫功能，降低了病死率，最大限度地延长患者的生命。

（三）救死扶伤，用大爱砥砺德行

十八年来，徐立然用“救死扶伤、甘于奉献”的医者初心，点燃了艾滋病患者的希望之星，更赢得了乡村百姓的信任之心和感恩之心。每次车驶入村里，乡亲们都高兴地说这是徐医生来救人了。每到一个地方，艾滋病患者都不约而同地送上自己种的白菜、萝卜、红薯……以表达自己的感激之情。2006年的一天，带队深入确山县一个山村救治艾滋病患者，当时天降大雨山路崎岖泥泞，不料所乘坐的车辆陷入山间泥潭无法前行。当地一位村民得知情况后，迅速召集来七八十来个村民，在没有拖车的情况下，一辆2吨左右的越野车硬是被村民齐心协力用肩膀扛了出来！

“艰难困苦，玉汝于成”。十八载的躬行实践中，有跋涉奔波的劳累，有突遇车祸的伤痛，有临危的沮丧和不甘，更有完成项目的欣喜振奋。2008年11月，在前往鄢陵县的高速途中，徐立然突发车祸，车辆冲撞突破中间的隔离带。他当场昏迷不醒，头部、眼睛、耳朵、鼻子等七窍出血，尤其是颈椎、腰椎、肋骨骨折，盆骨粉碎性骨折！在许昌市第一人民医院抢救苏醒后，他首先想到“艾滋病的药物研发、体系建立、方案完善……还有很多工作没有完成”，他特别不甘就此止步，默默祈祷上天一定再给些时间，以完成挚爱的事业！正是潜意识中责任和使命感的深深呼唤，徐立然挺过了三天的抢救期，病情终于稳定下来。此后内心“时不我待、只争朝夕”的紧迫感更愈加强烈，伤痛未消，就投入到国家“十一五”科技重大专项的立项工作。躺在病床上仅靠可活动的双手，完成了课题“艾滋病和病毒性肝炎等重大传染病防治科技重大专项 / 无症状 HIV 感染者中医药早期干预研究”的总体设计规划和主体工作，顺利获批国家“十一五”科技重大专项。以此研究项目为基础，又接续承担了国家“十二五”“十三五”科技重大专项、国家自然科学基金重点项目、国家“973”“863”计划、河南省重大科技攻关项目20余项，对艾滋病的中医药研究攀升到更新更高的领域。

四、驰而不息、实现“三创”

（一）守正创新，构建艾滋病中医治疗管理模式和研究网络平台

经过锲而不舍地摸索，在徐立然团队提出的“三结合三统一”（统一组织领导、统一治疗方案、统一评价标准；抗病毒药与中医药结合、辨证论治与中成药结合、临床治疗与科学研究结合）原则指导下，成功创立了高效的管理模式，并搭建区域性中医临床治疗研究网络平台。率先在疫情高发地区建立了中医药治疗艾滋病“省、市、县、乡、村五级医疗体系”，建立以专家为核心的专病医疗分级机制，开创艾滋病属地注册制的临床医疗单病种管理模式，采取中心质量控制，加快推进艾滋病中医药医疗中心和医疗资源宽范围远辐射到偏远乡村及边陲地区，力争每位艾滋病患者能享有更多高效高质量医疗机会。以河南省为例，项目县已从 2004 年 5 市 9 县（区），扩大到 2021 年 8 市 30 个县（区），累计为 10286 名患者提供免费中医药治疗，患者数是项目实施初期 1792 人的 5.7 倍。搭建制度立交桥，制定项目实施细则、项目质量管理与控制方案、科研管理制度、监督检查制度、专项经费管理办法、巡诊会诊制度、试点质量检查评分标准、工作手册等，确保项目实施畅通无阻。构建多省艾滋病中医临床研究网络平台，目前已在河南、安徽、湖北、湖南、广西、新疆 6 省建立了临床研究型门诊及研究型病区各 20 个；拥有艾滋病中医临床科研、新药研发技术平台；建成国家中医临床研究基地、国家临床药理研究机构、国家局重点研究室、科技部国际交流合作基地、省级院士工作站及省级重点实验室；为 HIV/AIDS 中医诊疗体系构建及国家重大科研项目顺利实施提供强有力的技术保障和平台支撑。

（二）开拓新路，创建艾滋病中医基础理论体系、诊疗指南和路径

挑战艾滋病这个世界难题已经是毕生事业，在近 20 年的奋斗历程中，徐立然用汗水浇灌收获，用实干笃定前行，不断通古汇今，凝练升华，立言开新，实现“三创”。

1. 创立艾滋病中医基础理论体系

由于时代发展，自然和社会环境变化，以及新病毒的出现，中医基础理论研究往往需要探讨指导临床实践。为了弥补关于艾滋病中医基础理论体系研究的空白，徐立然团队通过坚持不懈地大量临床实践，创新探索理论体系，提出艾滋病“气虚为本”“脾为枢机”的病机特点。《素问・刺禁论》：“肝生于左，

肺藏于右，心部于表，肾治于里，脾为之使，胃为之市。”“使”，使役、帮助；五脏气机表里升降，依赖脾之“枢机”才能顺利进行。这也是个最初的观点和依据。结合临床实践，通过对 334 篇文献系统评价、1574 例病例临床资料回顾剖析、1200 例流行病学现况调查及临床验证，研判得出艾滋病“疫毒”首先损伤脾脏，脾不健运，致五脏气血阴阳俱虚。于 2019 年 8 月，以第一作者在《中国艾滋病性病》第 25 卷第 8 期上发表《基于辨证施治的 HIV/AIDS 病证诊疗体系构建评价与应用》，提出“气虚为本”“脾为枢机”是艾滋病发生、发展、转归的病理机制，首次阐明了艾滋病的病因病机、病性病位、致病特点，系统揭示艾滋病中医证候分布及演变规律。该项研究成果荣获 2016 年中华中医药学会科学技术进步奖一等奖。艾滋病中医基础理论体系研究为艾滋病证候分类、治则治法、方案制定、疗效评价、新药新制剂研发等夯实了理论基础。首席主持国家“十一五”“十二五”“十三五”科技重大专项、国家“973”“863”及国家自然科学基金重点项目。依托项目研究，获批省部级科技成果奖 15 项，陆续发表相关论文 600 余篇，SCI 收录 30 余篇，出版相关著作及教材十余部。

2. 创建艾滋病中医诊疗指南

推进中医治疗标准化与规范化是学科建设的要求，是中医学顺应当今国家社会需求，实现现代化、信息化、国际化的关键问题，同时也是学科成熟度的标志。几十年来，通过建立艾滋病证候分类及诊断技术标准，界定中医药治疗艾滋病的“5 个适宜时机”和“5 个适宜范围”，制订中医药治疗艾滋病及其相关病症的诊疗方案，确立艾滋病病证结合疗效评价指标体系等系列研究环节，层层推进，最终研究制定《艾滋病中医诊疗指南》，在艾滋病的中医诊断、辨证与治疗方法、疗效评价标准上提出了“中国方案”，极大提高了中医药治疗艾滋病研究的国际威望，其权威性和约束力毋庸置疑。其先后主持制定《艾滋病常见病证辨证施治技术指导原则》《中医药治疗艾滋病临床技术方案》《艾滋病无症状 HIV 感染期中医诊疗方案及路径（2013 年版）》《艾滋病咳嗽（社区获得性肺炎）中医诊疗方案及路径（2013 年版）》《艾滋病外感发热中医诊疗方案及路径（2013 年版）》《艾滋病相关腹泻中医诊疗方案（2013 年版）》《艾滋病中医诊疗方案（成人）》《12 个艾滋病相关疾病中医诊疗方案》《艾滋病常见病证辨证施治技术临床观察与评价研究方案》《艾滋病（中医）症状体征量化表》《HIV/AIDS 生存质量量表》《艾滋病四诊信息采集表》《艾滋病患者体质判定量表》和《艾滋病中医证型判别与评价表》《艾滋病中医诊疗指南》《中医药治疗艾滋病临床路径》，并不断收集反馈信息，逐步完善与应用推广。

3. 创新艾滋病中医治疗手段

多年来，以中医方剂研究为核心，徐立然主持完成了国家十五科技攻关项目《益艾康胶囊研制》，国家中医药管理局国家中医临床研究基地业务建设科研专项《清肺培元、温肺培元颗粒对艾滋病肺部感染（痰热壅肺、痰湿蕴肺）的疗效及作用机制研究》。将科研技术对接临床实践，全力创新艾滋病中医治疗手段，提高患者生存质量，通过新制剂研发与新技术探索，发挥中医中药治疗艾滋病的作用机制，充分打好艾滋病中医治疗的组合拳。成功研制益艾康胶囊（2005Z002）、扶正排毒片（ZL200810049824.2）、清肺培元颗粒（Z20120011）、温肺培元颗粒（Z20200043000）、参芪除热颗粒（Z20120013）、柴霍达原合剂（Z20120004）、解表清里颗粒（Z20120010）、祛毒颗粒（Z20200035000）以及精元康胶囊（ZL201110072572.7）等10余种系列注册医疗机构制剂。凭借中医药特色和优势，采用艾灸和耳穴压籽等特色技术治疗艾滋病脾气虚证、肾阳虚证与失眠症顽疾。新药研发获得国家发明专利6项、实用专利2项。“益艾康胶囊”实现科技成果转化1200万元。通过广泛临床实践，疗效颇为显著，在大幅度延缓艾滋病发病，降低病毒载量、死亡风险、机会性感染和病死率，提高患者免疫功能等方面，具有较高循证医学证据支持和科技创新成效。

（三）国际交流，提高中国中医药国际影响力和感召力

“艰难方显勇毅，磨砺始得玉成。”回首一路走来的历程，十几年的道路艰辛又漫长，但从未惧风雨、畏险阻，年少时继承发扬传统中医事业的梦想一直在激励推动和牵引。多年的医疗实践探索，进一步拓宽了视野和思路，认为保持中医药在世界传统医学领域的学术中心地位，使我国传统医学进入世界医学的先进行列，是历史赋予我们的重大使命。为此，多次受邀在国内外讲学或学术交流，或进行线上国际讲座，弘扬中国医药学术，传播中医技术，提供中医路径、展示中医疗效，突出中医特色、彰显中医魅力，提高中国中医药的国际影响力和感召力。2016年徐立然在英国剑桥大学举办的第二届世界中医药健康产业峰会暨英国PACHA中西医合作国际论坛上作了《中医药治疗艾滋病的思路与方法》主题演讲，引起了与会者的极大兴趣，提升了中医药在重大疑难疾病防治中的地位，展示了中医药特殊功效及特色，揭示了中医药五千年中国文化的博大精深，显示了中医药的巨大潜力和动力。近年来先后参加了在墨西

哥、奥地利、美国、澳大利亚、马来西亚、荷兰召开的历届世界艾滋病大会，参加匈牙利召开的第 16 届世界中医药大会暨“一带一路”中医药学术交流活动，葡萄牙里斯本大学举办的中葡拉美健康产业合作论坛，新加坡政府举办中医药学术培训及研讨会，泰国中泰生命医学中心举办中医药学术交流和慈善会诊义诊。多次主持和参加世界中医药学会联合会老年医学专业委员会大会及学术会、世界中医药学会联合会艾滋病专业委员会大会暨学术会议、世界中医药学会联合会仲景学术传承与创新专业委员会学术论坛、中华中医药学会仲景学术传承与创新共同体大会等国内外学术交流。

五、守正笃实、久久为功

（一）薪火相传，坚持立德树人

三尺讲台也是徐立然的人生舞台，医为仁术，品正厚德方可为之，“教人治人，宜皆以正直为先”，在几十年的教育生涯中，徐立然始终把立德树人作为根本任务，以德为先，引导学生树立正确的人生观，培养学生高尚的医德和责任感。用大爱育人心，视患者如亲人，悉心诊治，审慎处方，以身作则。在临床教学中，注重教学方法，启发学生兴趣，提高教学质量。教育和培养博士后、博士、硕士、学术经验继承人百余人。近年来，多位同学受到上级部门奖励，先后获得国家奖学金、省级优秀毕业生、十佳研究生、优秀党员、优秀论文等荣誉。

（二）身兼数任，阐释责任担当

独钟临床，热爱科研，兼管行政，在每个岗位和角色中，徐立然用无私奉献和实际行动来诠释自己的责任担当。1991—2009 年期间担任河南省中医药研究院病区主任、医务部主任、科研部主任等。2009 年调任河南中医药大学第一附属医院副院长。2018 年调任河南中医药大学仲景中医药研究院院长。被选为郑州市金水区政协常委。

国家中医临床研究基地（HIV/AIDS）主任。国家中医药管理局重点学科带头人，国家中医药管理局重点研究室主任，国家中医药管理局重点实验室主任。河南省病毒性疾病中医药防治重点实验室主任，河南省张仲景学术思想重点实验室主任，河南省张仲景医学工程研究中心主任。兼任国家中医药应急突发公共卫生事件专家委员会专家，国家中医药防治艾滋病专家组专家，国家卫生健康委员会有突出贡献中青年专家评审会专家，国家药品监督管理局新药评审会专家。

徐立然积极参与学会事务，担任世界中医药学会联合会老年医学专业委员会理事会副会长，世界中医药学会联合会老年呼吸疾病专家委员会主任委员，世界中医药学会联合会仲景学术传承与创新专业委员会副秘书长，中华中医药学会仲景学术传承与创新共同体常务理事，世界中医药学会联合会艾滋病专业委员会理事会会长，中华中医药学会防治艾滋病分会荣誉主任委员，中国性病艾滋病防治协会学术委员会中医学组副组长，中国艾滋病性病杂志第五、六届编辑委员会编委，中华中医药学会肺系病分会常务委员，中国检验检疫学会卫生检验与检疫专家智库特聘专家、“十三五”传染病防治科技重大专项中医药治疗传染病临床研究支撑平台与共性技术研究课题专家指导委员会委员，河南省艾滋病防治协会临床专业委员会副主任委员，河南省医学科学普及学会身心同治专业委员会第一届顾问，河南省中医药学会常委，河南省中医药防治糖尿病专业委员会常委，河南省中医药防治呼吸病专业委员会主任委员等职务。

（三）以绩为鞭，践行初心使命

“志不求易者成，事不避难者进”，在繁杂工作中，徐立然始终用拼搏砥砺初心，用奋斗践行使命，披荆斩棘，攻坚克难，受到社会的高度赞誉，先后获得中国好医生、优秀政协委员、河南省科技创新杰出人才、首届河南省老百姓最喜爱的健康科普专家、第五届郑州市“敬业奉献模范”、第十二届“挑战杯”河南省大学生课外学术科技作品竞赛优秀指导老师、“十二五”教学工作先进个人、2014年河南省优秀硕士学位论文指导教师等荣誉称号，2017年“仲景科技突出贡献奖”、河南省中医药治疗救治艾滋病特别贡献奖等奖项，并入选“河南好人榜”。

历尽天华成此景，人间万事出艰辛。风物长宜放眼量，直挂云帆济沧海。中医学渊源于中国传统文化，中医的阴阳五行、天人相应、藏象、经络等学说都是以中国传统文化为基石，中国中医药是世界传统医学发展演进的重要成果，也是珍贵的历史文化遗产，是全人类的文化瑰宝和医学珍宝。大力发展中国中医药，保护好、传承好、利用好、发扬好这些中医宝藏，是中国中医匠人的共同责任，也是中医药赓续发展的必然要求。推进中国中医学理论更快步入世界医学的先进行列，保持中医学在世界传统医学的中心地位，更是历史赋予我们的光荣使命。前路漫漫，我将无我，初心如磐，上下求索，在继承发扬传统中医事业的征途上，肩负使命，策马扬鞭，奋蹄疾驰，驰而不息。

（郑启仲教授指导，田文敬研究员、游渊教授协助整理）

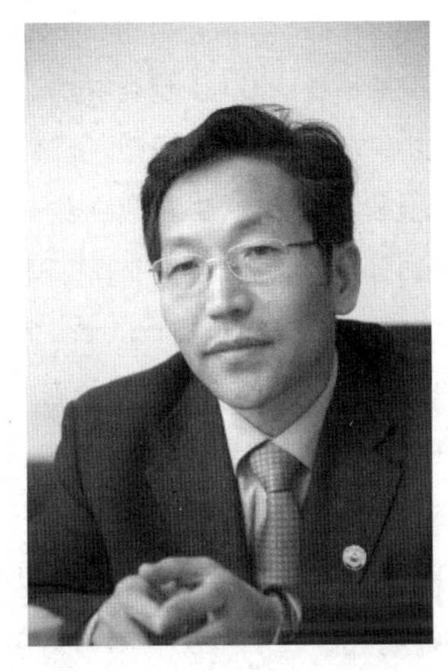

继承传统中医药精华 与西医学科学同步前行

史大卓

医家简介

史大卓，男，1960 年 3 月生，山东菏泽人。二级教授，中国中医科学院首席研究员，中国中医科学院内科和心血管病科学术带头人，中国中医科学院心血管病研究所所长，国家卫健委中医心血管病重点专科主任，北京大学医学部和北京中医药大学博士生导师，国家药典委员会，享受国务院政府特殊津贴专家，全国第十一、十二届政协委员，九三学社中央委员。兼任世界中医联合会心血管病专业委员会会长，中国中西医结合活血化瘀专业委员会名誉主任委员，国际权威杂志《Frontiers in pharmacology》副主编，《中国中西医结合杂志》副总编，《环球中医》副主编，《中华心血管病杂志》编委。从事中西医结合临床近 40 年，获国家科技进步奖 2 项，省部级科技成果奖 15 项。主持研发国家 5 类新药 2 项，国家 6 类新药 2 项，获国家发明专利 8 项。在国内外发表论文 500 余篇，其中 SCI 期刊收录 93 多篇，主编学术专著 18 本。相继获“全国中青年科技之星”“全国中西医结合先进工作者”“国家卫生健康突出贡献中青年专家”、第六届全国中医师承老师等荣誉称号。

（一）倡导用药物自然阴阳属性调整机体阴阳的偏盛偏衰

在《黄帝内经》《伤寒杂病论》的基础上，个人十分推崇李杲、王清任的升清补土和活血化瘀。继承传统中医理论、前辈经验和长期临床结合，倡导在脏腑辨证、气血辨证、六经辨证的同时，注重辨病位、病性、病势和疾病过程中的标本转化；在阴阳、表里、寒热、虚实辨证八纲辨证的基础上，在诊疗疾病过程中注重气机升降的辨证，因为人体气机升降废，则生机灭。疾病过程气机升降紊乱的状态，不仅可以反映疾病发展的趋势，也和疾病治疗方法和药物选择直接相关。临床遣方用药，善用药物四气、五味和升降浮沉的阴阳属性，而不仅是药物功效；善于调整疾病阴阳动态的偏盛偏衰，使之达到相对平衡，而不只是针对疾病的病因。

（二）在继承基础上注重发展创新的不断探索

十分注重中医学术继承和发展。本人从事中西医结合内科临床近 40 年，在师承中西医结合血液病专家顾振东教授，心血管病和老年病专家、国医大师陈可冀院士的学术经验，以及古代医家学术思想的基础上，通过长期临床实践，积累了丰富临床经验，继承创新了许多疾病病因病机的认识和治疗方法，逐渐形成了自己治疗内科疾病的特点。早在 1995 年，主编《中医内科辨病治疗学》一书，认为西医学内科疾病每个病理阶段的病理变化基本相同，临床症状基本相似，反映在中医临床治疗上，亦当有规律可循。在临床实践中，个人倡导益气活血、解毒生肌治疗心肌梗死，认为在中医致病的病邪中，唯有毒邪善于败坏形体，伤筋腐肉，心肌组织缺血坏死多为痰瘀蕴郁日久化热酿毒所致。心肌梗死的解毒之法，一为益气托毒，应用大剂量生黄芪；二为清热解毒，用黄连、金银花等；三为化浊解毒，用藿香、陈皮等。但心主血脉，心肌梗死之毒邪在血分，为在正虚基础上毒瘀互结。因此，无论如何解毒，皆要和活血化瘀化痰并举，血活痰化则毒宜化易解；首先提出血脉癥瘕理论认识，认为动脉粥样硬化属于血脉癥瘕的范畴，其病机和古人论述的腹部癥瘕基本相似，为正虚基础上，痰瘀毒互结而成，因此治疗应活血祛瘀散结为主，辅以清透血分毒邪。本人曾和学生一起采用冠心Ⅱ号方加莪术、黄芪、黄连为基础方益气活血解毒，治疗 60 例经冠脉 CT 诊断为冠心病的患者，治疗 1 年后发现冠状动脉狭窄和钙化积分明显改善，证明根据血脉癥瘕理论认识治疗冠状动脉粥样硬化有较好疗效；心律失常如阵发性房颤、阵发性室上速、房性早搏、室性早搏等多具有发无定时的特点，和中医内风致病特点较为相似，因此治疗此类疾病本人注重补肾平肝、宁心安神，使风静神安，脉气顺接调和，则心律失常可以向愈；心衰病首先出现的是小循环和大循环的瘀血，血不利则为水，所以心衰的基本病机是气（阳）虚血瘀水停，益气温阳活血利水是治疗心衰的基本方法。本人临床采用生黄芪、人参和活血利水药配伍，治疗心衰病患者，对改善患者症状显示有可靠效果。本人曾治疗一例 26 岁的严重扩张性心肌病患者，射血分数 28%，左室扩大，收缩功能明显降低，在西医常规治疗的基础上，坚持益气活血利水方药治疗 1 年余，射血分数提高到 58%，扩大的心脏缩小，逐渐停掉西药，28 岁恢复了正常工作。主张补肾活血、散寒解毒治疗类风湿关节炎和强直性脊柱炎。类风湿关节炎和强直性脊柱炎，属风湿毒邪损伤经筋骨骱，不同于一般“风寒湿三气杂至合而为痹”的痹证，祛风散寒化湿、疏通经络肌腠气血，疾病可以向愈。治疗类风湿关节炎和强直性脊柱炎，唯滋补肝肾，味厚药味才可达到病所，在此基础上，祛风散寒、化湿解毒才能达到搜剔经筋骨骱病邪的目的；注重活血化瘀、柔肝平肝治疗高血压等，高血压的基本病理改变是小动脉张力增加，血小板活化，认为高血压的基本病机不是肝阳上亢，而是血脉失和瘀滞，故治疗应在活血化瘀、调和血脉基础上，柔肝平肝。血脉调和，血压自可恢复正常，切不可一味潜肝平肝，肝为刚脏，愈镇愈烈，反不宜恢复条达之性。主张现代温病病因病机多为湿热温毒、秽浊毒邪致病，病邪多阻遏气机、直中气分血分，疾病开始即应疏转气机、透解气分、营血分毒邪，防止疾病传变恶化。本人在 2003 年在重症急性呼吸综合征（SARS）一线近 1 个月，特别是多例舌苔厚腻、舌质瘀红的 SARS 患者，采用此种方法治疗，皆获得了较好效果。

（三）倡导用现代科学技术拓展中医视野，辨证要宏观和微观结合

倡导将现代科学技术方法发现的病理生理改变纳入到中医辨证范畴，以延长和拓展中医诊察疾病的视野，如将血小板活化、血栓形成纳入血瘀范畴；将组织坏死、炎症损伤反应等纳入“毒邪”致病的范畴等。1995 年，我和高思华教授共同主编了《中医内科辨病治疗学》一书；2007 年，参与主编了《实用中医内科病证结合治疗》一书，皆较为详细地阐释了疾病诊治过程中辨病和辨证、宏观和微观的结合方法，将疾病的病理变化纳入了辨证的范畴，对丰富和拓展中医临床诊治疾病的方法，提高现代疾病的中医临床疗效产生了积极作用。

应用现代科学技术拓展中医诊断视野，认识和分析观察到的新内容、新

现象，是现代中医发展的需求。冠心病，中医将其归属于“胸痹心痛”范畴。《金匮要略·胸痹心痛短气病脉症辨治》指出其病因病机为“阳微阴弦”，主张宣痹通阳治疗。冠心病基本病理改变是冠状动脉粥样硬化（atherosclerosis，AS）斑块狭窄、血栓形成，和中医血脉癥瘕多有相似之处。在传统活血化瘀治疗基础上，本人采用活血散结消癥方法治疗冠心病，显示有一定的消减 AS 斑块的作用。

再生障碍性贫血，20 世纪 70 年代以前，多采用健脾养血法治疗，方选归脾汤或当归补血汤等；70 年代后，因其基本病理改变为骨髓造血功能减低或衰竭，中医学认为肾主骨生髓，尝试以补肾填精为主治疗，疗效获得较大提高。现代 CT 、MRI 技术，对脑出血作出了明确诊断，根据“离经之血”便是“瘀血”的认识，采用活血化瘀方药治疗，在解除血肿对周围组织的压迫反应，缓解或消除血肿周围脑组织水肿，改善脑神经组织缺血、缺氧及坏死等方面，显示有优于以往凉血止血治法的效果。对于某些疾病无症状阶段的中医诊治，主张“辨病论治”，此可弥补单纯辨证论治的不足，如无症状 2 型糖尿病患者，四诊常无异常发现，但高血糖对机体的损伤却一直存在和发展，对此种状态的中医辨治，根据气不化精则化浊的理论认识，采用益气升清、苦燥抑胃健脾、滋肾养阴为主要治法，辅以运脾化湿、活血化瘀治标祛邪，对控制血糖、减缓和控制疾病发展有较好作用。

（四）积极推进中医临床标准化建设

现代中医的标准化，宏观辨证和微观辨病的有机结合，是现代中医临床发展的必由之路，其中证候诊断标准、疾病辨证标准、中成药临床应用的相关共识和指南的建立是基本环节。在系统文献研究的基础上，通过涉及 12000 多例冠心病患者的 4 项前瞻性队列研究和临床随机对照研究，主持了首个病证结合的“冠心病血瘀证诊断标准”；在中医毒邪致病理论的指导下，文献研究和大规模前瞻性队列研究、巢氏病例对照研究相结合，在陈可冀院士指导下建立了“稳定性冠心病毒邪致病的诊断标准”和包括中医表征在内的稳定期冠心病心血管事件发生的预警指标体系。上述标准对冠心病中医证候诊断的标准化和稳定期冠心病心血管病事件的早期预防提供了重要依据。

针对介入后冠心病这一新的冠心患者群，如何客观辨证治疗是中医面对的重要问题。针对这一问题，本人和李立志教授一起主持进行大规模、前瞻性、多中心临床研究，建立了介入后冠心病这一人群的中医辨证治疗标准。此外，主持编写的心血管病领域许多疾病的临床路径的专家共识和中成药应用的规范，皆得到行业认可和应用。

（五）注重现代中医临床和基础研究，证实中医药的疗效优势

针对冠心病介入治疗后再狭窄（RS）这一关键问题，在陈可冀院士领导下，率先应用活血化瘀制剂进行预防 RS 的多中心、随机双盲对照研究，证明活血化瘀中药结合西医常规治疗可显著降低 RS 发生，减少心绞痛发作，为预防 RS 提供了一个有效的中药途径。其研究结果曾和青蒿素、三氧化二砷一起得到国家权威杂志“nature medicine”的引用。以心血管病终点事件（心源性死亡、非致命性心肌梗死、中风）发生为结局指标，率先进行益气活血中药干预急性冠脉综合征（ACS）介入后患者的国际注册、随机对照、13 个中心、涉及近 1000 例患者、随访 1~3 年的临床研究，证明：①益气活血中药结合西医常规治疗可降低终点事件、改善生命质量，且不增加出血风险，为介入后冠心病益气活血中药的干预提供了高级别的循证证据；②证明 ACS 介入后患者静息心率 61~68 次 / 分钟时，心血管事件发生率最低。为此类患者静息心率管理提供了重要参考。

采用多中心、大样本、随机双盲安慰剂对照方法进行西洋参茎叶总皂苷心悦胶囊干预介入后稳定性冠心病的临床研究，纳入 1054 名稳定性冠心病患者（PCI 术后 3~12 个月），结果显示，在西医常规治疗基础上加心悦胶囊治疗，可明显降低心血管病终点事件（心源性死亡、非致死性心肌梗死和紧急血运重建）发生率，改善生活质量。研究结果发表在国际权威杂志“pharmacology research”上（IF，5.89），是目前中医药防治冠心病领域 IF 最高的临床研究论文。清心解瘀颗粒（由生黄芪、紫丹参、川芎、广藿香、黄连）组成，为国医大师陈可冀院士的经验方，有益气活血、清热化湿解毒的功效。通过多中心、大样本、随机双盲安慰剂对照临床研究结果证实，在西医规范化治疗基础上加用清心解瘀颗粒，可降低了冠心病稳定期患者的血栓事件（心肌梗死、中风、猝死）发生率，且具有良好的安全性，为清心解瘀颗粒用于冠心病稳定期患者提供了证据。血栓形成是诱发冠心病稳定期患者发生急性不良心血管事件关键病理改变，血栓前状态是一种促凝和抗凝不平衡的状态，包括内皮功能紊乱、血小板活化、纤溶受损及促凝血因子水平升高等，稳定性冠心病患者在形成明显血栓前，存在一段时间的血栓前状态。因此，对血栓前状态的早诊断、早干预是有效预防稳定性冠心病患者发生冠脉血栓的关键。主持进行了冠心病血栓

前状态炎症 - 血小板 - 血栓形成相关 miRNA 筛选，发现与健康人比较，冠心病血栓前状态患者存在大量差异基因表达，其中 miR-34a-5p 在冠心病血栓前状态患者中的差异表达尤其明显，可作为血栓前状态的标志物，为冠心病血栓前状态的诊断提供了依据。针对抗血栓形成的中西医药相互作用，与团队人员一起进行研究证明，活血化瘀中药联合双抗（阿司匹林和氯比格雷）可提高双抗抗血栓作用，且可保护内皮细胞结构功能，在抗血小板和内皮细胞黏附这一血栓形成的关键环节，一些活血化瘀有效部位的作用优于阿司匹林，这对活血化瘀中药临床防治血栓形成的临床转化应用具有十分重要的意义。

针对动脉粥样硬化不稳定斑块、心肌组织无复流、心室重构等心血管病研究领域焦点问题，与团队人员一起成功制作了系列动物和细胞模型，构建了心肌梗死大鼠差异基因库，为心血管病的基础研究提供了技术平台，且从内质网应激、线粒体膜通透性、氧化应激等的相关基因、蛋白表达方面阐释了活血化瘀中药防治心血管病的分子机制，在相关领域产生了引领作用。

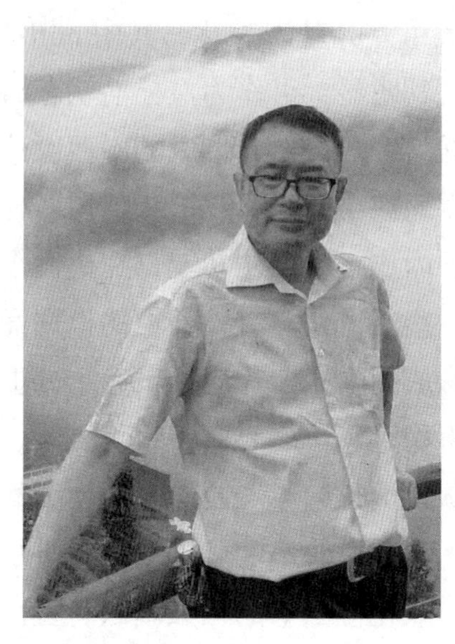

中西汇通勤实践
不忘初心重德行

卢慕舜

医家简介

卢慕舜，男，汉族，1962 年出生，江西省万载县人，广州市中西医结合医院三级主任中医师、教授。1984 年毕业于江西中医药大学，分配在江西省上高人民医院。1995 年 11 月调广州市中西医结合医院先后任综合内科住院部常务副主任、分院急诊负责人，医院感染科副主任、门诊部副主任和肝病门诊主任。

兼任中国民族医药学会传染病分会常务理事、肝病学会分会理事，中国医师协会中西医结合肝病专业委员会委员，广东省药学会中医肝病用药专家委员会常委、肝病健康促进委员会常委，广东省中西医结合学会传染病专业委员会常委，广东省基层医药学会中西医结合社区健康管理专业委员会常委，广东省自然医学研究会健康管理与食疗营养专业委员会常委、中医经典与临床专业委员会常委，广东省中西医结合会肝病专业委员会委员，广东省中医药学会肝病专业委员会委员，广东省肝脏病学会肝炎专业委员会委员，广东省医学会医疗事故技术鉴定专家，南方（岭南）中医肝病诊疗技术与协同创新联盟常务理事长，广州市卫生系列高级职称评审委员会专家，广州市花都区医疗系列中医内科及肝病学科带头人等。获“广州市中医药学会优秀中医”称号，建立广东省基层老中医药专家（卢慕舜）传承工作室。参与的课题获省、部、市成果奖各一项，发表论文 30 余篇，专著一本。1984 年起一直从事内科中西医临床，中医妇儿时有涉及，尤对肝病、热病、内科的中医诊治颇有心得。

一、学医缘起，一路有师

（一）少年朦胧

1962 年 6 月我出生于江西万载县罗城卢家洲，第一个草药启蒙老师是我的母亲。先母彭云秀出生于邻县芳溪乡新村的书香门户，祖上出过进士翰林，惜旧时女子无才便是德，未准上学认字，故目不识丁，唯聪慧勤快。母亲性情善良，乐于助人，村民称其为“云姑姑”，东家小孩感冒找来，拿走紫苏、陈皮、葱须、生姜些许；西家小孩咽痛“云姑姑”送上土牛膝、一枝黄花一握；后屋小孩流鼻血取走白茅根一扎并叮嘱用白色毛刚生蛋的母鸡炖服。有邻家小孩患疖肿找“云姑姑”，母亲用鱼腥草、七叶一枝花井水洗净捣成泥外敷；某家婆姨突发尿痛，“云姑姑”扯上车前草或海金沙煎水服。最为灵验的是四周邻里烫伤都会来找“云姑姑”，母亲拿芦荟剥皮取白色胶质外涂敷，其痛立减。我曾亲眼见她用草纸卷成线条蘸桐油点火给“龙鳝疮”的大人或小孩“漆灯火”（似“灯草火灸”），甚或半夜邻里人家生小孩她去帮忙，接生婆还没到她就已经搞定……

起初我不理解，直到我学医后才明白母亲的所作所为其实蕴含医理的。我儿时常贪吃油煎果，咽痛时母亲给我常煮的草药主要是马蓝、土牛膝、瓜子金等，调广东后我将此方无偿献给医院，制成院内制剂“咽痛宁”合剂，效果良好，现已应用 20 余年，时卖断货。

（二）大学筑基

1979 年我的高考成绩是 315 分。当时不知此分数如何填报志愿，又担心录取不到医学专业，于是本着跳出农门，先专科后本科的次序如此填报的：第一志愿宜春医专（现宜春学院），第二志愿赣南医专（现赣南医科大学），第三志愿江西医学院（现南昌大学江西医学院），第四志愿江西中医学院（现江西中医药大学，下同），最后申明服从调剂。或许是与中医有缘，结果收到了第四志愿江西中医学院的入学通知。一年后父亲因血尿到江西医学院一附院查膀胱镜，家兄找到一位曾经下乡的知青陈老师帮忙找医生诊疗，得知他在江西医学院招生办从事招生工作，闲谈中问及我的分数为何未能录取第三志愿。他说不可能，江西医学院录取线 300 分，上高县的考生达到江西医学院录取线的我都录取了。后知我是万载县的考生后，他笑着说：我抽了 3 个万载县考生的档案就未再抽。阴差阳错，缘在中医焉！

进入大学，所以除了英语之外，所开课程门门我都死背巧记，成绩优良，基础较扎实。我的大学老师授课时大多激情四射，娓娓道来，绘声绘色，如陈瑞春讲温胆汤、蒿芩清胆汤案例，其神态逼真，历历在目；伍炳彩讲猪膏发煎的家乡普通话，慷慨激昂，表情如昨。尤其喜欢听姚梅龄教授讲《中医各家学说》，他在点评各家时，如数家珍，似有道不完的中医故事，言不尽的中医情怀。后来多次听过万友生教授、张海峰教授等先生的专题讲座，只能用仰望来形容其风采，真乃大家风范也！此阶段，读课本，背课本，考的还是课本，我打下了良好专业基础，为今后的发展夯实了一个地基。大学师恩难忘！

1982 年，我在瑞金医院见习 3 个月，初涉临床，颇多兴奋，但几日下来几乎找不到头绪，无从下手。有一天，我发现 77 级某师兄门诊时口袋总带一个小本子，是他自编的手册，每个疾病下列证型、再列方（歌）药，普通衣服口袋里能放得下的小本子，检索甚为便利，使我印象非常深刻。于是，我暗自下决心也做一个，待见习结束回校后，我用了多个晚自习时间把中医内、妇、儿科的病、证、方、药、加减等编成简洁明了、易于携带的一个小本，方便查用复习，如沙参麦门冬汤我编的方歌是一句话“沙参麦门冬汤方，花粉扁豆竹草桑”。第一二页有病证目录，最后几页有方名检索，已用近 40 年，仍常翻阅学习。此后，自编歌诀学习中医的好习惯，一直为我所津津乐道，伴随着我好多年，受益匪浅。如我在学《针灸学》时对任脉穴位的速记歌诀是“会阴曲骨中极关，石门气海阴交阙……”至今难忘，据说当年针灸理论考试我的分数在全年级还名列前茅呢。对我而言，学兄是师，同学亦是师！

大学第五年我在上高县人民医院和中医医院进行毕业实习，白天跟老师临床，晚上在住院部或在宿舍看书，或温习白天看病的资料。这是我走出书本、慢慢学会看病的重要一年，在中医方面对我影响较大的是施旻、徐兴泽、张将曙、易宗献等带教老师。

（三）工作求真

1984 年 7 月我被分配到江西上高县人民医院传染科，该院“文化大革命”时期为上海第一医学院（现复旦大学上海医学院，下同）下放及定点医院，常常吸引周边几县患者过来就诊。传染科主任廖如桂是江西医学院 20 世纪 60 年代初毕业的主任医师，“文化大革命”期间曾参加过西学中班，中医药基础也相当扎实，经验丰富，加上他与家兄是挚友，所以对我要求非常严格。我能养成认真对待科室各项工作的习惯，与廖主任当年的严格要求和鞭策都是密不可分的。

在工作上廖主任又放手让我去干，我经常会随廖主任到病房转，他经常要我去给某床患者开中药，让我去做腰穿、胸穿、腹穿等，不断给我提供锻炼的机会，自然我也乐在其中。勤快的下级医生一般都会得到上级医生的赏识，而上级医生能传授给下级医生的经验实在太多，只要你肯吃苦、不怕累，就一定会有收获和提高。现在回想起来，传染科这段工作经历可以说是我医技迅速提高的时期，收获最大的一个科室。

特别值得一提的是，我起初轮到内科住院部，常有心脏病等急症时，心里无底，常常夜里叫来住在医院内、分管内科的晏志新副院长，他毫无架子，随叫随到，甚为和善，他不但医德高尚，西医经验丰富，他曾参加过西学中班，中医也十分了得，如其验方“瓦楞子散”还在该院传承应用，所以他对我的影响也非常大。在以后的医院轮科几年里，前五年晚上基本上几乎都是在住院部度过的，耳濡目染，亲力亲为，时而帮这个医生诊务，时而又给另位医生打下手。与其说是在帮助别人，不如说是在修炼自己。

20 世纪 80 年代末，万兰清教授带队在我科进行治疗流行性出血热临床研究，我有幸跟随参与，其严谨的学风、渊博的知识，以及其父万友生教授的“寒温统一理论”，一直深深地影响着我，受益终身。到上级医院临床进修学习，尤其随名老中医抄方跟诊，无疑是提高个人诊疗修为的重要途径。虽一直无缘进修，但我特别热衷于参加各种学习培训班。记得 1989 年 12 月，我参加由董建华、赵冠英、刘渡舟等十余位著名中医学者授课的中医高级研究班学习，方药中教授讲辨证论治，别有新意；刘渡舟教授讲小柴胡应用，因先生染感冒，出门忘带讲稿，拿着茶杯，边喝水边讲，如聊天般亲切，引经据典，讲课近 2 小时无倦容，我做笔记统计先生讲课背引文 60 多篇无错漏，令人啧啧称奇！在万友生教授的“寒温统一理论”学术培训班上，我有幸近距离接触到来讲课的老师如黄星垣教授、何绍奇教授、郑国键总编辑等，聆听他们的教诲，颇有茅塞顿开的感觉。后来，我把自己学习及临床体会拟成一文寄至郑国键总编辑处，郑老师鼓励有加，竟将拙文刊载在《上海中医药杂志》1991 年 12 期的首页，令我感怀不尽。

我调入广州市中西医结合医院后，随着执业平台的增大，学术交流的机会日益增多，我的医术也日臻完善，门诊量不断攀升，日诊患者经常过百。我从一个小县级医院进入一线城市的大医院，能有机会更直接、近距离地聆听和接触到行业内的专家学者，无疑都是我不断提升医术、砥砺前行的助推动力和加油站。

医有缘，一路有贵人老师；勤补拙，耕耘总有收获。感恩我一路上遇到的好院长、好主任、好前辈！正是他们无私的传教不断影响和激励着我一步一步成长。

二、杏林漫步，偶有所悟

（一）经方之妙，药精效大

1988年6月，中年患者刘某，于半年前起喝冰饮后呕痰水，渐致喝凉水甚或温饮后都呕，某县医院诊为“胃炎”，中西药治半年无果，余予法半夏15g，茯苓30g，桂枝15g，二剂而愈。按：用《金匮要略》小半夏加茯苓汤，治其痰饮停胃，胃失和降，以桂枝易生姜者，乃生姜虽能辛散水气，温胃止呕，但不若桂枝，辛甘发散，通行十二经脉，具有《本经疏证》所言“和营，通阳，利水，下气，行瘀，补中”等多种功能，一物多用，且《伤寒论》和《金匮要略》平冲降逆皆以桂枝为君，故药虽三味，仅二剂即效，可叹经方之妙。窃以为凡消化系统之病，以痰饮为病机者，均可加此三药，尤以胃病者效捷。

经方之用，不只是选方精准，其秘更在于剂量。余岳父某友，年过五旬，畏风怕冷，夏月高温时仍穿毛衣，坐要棉垫，经治二年仍不愈。观以前所用均乃鹿茸桂附等温补之药，追问病史，年轻时参加兴修水利，腊月天跳入冰水中打桩。此后间有身困酸重，饮白酒则缓解，近几年尤甚，渐转成现症。“有一分畏寒，便有一分表证”，他因浸泡冰水中引致周身困重，畏寒脉沉，当为夹湿，病属少阴证，故当解表温里化湿。予麻黄6g，制附片10g，细辛5g，炒薏苡仁15g，3剂。二诊时诉特别舒服，但余症依然，仍口淡，喜热饮少许，加细辛、附子量，又3剂。以后每诊3~5剂，治疗2个月余，细辛用量渐次加到35g，附子125g（先煎1小时），至秋分后顽疾终于获愈，随访十年未发。其细辛不过钱者当指散剂而言，而附子久煎1小时以上，乌头碱之毒性大减，临床应用无碍，然对于从医新手来说，若无用过之经验，还是应渐次加量，摸着石头过河为妥。

（二）崇尚东垣，善调脾胃

脾胃是元气之本，李东垣强调脾胃中气之重要性：“真气又名元气，乃先身生之精气也，非胃气不能滋之。”对后世影响深远，如叶天士推崇《脾胃论》，曾说“内伤必取法于东垣”。有感于此，我也常运用其脾胃之升清、纳化、降浊等理论指导临床，每获良验。

医案一

王某，年逾八旬。初诊：2020 年 10 月。

患者左眼睑下垂、无力睁眼 2 周，住院诊为腔隙性脑梗死，出院后中药治疗，查舌下静脉紫暗，脉弦，予血府逐瘀汤加味治疗一周。

二诊：患者左眼睑下垂已能睁开四分之一，效不更方，再续药 1 周。

三诊：2020 年 11 月 18 日。患者无呕吐，二便一般，口干不饮，左眼睑下垂睁开四分之一后未继续好转，心肺（–），舌质淡红，苔薄白，舌下络脉紫暗，脉细弦，西医诊断：腔隙性脑梗死，左眼第三（动眼）神经麻痹。中医诊断：中风，中经络（气虚血瘀）。处方：桃仁 10g，红花 5g，麸炒枳壳 10g，熟地黄 10g，赤芍 10g，川芎 10g，牛膝 10g，北柴胡 6g，当归 10g，黄芪 30g，升麻 6g，麸炒枳实 10g，天麻 10g，三七粉 3g（冲入），蜈蚣 1 条，地龙 10g，7 剂。

按：一般认为上眼胞之疾，开目而欲见人者属阳，常责之肝，如见两目上视、斜视、直视等症；而闭目不欲见人者属阴，常责之脾，如重症肌无力的双侧眼睑下垂等，但此患者右眼睑能睁但左侧不能，初考虑脑梗之瘀血阻滞，脉络不和，用血府逐瘀汤加疏风通络药等，1 周后左上眼睑能睁四分之一，再续 1 周无进步，脉细弦。《黄帝内经》云“清阳出上窍”，故第三诊，加升清法合补中益气汤，加枳壳、枳实者升中佐降，现代药理学认为枳壳、枳实能增强平滑肌收缩力等，第三诊治疗一周后左上眼睑已能睁开四分之三，继续服药巩固。可见中医辨证要知常达变，治疗内伤杂病应时刻顾及脾主升清之理，以提高疗效。

医案二

黄某，男，24 岁。因重型肝炎在我县人民医院治疗无效，于 1985 年 9 月 16 日转至省城某传染病医院，住院 2 周治疗仍无效后自行出院。神志有时不清，出院诊为亚急性重型肝炎、昏迷 1 期、肝硬化，回家后一息尚存，再次回到我科住院，要求由我主治，那时我才工作一年。接诊后按当时有限的西医保肝、支持、对症治疗外，见其腹胀满（腹水征 ++），大便稀，神疲肢倦，不欲饮食，舌质淡红，脉缓。考虑到西医从降血氨、腹水出发，一直硝黄或甘露醇通大便（当时无人工肝），中土大败，脾难运化。有胃气则生，“见肝之病，知肝传脾，当先实脾”，遂予四君子汤加大剂黄芪及少佐陈皮加四苓散，加减调治26天，诸症渐减，纳食如常。再据“久病入络”理论加和血软肝药又进65剂，于1986年1月28日治愈出院。根据这个成功的案例我总结出《一例重症肝炎治验报道》发表，为从医以来第一篇。自此临证常留意收集资料，不断反思提高。此后，患者黄先生因肝硬化及其全家内、妇、儿科小病一直在我门诊看诊，换个角度来讲患者亦我师焉！可惜与其医缘维系10年终止，因1995年我调至广州未再跟诊，1996年我回家探亲时路遇其妻，告知我调离半年后，其因食管下静脉破裂大出血而亡，其妻扼吾手哭泣“若卢医生您未调离上高，一直随诊，老黄能多活几年”。由此可见调理脾胃法可广泛应用于许多疾病中，关键在于如何解决其运化功能，从而恢复生化之源。再如《素问·通评虚实论》云：“头痛，耳鸣，九窍不利，肠胃之所生也。”临床中余用调理脾胃法治疗头痛每获良效，曾撰《益脾法治疗中年血管性头痛体会》等文发表。

《黄帝内经》云：“浊阴出下窍。”叶天士也说：“脾宜升则健，胃宜降则和。”脾升胃降，关键是在中焦枢纽。20世纪80年代末，有幸参与万友生教授的“国家‘七·五’重点科技攻关项目之一‘应用寒温统一热病理论’治疗急症（高热、厥脱）的临床研究”课题组，万兰清教授带队在我科治疗流行性出血热达3年之久。危重型流行性出血热少尿期，其力倡“宣畅三焦法”以畅通大小便，每得良效。正如《医学正传》所言：“通之之法，各有不同，调气以和血，调血以和气，通也。下逆者使之上行，中结者使之旁达，亦通也。虚者助之使通，寒者温之使通，无非通之之法也。”胃以降为顺，热病尚如此，内科杂病如脘闷、喘咳、呕逆、不寐等，概莫能外。

（三）“八法”入门，提纲挈领

临床上出现的病证常常是多种多样，千变万化，有时候还真是不好把握，难以辨别，如果从“汗、吐、下、和、温、清、消、补”八法入手，分层次去对照、辨证那些症状组群，那就能找到一个方向或路径，不失为一种提纲挈领的好办法。

医案三

1987年，近八旬的乡下远亲在内科住院，心电图示心肌缺血；B超示：肝正常，胆囊结石伴胆囊炎；血气分析诊断为代谢性酸中毒合并呼吸性碱中毒，低血氧症。经会诊为：胆结石并感染性休克；冠心病，心衰2级，考虑其难以耐受手术（家属亦不同意），遂用内科保守治疗。经用抗炎，强心，血管活性药，激素，吸氧，维持水电平衡及对症等综合治疗 1 天，病情无好转，其间三次测血压为“0mmHg”，于次日下午主动出院。患者回家后，一息尚存，家人要求开点中药以尽孝心。刻下症见大便仍未解，尿少如酱色，不知饮食，声低气怯，表情淡漠，四肢厥冷，舌淡红，苔中根部少许薄黄苔，脉微。中医辨证属：热毒阻滞，气血逆乱，气阴欲脱之内闭外脱互见证，治以清化热毒、顺调气血以开闭，大补元气、养阴复脉以固脱：先用“补法”山参 5g 切片泡汁含服以救脱留人；再用“清”法以祛邪：蒲公英、金银花、野菊花、白花蛇舌草、紫花地丁、茵陈各 50g，天葵子、虎杖各 15g，第一、二煎药汁混合为 800ml；并用此药汁各半量煎下方以“和”调：柴胡、枳实各 15g，白芍 10g，生大黄 6g（后下煎 1 分钟），分别 2 煎药汁混合为 400ml，然后加入“补法”第三方（西洋参 15g，麦冬、五味子各 10g）两煎药汁约 100ml 混合，代茶饮之，以不呕出为度，嘱每天可服二剂量。

因其居处偏远，未再复诊。半年后遇其孙喜形于色，其婆婆竟健在。得知：当晚服药量各二剂（有时呕掉少许），次日大便一次，尿量增多，似有好转之象，继续如法，服到第三天，竟能知饥，索服米粥少许，并能坐立须臾。其后持处方请当地医生于第一方中减量并与第二方同煎，第三方依然，每天均为一剂，服用十天，除自觉上腹胀满不适及疲倦乏力外，余无特殊。后来用香砂养胃丸、消炎利胆片调治近月，一直未再发。2018 年清明节回乡遇其家人，方知其于 2005 年 84 岁时因心肌梗死而逝。

《伤寒论》：“少阴病，四逆……四逆散主之。”历代医家多认为其“四逆”与少阴病的心肾阳虚阴盛的厥逆根本不同，乃肝气郁结，气机不利，阳郁于里，不能四布所致。我考虑本患者之“四逆”除此病机外，还有一个因热毒阻滞，灼耗气阴，致四肢失养而为“厥冷”者。也就是说，其一为肝气郁结，阳郁于里以致邪毒内闭；另一为心肾气阴欲脱所致厥脱互见证。故治疗上改用四逆散以调气解郁，另合入生脉饮以救气阴。当然，由于本例病机的关键还在于热毒阻滞，故合用大剂五味消毒饮以清其源。应当注意的是，四逆散中枳实行气活血，但近代药理证实其有效成分为拟肾上腺类物质，有较强的心血管生物活性而起到升血压抗休克的作用。因此，治疗本例休克，除生脉饮外，是否与枳实有关，仍值得探讨。

此病例治疗与西医抗休克、抗感染、维持内环境平衡实有异曲同工之妙，据此复习文献撰写《浅议“清补和”法治疗感染性休克》一文。此后，如临证诊治脂肪肝时，通过归纳、分析、总结，发表了《浅议“消”“补”法治疗脂肪肝》；临证诊治孕妇肝炎，总结了《浅议“清补和”法治疗妊娠期乙型病毒性肝炎》等文，既能提升医术和技能，又可提高分析能力和写作水平。

（四）妇儿临床，拓展技能

作为临床大夫，虽然都有自己的专科方向，但常常遇到患者一家来诊者，这时看到患者恳切求助的眼神，难以推辞，也会接诊一二妇儿病患，当然若遇病重者还是要会诊或转诊。

医案四

患者，女，1992年6月10日因黄体囊肿破裂并右侧卵巢蒂扭转急诊手术，愈后出院，有“葡萄胎”刮宫术史。此后2年未孕，于1994年10月8日初诊，其无临床异常不适，仅脉弦，难以辨证。突然想起有日本学者论“瘀血”发病的原因中，手术是一个主要成因，故按瘀血治，予桂枝茯苓丸法取“桂枝、芍药一阳一阴，茯苓、牡丹皮一气一血，调其寒温，扶其正气，桃仁以破瘀血”，另加黄芪、当归、紫河车补血益肾以种子，调理3个月经周期而孕，于1995年11月2日顺产一健康女婴。此后用桂枝茯苓丸（汤）治疗妇科杂病如盆腔淤血综合征、卵巢囊肿等，亦每获佳效。

他如小儿夜尿，临床也常见，我善用党参、黄芪、山药、覆盆子、桑螵蛸、金樱子、芡实、补骨脂、山萸肉，少佐升麻、柴胡、制马钱子组方，以补脾益肾固涩而建功，然制马钱子有毒，目前难觅。

有机会诊治一些经介绍来的其他科别患者，既能施济于人，又可成全于己。可叹当下个别医生不求进取，推诿患者，实在是太不应该！

（五）岭南药草，人草同气

1995年底我调入广州后，见岭南文化颇多地方特色，饭店常见有“南黄芪”之美称的五指毛桃煲汤，扇骨鸡骨草汤，猪骨金钱汤，木棉花汤等，不一而足。药与人之间往往是同气相通，中草药犹然，如今我在肝病临床，对岭南草药也是情有独钟。我在治疗肝病时用得最多的是溪黄草、鸡骨草、黄花倒水莲、垂盆草、车前草、田基黄、金钱草等，常常在辨证时择其一二加入，疗效明显提高。如黄花倒水莲滋补强壮，散瘀消肿，治急慢性肝炎。刘寄奴其性善走，专入血分而温暖之性，又与肝部相宜；白花蛇舌草清热解毒，活血利尿，治肝炎。我曾以自拟经验方“黄白珠草汤”（黄花倒水莲、白花蛇舌草、叶下珠、刘寄奴、溪黄草、柴胡、白术、茯苓、虎杖、丹参等组方）治疗慢性迁延型乙型肝炎，每获良效。一方水土，养一方人。入乡随俗，就地取材，何尝不是“三因制宜”的最好体现呢！

（六）六淫热病，寒温并用

20世纪80年代，我在县医院传染科住院部工作期间，在流行季节常能见到流脑、乙脑、结脑、钩体、麻疹、痢疾、肝炎、肺结核、出血热等病，有温病卫气营血传变，或见伤寒由表入里，或如湿温三焦纵深，偶尔也气血津液辨治，所以很难拘泥一派之方，以治多变之疾。尽管如此，但还是有其季节、地域特点，如当时流行性出血热，陕西多宗伤寒论治，南京则多按温病立法，江西万友生教授据其省地理、季节特点尤提倡“寒温统一论”，灵活运用于临床，每起危症沉疴。不拘泥于一法，谁的有用就用谁的，临证体悟良多，感触至深。

如从2019年12月以来，武汉市陆续发现新型冠状病毒感染的肺炎患者，随着疫情的蔓延，对其认识不断提高，但在国家有关部门发布《新型冠状病毒感染的肺炎诊疗方案（试行第五版）》前，中医对于“新冠”认识则为百家争鸣，如有认为“寒湿疫”“湿毒疫”“疫病”“湿热”证等，而谭行华教授则据广州的病例总结归纳为“温热疫”，并创广州“肺炎1号”方，其立法“透解清宣须贯穿”，用金银花、连翘、柴胡、黄芩、青蒿、蝉蜕、前胡、大青叶等药；先防邪入伤正务必“扶正宜早”，选茯苓及大剂黄芪和太子参；“化痰宜早，祛痰务净”，善用山慈菇、蝉蜕、浙贝母、玄参之属；妙配乌梅止咳平喘，或能阻断炎症介质的传递为使，匠心独运，并指出：部分患者有伴腻苔或舌边齿痕者为患者素为湿体，因广州居民素爱煲汤或凉茶，非“新冠”之邪为“湿”特性，独倡“温热”立论，尤其“扶正宜早”不囿“闭门留寇”之诫，效果显著。对此我也深有同感，于从症辨证、从证索方等层面较早在医院网站发表《从新型冠状病毒感染肺炎症状看方证的学习体会》，收到不少好评。

不但是外感疾病，要不拘门派，寒温并用，内科杂病也可引申为寒热（药）并调，如《景岳全书》所谓：“故善补阳者，必于阴中求阳，则阳得阴助而生化无穷；善补阴者，必于阳中求阴，则阴得阳升而泉源不竭。”不仅仅是说左归、右归之阴阳互根，即便如银翘散中佐荆芥、大青龙汤中有石膏，亦蕴有其意，当举一反三焉。

（七）肝炎肝病，辨病辨证

现在多数疾病只要诊断明确都有相应的西医病名，在正规医院就诊虽开中药也必列西医病名，这就给我们提供了一个很好的辨病前提，可避免走弯路。如脂肪肝，西医分为单纯脂肪肝、脂肪肝炎、肝纤维化、肝硬化、肝癌等不同发展阶段。据其各阶段症状，中医分层次对应辨证：轻者，如《医阶辨证》所说："痰因食而生者，病在脾……肢体沉重，嗜卧，四肢不收，腹胀而食不消；变生病为胁痛，四肢不举，恶心呕吐。"即由于痰、湿、食邪困脾，致脾失健运，清气不升，故见疲乏困倦；继则痰湿郁阻，浊气不降而见恶心，腹胀；甚则肝失疏泄而见肝区胀闷，因而可采用消食、化痰、利湿之法施治。重者气滞血瘀，而见肝区疼痛，肝脾肿大，或皮肤脉络瘀阻而见红缕赤丝，或面色黧黑，甚则血瘀水停，而见下肢浮肿、腹水，故常用行气活血、软坚化痰类药，如赤芍、桃仁、丹参、三七、鳖甲等。据上述思路，临床疗效明显提高。

又如肝硬化西医诊断明确，自创"软肝膏"为院内制剂，凡肝硬化无热证者均可施治。

医案五

邱先生，44 岁，于 2021 年 5 月 10 日复诊：有乙肝病史 20 余年，曾在外院用拉米夫定治疗 3 年，自停药 10 年后肝硬化，其间在多个医院治疗过，1 个月前接诊予下方治疗月余。现复诊：有时乏力，纳食复常，小便一般，大便软黏，偶胃脘闷，口苦，少许温饮，睡眠好转。查体：脸黧黑，神差，抑郁状减轻，肝区轻叩叩击痛。舌淡红边齿痕、舌下静脉紫暗迂曲，苔黄腻，脉细弦。辅助检查：2021 年 3 月 5 日治疗前肝硬度 36Kpa，5 月 10 日复查肝硬度 8Kpa，其他指标均显著好转。西医诊断：肝硬化，慢性乙型病毒性肝炎（中度）。中医诊断：肝着（肝郁脾虚夹痰瘀）。续处方：黄芪 30g，北柴胡 10g，土鳖虫 5g，丹参 15g，醋鳖甲 15g（先煎），茯苓 15g，白术 10g，溪黄草 15g，鸡骨草 15g，黄花倒水莲 10g，炒酸枣仁 15g，醋五味子 10g，山药 15g，茵陈 10g，黄芩 10g，蒸陈皮 5g，法半夏 10g，垂盆草 30g，炮山甲（冲入）3g（现已禁用，需以他药代替），7 剂。西药恩替卡韦继续治疗。

按：此患者治疗后肝硬度由 36Kpa 下降至 8Kpa（正常 2.8~7.4Kpa），其他指标均好转，此病西药抗病毒有特效，当采用其长，加中药辨治肝硬化等，效果显著。可见，有时以西医病名为纲，中医辨证为目，可少走弯路，直取核心，一击即中，提高疗效。

（八）脉症互参，相得益彰

脉理精微，指下难明，若能尽晓，定然高手。如《濒湖脉学》云“弦而硬，其病重”“劲急如新张弓弦者死”，即弦脉当含“胃气”，否则脉急又参见“若不食者”则为木盛克土，胃气大伤，甚则失谷而亡，脉症合参可判病轻重预后。如上所举肝硬化病例黄某，因脾渐肿大，1992 年秋，突然食管下静脉破裂大出血住院，经住院抢救而血止后第 4 天，查见患者极度乏力、不欲食、食则胃脘闷等一系列气虚症状，但脉诊弦大按之硬直而数且劲急有力，脉证不符，甚为其虑，果然次日中午又大呕吐 2000ml 鲜血，经输血等抢救而血止，斯时脉弦大但按之硬直及劲急之力明显减弱，似有胃气，但 4 天后又弦大劲急如前，次日又大呕血，经治血止后脉弦大劲急力又减，如此反复 3 次，不得已外科手术，切下巨脾 3.5kg 重，经中西医综合调理治疗，病情稳定出院。此后反复学习体察脉象，著有《新编补注濒湖脉学》及对于第五版教材“关于《中医内科学》有关脉象描记的商榷”等文，后者是在我院当年申报教学医院评审中唯一一篇获评审专家表扬并加分的教学论文。

当然，脉诊是古人发明总结的“望、闻、问、切”四诊中的一个搜集临床信息的重要手段，不是唯一，但生活中有时逼着你去夸大。我有时参加一些社会活动，只要闲时，就会有人请你摸脉，当然大部分人是诚心问诊、调理、求治，但也有个别人怀着想探你有无本事或怀疑脉象的科学性而为，遇到后者若推说不能仅凭脉定病（说实在话，本来就脉难尽熟，脉难尽准）实属多余，斯时可边摸脉边聊天，且看看其舌象，闲话之间已“望、闻、切”三诊毕，再旁敲侧击，一般不离大概。如果实在收集不到临床信息了，则只能诚心解说并问诊，以期过关。

作为医生，所面对患者的素质参差不齐，且患者没有医学专业知识，来看病时精神又差或焦虑不安，因此我们必须态度友善、耐心引导，这就是为什么老医师较少被投诉的缘故。其“望、闻、问、切”不是空道，不仅仅是收集临床资料，正确的操作，更有其沟通技巧之妙义：望诊其面部、舌头时略有微笑，肯定有眼神交流之效；闻诊时安静聆听肯定有专注之用；问诊时耐心交流、问答反馈、低声慢语肯定能增强患者信任度；而切诊时如皮肤温度、浮沉按压、感知传递本身就是你和患者交流时的一种直接接触。因此，与其抱怨目前医疗环境的现状，不如从点滴做起，疾病才是我们真正的对手！脉症合参，才是提高疗效，减少医疗纠纷的重要环节，能不慎乎！

（九）西为中用，减少纠纷

曾有学者提出培养纯中医，无须学西医，窃以为难焉！除非立法，否则只能为坐堂医生，若在医院仅病历书写就要写西医诊断，否则为丙级病历。此外，既然中医是一门科学，是科学就要发展，为何要把当今科学诊疗技术如MR、CT、心电图、生化检验等拒之门外，工欲善其事必先利其器，放着好武器不用，明智吗？有时所谓的无证可辨，仅我们传统的“望、闻、问、切”难以捕捉信息时，西医的检查手段正好是一个有力补充，不但可救患者于顷刻，而且可减少医疗纠纷。

2019年冬的一个周六，一个40余岁体胖男性来就诊，诉前胸及胃脘闷2日，察之舌淡体大，舌边齿痕，脉弦，查病历第一天在急诊科接诊医生已查胸片、心电图正常，第二天在门诊某医生处又查心电图正常，因症未除，要求服中药，再问之平时易乏力，嗜烟酒，偶嗳气，若从中医学角度可用理气化痰之法，从解剖学角度病位在心、在食管、在纵隔，或肺病或胃病也可涉及，所以我建议患者第三次查心电图，患者恼火说我们开检查为的是医院挣钱等非常不好听的话，我分析告之：排除肺部相关疾病查肺CT，要近400元；排除食管疾病查食道吞钡要预约到次日；排除胃食道反流查胃镜要空腹，无法查之；排除心脏病查肌钙蛋白要抽血；复查36元的心电图若无异常可开中药，否则敬请换其他医生，其不悦状，微词颇多，好在勉强同意第三次做心电图，结果提示下壁心肌梗死，于是急收住院。前面2次心电图无明显异常者，因急性冠脉综合征可有非ST段抬高心电图的表现，第三次查才表现出典型的下壁心肌梗死心电图特征，如履薄冰，如临深渊，一点不假！

又如一位17岁胖小伙，其父下午2点半带他来看病，说中午在饭店吃饭吃撑了，现上腹胀痛胃痛，要我开中药，望其面色青灰，虽然胃脘部痛不甚，但我潜意识要查下心电图，其父勃然叫起，说小孩除以前有点胃病外，没有任何病，你还当主任呢，还要像对老人家那样查心电图，好在经劝说后还是查了心电图，结果诊断为急性下壁心肌梗死。更有一例中年男性，有低血钾性周期性麻痹史，表现为双下肢站立困难疼痛半天，以往其静脉滴注氯化钾立可缓解，坚决要求我立即开氯化钾静脉滴注，我坚持要查了心电图才处方，又是急性下壁心肌梗死！呜呼！

急性心肌梗死中医学多从“胸痹”“真心痛”论治，前两案的胸脘痛，第三案的双下肢痛，若非西医学心电图确诊，单从传统中医学的“四诊”收集信息及中医学对“胸痹”“真心痛”定义施治，有漏诊、误诊可能，甚或出现医疗事故，谬以千里焉！另外，第三案医生若囿于既往疾病而迁就患者补钾，或中医单纯以“痛痹”论治，后果不堪设想。

1996年，我负责医院的一个院外诊所，7月20日下午2点半，仅我与一个护士及药师当班，24岁的罗女士因体温38.7℃，诊为急性上呼吸道感染，予荆防败毒散改汤剂2剂，患者要求肌内注射退热药尽快退热，予肌内注射柴胡注射液4ml，在候诊椅上等候调剂中药的过程中（约肌内注射柴胡注射液后2分钟）说头晕，几秒钟后突然晕倒，急查：呼吸40次/分，血压未测，精神萎靡，面色苍白，四肢厥冷，脉极微弱，心率40次/分，律齐，心音低钝，予静脉推注肾上腺1mg，地塞米松10mg，林格氏液静脉滴注，约40秒后心率200次/分，持续约30秒钟后患者突然抽搐，以致输液针头被拨出，其针孔处无出血，抽搐10秒后停止，重度发绀，呼吸喘息，瞳孔散大，颈动脉搏动消失，心音消失，急予心前区叩击2次无效，续于胸外按压约2分钟后心跳恢复，复查心率60次/分，律齐，心音低钝，患者面色好转，测血压60mmHg处可闻及搏动，因诊所无多巴胺、间羟胺等升压药，百忙中找到生脉注射液40ml静脉推注，约1分钟后患者长叹一声，神志逐渐恢复，其后加生脉针40ml于静点液中，同时用5%碳酸氢钠250ml另管静脉滴注，到下午3点血压105/82.5mmHg，即电话通知救护车送医院急诊科观察。于当晚7点患者除低热、轻头晕、乏力外，无其他不适，自动出院。随后，总结发表有《柴胡注射液致过敏性休克1例》。

此例抢救过程中，仅靠传统中医用一般的按人中、扎针灸、煎煮独参汤能救危于顷刻？学习一些西医学技能，可以锦上添花，多救一命，减少事故，减少纠纷。

（十）勤于实践，留心细节

中医的生命在于临床，患者不仅是提出问题主体，更是医生临床研究的重要资料，说他们是推动医生技术进步的老师和动力不为过，从另一方面讲，也是提高医生医德的一面镜子。

医生都知道长期大量接触患者，必将见到更多的不同状况的患者、病情，少见病、疑难病自然也就多些，也迫使医生翻阅更多的医学资料，不断学习提高医疗技能，以解决临床难点。另外，临床中免不了接诊找过多家医院、多个医生的患者，拿着厚厚的病历资料，无疑也是我们学习、借鉴、分析，不走其诊疗老路而另寻诊疗方向的重要途径。

例如：几年前某男性患者患慢性乙型迁延肝炎，在某医院用博路定抗乙肝病毒治疗 1 年余，初治疗 3 个月后 HBV DNA 定量由 10^8 降到 10^3，效果不错，但此后近一年 HBV DNA 再无下降，查既往资料无特殊，其耐药试验也正常，不解其故，我认真读其药物说明书，通过反复追问得知其服药前后未空腹 2 小时，乃博路定因进食影响吸收之故，嘱其改为服药前后 2 小时除可喝白开水外不进食，3 个月后 HBV DNA 高敏定量正常，次年参加学术年会竟听到一位老师讲课，也提及同样情况。又如治某中年女性失眠患者，其在多处诊治过而少效，查其病历有 2 位医生用过酸枣仁汤，我接诊后辨证也可用酸枣仁汤，奈何前医用药少效？问其服法为早餐和晚餐各服一次，她的早餐时间为 7 点，晚餐时间 5 点，我试着继续用前医方药，用量稍调，并医嘱晚餐后半小时服第一次，睡前一小时服第二次。7 天后患者来复诊时，喜形于色，显效。

可见，前案例迫使我细读说明书，无疑丰富了知识；二案乃因服药时辰不对，早上 7 点服治失眠的中药是否到晚上血中药物浓度太低了？同样药物，稍微调整药量及服药方法，效果明显不同，无非是前医治疗得失，给我提供了有参考。

又如，曾诊过某围绝经期女性，2 年内就诊过多家医院，见过医生不少于 20 位，拿多叠检查病历资料，进门后一直喋喋不休，说此医生怎样，彼医生不好，所以在接诊时我高度警惕，既不能附和其说，又要表达同情之态，难乎！斯时，最好先“闻而不说”，待其说话停顿，及时插话转移到其关心的症状上，并边浏览其资料边问诊，同时故作点评一二句她评述中你知晓的医生：“某医生开的药不错，应该有一定效，为什么呢？”既不得罪已为她诊过的前面医生，又表明你在认真分析，自己也可大概知晓前面医生的得失，又与患者互动交流，其后用甘麦大枣汤合知柏地黄汤加味进退，治疗 3 个月后病愈。此后她特别相信我，家人朋友有病都介绍过来找我。

此类患者临床必会遇到，难道不是在训练我们医生的人文素养及医德水准吗？当然，对于这类多事患者要特别小心，否则我们也有可能成为其到下家医生处被点评的对象，但是又不能太近乎，黏着你讲一小时，影响其他患者就诊，该如何拿捏，除了看“医缘”，其中也是大有学问。

可见，与患者的有效交流，有时可以知得失。实际生活中更有许多我们学习的素材，我平时少喝茶，一日与友聚，被拉去听讲茶道，当时听到广为流传的民间神话“神农尝百草一日遇七十毒，遇茶而解”，茶有解渴、解乏、解困、解酒、解油、解晕、祛火、祛异味等功能，均与我业医有关，特为记下，回家一查资料虽非尽相同，但对以后用川芎茶调散有了更深的认识，其方中用茶非可有可无之品。

总之，门门有学问，处处皆老师。只要留心生活，留心细节，对业医皆有裨益。

三、寄语后学，与君共勉

宋末元初诗人蒋捷，在《虞美人·听雨》中写道：“少年听雨歌楼上，红烛昏罗帐。壮年听雨客舟中，江阔云低，断雁叫西风。而今听雨僧庐下，鬓已星星也。悲欢离合总无情，一任阶前点滴到天明。”今天读此词似乎多了一些悲沉。回顾我一路成长见闻，尤其是三十多年行医之路，沐浴阳光，感恩亲人、老师、同学、朋友、患者！使我在业医之路上少走了弯路，多了些成绩。少时虽无“歌楼”“红烛”“罗帐”的浪漫，但有溪沟抓小鱼的童趣，有山间觅野果、齿颊留香的自然，更有骑牛背乐逍遥的快乐，时时闻草药的清香。三十多载再回首，虽无在“江阔”“云低”中，搏风击浪的豪迈，但也有发表30余篇论文，出版过医学专著，获得多个荣誉，有过连续多年来全院医生门诊人次及业务收入名列前茅的历史。而今“鬓已星星也”，能多尽一份力，减患者一份苦，则善莫大焉。

虽说每个人的中医之路，各有各的道，各有各的术，但窃以为要做一个明中医，起码应该具备以下六个勤字要素：勤读、勤记、勤思、勤写、勤听、勤练，还必须经历修心、修行、修德、修为的“四修”过程，才有登堂入室、成就“明医”的可能。最后寄语后生学子：明中医之路，唯勤者可及，德高者可为，愿与君共勉！

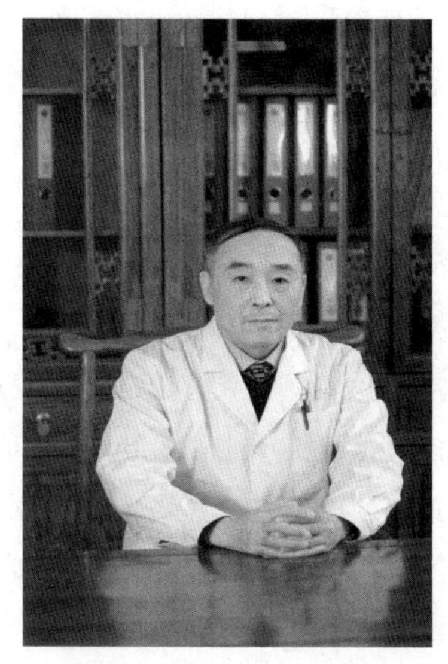

杏林觅踪

郑福增

医家简介

郑福增，男，1962 年 9 月出生，河南禹州人，二级教授，主任中医师，硕士研究生导师，河南中医药大学骨伤学院院长，河南中医药大学第二附属医院（河南省中医院）副院长，河南省政协委员。长期从事骨伤科及风湿免疫系统疾病的临床研究与教学工作。临床注重以中医理论为指导，四诊合参，辨证审因，擅长中西医结合治疗类风湿关节炎、痛风、强直性脊柱炎、干燥综合征、系统性红斑狼疮、硬皮病、肌炎/皮肌炎、骨关节炎、颈椎病、腰椎间盘突出症、骨坏死等疑难疾病。

兼任中华中医药学会风湿病分会副主任委员，世中联风湿病专业分会常务理事，河南省中医风湿病专业委员会主任委员，河南省中西医结合痛风专业委员会主任委员，河南省中西医结合骨伤专业委员会副主任，河南省中西医结合骨质疏松专业委员会副主任委员，《风湿病与关节炎》杂志编委，《中医正骨》杂志特约审稿人。主编《骨折外固定器疗法》《中医骨病学》，参编《中国风湿病学》《风湿病诊断治疗学》《骨伤内伤学》《中医肿瘤学》等著作。2020 年初，担任国家中医第三支援鄂医疗队河南领队，前赴武汉，任江夏方舱医院副院长，荣获“全国抗击新冠疫情先进个人”称号。

我们是幸运的一代，生在新社会，长在红旗下。1980年的8月6日，我正在农田里帮家里干活，突然传来消息，说我的高考录取通知书下来了，让我去大队部取，我急急忙忙赶过去，既兴奋又忐忑，兴奋的是终于被录取了，忐忑的是不知是不是我心仪的学校。当初报志愿时，我是想上工学院的，第二志愿报的河南中医学院（现河南中医药大学，下同），我伯父力主我学医，他说做医生是善事，既可以帮别人，也可以帮自己。我与中医有缘，被河南中医学院中医系录取！从此迈入中医学的大门，开始漫漫的学医之路。

20世纪80年代，我们真的是天之骄子，从农村来到大城市，来到大学校园！为我们开启了知识的海洋，五年的校园生涯，让我对中医学有了一个初步的认知。正像我们当时的老校长李振华教授经常告诫我们，“背英语单词不如多背方歌”，今天看来，李老师的告诫是对的。没有扎实的经典基础，就不会成为一个真正的好中医！随着学习的深入，我掌握了大量中医学知识的同时，也开拓了认识世界的思路，也产生了对中、西医两种医学的疑惑，正是在这样的背景下，我阅读了大量的哲学和自然哲学的书籍（包括恩格斯的《自然辩证法》），甚至于毕业时，我选择报考黑龙江中医药大学车离教授的“医学与哲学”研究生，可是由于英语低了几分，未能如愿！五年大学学习结束，我被分配到全国最大的骨伤专科医院——河南洛阳正骨医院，当一名中医正骨医生。

幸运之师　引领前行

汉代文学家韩愈说：“古之学者必有师，师者，所以传道授业解惑也，是故无贵无贱，无长无少，道之所存，师之所存也。”1985年7月，我来到了洛阳正骨医院（与白马寺为邻）上班。平乐正骨已有近三百年历史。1949年，第五代传人高云峰老太太把祖传正骨诊所贡献给了国家，先后建立了洛阳专区平乐正骨医院（1956年）和平乐正骨学院（1958年），后者是新中国成立后第一所中医骨伤专科院校，1961年因故停办，前后共招收了4届学生，据统计，20世纪60~90年代，全国有40%以上的骨伤科骨干人才，都与平乐正骨的培养有关。我有幸进入这所全国最大的中医骨伤专科医院，在平乐正骨的第六代传人郭维淮、谢雅静老师的指导下，开始了治病救人的医学生涯！在这里，我先后受到了姜友民、张茂、闻善乐、张传礼、万崇德、付光瑞、郭淑菊、余传仁等众多老师的亲传，他们是新中国的第一代正骨人，他们在当时的艰苦条件下，刻苦学习，认真练功，正所谓“手摸心会，手从心转，法从手出……或拽之离而复合，或推之就而复位……则骨之截断、碎断……筋之弛、纵……以手扪之，自悉其情”，他们的手指在工作中经常受到难以避免不同程度X线灼伤，当中许多人留下了残疾。他们的治学精神和优秀的技术，对我影响颇深。在正骨医院工作的6年，我刻苦学习了传统的正骨技术，也严格训练了骨外科的基本功，常常是白天管理、治疗患者，晚上读书、翻看手术图谱。1989年我配合余传仁老师共同开展了利用钢针撬拨技术治疗陈旧性前臂骨折的临床研究，获得了河南省中医药科学技术三等奖。

1990年12月，我奉调到新成立的河南省中医院也是河南中医药大学第二附属医院（以下称“二附院”）骨伤科工作。在这里，遇到了帮助我事业发展的第二位老师——娄多峰教授，他当时是河南中医学院骨伤教研室主任，因为医教合一的缘故，他担任二附院的院务委员，筹建了二附院的骨伤科，娄老是洛阳平乐正骨学院的本科毕业生，也可以说是师承于平乐正骨。他在大学教学岗位上，在教学的同时，一直醉心于临床骨关节疾病的研究和治疗，尤其是从20世纪80年代开始，他看到众多的类风湿关节炎和强直性脊柱炎患者，功能性残疾，他就致力于研究这两种病的治疗。在研究过程中，他翻阅古籍后认为“马钱子”会有重要作用，但该药属剧毒药，不能随便用，他就以身试药，每日增加马钱子的用量，反复尝试，最后找到了既有效又安全的剂量，也正是由于这种责任和使命感，使娄老在20世纪90年代就完成了“痹苦乃停”和“痹隆清安”两种治疗疑难风湿病的新药的开发和研究，为众多的风湿病患者带来了福音。他的攻克顽痹的恒心和以身试药的精神，时刻在昭示着我，如何做一个能解决痛苦的好医生！也正是在娄老的指导和影响下，我的专业方向也发生了小变化，渐渐地对风湿类疾病产生了兴趣。尤其是在1996年的10月，我参加了上海仁济医院陈顺乐教授主办的“全国第二届风湿免疫性疾病培训班”的学习，让我对中医“痹证”和风湿免疫性疾病有了一个较完整的认识，我也深深地对这种复杂的疼痛性影响全身组织的疾病产生了浓厚的兴趣。

2002年5月，我开始担任河南省中医院（河南中医药大学第二附属附医院）骨病科主任，这一年的九月份，我在我们医院的支持下，寻访到国医大师朱良春教授，经数次与朱老沟通，朱老终于同意收我为徒，并于2002年10

月 22 日在河南省中医院举行了大型拜师仪式！从此，我便迈入朱老门下，直到 2015 年朱老仙逝，十几年间，或侍诊、书信求教，或请到医院查房，或举办会议讲座，每年我都要跟朱老待上一段时间，亲聆老师的教诲。在朱老的家里，摆着他老人家的座右铭：自强不息，止于至善！他带给我的是终生享用不尽的宝贵精神财富。

2007 年 2 月份，我争取到去北京协和医院风湿免疫科进修的机会，这完全得益于对风湿免疫性疾病的兴趣和对解决疑难风湿病的追求。风湿免疫性疾病，是 20 世纪 80 年代以后逐渐发展起来的新兴学科（在中医属于“痹证”范畴）。“南有陈顺乐，北有张乃峥”，我国的风湿病学科正是在这两位教授的带领下，达到了一定的高度。而能到北京协和医院风湿免疫科学习，是众多风湿科从业者的梦想和向往。我获得了这个幸运的机会，我有幸得到了像董怡教授、唐福林教授、张奉春教授、赵岩教授等众多风湿病专家的亲炙。尤其是我跟师董怡教授，当时董老师已经 77 岁，每周坐两次诊。很多红斑狼疮、干燥综合征、白塞病等疾病的患者已在董老师门诊看诊四五十年，这些患者的门诊病历有的已经换了几本，但都还保存完好。况且，每次都是董老亲自书写病历记录（和朱老一样），我们只是帮着抄抄方而已，这绝不是不放心的问题，而是大师严谨的治学态度！北京协和医院的查房、会诊制度，及住院医师培养制度，尤其是多学科病例讨论模式，是对年轻医生和进修医师的最好训练！我记得，我学习结束回到单位后，第一个就是把北京协和医院的病例讨论模式移植到我们医院，对医院的学术水平提升起到了很大推动作用。

学无止境　唯勤作舟

（一）审视与反思

步入中医学的殿堂，已经四十余年，从最初的兴奋，到困惑、质疑，再到临床诊疗中的艰难、痛苦、欢乐，也伴随着年龄、学识、事业的增长。回过头来审视，有太多值得总结，更值得深入学习的东西。前边说过，我们是幸运的一代，我们有幸进入了具备各种条件的大规模院校规范培养模式，我们可以获得更多老师的指导和传授，我们能够进入到多种知识的海洋遨游。但是，我们又是浮躁的一代。我们没有像古代医家那样，具备深厚的传统文化基础；我们没有像“师带徒”那样，被要求熟背经典；我们的教育内涵也借鉴了西医的精细化分科。没有了传统文化的积淀和熏陶，也就不可能深刻地理解中医经典理论；再加之现代科学碎片化和功利化的诱导，自然而然，就渐渐地陷入了不自信的状态。这种状态严重影响了培养的效果，从规模上讲，中医教育培养出了大批的本科生、研究生甚至博士生，但是，教育的内涵怎么样呢？尤其是进入临床以后，能否将所学的中医经典知识，按照中医思维去诊疗患者呢？不能！现状是：我们在临床上所看到的中医，已经不是我们学习时所向往的中医了。中医无论在中医院还是西医院的中医科都几乎成了一种“装饰”。稍微碰上一点难题，就急着上西药，或是在西医的常规治疗上加一点中医做样子。可想而知，其结果是：大部分医院的大部分医生都在用中西医结合（西医为主、中医参与）治病。中医的疗效、中医的自信及中医药事业的发展还从何谈起！

正是在这样的情况下，以吕炳奎老局长为代表的一批有责任心的老专家，发现了这种苗头，勇敢地站了出来。1982 年的衡阳会议，明确提出“突出中医特色，发挥中医药优势，发展中医药事业”的指导方针，明确中医、西医、中西医结合三支力量都要大力发展、长期并存的基本方针，是新中国成立以来首次召开的全国中医医院和高等中医院校建设工作会议，开启了中医复兴的新里程，对中医药事业的发展影响深远，具有里程碑意义，成为中国中医药事业迈过“生死存亡”门槛、迎来迅猛发展的转折点！但是，20 世纪 90 年代末期，市场经济的发展既给医院带来了迅猛发展的机遇，也给中医药事业的良性发展带来了很大冲击。

就我所在的骨伤专业而言，随着现代科学诊疗技术和高科技材料的发展，手术治疗成了所有临床大夫所向往的目标，“简、便、廉、验”的手法整复和外固定技术因为没有效益，被遗失了。众多的外病内治、内病外治特色技术，没有人愿意去学习和采用。不是说不能利用现代科学技术，关键是如何去选择、导向是什么？也正是在这样的背景下，我们的老一辈如邓铁涛、朱良春、任继学等一批中医专家，再次站了出来，呼吁“回归中医”、力挺“铁杆中医”。在这波“回归中医、回归经典”的浪潮中，刘力红教授的《思考中医》，起到了很大的推动作用。让更多的人，不得不思考中医的出路，不得不重新审视“经典”的作用。

就像刘力红教授在书中所提到的：对中医的认识、对经典的学习，需要水平和能力。北京协和医院的卓越也是建立在其精英培养模式基础上：三年自然科学基础训练，然后五年的医学专业学习，再加上严谨的治学方略！造就了一批又一批的“协和人”。刘力红还提到，中医的发展，需要具备高水平现代科学素养和具有深厚中医经典知识的高层次结合。古之大医家以及近现代成名的中医大家，也都是在具备深厚传统文化基础上，熟读经典、勤于临证、善于学习总结而成。因此，我审视和反思周围的一切，越来越感觉到，对传统文化的学习和理解、建立文化自信、回归经典、重温经典、树立中医的自信尤为重要。

（二）传承与发展，任重道远

2014 年初，我从哈密援疆归来，走上了业务副院长的岗位，看诊的时间少了，似乎对业务发展是个损失。但是，一段时间之后，我不这么认为了。出去开会多了，接触中医大家的机会也多了，开阔眼界，学习的机会也更多。尤其是出去讲课、评审等，就更有机会去传递、宣传自己发展中医药的观点和理念，惠及更多的人。尤其是在与基层中医院中医药人员的接触之中，我发挥了更大作用。

2020 年初，我们国家经历了一场大考！一场瘟疫突如其来，不明原因、不明来源，触之者，发热、头痛、咽痛、咳嗽，很快闷气、喘憋，重则死亡。尽管，很快科学家们通过基因测序，明确了“新型冠状病毒”感染，但是没有特效药，西医学只能对症治疗。我们的中医药专家、院士纷纷献计、献策、献方，中医药投入到抗疫斗争当中。建立中医独立管理的方舱医院。我也有幸成为国家中医第三批援鄂医疗队河南领队，带领 68 名河南中医药队员，入住武汉江夏方舱医院。国家中医药管理局统一指挥，在张伯礼院士的带领下，天津、河南、江苏、湖南、陕西五省市的中医队伍，充分发挥中医药的独特优势，结合西医学的诊察手段，诊治了 564 例确诊的新型冠状病毒感染轻型、普通型患者，无一例转为重症，无一例死亡。五千年的中华文明史，也是人类不断与疾病的抗争史。历史上，有记载的瘟疫大大小小几百余次。中医药学正是在不断地与各种瘟疫斗争的实践中发展起来的，东汉的《伤寒论》、明朝的《温疫论》《伤寒瘟疫条辨》就是诊治外感热病（瘟疫）的杰出代表和结晶。我清晰地记得，在治疗的新冠患者中，有一例 73 岁的男性患者，已经出院半月，核酸检测阴性，但仍然胸闷，动则气喘，舌苔厚腻，CT 片显示肺部仍然有很多渗出没有吸收。我把情况和舌苔图片发给我的老师李发枝教授，他说：我看不懂 CT ，但是还有“留邪”，暂不能扶正。于是处方：苇根 30g，桃仁 10g，生薏仁 30g，冬瓜仁 30g，全瓜蒌 20g，黄连 3g，半夏 12g，炒枳实 10g，丹参 15g，桂枝 15g，薤白 15g，炙甘草 12g。10 剂。二诊：气喘稍好，余无明显变化。前方加生山药 60g，10 剂，痊愈。李老以《伤寒论》的小陷胸汤合《外台秘要》的千金苇茎汤为主，尽管患者病程长、年龄大，有正气虚存在，但是，针对的是“瘟疫”，而不是一般的普通外感，不能姑息留邪。就像 20 世纪 50~60 年代流行性乙型脑炎流行时，朱老及众多专家都意识到，治疗急性热病（也是瘟疫），必须“先发治病”，见微知著，发于机先！这次新冠疫情中，我们同样体会到，“扭转”“截断”之法是治疗瘟疫的大法！中医药在抗击新冠疫情的实践斗争中，总结出来的“三方三药”也是在经典的《伤寒论》以及历代温病学著作的基础上，不断实践的结果。历史的事实和抗疫的现实，再次证明了中医药学是一个伟大的宝库，是中华民族的瑰宝！

在这场抗击新型冠状病毒感染的战役中，中医药全面参与，深度介入，发挥了重大的作用，取得了卓越的成就，也给中医药事业的发展，带来了千载难逢的机遇与挑战！特别是经过抗击新型冠状病毒感染、SARS 等重大传染病之后，我们对中医药的作用有了更深的认识。我们要发展中医药，注重用现代科学解读中医药学原理，走中西医结合的道路。

今天，在中医药传承发展的重要关口，我作为幸运的一代，又是浮躁的一代，我觉得，我们又是最关键的一代！我作为河南中医药大学骨伤学院的院长，如何培养出能够传承中医药精华，又符合现代社会发展所需要的合格人才，深感责任非常之大。这不是一个人的事情，是一代人的事情。传承发扬中医，我辈任重道远。学习才刚刚开始，向古人学习，向经典学习，向前辈学习，向同道学习，向现代科学学习，在学习中总结，在学习中发展！

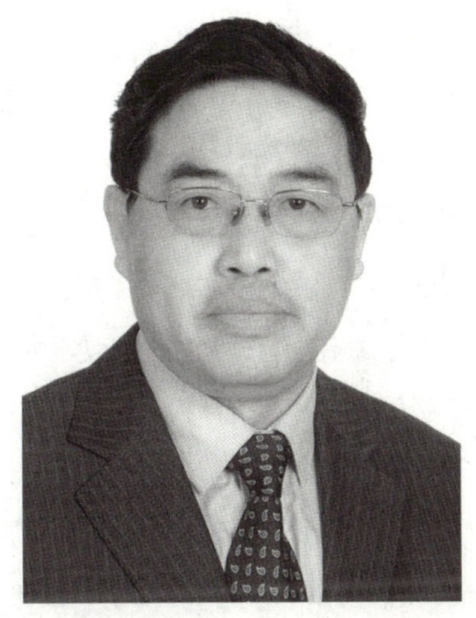

精勤不倦研岐黄

储全根

储全根，男，1962年出生。安徽中医药大学教授，博士研究生导师，先后担任校教务处处长兼教师发展中心主任、发展规划处（学科建设办公室、高教研究室）处长（主任）等职，兼任教育部人文社科重点研究基地徽学研究中心安徽中医药大学分中心主任、新安医学教育部重点实验室副主任。获“全国中医药高等学校教学名师”“安徽省教学名师”“安徽省优秀教师”和“安徽省名中医”“安徽省中医药领军人才”等称号。长期从事《中医各家学说》《伤寒论》《中医学导论》《中医医案学》等课程教学以及临床与科研工作，主持教育部和安徽省本科教学质量工程项目8项、安徽省教学改革重大研究项目2项，重点研究项目3项。先后获国家级教学成果二等奖2项，安徽省教学成果特等奖3项、一等奖2项、二等奖6项、三等奖4项。任“十三五”“十四五”规划高校教材《中医学概论》主编、《中医各家学说》《中医临床经典概要》《中医医案学》及研究生规划教材《伤寒论理论与实践》《伤寒论研读》等副主编。主持国家自然科学基金、国家中医药管理局科技专项等国家和省部级项目8项，发学术论文120多篇。主编《新安医家学术思想与临床经验研究》等学术专著十余部。

社会兼职有：民盟安徽省委常委、教育委员会主任、科技委员会主任，安徽省第九、十、十一、十二届政协委员，安徽省纪委党风党纪监督员和特邀监察员，安徽省人民检察院特邀监察员，安徽省督学，安徽省科协决策咨询专家；教育部中医学类专业教学指导委员会委员，中华中医药学会仲景学说分会和亚健康分会常委，世界中医药学会联合会仲景学术传承与创新联盟常委，中国中医药研究促进会中医学术流派分会副主委，安徽省中医药学会常务理事、学术委员会委员、临床教学专业委员会主任委员，安徽省医学养生保健研究会常务副主任委员，皖港中医药文化中心研究员。

一、求学岐黄——不经意走进中医殿堂

1979年，我以高于高考录取线上40分的成绩，无意中走进了中医的殿堂。对于一个农家孩子来说大学十分陌生，只是怀着一种美好的向往。之所以填报中医，是因为我语文考了全县第一，班主任推荐填报安徽中医学院（安徽中医药大学，下同）。当年的大学是精英教育，大学生是百里挑一的“天之骄子”。那时的教学条件没有现在好，但整体学习风气很好。在刚刚恢复高考后的大学里，人人热爱学习，个个刻苦钻研。犹记得，每年暑假前我都要到图书馆借几本下学期要上的课程教材或参考书带回家预习。

大学五年，我是以每年各门课程都优异的成绩完成学业的。方歌和《黄帝内经》《伤寒论》《金匮要略》《温病学》等重要条文，都背诵得滚瓜烂熟，打下了坚实的基本功。当然西医课程我同样也学得很认真，包括解剖学、生理学、病理学、药理学及临床各科。记得当年生理学考试，出题很广很细，仅选择题就有100道，全年级成绩都不理想，而我以98分的高分居全年级榜首。其中三年级有一次为时两个月的阶段实习，我被安排在安庆市中医院，有一件事情印象很深：该院有一位名老中医殷子正，以善用大黄而著称，人称“殷大黄”，有点残疾，一只眼睛失明，一只腿也不好，拄着拐杖上班，但医术医德均高，在当地很有影响。医院安排他每天半天门诊，每次门诊挂20号，患者慕名远道而来，常常需要头天午夜排队挂他的号。我跟随他抄方，发现他对妇科和内科病疗效很高，从他那里学到了不少珍贵的方式方法和作风，受益匪浅。

大学毕业，我被分到了原籍潜山县一所山区的乡卫生院工作，其实以我的成绩留校是没有问题的，当时我一心想回家乡服务，还没有留校的愿望和意识。在卫生院里，尽管领导很重视，但条件较差，患者也较少，没有人指导，全靠自己摸索。但患者对我这位中医大学生很信赖，以至邻近的桐城县[illegible]城市）都有农村患者闻讯找来看病，当时没有什么检验，全靠书本[illegible]点知识，但用上去往往很有效，把握不住时再去翻书。记得有[illegible]中年农民，就诊时周身困重，头重如裹，我一番把脉辨证后，诊为湿[illegible]表，处以羌活胜湿汤3剂，之后没有来复诊，过了一段时间外出偶遇患[illegible]告知药后疗效很好，周身困重之症状消失。还有一位黄疸型肝炎的中[illegible]性患者，入住卫生院由西医西药治疗，病情加重，黄疸加深，家属和医生[illegible]

后认为属阴黄，处以茵陈五苓散加减，一剂后小便开始通利，三剂后黄疸明显退去，精神好转，食欲增加，因经济困难而提前出院，出院后一段时间专门邀我出诊，效果良好。每每治好一个患者，我心中都会有一种自豪感，觉得不负所学，也坚定了我的中医信念。当时在农村医院，中西医没有门户之见，遇到患者该如何处理就如何处理。我也曾抢救过农药中毒的患者，用大注射器灌胃洗胃，用阿托品注射，最终抢救成功。

在卫生院工作毕竟施展不开拳脚，我就打算报考研究生。我的母校安徽中医学院从1978年就开始招收研究生，是招收研究生较早的中医院校之一，当时尚未有伤寒、金匮专业（现称中医临床基础专业）硕士点，伤寒、金匮都放在中医基础理论专业之内，研究方向为张仲景学说研究，伤寒专家胡煌屿教授、金匮专家周夕林教授均在该专业带研究生。当时报考这个专业是基于这样的考虑：不想日后纯粹当临床医生，最好教学兼临床相互促进，学验俱进，而研究《伤寒》《金匮》与临床关系密切。当时研究生招生可谓凤毛麟角，1985年母校只招收11名，我是本科班上第一个考取研究生的。录取后我才得知，当时全国报考本专业有17人，仅录取了2人，另一位是现工作于北京中医药大学的贾春华教授。而当时报考条件，如果留校必须工作满两年，应了那句老话：“塞翁失马，焉知非福”。

二、欲成“明医”——从源到流探医理

三年的研究生生活，专攻仲景学说，进一步研读了中医古典医籍，更加深了对中医的认识。1988年6月毕业后我留校中医系，从事《中医各家学说》教学和研究：一是教研室主任张笑平教授的希望，二是这门课程讲授历代著名医家的学术思想和临床经验，都是中医学术史上有影响的历代名家，内容非常丰富，本人有《伤寒论》《金匮要略》的学习基础，可以从源到流学习和掌握，丰富自己对中医学术体系的认识和理解。尽管难度大，要花很大的工夫钻研，但自己觉得有必要迎着困难上，通过教学来倒逼自己进步。事实证明，教学确实是提高业务水平的很好方法，尤其备课和上课的过程就是学习的过程。备课是有些为难，有时为了某一个理论问题、一句话，甚至一个字词，要花费巨大的工夫，翻阅众多的文献。多年的教学，我阅读和钻研了中医的一些古籍和大量的现代中医药文献，再结合科研和临床，加深了我对中医学术认识，并提出了一些新的学术观点。

（一）对中医各家学说学科属性的认识

通过系统讲授《中医各家学说》，我深深感到，历代中医名家在理论和临床上有诸多建树，他们均丰富和发展了中医学的学术体系，至今仍在指导和应用于临床。如李东垣的脾胃学说，张从正的攻邪理论，朱丹溪的滋阴说和杂病论治，张介宾、赵献可的命门学说及其温补方法等，无一不有着重要的理论意义和临床应用价值。我们若对某一两位医家有深入的研究和掌握，就受用良多，可以直接应用于临床，在临床上大显身手。即便是温病大家叶天士，其在温病之外的杂病领域有着诸多贡献，如关于阳化内风、奇经辨治、滋养胃阴、调治虚损的方法等，这些内容并不能进入《温病学》教材加以介绍，而是在《中医各家学说》中介绍。早在明代，医家王纶就在《明医杂著·医论》中明确提出："外感法仲景，内伤法东垣，热病用河间，杂病用丹溪。"将李东垣、刘河间、朱丹溪与张仲景相提并论，认为他们各有建树，各有发明，诊治不同类疾病要应用不同医家的理论和方法指导。从当今的临床实际看，中医临床所诊治的更多的是一些内伤杂病，这就要求我们更多地掌握和了解《中医各家学说》的内容，所以从某种意义上说，《中医各家学说》的内容更为广泛，临床应用价值更大。

中医学是综合了几千年，特别是秦汉以后历代医家的学术思想和临床经验而形成的丰富知识体系，在掌握了中医基本理论知识的基础上，需要深入学习各家学说，对临床有着重要的指导作用。由此我提出，1997 年国务院学位委员会将"伤寒论""金匮要略""温病学"合并为中医临床基础学科，这一学科划分方式解决了一本书作为一门学科的问题，但作为临床基础学科，还应该将《中医各家学说》也纳入其中，而不是将此课程作为医史文献的范畴，仅以"文献"课性质来对待。研究了各家学说，就知道了中医学的丰富多彩，也可以从源到流地对一些学说有比较系统的认识和理解。对于"中医各家学说"课程的定位，应该与伤寒、金匮、温病课程的地位和作用一样，它是培养中医思维的临床基础课程，对培养中医思维起着非常重要的作用。为此，曾在《中医教育》发表"关于中医临床基础学科若干问题的认识"一文阐述这一观点。

（二）对某些医家和学说的认识

通过对医家及其学说的讲授、研究，加深了我对中医理论认识和理解，结合临床有了进一步的体会。

如金元四大家之一的李杲，其脾胃学说影响深远，其对脾胃内伤的原因，提出了劳倦伤脾、忧思伤脾、饥饱伤脾三大因素。我认为，李氏对内伤脾胃原因的分析有其合理性，其“火与元气不两立，一胜则一负”的病机认识，在一定程度上揭示了临床所见的一大类疾病的病机，有重要的应用价值。今人对李氏脾胃内伤热中的机制做出种种解释，诸如脾虚气陷、中焦虚寒，致虚阳外越而见发热；或曰脾胃受损，健运失职，不能化生营血而致发热；或曰脾胃气虚，谷气下流而蕴为湿热，促使下焦阴火上冲而致发热，如此等等，绕了许多弯子，个人认为大可不必。其实李氏就是强调元气和阴火之间有着制约关系，人体的元气伤耗可发生疾病，形成内伤热中为代表的一系列病证，它不一定都表现为发热。

本人受此理论启发而治疗一厌食证农妇患者，表现为一段时间见饭菜不仅无食欲，而且食之欲吐。饭菜入口，味同嚼蜡，虽勉强食之，反复咀嚼而难以下咽，即使有鱼肉好菜亦不思食，如此已近 1 个月，但因农活较多，虽不能食还要勉力为之，体质日渐下降，口干喜饮水，夜寐不佳，疲倦乏力。就诊时询知患者因两个孩子分别读大学和高中，家中负担沉重，丈夫长期在外打工，家里内外农活全由其一人操持。据此情况，我考虑此证属李东垣所论之劳倦伤脾、中气不足所致，虽厌食，病不在胃而在脾，治当补中升提，乃以李东垣补中益气汤加味：党参 15g，炙黄芪 15g，炒白术 10g，当归 15g，广陈皮 10g，升麻 10g，柴胡 15g，甘草 10g，焦山楂 10g，白芍 10g，乌梅 10g。5 剂。半月后随访，被告之服此药前两剂尚无明显感觉，服完第 3 剂，即产生思食感，食时亦不再作呕，疲倦好转，5 剂服完，纳谷渐增，饮食知味，觉饭菜之香，其他症状亦明显好转，嘱其照原方再服 5 剂以巩固之。可见，此为典型的劳倦伤脾案，用李氏学说指导诊治收到了良效。

另一方面，对各家学说的研读，使我对一些传统认识，甚至是一些定论的观点产生了新的看法。

如金元四大医家之一的张从正，属于攻邪学派的代表人物，其依据就是其在著作《儒门事亲·汗吐下三法赅尽治病诠》中的论述：“夫病之一物，非人身素有之也，或自外而入，或自内而生，皆邪气也。邪气加诸身，速攻之可也，速去之可也。”故治病首当攻邪。然而，全面考察《儒门事亲》可以发现，张氏用汗、吐、下三法并不都是直接攻邪。所谓汗、吐、下祛邪，通常意义上理解为通过发汗、涌吐和攻下之法使病邪随之排出体外。这是根据邪气分布于肌肤、胸膈胃脘和肠道而采取的直接祛邪之法，应属于正治之法的范围。实际上，张氏之三法并非皆然。

首先，从张氏的汗、吐、下所包括的众多具体治法来看，并非皆为直接祛邪。如果说涌吐痰食、攻逐燥粪水饮、药物发汗等均为直接攻邪的话，则嚏气（促使患者打喷嚏）和追泪（促使患者流眼泪）是很难解释为祛邪之法的。邪气并不能随喷嚏和眼泪而离开人体，且张氏所用嚏气和追泪之法并非针对鼻腔和眼睛的疾患，如曾对由于抬升重物或由咳嗽而致的“腰痛气刺不能转侧”者，采用不卧散，嚏之而汗出痛止就是明证（《儒门事亲·治病百法·腰痛气刺九十八》）。其他如按摩和导引虽属汗法范畴，但亦不是直接攻邪之法。

其次，从《儒门事亲》的众多医案所涉的病证来看，张氏施用汗、吐、下三法常常并不直接针对病因，如其对骨蒸劳热证先使用吐下并施之法（《儒门事亲·治病百法·骨蒸热劳》）。又如治疗外科的疮肿及杖疮数百人均用导水丸等之泻下法（《儒门事亲·凡可下者皆可下式》），疮肿及杖疮的病位在肌肉血脉，病机主要是瘀血的阻滞，而导水丸攻下的作用部位在肠胃。又如对头目喉舌诸疾使用刺血法，对郁证、沙石淋证、带下病均先后使用吐下之法。如此等等，案例甚多，如常仲明病湿痹案，子和用吐法后再用下法，最后还以吐法收功。又如赵君玉目暴赤肿案，以茶调散调之，一涌，赤肿消散。可见，张氏汗吐下之法并非皆直接针对病邪而行攻逐，其目的是宣通气血、畅达津液。

张氏深研《黄帝内经》数十年，得出“《黄帝内经》一书，惟以气血流通为贵”的结论。故其汗吐下三法除了祛邪之外，另一重要目的为了疏通气血，自然就不难理解了。因为汗、吐、下三法具有向外、向上和向下三个方向的作用，张氏正是利用这三个方向的作用趋势而宣畅体内脏腑经络之气，同时敷布津液，畅通血流，从而使气血津液的升降出入运动得以恢复正常，郁滞不和的病理变化得以逆转。他认为汗法可以“使一毛一窍，无不启发”，可以“发腠理，致津液，通气血”。对于吐法，他明言“吐之令其条达也”“达者非徒木郁然”。所谓条达，即疏通畅达，使郁滞的气血津液恢复到正常的状态，这并不限于肝气郁滞（木郁）证。而且主张春天宜吐，“盖春时阳气在上，人气与邪气亦在上，故宜吐”。对于下法，认为不仅可使“陈莝去而肠胃洁”，而且可使“癥瘕尽而营卫昌”“上下无碍，气血宣通”。至于嚏气、追泪以及破经、泄气、下乳、按摩导引诸法更是为了疏通气机、畅达血行而设。这一观点的论文，发表于《中国医药学报》。

（三）对一些基础理论问题的看法

不仅在临床领域，在基础理论领域，通过对历代名家学术著作的研读，我理论知识水平得到较大提高。

如对中医基础理论中争论最多的命门学说，通过研究历代医家特别是明代医家孙一奎、张介宾、赵献可等的论述，发现他们对命门学说都有很深刻的阐发，虽然各家对命门的部位、形质、属性、功能等的表述略有不同，但总体精神相同，都在探讨中医基础理论领域的一个重要命题，对命门的探索和研究形成了中医基础理论领域里的一个重大成果，可以认为是基础理论的重要进展，是脏腑理论的深化和完善，他们所倡导的命门学说对临床实践有着重要的指导作用。在一定程度上，他们在古代哲学的影响下，凭着天才的思辨和临床的观察已经逼近了现代生命科学的前沿领域。所以，我认为要重视中医的命门理论，并且指出明代医家李中梓所提出的“肾为先天之本”的观点不当，它带来了中医理论上的诸多问题，应修正之，我明确提出“命门为先天之本”的学术观点，相关论文发表于《中国中医基础医学杂志》。

另外，通过对明清时期温补学派代表性医家学术思想的综合研究发现，温补学派通过探讨脏腑虚损病机，尤其是脾肾与命门病机，而对整个中医理论体系的丰富和完善做出了重要贡献。主要体现在以下方面：深化阴阳五行学说，表现为对阴阳互根和五行互藏做了进一步阐发；完善了中医脏腑学说，温补派医家们对命门的论述构建并完善了中医的“命门－脏腑”先后天模型，这应视为中医的“人体生命模型”；充实了中医病因病机，主要是命门阴阳（先天水火）虚损病机；丰富了中医辨证体系，表现为丰富中医脏腑辨证中的“命门辨证”和“奇经辨证”；拓展了中医的治疗方法，如脾肾同治法、阴阳相济法、壮水制火法和助阳退阴法、纳气归原法等；创立系列名方名药，如左归、右归系列方剂以及重视熟地、重视血肉有情之品来温补等，所撰写论文《论温补学派对中医理论体系的贡献》发表于《中华中医药杂志》2016 年第 10 期。

关于三焦功能的认识问题，目前通常认为，三焦的功能主要是通行水道、通行气机。我认为，三焦还有一个重要的功能，即其为人体之火运行的通道，按照中医理论，火也是人身的一种物质，无论是生理之正火（少火），还是病理之壮火（邪火），以及治疗上的降火之法等，其火的运行都以三焦为通道，所以三焦为火通行之道的功能也不可忽略。

关于中医病因的认识，作为病理产物所构成的病因，目前公认为痰饮和瘀血，个人认为除此之外，还应该有两种。

一种是失常之气：我提出了“失常之气”当为病因论的学术观点，因为失常之气如同痰饮、瘀血一样，也是病理产物。中医学认为，气是物质的，虽然肉眼看不见，但它是存在的，《黄帝内经》言：“百病生于气也，怒则气上，喜则气缓，悲则气消，恐则气下”等，治疗上，要“行气活血”“疏肝理气”等。如果“失常之气”不作为病因，则于理不通。

第二，水亦应作为中医学的病因之一。水作为病因，一是有逻辑上的基础，那就是它同瘀血、痰饮一样也是一种病理产物，一旦形成并在体内停聚之后，也会影响脏腑的功能和气血的运行，引起水液代谢、运行障碍的疾患，既然痰饮、瘀血作为病理产物，作为病因，同样病理之水作为病理产物也应作为病因；二是有理论上的基础，历代医家都有称水为“水邪”或“水毒”，日本的汉方学者早有“气血水”病因说；三是临床上的需要，因为临床上有“利水消肿”“温肾利水”等多种针对水邪的治疗方法，如果水不作为病因，这些治法就失去了针对性，于理不通。所以我也明确提出了水作为中医学病因之一的学术观点。

正是由于本人在学习和研究过程中有了一些认识，产生了一些学术观点，发表了若干论文，所以本人在1995底和2002年8月先后晋升为副教授和教授，成为当时学校最年轻的副教授和教授。

总之，通过三十多年的教学和研究过程，使我对中医的学术体系有了一定的了解和认识。在感受中医理论体系博大精深的同时，也感到古人对生命现象和疾病现象观察和体验之人微，对生命科学所作出的贡献之巨大。其对人体一些生理功能、疾病变化规律的观察和认识以及治疗和养生方面的所创立和采取的诸多方法，是整体而系统的，这些东西是前人留给今人十分宝贵的财富。其中有些内容是现代科学和西医学尚未认识和发现的。如关于经络现象，关于中医的体质学说，以及许多病理规律和病证模型等。在脏腑理论方面，如肺的宣发和肃降功能，肺与大肠相表里的认识。在对疾病的认识和治疗上，如李东垣的脾胃内伤学说，朱震亨的阴虚火旺学说，张介宾、孙一奎等的命门学说，叶天士的奇经学说和治疗虚损方法，张从正所创立的汗吐下三法等，或是发现并建立了中医的临床病证模型，或是在治疗学上提出了新的治疗思想，或是建立和提出了重要的养生方法。

“入之愈深，其进愈难，而其见愈奇”，这是宋代大文学家王安石在其著名散文《游褒禅山记》记载其和同仁游览现位于安徽省含山县境内的华阳洞时这样描述的，对于学习和研究中医来说，这也是最恰当的描述。学得越多，越觉得中医药的丰富。中医之博大精深，需要众多的学者们不断地探索和研究，去发现其中的幽深奇险和魅力诱人之处。

三、临床实践——经方、时方、各家学说择善而从

本人自 1988 年研究生毕业留校后，一直未脱离临床，一边上课一边安排 2 个半天跟随专家门诊抄方。曾跟随张笑平教授抄方多年，也先后曾跟随周夕林教授、巴坤杰教授等抄方。众多的中医名家经验告诉我们，抄方是学习中医的一条有效途径，在抄方过程中，可以学习老专家的临床经验，揣摩其诊治思路，增加对不同疾病的认识，也可加深对中医理论的理解。记得张笑平教授临床常中西合参，临床用药时常参考中药的现代药理研究成果。周夕林教授临床善治内科杂病，多用温肾之法，所以熟附片、肉苁蓉是其常用之药，桂附地黄丸是其常用之方。而巴坤杰教授处方比较平和，似无明显的用药倾向。

经历了十年左右的抄方，2000 年以后本人开始自己在本校国医堂门诊，每周 2 个半天，因在教务处处长岗位，工作繁忙，时间难以保证。但只要有时间，就一定坚持出门诊，没有长时间脱离临床。古人云“拳不离手，曲不离口”，临床看病也是一样，长时间不上临床，处方用药就会生疏。

我在临床看病一般不固守一家之言和一家之法，而是仲景经方和后世方酌情选用。我认为经方时方各有千秋，不应存门户之见，当用经方则经方，当用后世方则用后世方，主要还是看其适应证。在大学的国医堂看病，不像在医院有较细的分科，就诊患者病证复杂，内科涉及呼吸、消化、心血管等各个系统，妇科主要是各种月经病，还有少量皮肤科病。以内科脾胃病为例，胃炎是临床发病率较高的疾病，治疗胃病我喜用《伤寒论》半夏泻心汤加减，不论是哪种胃炎，针对胃脘痞满或胀痛等，多可获得比较理想的疗效。此方常加上蒲公英，如果伴有泛酸则加煅乌贼骨、煅瓦楞子，若嗳气则与旋覆代赭汤合用，必要时配用柴胡、郁金、川楝子、延胡索等疏肝之法，胀满甚则加枳壳、陈皮、木香等理气之品，兼内湿则加云茯苓、白术、白蔻仁、薏苡仁等健脾利湿之药。

曾治安徽省委机关一退休干部，胃脘不适，在上海某医院检查显示胃部有炎症，同时伴糜烂萎缩，诊断为慢性胃炎，辨证为肝胃不和证，开具中药颗粒

剂。患者在上海未取药，拿病历到我处开方，我观其处方：枳实、制苍术、陈皮、莪术、藿香梗、生香附、桂枝、白芍、神曲、紫苏梗、荜茇、姜黄、佛手、柴胡、仙茅、淫羊藿。我对患者说，此方不适合你的病证，但考虑你的心理，建议不妨先吃一周看看，如果没有疗效，我再开方。一周后患者来复诊，说服上海专家处方一周，胃脘胀痛依然。我处以和胃消痞治疗，半夏泻心汤加味。处方：姜半夏 10g，淡干姜 5g，川连 10g，炒黄芩 10g，党参 10g，炙甘草 10g，大枣 15g，山药 15g，蒲公英 15g，炒枳壳 10g，藿香 10g，云茯苓 10g，白扁豆 15g，白蔻仁 15g，延胡索 10g，川楝子 10g，广陈皮 10g，广木香 10g，佛手 10g。7 剂。三诊时患者喜笑颜开，说服上海医生药无效，服我的药后很有效，胃脘胀痛大为减轻，本周内仅周五夜里发过一次，程度不重，可以忍受，他感觉很奇怪。我在上方基础上加黄芪 15g，继服 7 剂继续调治。

关于后世方，我临床使用也很多，如参苓白术散出自《和剂局方》，具有健脾利湿作用，临床大凡辨证有内湿之征象，我根据脾胃居于中州，有运化水湿之功，调治脾胃可执中州以运四旁之理，使用该方多可获得较好疗效。我曾用该方治疗内科和皮肤科多种疾病，如胃炎、流涎、湿疹、脱发等杂症而获得较好之疗效者。

在对虚损病的治疗上，我比较推崇东垣脾胃学说与张介宾、赵献可的温补学说。新安医家中，汪机、程杏轩、吴楚等都是有比较明显的重视温补的思想，观《杏轩医案》，其中不少方剂来源于《景岳全书》，可见程氏受张介宾影响很深。我也常吸收他们的经验，在临床治疗虚损性疾病，多注重脾肾并治之法。我认为，温补与温阳是有区别的，温阳之法，药多温燥，如四逆汤之类，为大辛大热燥烈之药，单纯回阳则可，用于温补则欠妥。而温补之法，则需照顾阴阳气血的关系，注意阴阳互根，精气互生和气血双补，因此温阳要兼顾填精，补血兼顾补气，用药要注意柔润。用这一思路调治虚损病尤其重要。曾治疗一位 44 岁女性闭经患者，其由月经量少渐致经闭近一年，我给其开具温补脾肾的膏滋方调理，服用近 3 个月后，月经复至，状态改善，患者十分高兴。

已故国医大师裘沛然曾言“今病非古病，今人非古人，今药非古药”，现今中医临床所治病患，多为经过西医治疗后的难治之病，病情复杂，很多病十分棘手。因此，临床必需“勤求古训，博采众方”，只有不断学习，不断积累，才能不断提高疗效。

由于坚持临床，疗效较高，2017 年，我被安徽省卫健委、省中医药管理局评为“安徽省名中医”。

四、科研工作——坚持传承精华守正创新

在从事教学科研近十多年，已经评上了正教授职称之后，我深知自己无论对中医还是西医学，以及其他诸多相关学科仍然知之有限，还需要不断提高和补充，于是，2002年我又考取了广州中医药大学中医临床基础专业的博士生，师从伤寒名家熊曼琪和李赛美教授，所研究的仍然是中医经典《伤寒论》。我觉得，中医学科有其特殊性，需要不断在经典和后世医家学说之间交互研习，温故知新。“欲清其流，必澄其源”，经典是中医的源头活水，作为21世纪的中医教师，固本强基、澄源清流尤其重要，同时又不能故步自封，要充分借助自然和社会多学科的知识和技术来发掘和研究，这样才能让中医药不断地放射出新的光彩。当时要报考博士除了想深造和提高外，还基于这样的考虑：一是要感受改革开放的前沿广州，二是感受广州的中医药环境。因为就全国而言，广州的中医药环境是最好的。我也想借此给自己一个充实和提高的机会。广州中医药大学办学的一个重要特色，就是经典回归临床，该校将伤寒、金匮、温病三门课程放在第一临床医学院，并在医院设有病区，这是其他学校所没有的。

通过三年的学习和研究，觉得自己收获还是较大的，在那里主要从事经方治疗疑难疾病的研究，研究方向是经方治疗糖尿病及其并发症。研究过程中，借助了现代较新的分子生物学的方法，取得了一定成效，形成了几篇较高质量的论文。由于糖尿病已成为现代社会的“文明病”，也是发病率相当高的疾病，在我国该病的增速非常快，中医药应该主动介入这些疾病的防治之中。毕业后，我将经方防治糖尿病及其并发症作为一个研究方向，2013年之后，我先后申报成功2项国家自然科学基金，一项安徽省自然科学基金，主要做《伤寒论》经方防治糖尿病心肌病研究。根据糖尿病心肌病的发病机制和病理改变，按照叶天士“久病入络”的学术思想，采用化瘀通络治法，以《伤寒论》抵当汤为代表方进行试验观察，结果发现，该治法对糖尿病心肌病心肌纤维化病变具有较好疗效，可以保护心肌，防治纤维化和心肌细胞肥大，其作用机制与多个信号通道有关。作为21世纪的中医和中医药工作者，一定要以开放的心态对待中医，要加强中医的基本功学习，固其根基，不能一味地西化；同时又不能故步自封，要充分借助自然和社会多学科的知识和技术来发掘、研究和丰富中医，让中医融入现代的大科学之中，与时俱进，这样让中医药为全人类的健康事业做出更大的贡献。

新安医派是中医学术发展史上诞生于故徽州地区的一个重要学术流派，自北宋到晚清，在徽州的一府六县之内，诞生了数百位医家，撰著了数百部医著，在中医学术发展史上有着重要影响。作为安徽中医药大学从事中医经典和各家学说教学与研究的学者，研究并弘扬新安医学是自己义不容辞的职责所在。因此，在教学临床之余，就涉猎新安医学，多年来，本人一直关注并从事新安医学研究，发表了多篇高质量的学术论文。并整理校注出版《新安医学名著丛书》12 部，于 2009 年由中国中医药出版社出版。2017 年，申报安徽省高校自然科学重大研究项目"新安医家学术思想与临床经验及新安医学流派系统研究"获得立项，组织校内外专家学者，历时 3 年，形成研究成果《新安医家学术思想与临床经验研究》专著，已于 2021 年 1 月出版，这是首次对新安医学学术思想与临床经验进行系统研究的专著，在对新安医学的研究成果方面具有代表性，得到了国内研究中医学术流派的学者的高度评价。原上海中医药大学校长严世芸教授、山东中医药大学副校长王振国教授分别为本书作序。严世芸教授评价"选题有意义"，"医家遴选得当"，"学术精华的整理挖掘充分深入"。王振国教授评价本研究"为新安医派树丰碑，为流派研究立典范，填补了新安医派研究的空白"。2020 年，在安徽省教育厅领导的要求下，教育部人文社科重点研究基地徽学研究中心（设在安徽大学）在安徽省高校设立了 5 个分中心，其中在安徽中医药大学设立一个分中心，主要从事新安医学研究。我主持申报的"民国新安医学文献调查与研究"项目获教育厅协同创新课题立项，首批获研究经费 40 万元，该中心将持续获得教育厅相关经费支持。由于在新安医学研究领域的成绩，2020 年，我被学校任命为教育部人文社科重点研究基地徽学研究中心安徽中医药大学分中心主任和安徽中医药大学的新安医学教育部重点实验室副主任。

30 多年的学术研究，到目前为止，我已公开发表了 120 多篇学术论文，出版学术专著（含主编、副主编、校注与参编）近 20 部，获安徽省中医药科技进步一等奖 1 项。2017 年，被遴选为"安徽省中医药领军人才"。

五、三尺讲坛——立德树人培育英才

从 1988 年至今，我已在中医药高等教育领域辛勤耕耘了 30 个多年头。我的授课对象，既有本科生，又有研究生，既讲授《中医各家学说》，也讲授《伤寒论》，还讲授其他课程，正因为有了中医经典之功底，又研究各家学说，所以讲起课来既可以纵横系统地加以联系，又可以理论结合临床，从而收到良好的教学效果，深受学生的欢迎和好评。

几十年的教学和学术研究经历，打下了比较深厚广博的中医功底，在全国同行有一定影响力和地位，“十二五”至“十四五”期间，我先后担任 10 部国家卫健委和国家中医药管理局行业规划教材的主编副主编，如《中医学概论》《中医各家学说》《伤寒论理论与实践》《伤寒论研读》《中医临床经典概要》《中医医案学》等，既有本科教材，又有研究生教材。

作为一个教师，不仅是“授业”和“解惑”，还应该“传道”。传道之“道”，既包括为医之道，即道德素养和职业精神，也包括科学之道，即求真求实的科学精神和批判思维，“传道”与“授业解惑”结合起来就是立德树人。

我非常注意在教学过程中如何培养学生的道德品质和职业精神。在讲授《中医各家学说》和《伤寒论》过程中，我不仅传授医家的学术思想和临床经验，而且把育人贯穿教学全过程。如把介绍每位古代名医的生平和成才经历，作为立德树人的鲜活资料。我认为，医圣张仲景从医的目的是“上以疗君亲之疾，下以救贫贱之厄，中以保身长全”，充分体现了他的仁爱之心和家国情怀；张元素的“运气不齐，古今异轨，古方新病，不相能也”，反映的是一种求真求实的科学精神；朱丹溪 30 岁才学医，但矢志不渝，终成大家，其《局方发挥》对局方所致流弊的批判，彰显的是其批判性思维；叶天士一生拜师 17 人，广求博采，终于成为一代宗师，提示要成为医学大家需要具备不懈追求的品质。这些生动鲜活的医家史料在教学过程中的贯穿，对激发学生巩固专业思想，立志成才，立志从医都起到了良好的激励效应。一次上课，我讲授孙思邈的学术成就和孙氏大医精诚的医德思想，课后，有学生主动找到我说：“储老师我今天听您讲孙思邈的大医精诚结合其学术成就，与《医古文》中学习的感受不一样，使我对大医精诚又多了一层认识和理解，更加激发了我不仅要学好中医，而且应该向德术双馨的苍生大医目标去努力。”

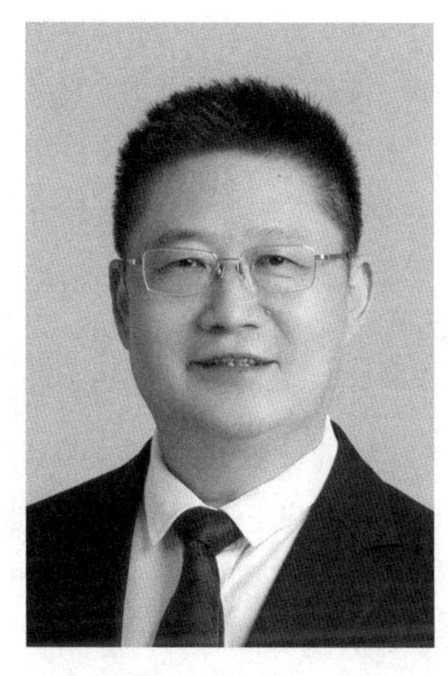

以史为鉴，以文化人：我的中医药研究之路

王振国

医家简介

王振国，男，1963年出生，医学博士，山东省政府“泰山学者攀登计划”特聘专家，山东中医药大学副校长兼中医文献与文化研究院院长，二级教授，博士生导师，中医医史文献学国家重点学科带头人，山东省中医药文化（示范）协同创新中心主任；兼任国务院学位委员会第八届学科评议组成员，国家973项目中医理论专题第三届专家组成员，中华中医药学会医史文献分会主任委员，国家中医药管理局中医药重点学科建设专家委员会副秘书长、中医药古籍保护与利用能力建设项目办公室主任、《中华医藏》编纂项目学术办公室主任、中医学术流派重点研究室主任。国家973项目、国家重点研发计划项目首席科学家。主持完成的研究成果获国家科技进步二等奖、山东省科技进步一等奖、中华中医药学会李时珍医药创新奖。曾获“全国优秀科技工作者”“全国五一劳动奖章”、全国“中医药高等学校教学名师”等荣誉，享受国务院政府特殊津贴。

一、读万卷书，行万里路：良师指引，治学入门

我 1979 年考入山东中医学院（山东中医药大学，下同），到现在 40 多年了。进入中医药大学，完全是一个偶然：十年“文化大革命”结束之后，百废待兴。国家 1977 年恢复高考后，发出“早出人才，快出人才”的号召。1979 年，正在读高一的我（那时的学制是小学 5 年，初中 2 年，高中 2 年），作为学习成绩最优秀的学生，被老师推荐与毕业生一起参加高考。本来只是想试试，没想到成绩达到本科分数线。报考什么学校，却十分为难，我的数学老师说：“你数理化刚学了一点，但文科不错，去学中医吧！”那时 16 岁，什么也不懂，既不知道中医是什么，也不了解西医是什么。当时知道的大学只有清华、北大，但有人传说，这次不去上学，以后就不准再考了。就这样，阴差阳错，我进入了山东中医学院。在读本科的时候，有一位先生给我的印象特别深，那就是张志远老师。张老师生于 1920 年 7 月，享年 98 岁，是第三届国医大师。老先生讲课的最大特点是信手拈来，任何一个中医药主题，老先生都能侃侃而谈，当时他被称为“活词典”。我非常敬佩张老，所以决心考他的研究生。1984 年毕业那年，全校所有专业共 10 个硕士招生名额，我很荣幸考取了张老的硕士生。张志远老师的信仰是“读万卷书，行万里路”。大家知道，孔子“入太庙，每事问”，张老说学问的关键，一是读书，向古人学习；二是提问，向今人学习，向实践学习。那时候的生活非常艰苦，张老师每年都带着我们两三个学生循着研究主题去调研、游历，一路边读书，边访问，边研讨。比如说当时给我确定的研究主题是叶天士及其学说，老先生就带着我们沿着温病四大家的足迹从山东出发，到江苏、到浙江、到上海。我记得那时候到了太湖的洞庭西山，老先生讲，叶天士就是在这里与弟子泛舟太湖之上，给弟子们讲临证经验，大家最熟悉的温病学经典《温热论》，就诞生于这里：“温邪上受，首先犯肺，逆传心包……在卫汗之可也，到气才可清气，入营犹可透热转气。”叶天士带着学生诊病、讲学、交流的情景浮现于眼前，到现在印象都特别深刻。张老每天都要把当天所见所闻所体会记录下来。到了先生晚年，学生们帮着整理他的著述，从 90 岁到 98 岁，一共出了 10 多本书，全是一生读书、临床、问学过程中一段一段的故事、用药经验和临床体会，日有新知，集腋成裘。先生的博学多识，就是一个长期积累的结果。我们学校是全国最早的博士点之一，1987 年开始招收博士研究生。在中医各家学说教研室工作一年后，

我于1988年考上徐国仟老师的博士研究生。当时我们学校一共两位博导，中医文献学的徐国仟教授和中医基础理论的张珍玉教授，全校两个名额，两位先生每年各招一个博士生。徐先生是北京四大名医之一施今墨先生创办的近代中医高等院校——华北国医学院毕业生。“科班”出身，在北京学习了五年，毕业又跟施先生学习两年，然后回烟台行医，先生后来因为行动不便较少临床了，专心从事教学和文献整理研究，他是我们山东中医药高等教育奠基人之一。2020年是张志远老百年诞辰，2021年是徐国仟老百年诞辰。我们在徐老材料整理过程中，收集到徐国仟先生早期的几部中医著作，包括《黄帝内经素问白话解》（1958年人民卫生出版社出版，与周凤梧、王万杰共同主编）、《伤寒论讲义》（1958年山东中医研究所出版），还有更早期的各种油印本、各地翻印本，都是山东当代中医高等教育的奠基之作。由博返约、一丝不苟，有容乃大、无欲则刚是先生的写照。

在我治学的道路上，还有一部影响最大的著作——《名老中医之路》。《山东中医学院学报》在20世纪80年代有一大创举——“名老中医之路”专栏的创立，这是全国最早对于名老中医成才之路与治学、临床经验的系统整理，视角独到，资料翔实。后来，由周凤梧、张奇文、丛林三位先生主编结集出版。前些年，我曾为山东科技出版社写一篇推荐《名老中医之路》的小文，题曰《为中医书青史，为后学树丰碑》。我记得开篇是中国中医科学院岳美中先生的《无恒难以做医生》，没有恒心，不要学医。第二篇留下深刻印象的是浙江中医药大学《黄帝内经》大家徐荣斋先生的《以治学三境界的精神学习〈内经〉》，我相信大家现在都知道王国维先生提出的“治学三境界”，一是“昨夜西风凋碧树，独上高楼，望尽天涯路”，做到胸中无尘，眼中无尘；二是“衣带渐宽终不悔，为伊消得人憔悴”，那种坚持、那种追求的精神；三是“众里寻他千百度，蓦然回首，那人却在灯火阑珊处”，发现的喜悦，成功的喜悦。读了徐先生的这篇文章，忽然明白原来治学不是我们想象得那么轻松，是需要立志，经过磨砺才有可能成功。因为读了《名老中医之路》，知道了很多先辈的治学之道。跟着张志远老读研究生时，第一次参加学术会议就到了上海，参加华东区中医各家学说的研讨会，见到了中医各家学说的奠基人之一裘沛然先生，还有当时正值盛年的顾植山先生、严世芸先生。跟这些先生的交流，让我领略了大师风范，后来就买了很多裘沛然先生的书，裘老的《壶天散墨》，文采飞扬，既有理论又有实践，对我影响至深。这样的经历确立了我“读万卷书，行万里路”的治学路径。

二、文化断层，思维异化：中医传承的问题在哪里

大概20年前，读到北京中医药大学王玉川先生写的“‘辨证论治’不是中医的特色”，对于中医院校毕业通过读教科书建立中医学思维体系的学生来说，看到这句话有点颇有“石破天惊”之感。王玉川先生以自身经历讲述了新中国中医院校创办之初一系列教科书的编纂以及中医学诸多重要理论、概念写入教科书的过程。当代通行的中医学教科书体系是在20世纪50年代初步构建起来的，正如二版教材的前言中所说，这套教材第一次“把中医学系统地画出了一个前所未能画出的轮廓”。这时我才明白，原来我们读的教科书历史这么短，形成的背景、构建的过程、取舍的标准，种种问题，原来都是我们不曾深入了解过的。中医有数千年的历史，有数以万计的存世典籍文献，有许多的不同学术流派，其内涵之丰富，理论之深邃，经验之各异，肯定不是教科书所能涵盖的。第二，山东中医药大学一直是中医药高等院校教育模式探索的先行者，我们在20世纪90年代初办了全国第一个少年班，后来又有第一个面向全国招生的文献班。世纪初我们学校又试办了传统中医班。王新陆校长让我结合传统班课程体系的设计思考一个问题：当前中医面临传承困境，症结在哪里？我用了八个字来概括：“文化断层，思维异化”。文化断层是说中国的传统文化在近代以来，西学东渐、新文化运动乃至中华人民共和国成立后的“文化大革命”对传统文化的全面否定。我的学生张效霞博士写过一本《名人与中医》，书中提到近代名人如鲁迅、梁启超等几乎都是反对中医的。原因就是近代以来对传统文化的全面否定，甚至有“汉字不灭，中国必亡”之论，当然还有提倡白话文等。教育方法、内容的变化，导致至少几代人，包括我们这一代几乎不再具备系统的传统思维能力。前些年，中国科协发布《全民科学素质行动计划纲要》引发了一些争论，因为它把阴阳五行、天人相应等纳入中国公民科学素养范畴，导致部分人的反对，这就是文化断层导致的。过去很容易理解的事情现在很难理解了。现在讲药效大家很清楚，但什么是药性，什么是寒热温凉，很多人不知道。思维异化是什么？思维异化是中医学在经过近代科学化的改造之后，其主体思维已经趋近于西医。比如你想到中药，首先想到的一定是功效，而不是药性。我们经常说要遵循中医药发展规律发展中医，那么中医是什么？中医的发展规律是什么？我认为，一是基于中国传统的宇宙观，包括自然观、

时空观，以及与之相应的生命观、身体观、疾病观和治疗观；二是以健康为核心，以整体观念、辨证论治为主要指导的形神一体的思维方式；三是以疾病谱系变化（包括疫病的流行）的应对为问题导向和驱动力的发展路径。回顾中医学的发展历史，每一次大的理论体系变革，都是医家应对新发疾病与疾病谱变化的产物，历代医家以临床实践亟须解决的问题为导向推动学术的变革。

中医学在形成、发展、演进的过程中，同博大精深的中国传统文化水乳交融，其哲学体系、思维模式、价值观念等，与中国传统文化一脉相承。阴阳、五行、易学、道学、儒学、天时、地理等传统文化知识，构成了中医学庞大的文化背景和理论基础，所沉淀积累出的中医概念、原理、诊断方法、治疗原则甚至每一首方剂、每一味药，都记载于历代典籍之中。据不完全统计，有记录的中医古籍达 1 万余种，成就了浩瀚无垠的“中医宝藏”。因此了解历史、研究历代典籍对于中医学而言就更有其特殊意义。中医医史文献对于中医学而言，不仅仅是研究和讲述过去，也同时观照现实和预见未来。

2020 年，我们创办了一本集刊，叫《中医典籍与文化》，计划每年出两辑，每辑一个主题，围绕着中医典籍与文化这个核心问题展开。第一辑主题为“多元医学交流与融通”，第二辑主题为“跨学科视野下的中医语言”，第三辑主题为“东亚医学思想与流转”。在《中医典籍与文化》发刊词中，我写了这么一段话：“左手科学，右手人文。中医学一直是生长在科学与人文共同滋养的土地上。然而回顾中医学的研究，多年以来被追逐的学术热点基本上集中在机制探索和技术本身。对于其人文方面的研究，我们或是视而不见，或是无暇顾及。中医学人文研究得到的学术支持也不免雷声大雨点小。回顾近年来的学术潮流，在方兴未艾的医疗社会史研究视野下，知识史、感知史、器物史、交流史等新兴领域成为新的学术热点；传统的中医文献领域，也由于出土文献与文物的不断现世，因文本的沿革、学术的嬗变、流派的兴废、焦点的移易，而焕发出新的研究活力……总之，医学人文研究的方向、内涵正走向多元与纵深。”

三、辨章学术，考镜源流：从整理文献文本到分析学术流变、调研当代中医流派

整理典籍、学习研究典籍的目的、方法与路径是什么？清代章学诚先生提出“辨章学术，考镜源流”，这是中医医史文献研究者耳熟能详的一句话。我

硕士期间研究中医各家学说，博士期间做中医文献整理，后来留在学校教学与科研，主要研究中医医史文献。中医医史文献做什么工作？首先是整理文本。中国古代典籍保存至今约有十万种，其中中医药古籍数量最多，大约占存世古籍的十分之一。这些古籍在传承过程中遇到诸如兵燹动乱，自然灾害，收藏、管理、阅读中的种种问题，同时地有南北，时有古今，不进行系统整理，今天的人们阅读和利用就面临很大的困难。因此，中医古籍整理工作是当代中医工作中十分必要和迫切的任务。整理是需要规范和标准的。所以，在20年前，我们以徐国仟先生等老一代学者的经验为基础，开始研究制定中医古籍整理规范。我们制定的规范于2012年被列入中华中医药学会系列行业标准，由中国中医药出版社出版，包括了校勘、标点、注释、今译、辑佚、评述、影印、汇编、索引、编排10种整理规范。

2010年，国家中医药管理局设立公共卫生专项“中医药古籍保护与利用能力建设”项目，由山东中医药大学、南京中医药大学、上海中医药大学、福建中医药大学、浙江省中医药研究院、陕西省中医药研究院、河南省中医药研究院、辽宁中医药大学、成都中医药大学9家单位为主承担。国家中医药管理局中医药古籍保护与能力建设项目办公室设在山东，我兼任办公室主任。项目的主要任务是按照规范本、传世本的标准，整理重要中医药古籍400种，同时要培养一批中医古籍研究与整理的专门人才。这个工作2010年立项，2015年拿出第一批成果100种，2018年结题，总计出版416种，国家中医药管理局在北京召开项目验收会议。《中医古籍整理规范》在指导这个项目的实践中，发挥了重要作用。

早期中医各家学说学习、教学与研究的经历，在研究中医学术流变，重点调查研究当代中医学术流派现状与中医学术流派评价方法的过程中发挥了重要作用。当代中医学术流派研究是我科研工作的又一个转折点。这也是一个非常偶然的机会，2005年，一次到北京出差，时任原卫生部副部长兼国家中医药管理局局长佘靖同志主持中华中医药学会关于中医的特色与优势座谈会，我作为旁听者与会。佘部长当时提出的核心问题是如何认识和发挥中医的特色与优势。听完之后，我主动发言，结合自己学习与研究中医各家学说的经历，提出从中医历代发展与传承历史来看，学术流派是中医的特色与优势，是中医学术发展门径。回顾历史，中医学术总是在争鸣中不断创新，不断从个人经验升华为学说，进而成为流派的学术基础，通过流派传承、争鸣、验证，再进一步升华为理论。古代学术流派的争鸣与创新，传承与发展，使中医药学术体系日渐丰富与完善。而当代以教科书和中医院校为主体的教育方式导致了中医学术流派的淡化，进而影响到中医特色的形成与优势的发挥。部长说，我们定一个题目，就做一个当代中医学术流派现状的调查研究，让中华中医药学会和山东中医药大学牵头做。立项之后，一年左右的时间，我们走了全国很多地方，做了系统的调查。大家可以回顾一下，2005 年之前，几乎没有提当代中医学术流派的，一提就有人反对，认为中医经过这么多年的院校教育，“流派”早已过时。怎么办？我们顶着很多压力做这份工作，通过专家会商设计调查问卷和访谈提纲。我们深入各地院校、医院、民间进行调查，有调查问卷，有专家访谈，有民间采访。主要问题是，第一，中医学术流派对中医发展的作用和价值是什么？第二，中医学术流派在当代还要不要提倡与发展？第三，当代中医流派的发展现状如何？第四，对一些著名医家而言，是否认为从中医学术流派的传承发展中获益？或者是什么流派的代表？诸如此类。我们实地访问了邓铁涛教授、朱良春教授、周仲瑛教授、李振华教授、石学敏院士等老一代国医大师，也访问了创立中医体质学说的王琦教授，系统整理壮医理论的黄瑾明教授，力倡扶阳学说的刘力红教授等一大批名医大家，收回问卷 1000 余份。通过这样一系列工作，到 2009 年我们形成了《古代中医学术流派研究报告》和《现代中医学术流派研究报告》，同时撰写了 30 余篇学术论文。报告提交后受到国家中医药管理局领导的高度重视。“中医学术流派研究室”2009 年被国家中医药管理局确定为首批重点研究室，并陆续承担了国家中医药管理局重点科技专项、科技部“十一五”支撑计划项目等多项课题，参与了国家中医药管理局“中医学术流派传承工作室”实施方案的起草、工作标准制定等任务，在当代中医学术流派研究与评价方面做了一系列开创性工作，为国家中医药行业宏观决策提供了重要的理论支持和数据支持，成为我国研究中医学术流派的学术中心和人才培养基地。医学流派是对地域文化独特性、发病倾向性、治疗特殊性的集中阐发，凸显了中医辨证论治的多样性和灵活性。继承和创新始终贯穿于中医学术流派形成和发展的全过程。曾几何时，学术流派逐渐淡出人们的视野，一边是医者高谈博采众长，一边是逐渐失去特色。因此，学术流派研究不仅是中医继承工作的需要，更是创新工作的需要。2010 年 9 月，广东省政府和科技部组织了首届国家中医药发展论坛（又称“珠江论坛”），主题是“中医学术流派的传承与发展”，我作为主题发言人，在会议上向领导、专家们汇报了中医学术流派调研的情况，得到了专家的认可。2012年“中医学术流派传承与发展”列入国家中医药管理局重点规划，这成为后来全国首批64家中医学术流派传承工作室建立的契机。现在中医学术流派已经在全国遍地开花，成为发展中医特色与优势的一个重要的内容。中医很多特色技术、优势方法通过学术流派传承得到弘扬，这就是遵循中医药规律。中医药规律是什么？中医学术流派的争鸣与发展就是中医学术规律发展的一部分，无视这种发展规律，就会影响中医药的发展与进步。当时有一个很有意思的争论，上海的学术流派是什么？海派。在《中国中医药报》刊发了一系列文章，就“海派”的问题展开争鸣，系统总结“海派”作为地域性学术流派的特点。“海派”现在已经成了上海中医的重要标志和显著特色。

四、发皇古义，融会新知：研究近代中医理论模式嬗变，启发药性理论传承创新

“发皇古义，融会新知”，这是近代以来我们中医学界很多前辈非常钟情的一句话。我们的中医在几千年的发展过程中，形成了丰富灿烂的中医文化，积累了浩如烟海的中医典籍，“古义”是需要不断地弘扬和光大的，但同时也要不断吸取新思想、新知识、新方法、新技术，将“新知”融会进去。这里涉及我做的另一项重要研究课题“中药药性理论相关基础问题研究”。回顾中医学术史，我们发现，近代中医理论体系经历了巨大的嬗变。作为中医学者，首先关注到近代的中医学科是怎么形成的。可以说，近代中医学科的构建，是在西学刺激之下中医药对自身的一次被动与主动相结合的调整与重构。大家知道，在民国时期曾经出现过废止中医案，废止派的代表余云岫写过一本《灵素商兑》，中医学界的代表恽铁樵起而反驳，产生一系列论争，这个过程中的文章和著作有很多，如《近代中西医论争史》《中医近代史》等。我们承担过一个任务，就是在中国科学技术协会支持下，中华中医药学会要主持编纂《中国中医药学科史》，借此机会，我们把中医药学科的构建历史做了一个系统的回顾和反思。中医的经典理论，我认为最重要的是脏腑理论和药性理论。关于中医脏腑理论的发生与构建研究，张效霞博士一直在做，其中具有代表性的专著是《脏腑真原》，这本书基本上把脏腑理论的发生、发展以及近代演变的过程做了非常清楚的梳理。那么，药性理论是如何发展、如何被认识的呢？作为国家中医药管理局中医药重点学科专家委员会的副秘书长，我参与了近十几年中

医药重点学科的规划、发展、评估过程，发现中医和中药两个学科的分化与分设，使得中药理论完全异化了。中药学院各分支学科与课程中，药性理论已经边缘化。中药是什么？它是因为产在中国而被称为中药吗？不是，中药是在中医理论指导下应用的药物，很多外来药物也被纳入中医的诠释体系，被赋予了药性。北京大学陈明教授在《中古医疗与外来文化》中说："《海药本草》是中国本草史上现存的一部独特的作品。虽然记载的对象主要是外来的药物，但是写作框架以及叙述的方法，都是以中国传统的本草学著作为范例的。"他又说："《海药本草》依据《新修本草》的体例，将外来的药物按照中医的传统进行解说，这就是文化交融的结果。从中可以得见中医对外来学术的受容与改造。"每一味药的寒热温凉、升降浮沉、有毒无毒、归经等性质，都是在中医理论体系框架内，在中医理论指导下通过不断的临床实践所赋予的。如果没有了药性，中药就成为天然药了。药性理论关系到中药自身的发展，一直是我们关注与研究的方向。国家重点基础研究发展计划（"973"项目），设立的"中医理论基础研究专项"，主要涉及藏象、药性、针灸等重要基础理论问题，为中医理论研究提供了一个重要机遇和高层次平台。2007 年我牵头申报"中药药性理论相关基础问题研究"，获得国家立项，成为山东省属高校首个国家"973"项目首席科学家，并由此开始了长达十几年的中药药性研究。通过前面的回顾，可以看出，药性理论研究问题，事实上始终是一个你站在什么立场上看中医的问题。药性要不要研究？怎样去研究？是按照现代药理、药化的方法去研究，还是遵循中医自身的理论体系进行研究，这是一个根本的分界。

药性理论是中医理论体系的重要组成部分。中药是一个大的范畴，连接中药和中医临床的纽带就是中药药性。受西方医学思维方式的影响，现代中医用药逐渐变成以药理为主导的思维模式，用药先看它的功效是活血化瘀、止痛，还是驱虫。而按照中医学传统的思维方式和框架，用药先想到的是药性，包括寒热温凉、升降浮沉、归经、有毒无毒，当然也包括功效，这些都是中医药性理论的基本内容。寒热药性是药性理论的核心，其本质的多维性和理论的综合性特别强，缺乏合理的现代解析方法，是药性研究的突出难点。以往的中药研究多局限于具象研究，鲜有对寒热药性总规律的探究。有人把药性理解成哲学概念，越来越轻视它。当我们让年轻学生接触古代经典，常常发现经典方剂的组成用现代中药理论无法解释，因为古代方剂是根据药性配伍的，完全以功效进行解释，无法得到圆满的答案。药性研究已经成为制约中医药发展的重大瓶颈。

过去中医对药性的认识方法叫“入腹知性”。现代有人认为寒热药性是中医在实践基础上的哲学升华，认为药性“寒”与“热”看不见、摸不着，有点玄。当代学习中医的人不容易理解药性，也是因为它缺乏以科学语言做出的诠释。而通过药材性状和传统经验，结合现代各种技术方法研究药性的物质基础，在动物身上进行药物效应研究，并以此为基础建立中药药性的表征与评价体系，这是一项难以完成的任务。比如黄连，小檗碱能代表黄连的药性吗？小檗碱的药理作用很清楚，但是不能代表黄连的药性，也没有人用小檗碱代替黄连去清热解毒泻火。研究中药还要回归中医理论本身。“中药”一词，就跟“中医”一样，出现得很晚，所以从20世纪中叶以后，“中药”一词才代替了“本草”，为学界和社会所认同，从“本草”到“中药”体现了什么呢？精细下去深入到什么程度，模糊回来回归到什么层次？现代研究的结论如何回归到中医的诠释体系？这些都是目前中药药性研究面临的难题。

我们的学术团队以中医药经典理论与近代以来的中医药学科理论构建为核心，结合中医药理论的近代嬗变问题，从经典理论诠释深入到脏腑理论构建研究，从中药理论“异化”切入到“药性理论”的研究。以现代科技语言科学表征中药药性内涵，首先要避免盲目追求高新技术的倾向。在药性理论研究中，“一些看似垂垂老矣的旧技术其实比广受追捧的新技术更实用，发挥着更大的作用”；其次，充分运用发生学方法，从中医学体系自身对中药药性理论的发生学原理做出解释和说明；第三，探索符合中药药性理论研究特质的新方法，如：基于全成分的中药药性－物质表征模式研究、实验动物寒热表征检测体系的建立、基于生物热力学的寒热药性表征方法探索等，力求从局部到整体、从微观到宏观的路径和角度去分析和把握中药药性本质，寻求有效的表征方法，建立中药药性研究的方法学体系。这个工作我们从2006年开始做，一直到现在，依然在做，认识也不断深化。既有宏观层面的寒热药性研究，也有微观层面的性－构关系研究，还有丹参、沉香、地黄等单一药物的药性研究，甚至拓展到了海洋中药研究，但始终是在沿着药性理论问题这条主线往前走。

五、念念不忘，必有回响：课题与成果

“念念不忘，必有回响”。几十年做下来，回响是什么呢？记得20世纪90年代，我们要申报重点学科，要求有一个省级科技进步二等奖以上的项目，当

时实在拿不出来。从那时起，我就想到“积健为雄”这四个字，没有坚持，没有一个不断积累的过程，一切都无从谈起。做的过程固然是前提，注重积累和总结、提炼更重要。往往一路做下来，能不能围绕一个主线展开工作，能不能聚沙成塔，集腋成裘，有所取舍，把散在的珍珠串联成项链，非常重要。经过这些年的努力，终于获得了一些成果。

1. 古籍整理方面

2010 年立项的国家中医药管理局“中医药古籍保护与利用项目”，2015 年出版第一批成果“中国古医籍整理丛书”100 种，国家中医药管理局组织了专家研讨会和新闻发布会。2018 年项目结题，总计出版 400 余种。这个项目前后坚持了 8 年，锻炼了一支队伍，形成了一批成果。国家中医药管理局政府网站发文评价这是新中国成立以来又一次由政府主导、国家财力专项支持的大规模系统化的古籍整理工作，8 年来，数十名业内外著名专家鼎力参与，倾囊相授，数百名中医药古籍研究者甘于寂寞、一丝不苟，做了这个工作。8 年很难，但是我们坚持下来，把这个工作做完了。当时记者用了这样的词——“矢志不渝”。要有这样一种精神。第十届全国人大常委会副委员长许嘉璐先生为丛书写总序，提到“盛世修典，典籍得修，方可言传言承”噫！璐既知此，能不胜其悦乎？汇集刻印医籍，自古有之，然孰与今世之盛且精也！ 86 岁高龄的国家古籍整理出版规划领导小组成员、全国名中医、项目组组长余瀛鳌先生在项目验收总结现场感慨：“项目成绩喜人，希望今后继续深化中医药古籍保护整理与传承利用工作，为促进中医药事业传承发展和弘扬中华民族传统文化提供支撑。”与此同时，一边整理文本，一边制定标准，出版了《中医古籍整理规范》，“中医药古籍保护利用策略及整理规范研究”于 2014 年获得山东省软科学优秀成果二等奖。

2. 药性理论研究方面

国家 973 项目“中药药性理论相关基础问题研究”，2007 年立项，2011 年结题。2013 年山东组的成果“中药寒热药性科学内涵及其表征体系的研究与应用”山东省科技进步奖一等奖。2017 年，“基于三元论的中药药性评价体系构建与应用”获教育部高等学校科学研究优秀成果奖（科学技术）二等奖。我们这个药性理论项目团队是很强大的，有北京中医药大学、黑龙江中医药大学、广州中医药大学、浙江中医药大学、成都中医药大学等都是课题承担与合作单位。结题之后，大家依然在这个领域坚持研究。2019 年，我们把各子课题单位组织起来，总结整个项目的成果申报了国家科技进步奖，这就是国家科技进步二等奖获奖成果“基于中医原创思维的中药药性理论创新与应用”。以中医原创思维为导向，以寒热药性为切入点，以重塑造药性理论在药物评价与临床应用中的核心地位为目标。从课题立项到获奖，我们坚持了 12 年。岳美中先生说“无恒难以做医生”，其实没有恒心，没有坚持，什么都很难做到。

3. 学术流派研究方面

学术流派从 2005 年开始研究，2006 年、2007 年、2008—2011 年，基本完成了初步的构建和报告。这项研究系统构建了中医学术流派概念体系和流派框架，首次通过系列问卷和田野调查，勾勒出全国中医学术流派概貌，分析了国家级名老中医群体学术流派特征；首次从代表人物、学术思想、传承体系三方面构建了当代中医学术流派的评价体系；首次将历史地理学方法与文献计量学方法，用于地域性医学流派研究与评价；揭示学术流派推动中医理论创新的机制与规律，形成了具有影响力的政策建议。这期间我们出版了《争鸣与创新》这部当代中医学术流派研究的奠基性著作，同时还出版了一系列相关论文与文献整理著作，这些研究最终形成“中医学术流派研究与评价体系的建立及应用”这一成果，2016 年获得中华中医药学会李时珍医药创新奖。

中山大学桑兵教授在《近代中国的知识与制度转型》中说：“中国人百余年以来的观念世界与行为规范，与此前的几乎完全两样。这一天翻地覆的巨变，不过是百年前形成基本框架，并一直运行到现在。今日中国人并非生活在三千年一以贯之的世界之中，而是生活在百年以来的知识与制度大变动所形成观念世界与行为规范的制约之下。”中医药也好，中国医学也好，实际上是近百年来制度转型和知识转型的一个具体体现与范例。对当代中医而言，最大的困难是需要跨越的领域太多了，从经典的诠释到现代科学实验，需要跨越不同学科之间的知识鸿沟，在古代和现代之间，经典理论和实验数据之间，中国的博物传统思维方式和西方的数理传统思维方式之间如何融会贯通。当代中医药人的责任，是传承精华，守正创新，要加快构建中国话语和中国叙事体系，用中国理论阐释中国实践，用中国实践升华中国理论，打造融通中外的新概念、新范畴、新表述，更加充分、更加鲜明地展现中国故事及其背后的思想力量和精神力量。

（吕佳蔚整理）

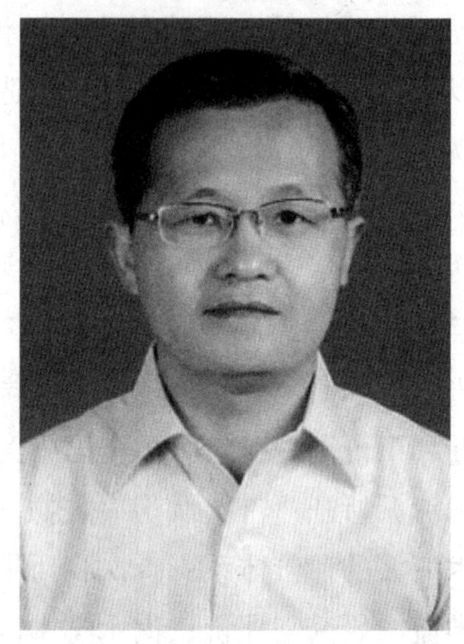

我的治医经验与体会

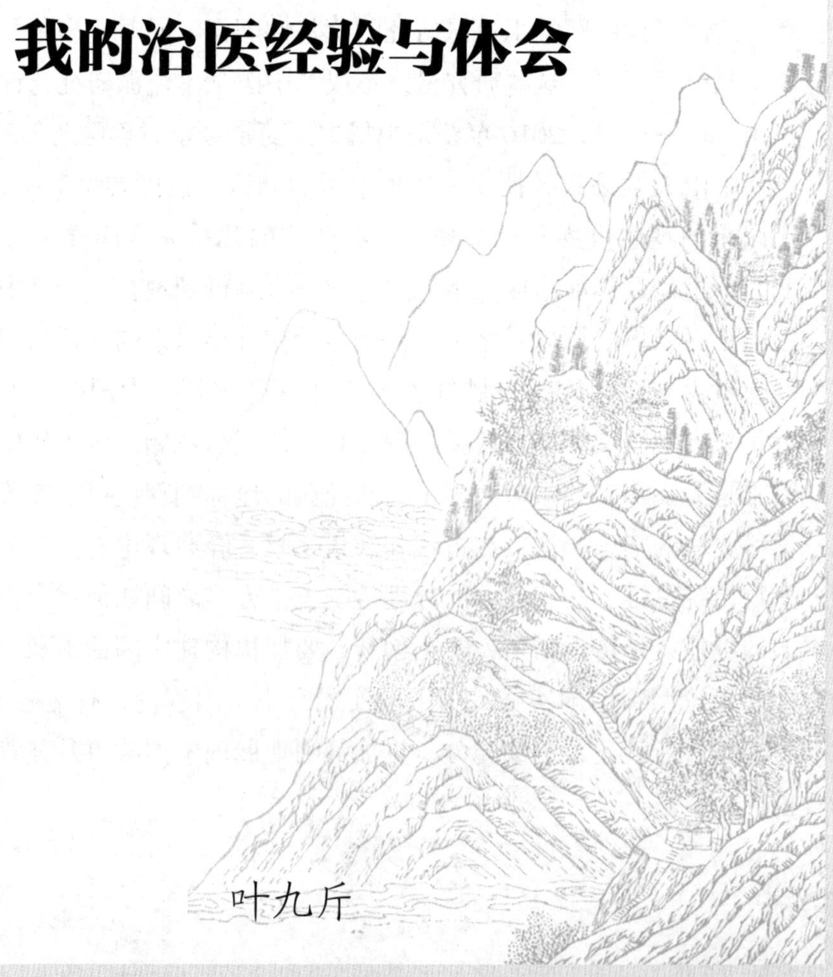

叶九斤

医家简介

叶九斤，男，1963 年出生，安徽屯溪人。黄山市人民医院中医科主任、主任中医师，“安徽省名中医”，第二批安徽省名中医学术经验继承工作指导老师、安徽省中医药学会理事、安徽省中医药学会心血管分会常务理事、黄山市中医药学会常务理事，黄山市政协四届、六届委员。除常年无休地坚持完成中医临床工作外，经常参加院内外疑难危重患者诊治工作；积极参与市级卫生防疫工作，曾参加黄山市“禽流感”患者中医专家治疗组工作；受聘于黄山市中医院名医堂进行中医疑难病例诊治。先后撰写《益气养阴化瘀法治疗 2 型糖尿病疗效观察》等 10 余篇中医专业学术论文，参与编写《明清名医全书大成・汪昂医学全书》工作。

一、学医之路

我生于屯溪船民之家，自小在船上长大，从记事时起，父母便常常教育我们几个子女，只有读书才能改变自己的命运。年幼懵懂，但父母的教诲常记心中，深知刻苦读书方能有所成就的道理，于是刻苦学习文化知识，通过高考顺利进入了安徽中医学院（现安徽中医药大学，下同）。

上学之初，觉中医知识晦涩难懂，对其兴趣寡淡，怎奈老师严格，《黄帝内经》《伤寒杂病论》等各种经典条文、汤头歌诀、中医基础理论等均要求背诵，不懂也要背，于是硬着头皮背诵，背得多了，渐渐便能够理解其中之义，果真应了那句“书读百遍其义自见”，于是对中医的兴趣渐浓厚起来。有了兴趣，学习起来便更加有动力，效果也更好起来，通过“强识而精思”，始窥中医之门径，积累了丰富的中医基础理论。

1985 年毕业后进入屯溪人民医院工作，入院之初，医院并无独立的中医科，然我对中医充满热爱，不愿弃中从西，坚持中医临床，于是创立中医科。所谓“百业待兴”，一切犹如一张白纸，施展拳脚的空间非常大，同时压力也非常大，没有前人的经验可借鉴，亦没有领路之人，全凭自己一步步摸索前行。我满腔热血，以“大医精诚”为座右铭，满怀理想与抱负，于临床中坚持中医辨证论治特色，开展中医诊疗工作，每接诊一位患者，皆详细运用四诊，力求探清病因病机，仔细揣摩，反复斟酌用药，工作之余不断读书，背经典，读医案，工作中遇到的问题回书中找，书中读到的闪光点于临床实践验证，如此在不断地进行理论与实践相结合的过程中一步步提升自己，旋即在业内有了一定的影响力。回想在区医院这些年，是我中医起步的阶段，虽然辛苦，且压力大，但也是我成长较快的一个阶段，感谢医院的同事以及领导的信任与帮助，让我独当一面，面对一些危急重症患者，也甘愿给我当后盾，放手让我以中医治疗。

这一阶段，我除了积累了各科常见疾病的中医诊疗经验外，还有许多机会对各种疑难病症以及危急重症进行中医辨证论治，通过对其临床疗效的观察，不断积累总结，亦有了许多心得体会。在这些年里，我不仅在临证中不断地提升了自己的医术，也让我更加对中医充满了信心，中医不仅可以治疗普通疾病，对于急症、重症，亦可取得意想不到的效果。

1999 年经选拔考核被安徽省卫生厅确定为安徽中医学术、技术带头人，

2001年被聘为副主任中医师，2002年被屯溪区委、区政府评为拔尖专业技术人才，2006年调入黄山市人民医院，担任中医科主任，继续从事中医临床工作，2012年被聘为主任中医师，2013年被黄山市委组织部、人社局、卫生局评为“黄山优秀医生”，2018年被安徽省卫健委、中医药管理局评为“安徽省名中医”，并建立省名中医工作室，2018年被安徽省卫生计生委评为第二批安徽省名中医学术经验继承工作指导老师，带教两名传承人，毫无保留，倾囊相授，以冀能为中医传承做些许贡献，2019年被省中医药学会评为“最美中医”。

二、临床经验

我从医近40年，恪守杏林之风，广探轩岐奥义，临证中继承传统中医之精华，坚持辨证论治特色，结合西医学技术，“省病诊疾，至意深心，详察形候，纤毫勿失”，擅于对中医内科、妇科、儿科、肿瘤、时病等疑难病症进行中医治疗，并且密切关注中医学术发展的最新动态，吸收最新科研成果，在继承的基础上有所创新。经长期临床实践，临床辨证以及处方用药皆有自己独到的见解与特色。

（一）脾胃系统疾病

对于脾胃系统疾病，我重视通降法之运用。胃为水谷之腑，传化物而不藏，以通降为用，且胃为“多气多血之腑”，多气多血则易壅滞，故胃喜通恶滞，且脾胃居于中焦，乃气机升降之枢，气机升降失常导致脾升胃降失职而易引起脾胃功能失调，故而脾胃病病因病机复杂多样，寒热虚实，错综复杂，单纯补或单纯泻往往并不能取得满意疗效。临证治疗当明辨寒热虚实，在诸多治法中，顺应胃气通降之生理特性，重视通降与补虚驱邪并进，常用的通降法主要以通腑与降气为主，通腑可清除食积、浊饮、瘀滞等有形之邪；降气可疏通气机，恢复脾升胃降之特性。

常用通腑药物诸如大黄、芒硝之类，常用通腑方剂当属承气汤类。常用降气药有炒枳壳、炒枳实、厚朴、青皮、陈皮、姜半夏、佛手、紫苏梗、炒槟榔、制香附等。在辨证基础上随证择用，如枳实力强，开坚导结；槟榔破积、杀虫；故枳实、槟榔之属多用于脾胃实证，存在有形积滞等。青皮、陈皮、香附、佛手之类兼能疏肝理气，可减轻肝木对脾土的克伐，适用于临证兼有肝郁，肝气不畅者。苏梗入肺经，理胃气同时可降肺气，能加强理气通降之功，且效力缓和，对于脾胃虚证，能疏气而不伤正。枳壳苦、寒，苦降下行，理气而无温燥伤阴之虞，且行气力较枳实缓和，不论虚实，皆可在辨证用药基础上少佐用之，使胃气保持通降。姜半夏辛温，味苦，降逆和胃。

临证中，将通降法整理归纳为五类：温中通降法、补虚通降法、泄浊通降法、理气通降法及苦辛通降法五法。擅于运用这五类通降法治疗脾胃虚实寒热各疾患，实证者以通降为主，重点驱邪，不滥补；虚实夹杂者，则通补兼施；虚证者以补益为主，少佐通降，取其疏通条畅气机之义，以防补益过度致气机壅滞。

脾胃乃“后天之本”，具有受纳、腐熟水谷之功，胃直接与饮食物接触，易受饮食物影响，且脾胃功能与肝、肺等脏腑关系密切，尤其与肝关系密切，肝主疏泄，调畅气机，情志不畅，肝疏泄失职，影响脾胃运化。脾主思，思虑过度，影响脾之运化，故焦虑抑郁状态与脾胃疾病关系密切，二者相互影响，恶性循环。故对于脾胃病的防治，遵循“三分治，七分养”之原则，叮嘱患者治疗同时当注意平素饮食、起居、情志等方面的调摄。

如曾诊一吴姓脾胃虚寒型胃脘痛患者，该患者辨证准确，用药得当，二诊痛即大缓，前后数次复诊，胃脘痛止，仅时有晨起胃痛发作，后终发现胃脘痛发作之规律，仅于复诊后第二日晨起发作，余时症安，经询问方知，患者居于外地，每次就诊皆清晨天不甚亮时骑摩托跋涉而来，脾胃本就虚寒，易于感受外寒，故每于次日发作。嘱其注意胃脘部保暖，避免受寒，此后胃脘痛未作。

（二）肺系疾病

对于肺系疾病的治疗，在辨证论治基础上，我强调调畅气机，常佐以健脾化痰药，对于久病入络兼有血瘀者，酌情佐以活血化瘀药以消除易阻碍气机之痰、瘀等有形病理产物，以缩短病程，控制病势。

临证治疗各种肺系疾病，不独治肺，重视其他相关脏腑与肺的生理病理上的联系与影响，尤其重视与肺关系最为密切之脾、胃、肾三脏对肺的影响。正如《薛生白医案》所述：“脾为元气之本，赖谷气以生；肺为气化之源，而寄养于脾也。”

病理上若脾虚运化水湿乏力，湿聚成痰饮，痰饮阻肺，影响肺之宣降，而见咳嗽，痰多稀白等症，虽为肺部表现，根本却在脾，痰之动主于脾，痰之成贮于肺，正所谓“脾为生痰之源，肺为贮痰之器”，肺不伤不咳，脾不伤不久咳，素有“治咳不治痰，非其治也”之说，故临证治疗痰饮咳嗽，以宣肺化痰与健脾燥湿同进。肺虚日久，精气不布，可致脾虚；脾虚，运化乏源，正气低下，易生肺疾，交互影响，终成肺虚→脾虚→肺虚之恶性循环，而见食少纳呆，便溏，形瘦，乏力懒言，咳嗽气短等肺脾俱虚之症。故临证对于某些肺疾，尤其肺病患者又脾虚症状明显时，可佐补脾之法，通过调补中焦脾土，一则充实后天之本，气血生化之源，气血旺，脾土资肺金，即《医宗必读》"脾有生肺之能……土旺而金生"；二则脾气健旺，运化水湿力强，则痰无以聚。即所谓"扶脾即所以保肺，土能生金也"，"土能生金，金亦能生土，脾气衰败，须益气以扶土"。脾胃居中焦为气机升降出入之枢纽，临证时对于各种咳嗽气喘等顽疾，予调理肺气之法久无良效时，可换一角度，从脾胃入手，调畅中焦气机，许能奏效。

又如肺主气司呼吸，肾主纳气，"肺为气之主，肾为气之根"，肺主呼吸作用需要肾之纳气来协助，肾气充盛，摄纳力强，肺吸入之气才能通过肺之肃降下纳于肾，肺肾配合共同完成呼吸作用。病理上病久肺虚，宣降失常与肾气不足，肾不纳气常相互影响，临证各种喘息，呼吸表浅之证皆可以理肺益肾之法治之，常佐用核桃仁、蛤蚧等益肾纳气之品。

再如肺与大肠互为表里，生理上关系密切，肺主宣发，可宣发水谷精微，濡润大肠，肺主肃降，肺气肃降利于大肠传导排泄功能；大肠腑气通畅，传导功能正常，利于肺气肃降。病理上常相互影响，肺热壅盛，大肠易燥，出现热结便秘，肺阴不足，大肠失于濡润，出现肠枯便秘，肺气不足，易出现气虚便秘，大肠实热，腑气不通，又可影响肺气而见咳喘。故临证中依据肺与大肠的关系、生理病理上的联系与影响，而分"脏病治腑""腑病治脏""脏腑并治"三大治法。

脏病治腑：对于肺系急性热性疾患，如肺炎，肺热壅实，又如哮喘急性发作期，肺失肃降，影响大肠传导排泄功能，腑气不通，阳明浊气不降反上冲，进一步影响肺之肃降功能，使咳喘加重，根据"脏实者可泻其腑"，常用"釜底抽薪之法"，应用寒凉泻下药物通利大便，通降腑气，腑气通畅，热邪下泄，有利于肺气肃降功能的恢复，则咳喘易平。

腑病治脏：肺之肃降失常，气机郁滞不畅，影响大肠传导，腑气不通之便秘，可从调理肺气入手，即"提壶揭盖法"在通大便中的应用，以宣肺治上之法以通其下。对于老年人习惯性便秘等，常多为气虚便秘、阴虚便秘，则从补肺气，促进肠道蠕动，滋肺阴，润肠道入手。

脏腑并治：临证中急性肺炎高热，常伴见腑气不通，便秘，此时采用宣上通下之法，在上宣畅肺气，利于腑气通降，在下通腑气，又利于肺热下泄。

我常用治肺之法有：宣肺、清肺、润肺、敛肺、化痰、平喘、止咳。

“治上焦如羽，非轻不举”，善用风药，用药轻扬，灵动轻清，清宣肺气，有助驱邪外出。注重气机调畅，治疗咳嗽尤重恢复肺气宣肃，咳嗽病机总属肺之宣肃失常，气机不利，常运用苦辛通降法，以轻苦辛之品宣通肺气，解肺气之郁闭，以桔梗上浮，宣肺祛痰，杏仁苦泄，降气止咳，肃降上逆之肺气，一升一降，再以麻黄宣肺，少佐五味子、乌梅等敛肺之品，有宣有敛，复肺气宣降之性。常以三拗汤、止嗽散等加减运用。对于疾病后期，外邪已去，则在解表基础上继以调养之法，如滋阴、益气、固表等。对于久病，肺脾同病、肺肾同病，则注重调理肺脾肾，以健脾补肾等治法扶正。

（三）肿瘤

对于肿瘤的治疗，我强调“邪之所凑，其气必虚”，“壮人无积，虚则有之”。肿瘤的发生，多是在正虚的基础上产生的，而肿瘤的产生，迅速发展又反过来进一步耗伤人体正气，影响脏腑功能，产生各种诸如血瘀、痰凝等病理产物，病理产物一经形成，又作为病理性致病因素作用于人体，互为因果，恶性循环，故而病情迁延，不宜愈。故治疗重视扶正固本法的应用，不可不顾机体正气而一味予以攻伐驱邪，正如《素问·六元正纪大论》云“大积大聚，其可犯也，衰其大半而止”，又如李东垣之“养正积自消”。故治疗不可大肆攻伐，治之方法当以扶正固本，驱邪抗癌为务，扶正与驱邪又当辨证应用。

一般而言，癌症早期机体正气尚盛，多属正盛邪轻之候，治疗当以攻为主，或兼以扶正，或先攻后补，即以驱邪扶正治法；中期正气多已受损，但正气尚能与邪气抗争，治当攻补兼施；晚期多正气衰弱，治当扶正为主，或兼以驱邪，或先补后攻，即扶正以驱邪。所谓扶正固本法即补法，包括补气养血、健脾养胃、补肾益精等，以增强机体抗病、防病及适应能力。

热毒壅滞是肿瘤发生发展的重要原因之一，故清热解毒散结法是肿瘤治疗的重要方法之一，临证各部位肿瘤辨证论治基础上常佐以此法，以利肿瘤消散。

肿瘤的辨证包括辨病与辨证，辨病即定位，判定病变脏腑，针对不同病变脏腑之生理特性不同，辨证用药及引经药物各有侧重；辨证即辨性，辨别寒热虚实、气血阴阳，肿瘤患者多虚实夹杂，当辨清标本轻重缓急，虚为何虚，虚多少，实为何实，实多少。

有形之肿块，其形成必有诱因，或因痰热，或因血瘀，或因气滞，故凡是能造成此者皆为诱因，如饮食不节，膏粱厚味，腥膻发物，如情志抑郁忧思等。故于临床，对于前来就诊者，不论患何疾，均嘱其饮食起居及情志调畅等，尤其对于肿瘤患者，必叮嘱其规律作息，调畅情志，心情舒畅，饮食清淡，忌海鲜、牛羊肉等腥膻发物及辛辣刺激等食物，以避免诱发因素持续作用人体，导致疾病进展。

（四）肾系疾病

肾系疾病之病因病机相对来说简单一些。肾之生理功能可概括为先天之本，封藏之本，主藏精，主生长发育生殖，肾主纳气，肾主水。肾多虚证，或虚实夹杂之证，无表证与实证，临证肾系疾病以虚证居多，有肾阴虚、肾阳虚、肾气不足、肾精亏虚、肾阴阳不足等。治疗上，我以“培其不足，不可伐其有余”为总原则，亦遵张景岳“善补阳者，必于阴中求阳，则阳得阴助而生化无穷；善补阴者，必于阳中求阴，则阴得阳升而泉源不竭”之旨，用药不是单纯补阴或单纯补阳，常补阴同时少佐补阳，补肾阳时多于补阴同时予以温补肾阳。左归丸与右归丸加减化裁为临床常用方。常用治法有滋补法、温补法、阴阳并补法、固涩法、强腰壮肾法。

临证用药，滋阴者常用甘润之品，不过于滋腻，另酌量配伍行气运中之品，如砂仁、茯苓、枳壳等，以防滋腻不运而生湿，对肾阴虚而相火动者，予滋阴清热同时酌加引火归原之品，如肉桂；补阳者常用甘温益气之品，不过用温燥，并配伍滋肾阴之品，以防化火伤阴；对于久病肾虚不固而盗汗、泄泻、遗精、遗尿等，在辨证补肾基础上常佐以收敛固涩之品，以标本兼顾。

对于男女不孕不育以及女性月经病，多从肝脾肾入手，对于女性月经病以调经治本为原则，根据月经周期不同时期生理特性不同而分期用药，如月经期：肝气疏泄，推陈出新，予以活血调经为主；经后期，子宫藏而不泄，以肾气封藏为主，蓄养精血，治疗以滋肾养血为主；经间期，阴精充沛，重阴必阳，阴精化生阳气，治疗以补肾药中予以活血之品；经前期阳气充养达最盛，阴精与阳气充盛，子宫在阳气鼓动下，泻而不藏，经血得下，治疗以补肾益气，以促肾气旺盛。

（五）心系疾病

心为君主之官，心主血脉、主神志，故心系疾病主要有心脏本身疾病，如心悸、胸痹胸痛等，以及神志方面疾病，如不寐、情志异常等。我在治疗心系疾病中，重视“心主神志”之功能，以辨证论治为基础，配以相应养心安神定志之品，如酸枣仁、茯神；龙骨、牡蛎；龟甲、麦冬；远志、茯苓；黄连、竹茹等。善用祛风药，如桂枝、防风等，取其升阳，胜湿，开郁，发散，活血，疏通经络，鼓舞正气及引经报使之效，可引药入心经，助他药增效。

如治一钱姓患者，女，78岁，因“心悸、胸闷2天”而前来就诊，心悸、胸闷，恶心，头昏痛，苔薄质红脉数弦细，查心电图：心房扑动（2 ∶ 1下传），ST异常，心率148次/分。经四诊合参，中医辨证属心气不足，治以补益心气、温通心阳为法，拟方如下：生龙牡（先煎）各20g，党参9g，炙黄芪12g，茯苓、茯神各10g，桂枝3g，炙甘草4g，柏子仁、酸枣仁各15g，五味子9g，当归10g，炒白芍10g，丹参12g，炒二芽各10g。4剂，水煎服，日1剂。二诊时心悸已宁，心率73次/分，效不更方，原方去炒白芍，加炒黄芩9g，姜半夏5g，炒枳壳9g，4剂。

按：心主阳气，心脏赖阳气维持其生理功能，鼓动血液运行，以资助脾胃的运化及肾脏的温煦，本案由心气不足，不能鼓动血脉正常运行，心失所养；加之心阳不足，气化不利，水液停于心下而致心悸胸闷，故治疗以补益心气，温通心阳为法则，佐以少量桂枝，升阳、发散，引药入经，药证相合，故获佳效。

（六）小儿疾病

我认为，小儿疾患，因小儿形气未充，脏腑柔弱，故小儿病因较单纯，多因形气未充，肌肤柔弱，易受外邪侵袭，患外感疾病；又脾胃虚弱，喂养不当易伤脾胃而多见脾胃疾病；先天不足之五迟五软等特有病证。小儿为“纯阳之体”，又为“稚阴稚阳之体”，“易于感触”“易于传变”，感邪变化快，且脏气清灵，生机蓬勃，易趋康复。临证当明辨寒热虚实，抓准病机，稍不对证则易延误病情，加重病情，变生他证。治疗当辨证施药，用药轻灵，药味少、药量轻，每多予一二剂，至多三剂，观其变化而随证调整。用药忌大苦大寒、大辛大热、攻伐之品，以免损伤真阴真阳。

小儿感邪，易虚易实，易寒易热，感邪易从热化，热易伤阴，用药注意清热，顾护阴液，但清热之品忌过于苦寒，苦寒之品易伐小儿生生之气，所谓“存阴退热，莫过于六味之酸甘化阴也”。

（七）皮肤疾病

对于皮肤疾患，我多从五脏入手，常用祛风、清热、利湿、化痰、活血、补益等法。善用皮药，基于中药药象理论，以皮治皮。《本草备要》曰："药之达四肢者，枝也；达皮肤者，皮也……此上下内外，因其形相通而其类相从也。"我常用桑白皮清泻肺热，通调水道，用于风水等阳水实证、痤疮等；冬瓜皮、茯苓皮清热利水消肿，用于水肿，小便不利；白鲜皮清热燥湿，祛风解毒，用于湿热疮毒、湿疹、疥癣；丹皮清热凉血、活血化瘀，用于热入营血，温毒发斑、瘾疹、皮肤瘙痒等。善用风药，其清轻升散，利于走高巅，驱邪出，且可"以风治风"，风性多温燥，故"风胜湿"，利于脾运去湿，"火郁发之"，可发散郁热，风药温通、走窜，利于气血运行，有助于皮肤各疾之消散。另外，部分风药如防风、蝉蜕等，具有祛风脱敏之效，适用于各种过敏性皮肤疾患。

（八）慢性肝炎、糖尿病

对于肝胆疾病，我认为肝病多实，多气滞、多郁热、多瘀血，治疗着重驱邪，用药注意疏肝理气不可过于辛燥，以防伤肝阴，清肝降火不可过于苦寒，以防伤脾胃，活血化瘀时注重行气药物的使用，气行则瘀易散；胆多气滞、多胆郁、多结石，胆气以通降为顺，治宜理气利胆，且多合治肝之法。肝病中以各种肝炎为多见，多因感受湿热疫毒之邪，湿热疫毒，重浊黏滞，湿热胶结，缠绵难愈，湿伤气，热伤血，湿热胶结，脉络必瘀，湿热入血，治疗一须凉血，二须活血，才能清血中之热毒，化血中之瘀滞，使毒无以附，瘀无以藏，故清热利湿，活血凉血是治疗肝炎，尤其慢性肝炎之关键。临证对于慢性肝炎患者，皆以此法治之，每多效验。

对丁糖尿病，我认为其病机乃气阴亏虚为本，燥热瘀血为标。治疗则以益气养阴化瘀为法，自拟益气养阴化瘀方经临床实践证明可有效控制血糖，并有效预防并发症。同时注重辨证与辨病相结合，临床一部分患者没有明显临床表现，仅实验室检查异常，无证可辨，此时当辨病为主，抓住消渴阴虚燥热之本质。

三、学术特色与治学体会

（一）精准辨证、用药考究

我临证是非常重视辨证施治的。通过四诊准确地收集病史，精准辨证，用药精简，既能抓住疾病的主要矛盾，又可适当兼顾次要矛盾，有的放矢，方能速效。不论时方、经方，皆善于化裁而用。对于中药，对各药物性味归经，主治功效了如指掌，从《药性赋》《本草备要》《汤头歌诀》到《中药的配伍应用》《用药心得十讲》等皆是常阅之书，且用药讲究配伍，每读名家医案，并不生搬其方，而是仔细揣摩其用药配伍之规律，药物配伍之思路，用药灵活，思维发散，如善用祛风药，取其升阳，胜湿，开郁，发散，活血，疏通经络，鼓舞正气及引经报使之效，广泛应用于心系病、肺系病、脾胃病等，其灵感思维即来源于泻黄散中防风之应用。

我临证常一药多用，对症下药，随症加减，尤其重视药物剂量的增减，极其灵活，同时非常注重“三因制宜”，不同季节、不同地域、不同体质皆要兼顾。徽州地区，江南之人，体质阴虚者为数甚多，用药当虑其体质，不可过于温燥，以防伤阴，如麻黄、附子之属，用药谨慎，用量从小渐增。譬如风寒感冒，不常用麻黄等辛温发散力强之品，喜用薄荷配伍其他发散风寒力缓的药物。不同季节，用药亦随之变化，譬如盛夏，暑湿之季，喜用藿香、佩兰等芳香醒脾之品以及风药，取其“风能胜湿”以及风性升散可助脾升，然风药及祛湿之品多温燥，当中病即止，不可过用，以防温燥伤阴。

（二）博极医源、精勤不倦

“千年圣学有深功”，一代代中医人秉着这千年韵律，将此圣学一代代传承下来，我辈亦当效仿先贤，“神农尝百草之滋味，一日而遇七十毒，由是医方兴矣”，以“雪窗萤几”“映月凿壁”之功夫，读《内经》，阅《本草》，品《难经》，悟《伤寒》，饱览前贤，在这些浩如烟海的书籍中汲取精华，探究奥秘，学以致用。《伤寒》《金匮》《黄帝内经》《药性赋》《濒湖脉学》等皆是必诵必背之经典著作，是我中医思维框架构建的理论基础来源；《临证指南医案》以及《蒲辅周医案》等近现代名家医案，亦是我常阅之书。尤其刚毕业，开始接触患者，独当一面之初，大有一种“读书三年，便谓天下无病可治”之感，然而实际面对患者，常感无从下手，书本中的理论知识可以滔滔不绝，但实际病证常难以与书本逐一对号入座，辨证立法，遣方用药亦无定准，这时深感“治病三年，便谓天下无方可用”，于是各名家医案、医话、论著等成了我的灯塔，为我指引方向，临证实践水平与理论知识日渐充盛，临床运用渐灵活自如，不再生搬硬套。

书要多读，但也要讲究方法，不可死读书，且须去伪存真，所谓“尽信书不如无书”，要具有分辨之力，要善于去其糟粕，取其精华，经典著作以读原文为佳，在熟读基础上，重点部分，重要条文要加以背诵记忆，各家注解、注释仅作为参考，可取各家之长，且应具分辨之力，对于注释之精华部分，当掌握，记忆。

平日我始终遵中医前贤“白天看病，夜间读书”之言，白天勤于临证看病，夜间则将白天所诊病例逐一梳理，将所遇到不解之处以及各式问题逐一整理，并带着这些问题与不解畅游书海，寻找答案与灵感。我年轻时经常购买中医书籍，各式医经医理、名家医案等均是我所喜爱之书，每逢出差到外地，每到一处，最先逛的便是书店，尤其是一些老旧的书店，常常可以淘到不可多得的珍贵书籍，便如获珍宝般收入囊中，每每都是“满载而归”，久而久之，家中所藏可谓“汗牛充栋”，成了我工作之余最好的陪伴伙伴，源源不断地补给我以中医营养。

我有一个坚持了几十年的习惯，次日清晨，尚未起床而头脑最为清醒时，并不急于起床，而是在床上闭目思考，体悟近日临床所遇疑难问题或是所读书籍中精彩或不解之处，每每有所顿悟，有所收获。几十年如一日从未间断，即使白天诊务繁忙，疲劳不堪，或是夜间入睡过晚，次日清晨也是早早醒来，闭目思考。“不读书不足以明理，徒读书不足以成用，不读书不知规模，不临证不知变化”，病要多看，书也要多读，各家医案要读，方能吸取百家之长，中医经典要背，临证方能有理有据。以理论指导临床实践，于临床实践中来证实理论。

（三）悬壶济世、以德为先

济世之道莫先于医，疗病之功莫先于药。“医为仁人之术，必具仁人之心”“夫医者，非仁爱不可托也；非聪明理达不可任也；非廉洁淳良不可信也”，医者九流魁首，为医者，当怀揣“济世救人”之仁心，我始终以《大医精诚》为训，认为为医者，除要有精湛医术外，亦要有“诚”，即高尚的医德，对于病患，要“见彼苦恼，若己有之”，“先发大慈恻隐之心”而“普救含灵之苦”，对于病患，“普同一等，皆如至亲之想”。虽每日门诊工作量巨大，常常一坐就是数小时，不得片刻休息间隙，几乎都需要延迟下班方能完成所有诊疗工作，每日如此高负荷工作，但我仍可坚持以饱满的精神，热情的态度面对每一位来求诊的患者。每遇外地赶来，错过了挂号时间而挂不到号的患者，常常有求必应，予以加号，使其当日就能就诊、抓药赶回去。患者患病，本身就很不容易，我们要予以理解，要“感同身受”，要设身处地为他们着想，不仅要给予他们最优质的中医诊疗服务，也要给予他们精神上的支持与安慰。

（四）橘井杏林、薪火相传

我从医近40年，痴迷于中医，奉献于中医，且殚精竭虑于中医的传承与发展。我从刚毕业的一名年轻医生，一步步摸索前进，深知一个中医医家的成长是一个漫长的实践与学习过程，学习经典、学习百家经验，掌握中医思维，通过临证参悟，对中医理论形成自己的理解是一个有成就的医者的必经之路。临床经验对于临床医生是宝贵的精神食粮，尤其对于刚毕业，临床经验不足之中医生，前辈的经验总结是领其入门的重要路径，同时对于各级临床医生亦可起到借鉴、丰富及提高作用。我先后带教多名本院、外院年轻中医医生，引领其入门，传授其经验，塑造其中医思维，这些医生现大多也成为我市中医骨干。

“医之为道大矣，医之为任重矣”，我辈中医人任重而道远，当继续不忘初心，传承精华，守正创新！

（王凤龙协助整理）

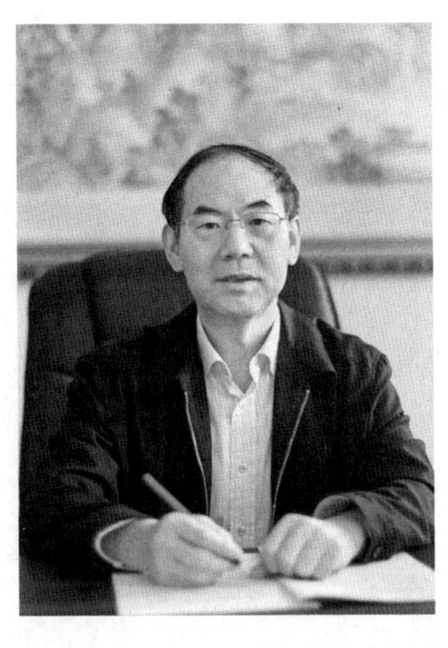

发皇古义传承岐黄精华

融汇新知科创中西汇通

武继彪

医家简介

武继彪，男，1963年出生，二级教授，医学博士，博士研究生导师。“卫生部有突出贡献中青年专家”“山东省有突出贡献中青年专家”“山东省名中医药专家”称号。兼任山东中西医结合学会会长、中华中医药学会常务理事、中国中西医结合学会常务理事、全国中医药职业教育行业指导委员会副主任委员，教育部中医学类专业教学指导委员会委员、世界中医联合会中医药抗病毒专业委员会会长等学术职务，是山东省中药实践教学团队负责人。

历任山东省中医药研究所中药药理研究室主任、国家中医局中药药理三级实验室主任、山东省医药卫生中药药理重点学科主任、山东省中医药研究所副所长、所长、党委书记，山东省中医药研究院党委书记、山东中医药高等专科学校校长、党委书记，山东省中医药管理局局长、山东中医药大学校长，现任山东中医药大学党委书记。

传承精华，致力中西医结合守正创新，在中医药高等教育及中医药事业战略发展等方面也有深入思考。科研成果先后荣获高等教育国家级教学成果二等奖1项，山东省教学成果一等奖1项，山东省科技进步二等奖6项、三等奖4项；主持和参与包括国家科技重大专项重大新药创制课题、山东省重点研发计划等厅局级以上计划课题30余项，发表学术论文90余篇，主编国家规划教材1部；授权国家发明专利3件。

一、重视经典，提升经方现代化研究水平

经方，是指东汉张仲景《伤寒论》《金匮要略》两书中所载方剂，与宋元以后出现的时方相对，两书载方 296 首，平均每方用药四七味，因配伍严谨，用药精当，疗效卓越，如茵陈蒿汤治黄疸、甘麦大枣汤治脏躁、肾气丸治消渴、麻杏石甘汤治外寒内热之发热咳喘、小柴胡汤和解少阳、大承气汤通腑泄热、白虎汤清热、竹皮大丸治虚热、十枣汤治悬饮、麻黄汤散表寒、半夏泻心汤辛开苦降而消痞等，均历经千年临床检验而不爽，而被誉为中医“医方之祖”，其集理、法、方、药于一体，具有完整系统的理论体系，为百病立法，对中医理论与遣方用药起到建设性指导作用，其中所蕴含的中医方剂组方配伍基本原则，一直被奉为中医方剂规范化、标准化的圭臬。经方研究是中医药创新发展、增强核心竞争力的最佳示范，是中医药现代化的重要切入点之一。加速、强化中医经方精准化及产业化研究，将助力打造中医经方“精准化”研究品牌，对保护中医药核心知识产权、提升中医药产业核心竞争力具有重要意义。

在实际工作中，我非常重视经典传承，尤其关注经方的现代化研究。基于前期工作积淀，我们团队创新性提出中医经方“信息服务－虚拟筛选－药材选育－有效成分－毒效机制－临床评价－经方标准颗粒规范－质量监控－产业化”的整体研究思路，构建基于经方精准化研究的一系列关键技术，建立经方深度开发全链条研究示范模式。一是创建基于大数据的经方知识云服务平台，为经方研究提供信息服务与数据支持，创立基于化学基因组学的经方网络靶标预测技术，精准解析经方物质基础及作用靶点；二是完善升级经方常用道地药材规范化种植操作规程，建立基于“成分－药效”相关联的道地药材质量评价技术体系，制定相关技术标准；三是基于经方特色服法、经典配伍及证毒协辨等特点，建立化学指纹－代谢指纹－网络靶标－药效活性评价多维研究模式，诠释经方组方原理；四是针对重大疾病，构建“方－病－证－症”关联的经方精准化临床诊疗标准；五是构建标准提升关键技术体系，为经方二次开发产品的安全有效及精准治疗提供保障；六是建立基于经方传统制药特点的标准颗粒生产工艺，构建方－效结合的质量标准，为开发经方标准颗粒提供示范。并作为首席科学家主持山东省重点研发计划“中医经方精准化及产业化关键技术示范研究”项目（编号：2016CYJS08A01）。

该研究系统开展了基于知识云的中医经方信息服务和精准化靶向虚拟筛选研究、经方常用道地药材培育及质量控制精准化关键技术研究、含半夏经方毒－效－物质基础及发展研究、基于经典配伍与服法的经方精准解析及发展研究、经方抗病毒药效物质基础与作用机制解析模式的建立、经方半夏泻心汤防治胃癌前病变的精准化方证临床诊疗标准体系构建、基于经方的补肾和脉颗粒防治高血压病的临床评价和制剂优化研究、经方中成药葛根汤颗粒等二次开发研究、桂枝茯苓方的二次开发研究及经方标准颗粒开发示范等研究。

系列研究对深度揭示经方的内涵，打造中医经方制剂“精准化”研究品牌，构建建立中医药特色突出、现代制剂技术与中医药理论相融合的经方标准颗粒研发模式，解决中医传统理论体系与现代科学脱节、经方新药开发和临床应用不足的重大科学和实践应用问题，以及扩大中医药国际贸易和中医理念的传播普及等，产生了积极推动作用。所形成的研究模式，不仅对于经方，对于方剂的方证理论研究、临床新药或制剂的研究开发同样具有示范和指导意义；同时研究所产生的方证精准化示范性研究模式，形成“方证理论研究－方证靶标机制研究－方证临床评价与标准研究”一体化的协同创新研究示范基地，以推动中医药现代化和产业化的健康发展。

通过项目的创新探索，进一步优化升级了经方常用道地药材瓜蒌、半夏、黄芩、生姜等药材规范化种植标准操作规程，提升了相关药材的良种选育和质量控制精准化关键技术；立足于云平台、大数据技术，利用文献计量分析法、内容分析法和可视化分析法等方法，探索了中医药信息资源质量评价方法，突破中医经方文献海量非结构化数据资源本体建设的方法与技术瓶颈，以中医经方知识云服务平台为基础，采用化学基因组学方法、分子对接技术和网络构建技术，构建了符合中医认知规律的经方精准化效应物质和靶标预测评价技术，对代表性经方的效应物质基础和靶向作用进行了诠释；探索建立适宜经方中成药二次开发的研究策略，进一步完善研究技术体系，精准分析组方药效活性、成药机制及作用机制，用西医学语言诠释经方的科学内涵，明确制剂临床应用范围，实现经方制剂临床应用的精准化；建立基于谱效相关的经方药效物质基础研究技术和制剂生产全链条质量控制体系，实现经方制剂质量控制的精准化；构建了包括基于药效再评价的精准化治疗技术、网络药理学的作用机制研究技术、药代动力学关联规律的组方合理性研究技术的中医经方二次评价关键技术；提升了经方质量评价与应用关键技术；通过提取纯化工艺和制剂工艺的研究，完善经方标准颗粒制备工艺和经方标准颗粒质量标准体系。

2019 年 12 月山东省科学技术厅组织专家对该项目进行综合绩效评价验收，专家组一致认为项目为经方深度开发全链条研究提供了示范，为提高中医经方组方用药的精准化水平、促进中医经方产业化发展提供了科学依据与技术支撑。

二、临床导向，探索有毒中药合理应用

关于本草毒性，古今表述不同。西汉以前是以“毒药”作为一切药物的总称。如《周礼·天官冢宰》记有“医师掌医之政令，聚毒药以供医事”，《尚书·说命篇》谓：“药弗瞑眩，厥疾弗瘳。”

东汉时代已以药物毒性标志药物毒副作用大小。如《神农本草经》以药物毒性的大小、有毒无毒作为三品分类依据之一，并提出了使用毒药治病的方法，“若有毒药以疗病，先起如黍粟，病去即止，不去倍之，不去十之，取去为度”。《素问·五常政大论》云：“大毒治病，十去其六；常毒治病，十去其七；小毒治病，十去其八；无毒治病，十去其九；欲肉果菜食养尽之，无使过之，伤其正也。”明代医家张景岳《类经》进一步阐明了毒性就是药物的偏性，是药物性能的重要标志，所谓：“药以治病，因毒为能，所谓毒者，因气味之偏也。盖气味之正者，谷食之属是也，所以养人之正气，气味之偏者，药饵之属是也，所以去人之邪气，其为故也，正以人之为病，病在阴阳偏胜耳……大凡可辟邪安正者，均可称为毒药，故曰毒药攻邪也。”

中药的毒性与功效和证候密切相关，在科学研究中，我积极倡导中药毒性应当放在药物功效与中医证候之间进行综合评价和科学认知，而不是孤立地“就毒性论毒性”的学术观点，主张以问题为导向，文献临床相互印鉴，深刻理解掌握中药的毒性，揭示中药方剂所具有的深刻内涵对于毒效相关性的认识，立足增效减毒以探索有毒中药在临床中的合理应用，并开展了相关研究。

（一）马钱子镇痛机制研究

马钱子功可通络止痛、散结消肿，为常用镇痛中药之一，历代文献多有记载。现代药理研究认为其有抗炎、镇痛、兴奋中枢、治疗再生障碍性贫血及抗肿瘤等作用。由于马钱子中含有较多士的宁，具有较大毒性，其治疗剂量和中毒剂量十分接近，限制了其治疗作用的发挥和临床应用。在实验中发现以马钱子散混悬剂给小鼠灌胃给药其镇痛效果不佳，甚至尚未见明显的镇痛作用即可

引起动物强烈抽搐致死。

马钱子碱是马钱子抗炎、镇痛作用的主要成分，其毒性小于士得宁。组织团队依托国家自然科学基金（NO.39570873），深入探索马钱子碱药效动力学及镇痛作用机制。将马钱子碱制成注射剂，用热板法测定小鼠疼痛的潜伏期为痛阈指标，以吗啡为阳性对照药，进行马钱子碱腹腔注射给药的量效关系和时效关系的研究，以一次给药后药效强度变化的经时过程进行房室模型拟合和药效动力学参数计算，结果显示马钱子碱 ip 具有显著的镇痛作用，其镇痛作用强度与给药剂量呈正相关，其 20mg/kgip 的药效强度与吗啡 10mg/kgip 相当；其药效的消除呈一级动力学过程并符合二房室开放模型，消除相速率常数 β 为 0.00498/min，半衰期 $t_{1/2\beta}$ 为 2.32h，其分布相速率常数 a 为 0.0520/min，半衰期 $t_{1/2}$a 为 13.33min，其药效持续时间 Tc 约为 8h，得出结论认为马钱子碱有显著的镇痛作用，且在一定剂量范围内其药效强度与给药剂量正相关，从而进一步证实了其镇痛作用的可靠性。为进一步降低毒性，研究以马钱子碱为主，配合其他中药研制成了复方马钱子碱，数据显示复方马钱子碱 32.6mg/kg 的镇痛效果明显超过 10mg/kg 的吗啡组，22.8mg/kg、16mg/kg 的镇痛作用基本与吗啡组相当，而镇痛药效动力学研究显示复方马钱子碱腹腔注射进入机体后迅速分布，镇痛效果强而持久。该研究为临床改善处方、提高药效、降低毒性及设计合理给药方案提供了科学支撑。

（二）中药碘毒性相关研究

碘缺乏病（IDD）是一种世界性地方病，危害极大。补碘是其有效的防治手段，一般是采用加碘食盐补碘，但当前社会上也出现了大量的加碘奶粉、加碘饮料、高碘海藻制品等多种加入昆布及海藻碘提取物的中药补碘（简称中药碘）保健药品及食品。由于许多家长只了解碘能增加智力，并且传统地认为中药无毒副作用，盲目地额外给孩子补碘，使补碘剂量趋向偏高。已有研究资料表明过量补碘可导致高碘性甲状腺肿、甲状腺病、智力损害等。针对含碘中药制剂、食品、饮料使用碘剂含量趋向偏高的现象，依托山东省自然科学基金课题，通过研究首次发现补碘过量产生睾丸损害，创新性提出了合理补碘推荐剂量及安全范围。

研究深入探索了含碘中药制剂及碘酸钾产生睾丸损害的作用机制及量效关系、时效关系、可恢复性及对大鼠生育能力的影响。首次观察了碘对大鼠血睾酮、睾丸组织睾酮表达、睾丸组织活性及睾丸组织 BCL–XS/L 及 BCL–2 基因表达的影响，认为高剂量中药碘产生睾丸损害的机制可能是高碘首先影响人鼠睾丸组织间质细胞的凋亡调控机制，使其加速凋亡，间质细胞的凋亡抑制了睾酮的合成分泌，使睾丸组织睾酮低表达，血睾酮水平降低，从而影响生精细胞的发育、成熟，使睾丸重量减轻，研究发现高剂量中药碘对人鼠垂体激素 FSH、LH 无明显影响，但能明显降低睾酮水平，从而影响精子发育。实验结果表明低剂量中药碘对大鼠睾丸无明显影响，而高剂量中药碘产生了睾丸损害，实验中药碘低、高两个剂量，约相当于成人每日服碘 400μg 及 1600μg，提示人们在防治碘缺乏病补碘的同时，应注意高碘产生的不良反应。并提出了具有推广应用价值的补碘推荐含量及安全范围，为进一步明确补碘尤其是含碘中药制剂碘的安全剂量范围提供了实验依据，对防治 IDD 有着重要的理论价值和实用意义，填补了国内研究空白，在同类研究中达到国际先进水平。

该成果荣获 2002 年山东省科技进步二等奖。

（三）含半夏经方毒 – 效 – 物质基础研究

经方历来是中医临床防治疾病的重要承载者，半夏为经方组方所广泛应用的有毒中药之一，以半夏为核心，形成毒 – 效关系，开展含半夏经方安全有效毒性经方的示范性研究，探索半夏配伍过程中减毒增效机制，为有毒经方的应用、发展以及含半夏的新药研制提供依据提供新方法、新思路和实验依据。在山东省重点研发计划（产业关键技术）项目支撑下，基于《伤寒杂病论》原旨，通过开展半夏 – 生姜、半夏 – 瓜蒌为核心配伍，毒效兼具且配伍用法特色鲜明的代表性经方精准研究，明晰了其有效组分、作用靶标、配伍效应、服用方式、体内过程及毒效规律等关键内容。在半夏功效表达和毒性认知过程中，进行了功效物质基础和毒性物质基础的分离与控制，达到了利用炮制、配伍等控毒技术降低毒性物质基础含量的目的，为含半夏的新药研制提供了科学依据，同时为临床经方精准化使用提供了研究依据，为提高山东道地药材半夏的经济社会效益服务夯实了坚实基础。

本研究开展过程中不仅注重结合“药 – 方 – 效 – 毒 – 证”效应及临床应用，还着眼于不同炮制与煎服法对合半夏经方有效组分的影响，从体内、体外两个方面，对其功效和毒性开展了定性、定量地描述成分与活性之间的关联研究，从而建立了“化学指纹 – 代谢指纹 – 网络靶标 – 药效活性评价”多维研究模式。

通过研究含半夏代表性经方有效成分物质群、效应、毒性产生规律，深入解析了经方的物质基础及作用多靶点，探索了多成分整合与药效活性的关联关系，实现了含半夏经方的质量控制、临床适应证的优化，在解决含半夏经方古方今用、促进经方产业结构发展及提升中医经方研究水平等方面具有重要意义。

三、病证结合，创新动物模型研究

中医的生命力在临床，中医的创新性源头在基础。在中医证候研究中，我一直主张临床导向基础选题，通过中医证候动物模型的桥梁纽带作用，深化理法方药的系统生物学、生物信息学、分子生物学、蛋白组学、代谢组学及肠道微生物等基础发现，进行有效中药筛选、干预机制及中药新药评价研究与探索。在动物模型制备中，要克服单因素特异化造模的弊端，尽量模拟证候演变的复杂致病因素，构建多因素的临床病因学基础；另一方面，病与证从不同的角度、采用不同的思维模式和研究方法获得对疾病的认识，从而形成了辨证论治与辨病治疗的临床诊疗模式。其实，证候的诊断离不开具体病的诊断，从病证结合入手更能从疾病的整个发展过程中正确把握证的本质。要以病证结合的模式创新动物模型研究，系统探讨疾病的中医证候病机演化规律，运用方证相应探讨疾病病理生理变化与证候诊断规范及其生物特征组合的关系。

（一）慢性血瘀证动物模型的构建研究

在 20 世纪 90 年代，血瘀证动物模型的制作以急性为主，且多为单一因素造模。而血瘀证实际上是一个由多因素参与的慢性病理过程，利用多因素研制慢性血瘀证动物模型无论对于血瘀证本质的探讨，还是对于活血化瘀治则的研究都十分重要。1998 年我主持完成山东省科委（现山东省科技厅）课题“慢性血瘀证动物模型的建立及其机制研究”。研究过程中，我们团队利用静脉滴注高分子葡聚糖、静脉滴注去甲肾上腺素及牛血清白蛋白、口服胆固醇、给予冰水刺激及剪爪创伤刺激等多因素干预，经过 30 天建立了较理想的兔慢性血瘀证动物模型，并从相关角度探讨了血瘀证的本质。

本研究首次系统研究了慢性血瘀证兔 RBC 形态、功能的变化，揭示了血瘀证兔 Hb、RBC 及 Hct 降低的直接原因是 RBC 的聚集性增强、变形能力降低和脆性增加，从而导致破碎增多；首次观察了慢性血瘀证兔红细胞免疫功能的变化，测定了 REC-C3bRR、RBC-ICR、RFER 及 RFIR 等指标；首次对慢性血瘀证兔的血管内皮细胞的形态、功能进行了深入的研究，发现其 VWF 极显著升高，ET-1 及 6K-PGF$_{1\alpha}$ 明显降低，免疫组化标记 CD$_{31}$、VGE、VGEFR 均为阴性，表明慢性血瘀证兔血管内皮受损或缺失，提出了内皮细胞损伤是慢性血瘀证最本质的变化，也是急、慢性血瘀证的本质区别的观点；首次利用免疫组化法观察了慢性血瘀证兔大脑 HSP70 的表达，结果表明，HSP70 表达增加（++）提示存在一定程度的缺血、缺氧；首次观察了慢性血瘀证兔血小板的超微结构及聚集功能，对诱导聚集的主要物质 TXA_2 及 NPY 进行了测定，揭示了血瘀证高聚状态的本质。慢性血瘀证动物模型的建立既符合中医证候的基本特点，又与西医学的某些疾病或基本病理过程相一致，既可作为血瘀证候病理生理的研究对象，又可用有效方药的筛选和研究，为正确认识血瘀证的实质提供了科学理论依据，并为当时的动物模型构建研究起到了引领与示范作用。

在课题鉴定中，专家组给出“填补了多因素建立慢性血瘀证动物模型领域的空白，研究成果达到国际先进水平，有较高学术价位及推广应用价值”的学术评价。

（二）胸痹痰浊壅塞证动物模型的构建研究

中医学并无“冠心病”病名的记述，研究多归属于“胸痹”范畴。有学者对近 40 年来冠心病中医证候特征研究文献进行了整理和分析，发现随着人们物质生活水平的不断提高，脂肪、蛋白质多摄入，冠心病血瘀证和痰浊证的比例逐渐增多，而痰浊壅塞证已取代气虚血瘀证或阴寒内凝证，成为冠心病的主要证候类型。近年来对于冠心病的中医学治疗从痰浊壅塞角度论治，常能获得较好的疗效。而在冠心病的基础研究中，动物模型的制备大多采用单一因素造模，即急性心肌缺血模型或高脂血症模型，这种传统的造模方法与冠心病患者常先出现血脂升高，继而发生冠脉病变的临床实际并不相符。为将中医证候与西医疾病有机地结合起来，在国家自然科学基金项目（81173164）和山东省中医药科技发展计划（2013—009）支撑下，我们开展了胸痹痰浊壅塞证动物模型的构建相关研究，在高脂血症动物模型复制成功的基础上，进行冠状动脉结扎，并结合实验室检测同时使用祛瘀化痰类方药进行反证，以求使胸痹痰浊壅塞证动物模型的构建更具合理性和科学性，探索方证相应的动物模型构建模式。

研究随机抽取大鼠设为空白对照组，其余大鼠每天灌服高脂乳 10ml/kg，同时喂以普通饲料。模拟饮食不节，过食肥甘厚味，以致动物脾胃失健，聚湿成痰。空白对照组灌服相当剂量的生理盐水并喂以普通饲料。分别于灌服高脂乳后第 14 天、第 21 天，乙醚麻醉大鼠后眼眶取血，连续两次测定血浆 TC、

TG、LDL–C、HDL–C，测试数据取平均值。结果显示 TC、TG、LDL–C 升高，HDL–C 降低，与对照组比较有显著性差异。

将造模成功的大鼠随机分为模型组、中药高剂量组与中药低剂量组。给药的同时仍然灌服高脂乳剂至第 28 天。各组均以普通饲料喂养，模型组每天以等容积生理盐水灌胃，中药低剂量组每天以瓜蒌薤白半夏汤悬液 10g/kg 灌胃，中药高剂量组每天以瓜蒌薤白半夏汤悬液 20g/kg 灌胃，连续 1 周后进行冠状动脉结扎。结果显示，监测造模过程中对照组及模型组大鼠的一般状态、体质量、体温、摄食及摄水等变化。模型组大鼠初期体质量增长迅速，高脂血症成模后出现摄食、饮水量下降，体质量增长减慢、活动减少、反应迟钝、精神萎靡、毛发枯槁、无光泽等一系列痰浊壅塞证候的症状表现，而对照组一般状态正常。经对试验大鼠心电图检测，模型组与对照组比较具有显著性差异，说明冠状动脉结扎后，心肌严重缺血，瓜蒌薤白半夏汤对心肌缺血具有改善作用（与模型组比较，$P < 0.05$）；对大鼠血脂水平进行测定发现模型组与对照组比较，TC、TG、HDL–C、LDL–C 水平均有显著性差异，瓜蒌薤白半夏汤对 TC、TG、LDL–C 水平均有降低作用，同时升高 HDL–C；大鼠心肌酶水平测定发现，模型组与对照组的心肌酶含量比较具有显著性差异，中药高低剂量组均可降低心肌酶水平，与模型组比较差异显著；对大鼠心肌梗死率与正常组进行比较，模型组大鼠心肌梗死率显著升高，而瓜蒌薤白半夏汤具有改善血脉瘀血情况、保护心肌的作用。与模型组大鼠比较，心肌梗死率明显降低。

瓜蒌薤白半夏汤来源于《金匮要略》，功可行气解郁、通阳散结、祛痰宽胸，是治疗胸痹痰浊壅塞证的代表性经方。通过方证相应的反佐实验，进一步证实了我们开展的胸痹痰浊壅塞证动物模型构建研究的科学性。

四、融古汇今，力行中药新药创制

在中医药科技创新过程中，我尤其强调要遵循中医药学术自身发展规律，重视临床实践经验，以健康需求为导向，以应用基础研究引领特色方向为要旨，融古汇今，力行产学研结合中药新药创制。作为核心成员，先后研发柴黄口服液、金石清热颗粒、双丹胶囊及新型运动员中药营养补剂 – 鲁运 7 号等中药新药（保健品）制剂，主持国家重大科技专项重大新药创制，助力学术进步与行业发展。

（一）中药新药“柴黄口服液”研发

该中药新药制剂是在柴黄片基础上剂改而成的四类新药，充分发挥了中医药古代方剂及现代口服液体制剂临床疗效突出、工艺先进、生物利用度高及产品质量稳定的优势。

药效学实验表明柴黄口服液具有明显的解热作用，其退热效果好，降温作用强。对流感甲型和乙型病毒均有明显的抑制作用，并有明显的抗炎作用，对肺炎球菌、甲型链球菌、乙型链球菌、卡他球菌等有明显的抑制作用；临床观察 211 例风热感冒患者，其中柴黄口服液治疗组 106 例，总有效率为 93.4%，显效以上疗效 60.6%，均明显优于对照组，服用 48 小时后体温恢复正常率，治疗组明显优于对照组，临床验证结果表明口服液具有起效快、退热快、退热后不反复及改善症状迅速等特点。

本品清热解毒、利咽止渴，是上呼吸道感染外感内热症常用药物，1996 年技术转让山东福胶集团，取得了良好的经济效益与社会效益，已成长为该企业荣誉产品。

（二）中药新药“金石清热颗粒”研发

该制剂由金银花、石膏、浙贝母等药物组成，具有清热解毒、化痰止咳、宣肺平喘等功效。

药效学试验研究表明，在解热作用方面，与模型组比较该品三个剂量组药后 1~2 小时都能明显抑制家兔发热，高剂量组作用最强，可以持续到 3~4 小时；镇咳作用方面，该制剂高、中剂量组对氨水所致的小鼠咳嗽均有明显的抑制作用，并可延长其咳嗽潜伏期；祛痰作用三个剂量组均能显著增加小鼠支气管的酚红排泌，且明显优于对照组；平喘研究，发现本品高、中剂量组豚鼠的引喘潜伏期均显著延长。在抗病毒方面，研究表明该品体外试验能明显抑制流感病毒、呼吸道合胞病毒及腺病毒，体内实验每日 30g/kg 以上的剂量能显著减轻流感病毒性肺炎小鼠的肺指数，表明该制剂具有明显的体内抗病毒作用；临床观察该品用于感冒（中医辨证属于卫气同病证），治疗前、治疗中、治疗后观察体温、症状变化等，以《中药新药临床研究指导原则》作为疗效评定标准。结果显示，治疗组总有效率为 96.88%，愈显率为 81.25%，对照组的总有效率为 88.00%，愈显率为 44.00%，统计学意义显著。

金石清热颗粒于 1997 年技术转让山东凤凰制药股份有限公司，荣获“山东名牌”称号。

（三）中药新药“双丹胶囊”研发

该制剂为一种治疗冠心病、心绞痛的中药新药制剂，由丹参、牡丹皮、蜂蜜等组方而成，功可活血化瘀、通络止痛，主治心血瘀阻所致冠心病、心绞痛。该制剂对改善胸痹各项症状以及胸痛、胸闷、心悸、气短乏力、口唇发绀等效果明显，并有降血压作用，临床观察过程中未见不良反应，是一种起效快、疗效高的治疗冠心病、心绞痛的中药新药制剂。

1998 年该新药技术转让广州山河制药厂（现广州莱泰制药有限公司），是国家中药保护品种、医保独家品种。

后续有学者对本品主要有效成分丹酚酸 B 配伍丹皮酚治疗动脉粥样硬化的作用及其机制研究表明，一方面在体内动物实验中能够通过降低血清 TC、TG、LDL、APOB、MDA、NOS，升高血清 HDL、APOA、SOD、NO 水平，抗氧化和调节脂质代谢发挥延缓或减轻 AS 形成的作用；另一方面，在体外组织培养实验中能够通过抑制细胞外钙内流和内钙释放使冠脉血管扩张。此外，细胞实验还说明其通过上调 bcl-2，抑制 bax 及 caspase-3 的机制达到保护内皮细胞的作用。该研究为该品分子中药二次开发提供了实验依据，揭示丹酚酸 B 配伍丹皮酚分子中药在抗动脉粥样硬化及其治疗方面的良好开发前景。

（四）新型运动员中药营养补剂——鲁运 7 号研发

我国对于中药营养补剂的研究历史悠久，最早的本草专著《神农本草经》就记载了中药菟丝子、白芍增加体力的作用；《医方类聚》记载具有增力效果 59 个方剂，所涉药物达 105 种；《本草纲目》记载许多中药或方剂作为宫廷专用的增力补剂。随着科学的迅猛发展和中药药理分析现代技术手段的广泛运用，中药营养补剂在抗运动性疲劳、增强免疫力、增进人体运动能力等方面愈发显现突出作用和明显优势。

我们以经典名方为基础，在中医理论指导下，研制出新型运动员中药营养补剂 - 鲁运 7 号。药理实验研究表明，该制剂能明显提高小鼠游泳耐力，明显延长小鼠耐缺氧时间，显著提高小鼠 LDH 活性，有助于运动后乳酸的清除以迅速消除疲劳，并可极显著地减少小鼠运动后血清 BUN 含量；能明显增加小鼠碳粒廓清指数 K 值，对胸腺重量具有一定的作用趋势；在改善心肌缺血方面，能明显减轻 ST 段偏移及 T 波降低的幅度，促进组织供血供氧，从而有利于机体运动能力的提高。

鲁运 -7 号在延缓肌肉疲劳、增强运动能力、增加血红蛋白含量、提高有氧工作能力、调节内分泌及免疫调节机制方面作用显著，为第八届全运会山东省代表队取得金牌榜第三名的历史最好成绩做出了突出贡献，该项目于1999年荣获山东省科技进步二等奖。

（五）针对PMDD与MPS的系列对症药物研发与关键技术

经前烦躁障碍征（PMDD）与绝经综合征（MPS）是严重干扰成年女性身心健康的精神性疾病和多发病症。基于国家健康战略需求导向，我于2017年主持申报立项国家科技重大专项重大新药创制课题——中药新药丹皮酚滴丸、柴芍皂苷软胶囊和贞芍醇苷胶囊的研发及其关键创新技术（2017ZX09301064），联合四家科研单位，组织团队针对PMDD及MPS对症药物丹皮酚滴丸、柴芍皂苷软胶囊和贞芍醇苷胶囊进行研究开发。

课题研究制定了本病证的临床病症和疗效评价标准，为中西医结合妇科临床诊治PMDD及MPS提供参考；建立了相关的病证模型，为医学实验动物学和中药新药研发提供模型支撑；构建PMDD及MPS病证结合动物模型及药物开发研究平台，建立更为完善的示范基地、规范化的中试线和生产线，形成中药新药研究开发完整产业链；研究证明，丹皮酚、柴胡皂苷和芍药苷可作用于脑内ALLO与其介导GABAAR4α亚基，分别显示对PMDD肝气逆证、郁两证（易怒和抑郁两亚型）疗效显著，再次验证PMDD的不同亚型，初步揭示针对性中药组分新药的作用靶点，同时证实MPS阴虚阳亢证的部分作用机制和创新中药的药理药效特点，相关组方配伍创新药物的研发将为国际PMDD及MPS治疗提供一线药物，为创制对证中药新药提供了理论支撑和实践基础。

目前针对PMDD肝气逆证中药新药“丹皮酚胶囊”和针对MPS阴虚阳亢证中药“芍苷胶囊”已建立质量标准并完成三批中试产品研究，已进入安全性评价阶段，正梳理材料准备中药新药临床批件的申报工作。

五、立德树人，创新中医药人才培养模式

中医药事业传承发展的根本在人才。履职山东中医药高等专科学校与山东中医药大学期间，我深入探索中医药人才成长规律，坚持立德树人，组织团队开展了不同层次人才培养模式的创新研究。

（一）创新中医药高职院校中药专业人才“六融八共”培养模式

深化校企合作体制机制建设，优化人才培养方案，强化实践教学，加强双师素质教学团队建设，融入企业文化、培育专业文化，创新实施了“六融八

共”人才培养模式。

1.“六融八共”人才培养模式内涵

“六融”即人才培养规格和行业企业需求融合、学校专业教师和企业能工巧匠融合、理论教学和技能培训融合、课堂教学内容和企业工作任务融合、专业技能考核和职业资格鉴定融合、中医药校园文化和现代优秀企业文化融合。“八共”，即通过紧密型校企合作，实现专业设置共“议”、课程体系共“商”、师资队伍共“培”、实训基地共“建”、教育资源共“享”、培养过程共“管”、教育质量共“评”、校企文化共“融”的“八共育人”。

2.“六融八共”人才培养模式实施途径

（1）创新校企合作体制机制：以“合作办学，合作育人，合作就业，合作发展”为主线，建立了中药专业建设委员会，不断加强专业层面校企合作制度建设，建立并完善第三方人才培养质量评价制度，促进学校人才培养规格与行业企业需求的对接，实现专业设置共“议”、课程体系共“商”、培养过程共“管”、教育质量共“评”。

（2）优化人才培养方案：构建基于职业岗位能力的课程体系；构建实践教学目标、实践教学内容、实践教学规范、实践教学管理、实践教学评价等“五位一体”的实践教学体系；形成以“学会学习，学会做事，学会做人”为中心的素质教育体系。

（3）共建实训实习基地：结合教学、职业技能培训与鉴定、技术服务等方面要求，与企业共同研讨实训基地的规划、设备配置、共同设计实训基地建设方案，共同实施建设和管理，学生在真实的职业岗位中体验职业角色，感受职业氛围，提高岗位操作能力。

（4）完善多元考核评价体系：创建与知识、能力、素质目标相适应的多元考核评价体系。实施“课程学习过程考核－实习前技能考核－顶岗实习各环节考核－毕业综合技能考核”，做到教育教学质量共“评”。

（5）建设专兼结合的双师素质教学团队：推进师资“内培外引”。学校定期聘请专家学者、技术能手进校专题报告或技能培训；鼓励专业教师参加培训与考试获得本行业职业资格证书；聘请行业企业专家，承担课程开发建设、校内技能训练指导以及校外顶岗实习指导等工作。

（6）培育校企文化融合的特色专业文化：搭建校园文化与企业文化融合的平台，增强学生对企业的认知、对职业的认同，提升专业文化理念，丰富专业文化感知，强化文化的物质表征，形成特色鲜明的“传承国粹，尚德精技，振兴中药”的专业文化，实现专业文化全方位渗透育人。

2008 年，中药专业被评为省级特色专业；2009 年，中药实践教学团队被评为省级教学团队。目前，本专业拥有国家级中医药重点学科 2 个，省级中医药重点学科 1 个；主持建设有国家级精品课程 2 门、国家精品资源共享课 1 门、省级精品课程 61 门。中药专业毕业生总体就业率达 95%，用人单位满意率 97%，基本工作能力（核心知识、创新能力）满足度为 89%，各项评价指标连续两届均明显高于全国高职院校平均水平。

（二）创立“以思维促能力，以传承促发展”中医人才传承培养新理念

任职山东中医药大学校长、党委书记以来，我带领团队全面总结中医少年班、文献班、中医传统班等办学经验，探索创新中医人才传承培养模式，创立了“以思维促能力，以传承促发展”中医人才传承培养新理念，创新构建了以“文典术”为核心的中医传承课程体系、以“新师承”为特色的实践教学体系、以“经典贯通、思维内化”为特色的教学方法体系，引领山东省高等中医药教育事业高质量发展。

1. 创建中医人才传承培养新理念

针对中医教育指导性方略问题，基于调查研究和专家共识，提出了中医传承“始于文化，启于经典，贯于思维，成于临床”的要素及培养路径。明确了以传承中医思维为核心、以能力的全面发展为目标、以中医思维的内化促进中医技能的提升和以在传承中的创造性转化促进创新性发展的中医人才传承培养指导思想。

2. 创新中医人才传承培养体系

围绕目标采用逐层降维与时序构建方法，对中医人才传承培养进行全过程、全方位、全层次系统设计。构建课程体系、实践教学体系、教学方法体系、评价体系、保障体系构成的“五位一体”的中医人才传承培养体系。

（1）明确中医人才传承培养目标：以强化中医思维传承，培养临证能力、发展潜力突出的中医卓越人才为总目标，在素质、知识、能力为纲的培养目标中，建立了中医思维、临证能力和发展能力 3 个核心指标群。

（2）创建以“文典术”为核心的中医传承课程体系：突出以文化为载体，以传承为主线，立足品德塑造，着眼思维和能力培养，创建“学中医文德、树

中医思维、承中医学术、促能力提升”的课程设置思路，构建以“文典术”为核心的中医传承核心课程体系。文化课程模块，以文化人，以德树人；经典课程按“导、学、化、用”设置，以经典固化思维；“术”课程模块，突出临床技能与创新能力发展。

（3）构建“经典贯通、思维内化”教学方法体系：基于经典“诵、解、别、明、彰”学习方法，贯通经典，促进思维内化。低年级开设经典诵读课程，开创经典教学始于诵读课程的全新做法，以读经典、启思维；中年级经典课程通过理论课堂、跟师课堂、传承课堂、竞赛课堂等“多维度课堂”的设置，创建析经典、验思维的导图式教学法；高年级临床临证实习，突出经典指导。

（4）创建“新师承”实践教学体系：挖掘师承教育内涵，创新“导师引领、名师传承、跟师体验、临证师随”的“新师承”实践教学体系。导师引领以学业、临床和技能导师、多导师制为实现途径；名师传承依托国家和省级名医工作室、齐鲁内科时病流派及齐鲁伤寒流派传承工作室等平台，以传承生培养项目为实现途径；跟师体验以中医思维训练项目为实现途径；临证师随以微型中医临床演练评估项目为实现途径。

（5）制定“三三制”评价体系：采用“平时驱动，期末多样；模块评价，多方参与”的评价策略，完善学校多部门协同评价机制，构建基础、经典、临床3个阶段，思维、能力和素质3个维度，课程评价、阶段评价和临床评价3级评价的“三三制”培养质量评价体系。

（6）设立以“书院制”为特色的保障体系：构建扁鹊书院管理体制及配套制度，依托国家级重点学科、传承工作室、学术流派工作室等打造传承教师团队与特色传承平台，以实践基地、创业孵化基地构成发展创新平台，设立扁鹊书院，传承名医名家，设立了以“书院制”为特色的保障措施。

3. 构建创新创业能力提升新方式

搭建“中医创业指导、中医产品孵化、中医产业研究、创新成果交流”创新创业教育平台，推动基于中医经典理论的健康、文化、技术产品的创新创造，以多种方式强化中医理论转化与物化的体验，强化创新能力培养。

基于该理念的创新体系与教育模式有力提升了中医人才培养质量。近5年，我校中医执业医师资格考试平均通过率位居全国前5位，连续三年获全国《黄帝内经》大赛一等奖，夺得2017年度总冠军；成功强化中医毕业后教育和继续教育，创建了山东省“三经传承”项目和五级师承项目。山东中医人才传承培养改革实践被《人民日报》专刊报道，被《中国中医药报》《齐鲁晚报》《山东商报》及中国教育电视台等新闻媒体连续报道。该成果荣获 2018 年国家教学成果奖二等奖。

六、智库运筹，助力山东省中医药事业发展

党和国家历来高度重视中医药事业，特别是党的十八大以来，国家先后颁布了《中医药发展战略规划纲要（2016—2030 年）》《“健康中国 2030”规划纲要》《中医药法》等，我国中医药事业步入了健康发展的快车道。作为中医药大省，为了全面振兴中医药事业，2017 年山东省政府印发了《关于贯彻落实国家中医药发展战略规划纲要（2016—2030 年）的实施方案》，明确了中医药振兴发展的战略目标和重点任务。2018 年山东省卫健委设立“山东省中医药发展现状与战略研究”重大专项，由我牵头负责，依托山东省中医药政策与管理研究基地，充分发挥智库作用，组织我省中医药界管理、科研与医务人员，全面调查分析我省中医药事业现状，研究制订我省中医药事业发展战略。

本研究以探索山东中医药行业发展的新战略，破解中医药产业发展的困境，全力推进山东省由中医药大省向中医药强省跨越为目的，立足山东省中医药行业的发展现状，自身所具有的优势、劣势，面临外部环境所带来的机会和威胁，针对山东省中医药组织管理体系、人才队伍、科技创新、医疗服务、健康服务、中药资源、文化与健康旅游、国际合作、信息化标准化等方面进行全面研究，提出发展战略，提升具有山东省特色优势的中医药行业发展为研究内容。

项目立足我省现有中医药资源优势和行业基础，通过对过去山东中医药行业发展规模及同比增速等现状的分析，研判山东中医药行业的市场潜力与成长性，科学预测未来山东中医药行业规模的趋势，摸清山东省中医药行业的发展现状，比较山东与兄弟省市的优势差别以及山东省中医药行业在全国所处位置，指导山东省中医药进入全国中医药发展第一方阵，找准突破点和着力点，对山东中医药行业发展进行战略性规划。

研究采用调查分析的方法，分别对我省中医医疗服务、中药产业、中医药养生保健、中医药文化与健康旅游的现状进行深入调查研究。通过文献和数据收集、调查问卷、专家访谈、实地考察等方式，全面调查三级中医及中西医结

合医疗机构，根据各地二级中医医疗机构和综合医院三级医疗机构建设情况，随机抽取一定数量的二级中医医疗机构和综合医院三级医疗机构进行调查；对中医药事业及相关产业的管理者和从业者代表进行访谈；选取国内江苏、浙江、广东、四川、江西、安徽等省份，省内济南、青岛、烟台、威海、东营、潍坊、菏泽、临沂、济宁等地市中药产业链各个环节有代表性的企业与机构进行了实地调查访谈，与核心管理人员进行面对面交流，了解相关经营数据、企业发展战略、自身发展情况、遇到的挑战与障碍点等；与省工信厅、农业农村厅、统计局、药品监督管理局、医药行业协会、医药流通行业协会等部门进行对接，收集证券公司产业研究报告、上市公司招股说明书与年报等资料选取在中医医疗服务、中医药健康服务业、中医药文化与健康旅游等方面具有代表性的典型地区进行研究，系统总结其发展经验，其中主要包括即墨区玫瑰小镇、威海市中我岛、烟台市磁山温泉小镇、即墨区维普温泉养老服务中心、威海市文登区西洋参文化馆、滨州市无棣县千年古桑园、东营市东津渡生态园等；向山东省内的居民发出问卷 2011 份，收回问卷 1920 份，收集合格问卷 1793 份来自不同行业的被调查者数据，对大众进行“治未病”认知及健康素养展开调查；从不同地市随机抽取 1~2 家“山东省医养结合示范单位”进行调查；现场交流访谈 31 人，对医养结合机构的基本情况及中医药应用情况，主要对中医药在医养结合中的应用现状和作用展开调查。

通过以上调研，基于获取的信息数据，深入分析了我省中医药事业的定位、行业发展现状、市场动态、重点行业企业经营状况、中医药产业相关政策以及产业链现状等，系统分析了我省中医药事业运行状态、优势和长处，不足和问题，着眼于未来发展，在充分掌握省内外中医药事业现状的基础上，研究和制订了一要强化领导，优化体制，健全完善法规体系，落实国家发展战略，完善中医药管理体系，加大政策扶持力度；二要推动山东省中医药文化强省建设，擦亮齐鲁中医药“三张名片”，深入挖掘中医药文化资源，强化中医药文化公共设施建设，以高校为平台促进中医药文化创新发展与国际传播；三要全面提升中医药服务能力，打造中医医疗服务高地，做好综合医院中医药科建设，加强基层中医药服务建设；四要深化产业链开发，做大做强中药大健康产业，积极推动中医药服务贸易快速发展，打造山东中医药健康旅游新业态；五要实施中医药人才发展战略，培育一批中医药领军人物，改革中医药人才培养机制体制；六要实施中医药现代化战略，打造中医药科研强省，挖掘齐鲁中医药名家理论，推进中医药科研创新成果转化，推动中医药国际文化交流与融合，建设高水平中医药院校和学科等系统全面的山东省中医药事业发展战略与风险防控对策。

本研究是目前为止对我省中医药产业最为全面彻底的调查研究，项目组在大量数据采集和分析的基础上，探寻我省新旧动能转换、产业结构调整过程中，中医药事业发展中的机遇与挑战，提出推动我省中医药产业做大做强的战略规划及对策建议。研究对于推动我省中医药产业健康发展，提升我省在全国中医药产业领域的地位和影响具有重要的支撑作用。

受山东省中医药管理局委托，专家组于 2020 年 9 月 4 日，对该项目进行了成果验收。专家组在认真审阅课题研究报告、查看课题研究相关资料的基础上，一致认为本研究组织管理严密，调研数据翔实，分析逻辑科学，提出了完善中医药管理体系和法规建设；筑牢中医药服务基础，打造中医医疗服务高地；实施中医药文化引领战略，推动山东省中医药文化强省建设等建议，为政府相关部门制定政策提供依据，研究成果具有重要的现实意义和指导意义。

通过研究我们认为，随着我国经济发展的不断加速，政府的产业政策必须要跟上产业发展的速度并具备一定的前瞻性，必须建立一套高效的中医药产业发展的监测体系，通过实时数据采集、科学的建模分析、专业的行业解读，才能最大限度地获取产业发展的趋势和方向，从而为主管部门制定相关政策提供依据。因此，为了保障我省中医药产业长期健康发展，有必要建立一套高效的产业信息反馈分析机制，用于长期持续地关注中医药产业发展，及时为主管部门提供预测和预警。

七、结语

近 40 年的医教研管生涯，使我深刻认识到人才培养对中医药传承和发展的重要性。秉持“求同 – 找结合点、求异 – 找交叉点、求真 – 现代化和科学化、求新 – 创新能力”的人才培养主旨，努力培养学生学贯中西的创新素质和创新思维，倾力岐黄之术薪火传承。先后培养博士后、博士、硕士 40 余名，均已成长为工作单位学术骨干力量。

近 40 年的科技创新实践，使我也深刻地认识到，中医学术的繁荣与发展，必须走中西医结合互融的道路，中医不要再唱独角戏。

目前，中医正在蓬勃发展。但也要充分认识到中医存在的问题与挑战。一是自我否认和故步自封并存，有些中医人认为中医落后，不科学，甚至治不了病，从事中医无前途可言；有些人则过度强调中医自身特色，不吸收先进知识，故步自封，阻碍了中医的发展。二是治疗目标转换过程中的困扰。现在中医诊疗面对的已不再是传统的中医病证，治疗目标也从单纯追求中医证的改善和消除转换为中医证与西医病（包括相应的客观指标）的好转和康复。三是中医学自身的理论缺陷。同所有自然科学一样，中医学同样存在缺陷和不足，如诊断方法的主观笼统性、辨证论治的主观随意性，有时还会面对无证可辨的尴尬局面，缺乏科学、统一的疗效评价标准及中药复方的安全性等问题也亟待解决。四是中医研究领域受挤压。随着西医学理论和方法的发展，许多医学难题得到了根本解决，中医治疗领域逐渐缩小。如溃疡病的治疗，随着 H_2 受体拮抗剂和质子泵抑制剂的广泛应用，中医治疗的机会有所减少；再如介入治疗、溶栓治疗及消融治疗等新技术的开展，也使中医药在某些方面相形见绌。所以说，每一项新技术或新药的问世，就意味着中医学原有的临床优势可能被取代，原有的优势变成相对的劣势，诊疗范围逐渐缩小。

我认为，若要化解中医发展过程中的问题，中西医结合不失为一条有效的途径。一是实现理论互融。中西医理论的有机互融是中西医结合的关键所在，实现理论互融的目的不是要否定中西医在理论体系、思维方式等方面的差异，而在于更深入地探索二者在生理、病理、临床等诸多方面的内在联系，从理论与实践的角度进行反复印证，探索二者在科学本质上的趋同性，真正找到其理论互融点，进行理论沟通和衔接。二是完成实践渗透。实践渗透就是将中医理法方药、辨证论治的基本原则和方法与西医学诊疗手段紧密结合起来，将中医治疗学、方药学与现代中药药理学、毒理学结论紧密地结合起来，将临床证治规律与实验研究结论进行比较分析，取长补短，以适应临床诊疗需求，倡导中医理论指导下的微观辨证。三是建立中西医双重诊疗体系。所谓双重诊疗体系是指既有西医病的诊断，又有中医证的分析，还要有充分体现中西医各自特点的疗效诊断标准，做到长期疗效与近期疗效相结合，整体疗效与局部疗效相结合。疗效标准既有质的疗效体现，又有量的变化反应，既反映个体疗效，又体现普适规律。此外，还要确定中西医的恰当疗程、停药标准及调方指征。中药服用有相对统一、固定的量的标准和煎药方法的要求，确定中西医各自介入的时间节点。根据疾病不同阶段和不同环节的需要，可单用中药或单用西药治疗，或先用西药后用中药，也可先用中药后用西药，或中西药并用；或西药为主导，中药为辅助，或中药为主导，西药为辅助，两者取长补短，最大限度地发挥中西医治疗的增效、减毒、纠偏的作用，从而发挥好综合治疗的优势。

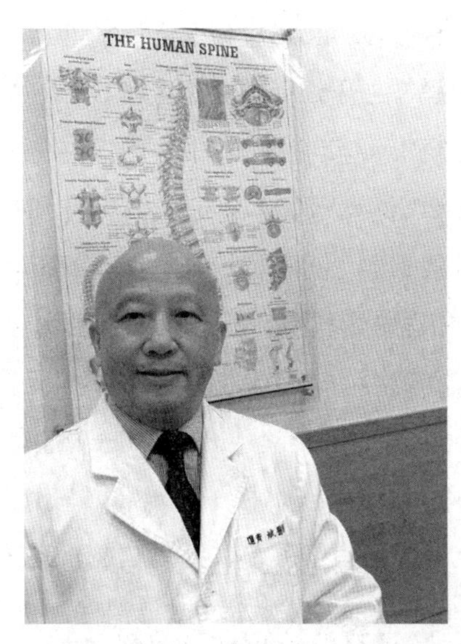

私淑元御岐黄路
气化升降妙悟真

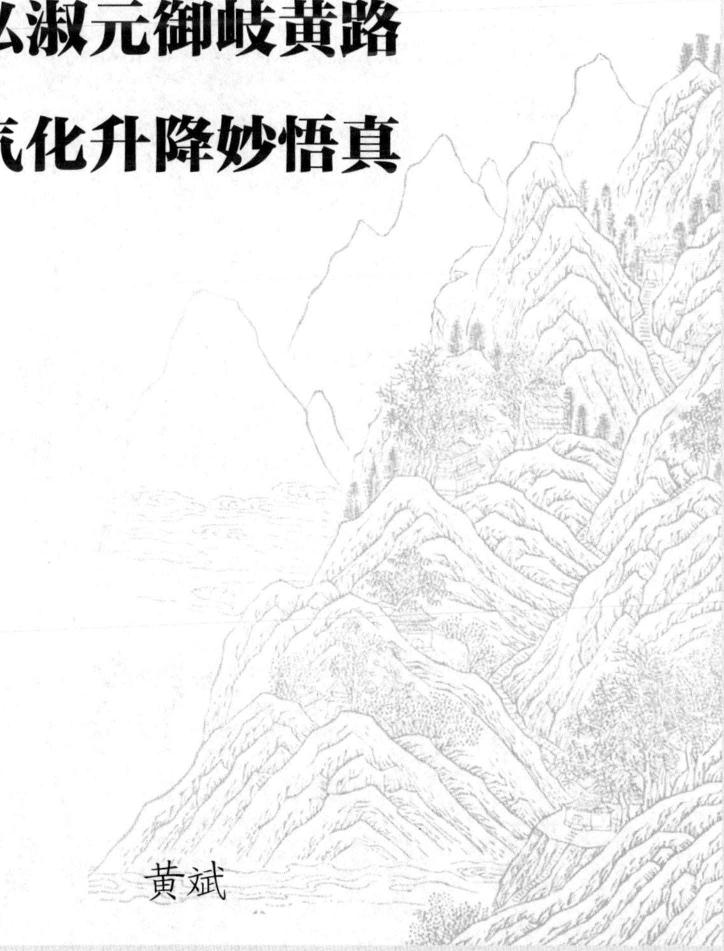

黄斌

医家简介

黄斌，男，汉族，1963 年出生，江西省高安市人。香港浸会大学中医药学院中医临床教授、高级主任医师，前北京中医药大学教授、副主任医师。1984 年本科毕业于江西中医药大学，1987 年研究生毕业于中国中医科学院。1987 年至 1997 年在中国中医科学院中药研究所从事本草文献研究工作，1997 年至 2000 年、2000 年至 2016 年分别在北京针灸骨伤学院和北京中医药大学从事教学、临床和科研工作。2016 年底受聘于香港浸会大学中医药学院担任中医临床教授及研究生指导老师，主要从事临床及教学工作。

潜心临床 20 余年，崇尚仲景学说，私淑元御理论，主张辨证与辨病相结合，熟读经典，知药善用，用药不拘一格。既注重调理脾胃（调气机），又强调扶助阳气（明气化），擅于运用经方与时方治疗内科疑难杂症和妇科杂病，对呼吸系统、消化系统以及心脑血管系统疾病也有较好疗效。长期主讲中药学、临床中成药、本草文献等课程，曾参与多项国家级科研专题研究，先后发表学术论文 30 余篇，出版学术著作 12 部。主要研究范围：神志病的内涵与外延、中药药性理论与功效的阐发、李东垣用药规律研究、黄元御《四圣心源》临证解读等。

我1963年8月19日出生于江西省一个风景秀丽的地方——秀江河畔的宜春市。不到3岁那年因为父亲工作调动，随家人迁至宜丰县芳溪乡。“文化大革命”后不久，我被送回高安老家，寄养在大伯家里，直至读完小学才回到父母身边。回城后我就读于宜丰一中，1979年高中毕业，应届考入江西中医学院（现江西中医药大学，下同）中医学专业，1984年考取中国中医科学院医史文献研究所，随马继兴先生攻读中医文献学专业。

自1987年始，我在中国中医科学院中药研究所工作整10年，1997年9月调入北京针灸骨伤学院（2000年并入北京中医药大学）从事中药学教学、科研和临床工作。2000年9月两校合并，我进入北京中医药大学基础医学院方药系，继续从事教学、科研和临床工作。2016年底离职来香港，现任职香港浸会大学中医药学院中医临床教授，主要从事中医临床和教学工作。

研学和工作期间，我曾参与多项自然基金和部级课题研究，发表论文30余篇，出版专著12部。在科研和教学之余，一直坚持每周出诊，在积累临床经验的同时，也提升了自己的教学质量，受到学生的普遍好评。近几年，我与中国医药科技出版社合作，出版了3部中医古籍名家点评书籍，即《四圣心源点评》《明医指掌点评》《医学传灯点评》。这是我研读古医籍与临证实践的心得体会，也是我与历代中医前辈隔空对话、交流并致以崇高敬意的绝佳良机。

阴差阳错学中医

我学医纯属偶然，高考那年原本是打算报考部队院校从军的，我第一志愿填报的是福州军区步校，受当时全社会从军热潮的影响，我从小向往军旅生涯。以我高考318分的成绩，再加上其他因素（如身体状况、政审等），自认已稳操胜券，岂料那一年福州军区步校不在我们宜春地区招生，我第一志愿落空，以致填报的第二志愿江西工学院（现南昌大学）、第三志愿南京林学院（南京林业大学）均受到连累而作废，最后落在了第四志愿上，意外地被江西中医学院录取。这个志愿是我父亲在提交志愿表之前临时更改的，事先我完全不知情，我对学医毫无思想准备，更别说学中医了。当我收到录取通知书的时候，不说是五雷轰顶，那也是五味杂陈，悲喜交加。在刚恢复高考的第三年，录取率只有百分之几，能上大学是多少人梦寐以求的事，所以，我没有勇气复读重考，只能硬着头皮接受了。40 年后的 2014 年，我们大学 79 届中医在广州举行毕业 35 周年聚会，我曾写了一篇文章《不了情缘——我的江中记忆》，其中就提到了这段"误打误撞"的学医经过。

正是由于这个特殊原因，在入学初期我的专业思想很不稳定，一度萌生过转专业，甚至是转学的念头。要知道那时想转学比登天还难，而校内转专业倒是有可能。就在我快要办成转系手续的时候，突然之间我又改变了主意！原因也特别简单，就是我要转过去的中药专业因校舍紧张当时不在校本部，而是暂时安置在红旗制药厂，它离校本部有好几公里远，来去也不太方便。况且入学两天，我刚刚有点适应新环境，也认识几个同学，一想到又要去另外一个陌生的地方，心里有点发毛，所以我很快就打退堂鼓了。这一念之差，成就了我与中医临床的不解之缘。

现在回想起来，当年我们的很多任课老师都非常专业，也很敬业的。他们在课堂上辛勤传道授业，不遗余力，为我们这些如饥似渴的莘莘学子打下了良好的中医学基础。高年资的老师如丁涛、杨扶国、伍炳彩等，讲课都非常精彩，有条有理，神采飞扬，特别有感染力。一些中青年老师也很优秀，像姚梅龄、张晓萍、万兰青均有家学渊源，他们分别是姚荷生、张海峰、万友生的子女，科班毕业，又有一定的临床经验，所以讲课也非常生动，理论联系实际，令人难忘。

那个时期刚刚改革开放不久，大学校园学习氛围很好，我所在的 7902 班更是学霸云集，身处其中也会潜移默化被感染、受影响。大学期间我热衷于体育，几乎各个项目都有我的身影，不仅是班级排球、篮球的主力，而且在全校田径运动会上也拿过 800 米亚军、1500 米季军，作为班级的 4×400 米接力的最后一棒也获得过名次。所以，我每天的锻炼占去不少时间，常常是等我去教室自习的时候，其他同学已经学习正酣，都完成大部分功课的温习了。这时我心里也会有点发慌或内疚，但经过一番调整很快就能投入紧张的学习之中。除了专业课之外，我对英语也非常上心，投入不少精力去背单词、读课文。为了训练英语听力和口语，我在大二下个学期花几十元买了一台短波收音机，每天夜里准时收听美国之音《英语九百句》节目，练习听力，模仿美式发音。可惜好景不长，没过两个月，我的收音机就被入室疯狂作案的小偷偷走了。那一夜我们寝室被“洗劫”，损失十分惨重，20位室友几乎都有不同程度的衣物被盗，而损失最大的就是我。这台收音机差不多是我几个月的生活费，在那时也是一笔不小的数目。此事让我难过了好一阵，后来就没有再买过那么贵的收音机了。

我自认不是个好学生，大学期间成绩处于中游偏上一点，但是我的性情敦厚，心地善良，兴趣广泛，可塑性也强，今天看来可能我就是一块学中医的材料。但在当时来讲，面对就业的选择，面对临床实习，面对复杂的人体现象和自我知识经验的匮乏，从医前景似乎并不乐观，我也遇到大多数人面临的择业迷茫和选择困难。然而，不管如何曲折逶迤，兜兜转转，我始终与中医临床若即若离，不离不弃。随着时间的推移，我的中医之路越来越清晰。

大学毕业前发生的一件事彻底改变我的人生轨迹，那就是考研，我是全班当年唯一考取研究生的人，而且还一下就考到了北京。这在当时引起了一点小轰动，要知道那时研究生的录取率非常低，而考研最大的拦路虎就是外语。也就是说，多数同学不是输在专业课，而是败在外语不过关上。平时的积累使我没费太多时间复习，英语就轻松过关。我把主要精力都放在专业课和专业基础课上了。最终，我得到了复试的机会，有幸投入到中医文献大家马继兴先生门下，攻读本草文献专业，从此与本草文献结下不解之缘，也影响了我后来的专业发展与人生走向。

在很多人看来，我的从医经过似乎轻而易举，中医院校的正经科班出身，又直接考取研究生，前途一片光明。其实并非如此，我当初考研也是无奈之举，因为自己对临床缺乏信心，所以选择了医史文献专业，而没有报考中医临床专业。尽管硕士期间的专业筑基对后来的影响举足轻重，但在当时来讲只是权宜之计，以为将来的工作方向是专心于文史研究，这样就可以脱离令我手足无措的临床。后来才发现并非如此，很多搞医史文献研究的老师，临床照样做得风生水起。

我的硕士导师是中医文献学大家马继兴先生，他治学严谨，精通中医各类文献，特别是在本草、伤寒、针灸等文献方面造诣颇深，著述甚丰。研究生期间，导师的耳提面命，言传身教，使我受益终身。辨章学术，考镜源流；治学严谨，知行合一。这是我从马老身上学到的最宝贵的东西。同时，攻读中医文献专业使我养成了手不释卷，对文字锱铢必较的学习习惯，这对于我在后来的医学实践中，准确辨识有益的临床经验知识，更好地向中医先贤学习，更好地传承传统中医理念也有很大帮助。

现在回想起来，我的学医经历中既无家学浸染，又无名师传承，似乎是个野蛮生长的典型案例。但是，循迹于我祖父辈们的经历，冥冥之中，我与中医也颇有渊源。在早期的乡村，很多时候草医草药就是安身立命的手段。我的奶奶出身于中医世家，其父是当地小有名气的郎中，她在娘家耳濡目染，也懂得不少草药。我的老家田南地处三县交界，当时缺医少药。奶奶虽然不识字，但心地善良，自嫁入黄家后，她经常利用艾灸、拔罐、野草生药等简单的医技，义务为邻里乡亲治病。可惜奶奶去世太早，我出生不久她还进城照看了我两年，在我不到 3 岁时即已辞世。20 世纪 80 年代我学中医后常回老家走动，一些健在的老人见到我，都会主动念叨起我的奶奶，对她当年的仁心仁术、施药救治赞不绝口。

1949 年参加工作的父亲，受奶奶的影响，识得一些草药。他古道热肠，待人诚恳，对中医药也情有独钟。“文化大革命”期间曾主管宜丰县文化、教育、卫生工作，担任县“革委会”文教卫组长，有机会接触不少名老中医，他们中间很多人是“民间草医”或郎中，可是个个身怀绝技。我父亲工作之余也会向他们“偷技”或“切磋”。那时他经常要下乡，有时遇到亲戚病痛无医，或小病，或急症，他也会就地取“药”，大胆地施以援手。今天看来奶奶和父亲这样属“非法行医”，但在当年母子俩不知救助过多少人！

所以，我后来想，父亲替我选择了中医，冥冥之中是不是有奶奶在天之灵的指引呢？所以，我一直很感激我的奶奶，还有我亲爱的父亲！

在求学、教学、行医的过程中，我也遇到过很多临床造诣高超的老师、学长、同事，甚至是在职学习的“学生”。我认为他们很多是真正的同道中人，他们对中医的执着与探索精神，深深地感染着我，很多前辈和同道对我的启发、鼓励和支持更是让我永远难忘。有一位对我影响很大的前辈，他是我读研期间的任课老师。他讲课风趣诙谐，热烈而真诚，深深地打动了我，以致我当了老师以后，心里总以他为偶像，不经意地会去模仿他。他可能不记得我，但我一直在追踪他的音讯，关注他的动态，直到有一天他在香港突然离世，令人扼腕叹息，这个人就是何绍奇老师。若干年以后，追寻何老师的脚步，我也来到香港，从同事口中了解到更多他的故事，令人感佩和唏嘘的同时，也为曾经是他的学生而自豪。何老师是国医大师朱良春的得意门生，生活中也是一个真性情的人，他不仅课讲得好，很生动形象，颇具感染力，而且勤于著述，笔锋犀利，见解独到，属于那种敢"放炮"的学者。他早年写的一本小册子《读书析疑与临证得失》一直都是我的案头必备，反复研读，几乎被我翻烂了。我不但极力推荐学生们研读此书，而且书中一些内容也成为我讲课时的素材，为我的教学内容增色许多，使我备受学生的青睐。

在我求学期间还有一事印象深刻，那是我刚读研的1985年初，由方药中先生的亲自主持、王琦院士等运作下，研究生部举办了一次全国名老中医学术经验讲座，邀请了当时仍健在的一大批名老中医来北京西苑医院（当时研究生部所在地）做专题学术报告。我记得有邓铁涛、朱良春、李今庸、李克绍、周凤梧、张灿岬、张琪、刘绍远、凌耀星、黄星垣等，每个人都从自己的治学经历谈起，既有临床经验，又有治学方法，是一场学术上的饕餮盛宴，对我来说有很大的触动和启发，以至于后来我在研习中医的过程中常常会浮现出他们的身影。感恩在我学医之路上对我有影响和启发的所有中医前辈，他们的警世良言或谆谆教诲，至今还在耳边回响，记忆犹新，历历在目。譬如针对出版社反映的问题，名老中医蒲辅周做出了这样的回应："出版社说我的东西不多，古人的东西多了一些。我有啥东西？能把古人的东西用活就不错了，我不能贪天之功，谈自己什么都超出古人，把自己无端拔高。"活用古人的东西，成就蒲老一生传奇。任应秋先生对中医后继乏人亦曾作诗曰："乏术乏人难后继，中医中药总先忧。传承未解穷薪火，侈口创新缘木求。"榜样的力量是无穷的！说起来他们对我们这一代人的成长具有不可估量的重大影响，我就是踏着他们的足迹，亦步亦趋地走上从医之路的。因此，研习中医，能够拜在名师门下潜心学得老师真传固然是一件幸事，但是如果无缘入门拜师，只要我们真心向学，虚心求教，不管是私淑还是面授，都是能够达到博采众家之长，求真学、辨真理的效果。

天道酬勤教中医

1987年8月我研究生毕业后，我被分配到中药研究所本草文献室，正赶上参与一项全国协作大课题《中华本草》编撰工作。其间我与同事曾多次远赴东北、西南及上海等地，调研、考察各地馆藏本草文献，取得了第一手资料，为编写古代本草文献综述打下了坚实的基础。中药研究所是以研究中药为主的，所里云集了多学科、多专业的各路精英，可以说大咖云集，例如从事生药鉴别的谢宗万，研究中药炮制的王孝涛，药性理论专家高晓山以及研究中药化学、荣获诺贝尔奖的屠呦呦，都是近代中药研究各领域的领军人物。身居其中，耳濡目染，我也曾经对自己的未来有很多美好的设想。但是工作几年之后，渐渐地我发现自己不太适应所里的工作节奏，而且将来的职业发展定位也不明确，我觉得自己的专业特长发挥不出来，可能需要另外一个平台。1997年一个偶然的机会，我了解到北京针灸骨伤学院有一个中药学的授课教师职位空缺，当时听了真是喜出望外。我已工作10年，又熟悉本草文献，去教中药学应该没有问题的，关键是当老师不但有寒暑假，而且还有大把课余时间，可以出门诊看病，把我之前荒废了的“旧业”重新操持起来。于是，在顺利通过试讲之后，1997年8月我正式调进学院基础部，从此走上了教学岗位，直至2016年底我离开大学南下香港，历时近20年。这次的工作转换，我也自认为是对我母亲的致敬，因为她曾执教30余年，是大家口中的“汪老师”，并最终在小学校长岗位退休。后来每当提到这次转岗，我总不由自主地感叹：抓住机会固然重要，但冥冥之中老天可能也自有安排！

俗话说得好：“学然后知不足，教然后知困。”对我来说何尝不是如此！我搞了十年的本草文献，但中医的底子相对还是很薄弱的，以往阅读的中医书籍也很有限，所以为了真正讲好中药学这门课，我开始大量阅读各类中医药的书籍，特别是对四大经典进行了回炉式的温习。不同于学生时代的是，现在是带着问题来重新读经典，那种感觉是不一样的。以前不理解的，慢慢就领悟了；过去有疑惑的，逐渐也释疑了。

我把自己读过的原文或者读书体会抄录在教材上，以便讲课时能做到旁征博引，帮助学生触类旁通，更好地理解中药学的要义。不到几年工夫，我使用的教科书密密麻麻地全写满了笔记，而且不同时期我用的笔也不同，所以五颜六色的，只有我自己能看明白。等到变更新版教材时，我会将有用的素材重抄一遍，然后再补充一些最新动态或趣闻。我用过的几版教材全都被我翻阅和增补批注得非常旧，它们是我近20年教学生涯的见证，到现在我还珍藏在家中，不忍丢弃。

我不仅承担大学本科、高职大专的教学，还承担过成人大专教育，以及大学或医院在职人员学中医的教学任务。不管是哪一类教学任务，我都认真对待，精心准备，把自己的观点和盘托出，与大家坦诚交流。我自己最喜欢成人教育，因为可以得到更多的反馈和交流。教学互动中，大家对我的观点有剖析，有赞同也有质疑，有会心一笑，也有激烈争论，我非常享受这个过程。

在从事中医教学的过程中，每每看到学生普遍在求学中存在不少困惑，再联想自己临床方面成长进步的艰难，我对中医教育也开始有自己的反思。我认为中医教育的现状令人担忧，主要是师资和模式出了问题。有的授课老师自己不参与临床实践，或者对中医疗效缺乏信心，却极力贬低中医，挫伤学生的中医热情，这怎么能培养出好中医？而教学模式几十年一成不变，学生除了中医课程，还要学一大堆西医及其他公共课程，耗费大量时间与精力，真正花在中医经典上的功夫却很少。这就使得现代环境下成长的年轻人，无法真正建立中医思维模式，无法理解中医理论的深刻要义，更遑论向先贤学习，与古人对话了。几年学下来，不少人连中医的门都未入，马上就要应付临床各科的学习和实习，难免顾此失彼，亲西疏中，慢慢变得对中医越来越不自信了。

尽管近年来也有一些调整和改革，但终究成效甚微。要解决这个问题并非一日之功，如果不从顶层设计上去改良的话，振兴中医就只能成为一句空口号。我们一直都在提倡如何继承与发扬中医，但在人才培养方面和中医评价体系方面，继承做得不够，而发扬、创新的风头过劲，以致一些学生热衷于申报课题，沉浸在科研创新的喜悦之中，殊不知这样离真正的中医愈来愈远，等到要毕业了才发现自己对中医原来很“无知”。所以，在头两年打基础的关键时期，设置的课程一定要以继承为主，不能夹杂其他，更不应该急于“创新”。就好像小儿学步，如果没有经历自然的学习走路过程就要去跑，是不利于腿部肌群发育和身体协调的，那么势必头重脚轻，常常会摔跟头！与此同时，所配备的老师一定要热爱中医，最好是会看病，这样学生在听课之余，就可以直接去跟诊见习，以便目睹中医疗效。这样的话既能密切师生关系，又可巩固专业思想，一举两得。同时，我觉得大学选修课的设置，应该更加开放，更多引入社会名师。注重国学思想的融合，中医传统慢生活习惯和养生理念的培养，这些中医人文传统如果能潜移默化地影响学生，将对培养兴趣非常有裨益，毕竟兴趣是最好的老师。此外，中医临床也是实践科学，诊疗技术的提高是一生的研修，大医精诚、大医习业也是毕生的追求。因此，在职教育，进修教育，以及同行间自发、平等的技术交流等，也是对院校教育很好的延续和补充。

妙悟岐黄行中医

医道茫茫多歧路，从来此事最难知。和很多初学者的想法一样，自感经验不足，我一直没有勇气正式地行医看病。在中国中医科学院工作期间，一直游走于中医临床的边缘，目睹身边很多中医临床大家的风采，也有心里痒痒的时候。那时我同院内的余瀛鳌、周超凡、沈绍功、刘文巨、李维贤、李俊龙、王今觉、陶广正、伊广谦等前辈或老师也常有交集，或拜访讨教，或求医问药，看到他们游刃有余地一边科研、一边临证，疗效斐然，我在羡慕之余，心中惴惴然，也有跃跃欲试的冲动。

调入北京针灸骨伤学院以后，教学之余，我也感到缺少临床经验对自己的教学内容有一定影响，不利于教学效果的提升。和其他前辈一样，我下定决心按照惯例开始出门诊，从此正式开启我的中医临床之路。起初是在针院门诊部出诊半天，慢慢地就觉得不够了，于是四处出击，尝试去不同的地方坐诊，也渐渐感受到治病救人带来的快乐。我到过的地方很多，不仅有民营医院、乡卫生院，而且有各种门诊部、药店，到后来进入北京弘医堂、国医堂以及三甲医院出专家门诊。一路走来得到许多人的支持、帮助和认可，使我能心无旁骛，常常怀着一颗感恩的心去行医济世，无形之中也提升了自己的境界。

行医之路无坦途，每个人都有自己的体会。行医早期，我也是惨淡经营。记得最“惨”的是在北京东三环外一家药店，挂号费 5 元，每次也只能看三两个患者。多数时间我都是边坐冷板凳，边看书。那时我常带着一本《蒲辅周医疗经验》去出诊，没有患者，就私淑蒲老看书吧。尽管患者不多，但我觉得很充实。特别是在课堂上讲授中药学时，我发现自己越来越有感觉，因为所讲的内容理论联系实际，能穿插一些自己的治病经验或体会，显得“有血有肉”的，所以我的课越来越受到学生的欢迎。经过几年的历练，我的中医诊疗水平不断提高，来找我看病的也开始多起来了。为了能接触更多患者，进一步积累临床经验，从 2007 年起我利用周末时间应邀去京外同仁堂出诊，先后到过承德、赤峰、唐山、济南、廊坊等地，也治愈了一些疑难杂症，在当地留下良好的口碑。所以，既然立志从医就要尽量创造机会去多临证，不能光说不练，只有临证多了才会有真正的反思，反思之后就可以及时修正自己，从而不断强化中医思维。

大概是从2010年开始，我萌生出专注临床的念头，但苦于没有适当机会，只好继续着一边教学、一边临床的非常辛苦的“双线作战”状态。那时没有高铁，有时坐夜车回北京次日凌晨才能到，在路边匆匆吃了早点，又要赶回学校去上课。虽然这样来回奔波，旅途劳顿，但心里感觉踏实，也很有成就感，因为这一趟我能看几十个患者，很多都是我在北京没有机会接触到的疑难病，所以再苦再累我都觉得很值，感觉这是在做利人利己的善事。

后来慢慢地我自己也被患者称为“专家”，但我十分清楚，当专家被人簇拥着，就容易被惯出毛病。于是，我提醒自己要居安思危，时刻不忘调整心态，摆正自己的位置。我觉得要想成为一名出色的中医临床专家，必须善于思考和总结临床经验。即使患者给你的实践机会再多，你自己不注重研究、总结和提高，一样是治不了疑难杂症的。自己的医技就只能原地踏步，将医术视为一个简单地开处方、医治常见病的求生手段而已。所以，我在临证之余，求学于前辈，包括各个时期中医前辈的临床经验集，从中对照自己的临床实践，寻找差距和灵感，使我获益匪浅。特别是接触到黄元御理论之后，逐渐开始对中医临床问题进行深入的反思与检讨。这种思考包括了两方面的内容，一是要正确地运用中医经典理论指导临床实践，将学过的名医经验灵活地运用于自己的诊疗中；二是要及时总结自己在临床实践中的一些经验和心得，最好还要与黄元御理论相互印证，达到某种契合程度，才能获得广泛的指导意义和真正的提高。我觉得黄元御理论对于我而言，就是带来了突破性或颠覆性的改变。它修正了我的中医思维方式，避免我陷入医家怪圈，否则，有可能看了一辈子的病，不但不能练就一身好功夫，反而是沾沾自喜于治好了几个病，做一个以其昏昏使人昭昭、不明就里的医生。很多人都说黄元御理论虽然高屋建瓴，但是太过简略、晦涩，似乎不好领悟和运用，但对我来说，他的“中气斡旋，土枢四象，左升右降，一气周流”的气机升降学说，简直就是如醍醐灌顶，陡然之间使我豁然明白了中医的真谛。黄氏独尊四圣，奥析天人，妙悟岐黄，将其毕生研究心得熔于一炉，为后世构建了一个贴近经典、包容性强的理论模型。我在看诊过程中努力实践它，灵活运用它，慢慢感觉自己临证思路似乎更清晰，用药更精准了。

曾遇到一个患心悸、心痛的大学新生，心电图显示ST段改变，心肌缺血等证候凶险。学校担心出事，正考虑劝退这个学生。找我之前，他已被当作心火亢盛医治。但服药后竟无寸功，反增腹痛腹泻之虞。我根据黄氏“见心家之热，当顾及肾家之寒”，以及彭子益总结的“心经不降神明惑，舌红非常并非热”等理论，断其证为“心火不降，心肾不交”，投以桂枝甘草汤合交泰丸加味，一剂知，三剂效，然后继续调治数周而获愈，也帮助他解除退学之忧。正好这名学生也是山东籍的，我跟他说我是运用山东名医黄元御理论才解除他的病痛，应该感谢黄元御才是。如果没有黄氏理论的指引，我可能也不会那么坚定的扶阳，对于我用桂枝甘草汤治愈他的“心”病，他也一再表示会铭记在心，一辈子都不会忘记！

近代名医张伯臾也说过：“习医之道在于熟读医理，又善触类旁通，知常达变。精通医学，固以熟谙医理为首务，然欲求发展，又不可为成说所囿，不敢越雷池半步，尤当结合临床深入体察，反复思考，以得真知，抒发己见。”这是一个吃透、弄懂中医的人发自肺腑之言，振聋发聩，至今仍有指导意义。黄元御在《四圣心源》里指出：“四维之病，悉因于中气。火盛则土燥，水盛则土湿，泻水补火，扶阳抑阴，使中气轮转，清浊复位。祛病延年之法，莫妙于此矣。”对于这段话我在临床上也有深刻的体会，感觉他真是一语道破天机。只要遵照他的思想去诊病用药，就会有较好的疗效，且屡试不爽。这些年我运用“扶阳抑阴”的理论治疗多例口舌阴火证，免除了患者不得不手术的痛苦，令西医也刮目相看，啧啧称奇。反观当今医界，故步自封、不思进取者仍大有人在。有些医家见到火证就一味地滋阴降火，而枉顾患者阳衰土湿的本质，结果是越治越重。其实在黄元御一气周流的理论框架里，我们并不难找出阳衰土湿的蛛丝马迹，譬如舌淡胖大、手足不温、神疲乏力、脉沉细微等，就看你是否练就善于捕捉细微证候的火眼金睛了。

尽信书不如无书，记得恩师何绍奇曾经告诫我们：“前人的好见解、好经验我们必须学，但不学他们的狭隘与偏执。”读书读得多了，可见古人包括黄元御在内，也都有这样的态度与理念。他们对各家学说能融会贯通，自成一体，又敢于创新，不墨守成规。所以我也经常强调立法务求古训，临证贵于变通，治病关键是调理气机的升降和气化问题，一个不识气机、不明气化的中医肯定不是好中医。水火是阴阳的体现，无水则火不附，无火则水不行，水火既济则阴平阳秘，水火分离则寒热纷至，因此，我提出治疗阴火证的最高境界是引火下行。

我在2016年底来港发展，受聘于香港浸会大学中医药学院临床部，主要从事临床及教学工作。刚来不久我就发现，香港的中医诊所遍地林立，一度也曾疑惑他们究竟是如何生存的？仅以我的北角居所为中心，周边100米之内能看见招牌的中医诊所就有仁医堂、顺和堂、岐黄景略和未名中医，而开在楼里看不见的就不知道还有多少了。由于诊所定位和服务对象不同，每间诊所各有各的患者群，当然竞争压力也不可避免。通常港人要更实际一些，尊重专业精神，对有真本事的人是很高看的。所以，在香港做中医还是要凭真本事，用疗效说话，如果没有令人信服的疗效，那宣传得再好也没用。至于我为什么会来香港，其实也是因缘际会，但最主要的是我看中在这边可以踏踏实实地做“纯中医”。只要认真看好病，做好自己的本职工作，无须理会专业外的应酬或干扰，而这样的状态是最适合我的。所以我毅然决然地放弃原有的一切，事实也证明我当时的选择是正确的。

香港虽然是国际化的大都市，但是仍然保留着中国传统文化的基因，特别是回归以后中医药的发展有了很大的进步。除了民间各种学会和组织之外，特区政府不仅成立了中医药管理委员会和注册中医学会，而且在香港大学、香港中文大学和香港浸会大学也都开办了中医药学院，每年招收中医专业全日制（学制5年）本科生近百名。三所大学均有下辖中医诊所，长期为市民提供中医服务，其中尤以香港浸会大学中医的诊所规模和医疗实力最强，这也是吸引我来香港发展的原因之一。此外，医管局下属的18家医疗机构也都有中医门诊，比较有名气的是东华三院和广华医院的中医药诊疗中心，与三所大学的师资一样，其技术骨干也是来自内地的专业精英人士。我来香港四年多，深切感受到香港的中医药氛围很好，相信中医的人越来越多，在我的患者群里中青年所占比例达到四成以上。有个27岁的印度裔年轻人，是板球运动员，本来身体素质很好，但近一年出现畏寒身冷，总比别人多穿衣服，特来香港浸会大学中医看诊。我根据他的脉证诊为营卫失调、肌表不固，开了三剂桂枝汤加味，结果他服药后不仅畏寒明显减轻，而且睡眠也有改善。我很诧异他会选择看中医，他说因为从小在香港长大，周围很多人都吃中药调理身体，所以就过来试试看。类似这样的情况还有很多，尽管我每日的患者不算多，但由于我坚持运用黄元御理论为指导，所以疗效普遍比较好，复诊率高。特别是有些疑难杂症经过我的诊治获得好转或痊愈之后，渐渐赢得了他们的信任，然后通过他们的口碑又不断带来新的患者。凡是来找我看诊的疑难杂症患者，基本上都有一个失治、误治的过程。

我认为黄元御理论永远都不会过时，也不存在水土不服的问题，关键是如何灵活运用，所谓运用之妙，存乎一心。香港的地理环境和生活节奏导致港人普遍出现“肝郁脾湿”和“上火”问题，我所碰到的患者大多是没有妥善处理好“湿”与“火”之间的关系，寒热不明，虚实莫辨，结果是越治越重。但我运用黄元御理论来辨治，棘手的问题往往迎刃而解，令病家叹服不已的同时，也感觉到我的“与众不同”，这种不同不单单反映在用药上，更体现在辨证识病上。例如有位 33 岁的女士闭经 4 个月，曾被视作肝郁和肾虚治不效，我据其脉证诊断为寒凝血瘀，投以柴胡桂枝干姜汤加减，其中桂枝重用至 20g。结果她服药后次日例假即至，欣喜万分，复诊时直朝我竖大拇指，后来她也不断介绍朋友来看妇科病。

中医是实践经验医学，近年来国内外的中医药发展势头迅猛，也吸引了各种资本运作的介入。然而，目前却有一股暗流涌动，表面看在抬高中医，将中医理论搞得很玄妙，神乎其神的，实际上是在捧杀中医，让你不接地气，最终会摔得更惨。特别是五运六气学说，本来就是中医范畴下的一个基本理论，常被用来阐释天人相应及生理、病理现象。但如今某些持运气学说者竟然摇身一变，成了占卜未知、预测生死的算命先生，那就从根本上背离了医学的初衷，误入了歧途。清末吴达一针见血地指出：“若云某岁系何运气，则在人应得何病，应用何药，则固失之拘矣！”阴阳胜复无常，人病变现不一。如果不能应病而变之，仅仅拘泥于运气之说，以为宜寒宜热，这是没有道理的。所以，我也一直主张中医必须先做到这两点：一是拒绝玄学，二是走下神坛。我们中医一定要能接地气，勤修内功，真正能为患者解决一些实际问题，那样中医才能发展得更好，从而更有生命力。

知行合一做明医

“知行合一”是心学大师王阳明最先提出的口号，对后世影响巨大而深远。然而，在现实生活中真正要做到知行合一又谈何容易！人生在世，喜怒哀乐、幸与不幸，起决定作用的还是人的内心态度，我们做人的根本就是诚意正心、成己成物。古往今来，“不为良相，愿为良医”，始终都是激励一代代读书人成就自己的座右铭。所以，我很庆幸当年父亲的“包办代替”，为少不更事的我选择了中医，让我能有机会去践行“知行合一”，尽量帮助更多有需要的人，从而也成就自己的功德。也正因为这四个字，激励我坚定信心，全身心地投入到我热爱的临床实践中。

南宋史崧曰：“夫为医者，在读医书耳，读而不能为医者有矣，未有不读而能为医者也。”明确指出读书是做好中医的必由之径，自古就有“秀才学医，笼中捉鸡”的说法，尽管也有许多饱读之士，由于种种原因不能从医。当然读书是有诀窍的，要有计划、有选择、分阶段，循序渐进，领悟精髓，不求甚解和胶柱鼓瑟都是不行的。有人说：读万卷书不如行万里路，行万里路不如阅人无数，阅人无数不如明师指路，明师指路不如自己开悟。这段话貌似调侃，却不无道理。唯余书味藏胸久，只许梅花入梦乡。学中医真的需要自己去开悟，总是跟在别人后面，盲目崇拜，迷信权威，那样也是难以成长起来的。徐灵胎目尽五千卷，叶天士学经十七师。要想做好中医，就必须多读书、勤临证，正所谓书要自己读，路要自己走，舍此别无他途。我们学习经典理论，必须真正领悟其基本精神与要旨，而不能墨守成规，生搬硬套其固有的一套具体做法。所以，我们在继承前人理论的同时，还要有一定的辨识能力，可以通过临床实践去检验各个医家理论的真伪优劣，历史上许多真正的明医也都是师心而不蹈迹，勤求博采，一路成长起来的。只有继承与扬弃相结合，才能少走弯路，不断进步。

早年间我就非常向往前辈医家半日临证、半日读书的状态，可惜由于种种原因真的很难做到。来到香港以后，卸下繁重的教学工作，我可以心无旁骛专注于临床，反而有更多精力做些实实在在的病案分析总结和专题讲座分享，将自己的临床经验和研究心得和盘托出，毫无保留。譬如我在很多场合都介绍过的“麻杏蝉桔”汤，就是我经过多年的实践探索总结出来的一首治疗外感咳嗽的经验方，学生或患者试用后，普遍反应良好，也对中医树立了信心。“麻杏止咳出仲景，蝉桔利咽祛痰良。”其实这都是前人的智慧，我只是顺手拈来，根据黄元御理论把它们整合在一起。这或许也是“知行合一”的一种体现吧。

《医宗金鉴》有句话让我时刻保持警醒：“医者，书不熟则理不明，理不明则识不精。临证游移，漫无定见，药证不合，难以奏效。”一些读书好的人，却不善于应用，临床疗效平平。究其原因就是读死书而未明理，故不能学以致用。这固然是当今院校教育体系下的一个通病，但严格来说与个人情操、悟性、明师点拨等因素亦不无关联。所以，近些年各大中医院校都提倡学生要早跟师、早临证，也开始意识到了这个问题的严重性和紧迫性。然而，必须指出的是，现在的明师实在太少，每年那么多学生，又要到哪里去寻明师呢？其实学中医虽无捷径可走，但有诀窍可寻。既然选择了走上这条路，就要认定一个目标，用熊继柏大师的话来说就是：坚持临床，树立三个信心，包括对中医、对前人、对自己要有信心。

在我接触过的众多师友之中，还有一位对我从医影响深远的“新三届”师兄。1983 年我毕业实习时与他结识，当时他刚毕业不久分配到上高县中医院，于是顺理成章地就做了我的带教老师。后来他又调至我家所在地的宜丰县中医院工作，与我父母亦甚熟，亲朋好友有病也常麻烦他看诊。几十年来我们资讯往来从未间断，经常有学术上的互动和交流，从他身上我学到了很多东西。他就是江西中医药大学 77 级的老大哥张将曙。本是“老三届”的他赶上上山下乡运动，当知青插队四年，招工做矿工不久，一次矿难又差点夺去他的生命。1977 年恢复高考他以而立之年考入江西中医药大学，因已有一些医学基础，所以他对中医更是一往情深。2004—2007 年期间他曾亲赴英伦“洋插队”做了三年中医，治愈了很多西医不治之症，一时传为佳话。后来又转至深圳行医多年，至今年逾七旬，仍身体力行，始终坚守在临床一线，为广大患者服务。虽然他没有什么头衔，但长期扎根基层，贴近百姓，医术精湛，医德高尚，所以他在我心目中一直就是明医，永远都是我学习的榜样！

如果说我还有什么可取之处的话，那就是一直都在花时间读书，几十年来手不释卷，阅读过古今大量医案医话、医学著述，如《临证指南医案》《冷庐医话》《名老中医之路》《蒲辅周医疗经验》《施今墨对药临床经验集》《朱良春用药经验集》等。如此一边读书，一边临证，将前人的间接经验转化为直接经验，以前人成熟的经验取代自己不成熟的经验。正所谓：“书读百家浑忘老，医学群贤愧未谐。”

受历史上诸多因素影响，后世医家对黄元御普遍存有偏见，以致他的学术思想长期被淹没于滔滔不绝的各家学说之中，未能发挥出其应有的价值。尽管阳湖张琦评价甚高：“长沙而后，一火薪传，非自尊也。”但是，大多数人似乎不以为意，没有认识到黄氏理论的重要性。有鉴于此，罗大伦博士曾经大发感慨，称黄元御是“不该被遗忘的神医”。瑕不掩瑜，真金总会发光。除了张琦、欧阳兆熊之外，私淑元御者历代也不乏其人，如吴达、庆云阁、彭子益、麻瑞亭就是其中的佼佼者。彭子益研究黄元御理论，整理出“圆运动古中医学”；麻瑞亭宗黄氏之学，谨守调中法，以“下气汤”为主方，灵活加减化裁，通治内伤疑难杂症，屡收奇效。细读吴达的《医学求是》与庆云阁的《医学摘粹》便知，书中大量征引黄氏医书《四圣心源》原文并且思辨笃行之，可见吴达、庆云阁也是私淑元御的杰出代表。

关于中医流派和各家学说，我特别赞同程国彭的意见：“四子之书，合之则见其全，分之即见其偏。”读了那么多书，我个人认为只有黄元御理论才是融合诸家相对最圆润、最实用的理论，这也使我醉心于元御理论，尽力宣讲元御理论，并自诩元御传人的缘由之一。记得刚接触到黄氏医书《四圣心源》时，我仿佛突然看到一盏指路明灯，深以为然，心悦诚服。2015 年我应邀到香港浸会大学做“经典与临床”讲座嘉宾，当时所讲的题目就是“从《四圣心源》解读黄元御的用药思路”。后来出版社约我点评该书，我欣然应允，花了近一年的时间完成了初稿，2018 年底正式出版。我总结《四圣心源》的学术思想主要有四点：妙析天人，心通四圣；崇尚气化，尤重中气；土枢四象，左升右降；扶阳抑阴，注重肝脾。这些年无论我在哪里行医，常自觉运用黄氏“枢轴运动”的理论治疗内伤疑难杂症，屡获良效。曾治一患心脏病急症入院抢救的老妇人，出院后以心悸头晕、水肿纳呆为主诉求治，我辨证为肝脾不和、痰湿内阻，投以苓桂半夏汤合姜苓半夏汤加味，三剂后复诊告主症大减，纳增肿退，于是守原方加减出入，继续调理一月余而获愈。读经一得，往往就是突破；临证偶拾，常常就是成功。在点评《四圣心源》的过程中，我每每叹服黄元御博闻强记，笔力千钧，力透纸背，自愧无论如何也难以企及他那样的思想高度。唯愿今后能不断反复研习，努力提升自己的医术，医治更多的患者，同时在弘扬和传播黄元御学术方面尽自己的绵薄之力。所以，在点评后记里我说了一句发自肺腑的话：不求点评天下名，但愿元御人人知。我始终认为黄元御的学说依然闪烁着耀眼的真理光芒，在通往明医的路上，有黄元御的加持，相信我们一定会走得更好、更稳！

最后，我想用一首小诗来总结我这段清明在躬的从医经历：

潜移默化习岐黄，天道酬勤研本草。

元御传人求古训，精诚济世做明医。

敬请读者诸君不吝雅正！

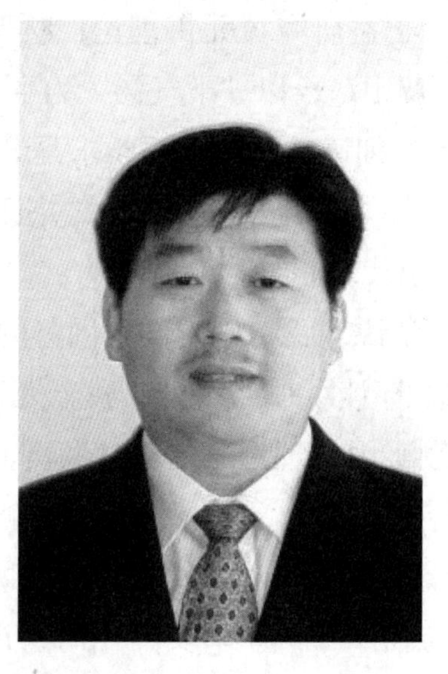

遵经悟道明气化
善辨奇恒用经方

纪立金

纪立金，男，1964年7月出生，山东省临朐县人。中国共产党党员，医学博士，曾任福建中医药大学中医学院院长。现任福建中医药大学教授，博士生导师；福建省中医药学会副会长；世界中医药联合会内经专业委员会副会长；全国中华中医药学会中医基础理论专业委员会副主任委员；中华中医药学会内经专业委员会副主任委员；福建省中医药学会经典分会主任委员；国家中医药管理局“十一五”重点学科脾胃病学科与“十二五”重点学科内经学学科带头人；全国高等教育规划教材《中医基础理论》《内经选读》《伤寒论选读》等多门课程主编、副主编，研究生教材《中医基础理论专论》（人卫版、中医药版）副主编；已在核心期刊及省级以上刊物发表学术论文200多篇，其中核心期刊50篇，出版专著3部、主编3部、副主编1部、参编7部。先后申请国家自然科学基金课题两项、省自然基金课题两项，获中华中医药学会科学技术学术著作优秀奖一项，中华中医药学会科学技术奖三等奖一项。致力于中医经典传承与理论研究，坚持在中医教学、科研、临床、管理的第一线，时时把握中医发展之前沿。

学术之道

“中医之理，博大精深；中医之术，随机圆法。精通中医，须潜心悟道，求之医理，与之临床，运用以求自如，得法以求灵验；授业传道，解惑答疑，融会以求贯通，深入以求浅出；然回首几十载，学中医者难，学好中医者更难，难就难在：万变之疾，难寻变中之理，难求变中之治。古有内伤崇东垣、外感崇仲景之论，内伤以脾胃之律统万变之疾，外感以六经之理钤百病之患，各有千秋。吾遵循古道，精研东垣《脾胃论》，著《中医脾脏论》；潜读仲景之伤寒，有所心得，并承恩师李克绍传经之论、张珍玉气化之理，悟得伤寒之变实为气变之理，著成《伤寒析变》，应万变之疾，寻百病之源，以归中医之真，是其初衷。”（《伤寒析变》自序）

明医之路

坚持研究脾胃与伤寒学说，深明中医之理，大胆临床实践，学习经典，领悟内涵，以脾胃与伤寒理论，是我求解中医之道，教学与临床几十载，做一名铁杆中医，坚守中医，在中医道路上，坚持中医理论与临床自信，力求做一名理论思路清晰、临床疗效显著的明白中医，遵经悟道以守正，敢于立说以创新，临症求辨以奇恒。

一、以遵经守正立根基，悟经探道

（一）法东垣，深挖脾胃立枢机

从古至今，中医言脾，往往与胃并提，体现了脾必须与胃相互作用才能发挥出生命意义的深刻含义，但是脾作为五脏之一，是五脏理论体系的重要组成部分，且脾与胃，一脏一腑，互为表里，脏腑之间以脏为主，因此虽然脾胃不分，但胃也只是脾脏之腑，脾脏也有其独立的一面。以脾为中心的脾藏象理论体系，包括脾系统以及其与五脏系统关系的理论，但在这一理论体系中，研究与认识的基础往往是以脾之与胃及脾胃在生命发挥出的作用为主体。金元四家之一的李东垣是具有创新思想的医学家，他的主要著作《脾胃论》，多年来一直流传，对于中医学的发展有一定的影响。《脾胃论》一书，从表面看是以脾胃而偏于胃与临床为主的一部专著，因而从肠胃方面研究者偏多，但实际上它是以“脾脏”为中心理论体系的一本理论性很强的著作，因此研究《脾胃论》这本名著，如果不从研究“脾脏”理论入手，就很难认识其中所论的临床表现及用药深奥之处，可见不明“脾脏”之理，就难明《脾胃论》之奥。古今从脾胃辨治名案，是临床具体而又有效的实践，也是对理论的有力反证，若不从理论上进行评析，很难说明其理论的指导意义，其理论的实践性、有效性与创新性也就难以体现出来，可见不明“脾脏”之理，也难明古今医家从脾胃辨治疾病的思路及其有效之理。

脾脏理论探究是以理为主，运用中医发生学理论，在理论深层上探究与挖掘脾脏的理论内涵，建立起以“脾脏”为中心，以脾胃为主体的脾脏理论体系，研究中医必须要把中医固有的理论搞清楚，脾脏理论的基本框架在《黄帝内经》时代就已形成，后来在医疗实践过程中又不断地印证与发展，使其理论的内容更加充实与完善，包括《脾胃论》之前与之后的内容，因此必须把脾脏理论的基本概念、基本框架、基本内容要搞清楚，《脾胃论》与从脾胃辨治疾病的案例既是这一理论的实践，又对这一理论的某些方面的发展与创新。故首探脾脏理论，再释《脾胃论》及从脾胃辨治百病，从纵横两方面可相互印证，共同发明，是体现理论与临床有机的结合。

“脾脏”理论建立及建立后需要临床的支持，才能存在与发展，而临床又需要理论的指导，才能有效与创新。《脾胃论》与从脾胃辨治百病实际上是脾脏理论在临床上的体现，也是“脾脏”理论的载体。因此研究“脾脏”理论必须站在临床的高度，因为其理论的发生是古代哲学思想在指导临床实践过程中产生的，既看到理论的指导作用，又看到理论得到临床实践的支持而发展。而研究《脾胃论》这本从临床实践中产生的名著及从脾胃辨治疾病的典型名案，又必须站在高深的古代哲学理论的高度，因为《脾胃论》这本实践之作与从脾胃辨治疾病的治疗实案，是受到以古代哲学为主形成的脾脏理论的指导下产生出来的；既要看到临床得到理论指导而有效的一面，又要看到临床支持理论而有创新的一面。这既是脾脏理论体系发展的基本要求，又是从脾胃辨治疾病临床创新的基本要求。也只有这样，脾脏理论才不能脱离临床而发展，脾脏临床也不断地受理论的指导而创新。

经多年对脾脏研究，脾胃既是“仓廪之本”又是“气机之枢”。之所以称“仓廪之本”就是脾胃的升降运动以受纳、运化水谷，产生气血，供养全身；又之所以称“气机之枢”就是其化生的气血，又支持全身气机的升降运动。故“仓廪之本”与“气机之枢”的关系，集中体现在气血生成与脾胃的升降运动。脾胃为“仓廪之本”的意义在于产生与维持生命活动的物质基础气血源于脾胃，产生与维持生命活动的内部结构五藏本于脾胃。可见，人是以胃纳脾运的生理活动为中心，而推动着心、肺、肝、肾正常的生理活动。就气机升降而言，脾胃升降功能推动着人体一切气机之升降，或者说人体气机升降是以脾胃之升降为内在推动力，因此机体气机升降是以脾升胃降为轴心，脾胃升降构成了气机升降之枢纽。从理论的深层审视中医的“脾脏”内涵，展现中医“脾脏”理论的基本体系，建立大脾胃之概念，尤其是脾胃之枢的学术研究，树立了脾胃为枢是人体整体气化之核心的独特见解，并进行深入探讨。认为“脾胃为枢”是脾脏理论体系的核心内容之一，并对人体为什么以脾胃为枢，脾胃为枢的内涵是什么？这些深层上的问题，中医界未曾有过深入系统的回答与论述，因此有必要深入探讨。形成了脾胃为枢以枢纽中气为中心，“升必过肺降必归肾”的理论体系。

（二）崇仲景，析变表里知其源

《伤寒论》最显著的特点就是“辨”，之所以有灵活的“辨”是因为有伤寒病客观的“变”，从“辨”与“变”的角度，重新审视《伤寒论》，从六经之为病、六经病之变、类六经病变三个方面，对六病进行析变，一方面达到认识一切疾病的“变”的内在规律，另一方面拓展人的“辨”的思维空间，使《伤寒论》理论更加深化，更贴近临床的需要，从而提高临床辨治的能力与治病的疗效。正如《伤寒论》原序中所言：“虽未能尽愈诸病，庶可以见病知源”。通过以“辨”识“变”，就可以达到“见病知源”之目。

“辨”之一字，贯穿疾病始终，在疾病将发未发之时便已存在，在服药之后、疾病表象消失之时依然存在，需要医者时刻铭记、遵守、实施。五辨为辨病、辨证（辨病因、辨病位、辨病性、辨病势），辨治（表里同治、表里分治、表里独治、表里和治），辨药（渴症、腹痛）和辨效（无药效反应、相反的药效）。“辨”字不仅仅指辨证的内容，也是对整个伤寒疾病的认识过程中和伤寒疾病整个治疗过程中的各个关键环节的高度概括。纵观整个篇章，从伤寒论的条文中总结升华，精练地提出“五辨”的概念，同时又用伤寒论的条文进行论证这一观念，有理有据，谨慎严谨。学习和运用“五辨”的知识，是我们在临床中思考的一个方向，是我们认识疾病、解决疾病的一个武器。

《伤寒论》辨治是根据疾病“变”的内在规律与关系，采取治法，如表里辨治、阴阳辨治、寒热辨治、虚实辨治等，尤其是对《伤寒论》辨治中的表里辨治认识深刻，认为《伤寒论》就是以表里辨治为主体，其他辨治往往寓于表里辨治之中。表里辨治就是根据表里之间“变”的规律，即表病及里，或里病及表，或表里俱病，或半表半里病的病理特点及其表与里之间相互关系进行辨治，或表里同治，或表里分治，或表里独治，或表里合治，临床上应根据表里的病理特点而灵活运用。

二、以气化立论探新知，立论扬道

中医理论的不断思考，从中医认知生命之起源与生命之运动，实则本于气与气之运动，即气化与气化状态，人体之任何组织器官都是气化运动，气化理论研究的思考与新认识。

（一）“阳道实、阴道虚”的独特认识

“阳道实，阴道虚”出自《素问·太阴阳明论》，“阳者，天气也，主外；阴者，地气也，主内，故阳道实，阴道虚”，是阴阳学说的重要内容。阴阳理论内容丰富，意义重大，虽然历代医家从自然现象到人体生理病理不同角度解释“阳道实，阴道虚”，但是对“阳道实，阴道虚”理论的解读并不系统全面，“阳道实，阴道虚”的产生机制并不明确，仍需要全面梳理并研究此理论内容。基于此，在深入研究阴阳理论中“阳道实、阴道虚”，道从道学思想着手探讨“阳道实，阴道虚”的哲学内涵，加深对阴阳学说的认识，道为气之化生万物之起点，道又法于气的自然法则，而天地之间的道，都本根于阴阳，阴道阳道之虚实变化是阴阳道化生万物的过程与状态，都必须依附具体的事情与结构之中，即器。《黄帝内经》立足道学思想的阳道实阴道虚理论，构成了中医阴阳学说重要内容。阳道实阴道虚体现着阴阳的对立统一关系。阳道实阴道虚理论内容丰富，内含阴阳之理、虚实之用、升降之机。同时明确了阳道实阴道虚之虚实气化运动是万物产生与运动之内在机制。

脾胃在人体地位作用极其重要，历代医家高度重视对脾胃理论的研究，从各种不同理论角度阐述，促进了中医脾胃理论的发展。历代以来就有对“阳道

实，阴道虚”从脾胃着手的论述，但是研究并不全面，因此，在已有理论基础上要深化基于“阳道实，阴道虚”中医脾胃理论研究，挖掘此理论机制，并为临床应用提供思路。《黄帝内经》最早明确提出“气化”二字，任何脏腑组织结构都是气化结构，都有气化功能，维持着生命体的活动。基于“阳道实，阴道虚”的脾胃气化理论研究，不仅可以认识“阳道实，阴道虚”理论，而且可深化中医脾胃气化理论，为脾胃理论研究提供思路，也可起到对藏象、经络等再认识的作用，又可对疾病的预防、治疗起到重要作用。

（二）人体气化是以肠胃为中心的内外气化新说

气化既是一种功能状态，又可指发生变化的过程和结果。肠胃气化是肠胃之气的升降出入带来的变化，是物质、能量、信息之间的转化，不仅发生于肠胃以内，还发生在人体五脏六腑、形体官窍及四肢百骸。为了区分气化发生的主要场所的不同，我们首次将肠胃气化分为肠胃内气化（即发生在肠胃以内的气化过程）和肠胃外气化（即发生在肠胃以外的气化过程）。肠胃内气化以肠胃自身的气化为主，体现在饮食水谷消化、吸收乃至糟粕的排泄，是水谷变为精微物质及糟粕的过程，这个过程以胃气为主导力量，大肠、小肠之气共同参与其中，是彼此分工明确又协同合作的内部气化过程。肠胃外气化是肠胃之气的运动变化与人体其他器官和组织发生的物质、能量、信息之间的转化，这个过程涉及五脏六腑、四肢百骸、形体官窍。肠胃的外气化仍以内气化为其提供物质基础，且以脾气为主导力量。传统的藏象理论重视对五脏的研究，对六腑主要以脏腑理论结合的方式进行研究，对六腑的重视不够。临床腑病的多发尤以肠胃系统疾病为主，对肠胃理论的深入研究刻不容缓，而单独将肠胃作为整体进行系统研究的甚少，且研究不够系统。中医肠胃理论研究的文献和成果并不多，且以往常将肠胃功能归属到脾胃功能中，界限十分模糊，从未对肠胃进行独立的研究。而近年来掀起的“肠胃热”研究，西医学对脑肠肽、肠道菌群等研究成果层出不穷、日新月异。微生物的调节代谢作用，与中医肠胃气化理论相符，有形之胃肠菌群与无形之肠胃气机变化相呼相应，其肠道菌群动态平衡理论暗合中医的整体观念、阴阳平衡、藏象理论、扶正祛邪等理论。中医肠胃气化理论的研究，是从中医视角对肠胃理论的挖掘，是对传统中医肠胃理论的保护，同时是对西医学理论的发展。

基于肠胃藏象理论发展的要求，临床肠胃疾病发病率高及人们追求健康的需要，本课题顺应时代与发展的需要，采用文献梳理以及理论研究的方法，研究饮食水谷经肠胃气化后在人体生命中的演化过程，明确肠胃气化的概念，探讨肠胃气化的核心机制，并深入阐述肠胃气化的内容，揭示肠胃气化理论的内涵，以促进肠胃气化理论在临床的精准应用。

肠胃气化理论是肠胃理论研究的重点，是脾胃理论的深入研究的要求，对脾与肠胃的关系予以更细致的探析。对肠胃功能的深入研究将突破学界将肠胃功能归属到脾脏功能的学术观点，转变临床治疗肠胃病的理念。肠胃气化理论的建立，必将有助于构建人体以肠胃为主体的气化生命观，完善脏腑气化理论体系及医学模式，形成肠胃养生的新理念，以适应大健康时代人们对肠胃健康的心理需求，为国民乃至世界人民的肠胃健康提供理论支撑。

（三）以脾胃虚实气化构建人体气化“内循环”理论

脾胃属土，化生营卫气血，是五脏之本，气血之源。灌四旁，运四时以法天地四时，是道在生命体的深刻体现，道的“阳道实阴道虚”也是《素问·太阴阳明论》提出的意义所在，脾胃为后天之本，体现了脾胃作用的重要性，脾胃如何在生命中发挥化生与“灌四旁运四时”，在于脾胃在人体特有结构与功能，即脾胃的阳道与阴道之道产生的阳道实阴道虚的虚实气化运动。脾胃为气机之枢，脾胃“阳道实阴道虚”的虚实气化，因此脾胃阳道实阴道虚的虚实气化理论研究，不仅揭示脾胃本身的作用，更重要揭示生命活动中其整体气化的核心与主体地位。

脾胃的虚实升降循环，其升降是人体最大最强最核心之机，而肺、肾与人体五脏之运行关系至为密切，因此只有其虚实升降正常即能维持五脏之气的正常运行。当然维持虚化以升、实化以降，除脾胃本身及其脾肺、脾肾的作用外，与肝之疏泄至为密切。肝之疏泄正常，则促进脾胃的虚实升降循环之运化水谷之功能。总之，脾胃的虚实升降循环为枢，其“升必达肺，降必归肾”说明了脾胃阴阳之道虚实升降的生理机制。此升降机制包含了五脏之气的升降，故“脾胃中含有五脏之气”“五脏中又有脾胃之气”。

（四）三阴三阳虚实气化是人体“气化层”结构

本研究在研究了道之“阳道实阴道虚”内涵之后，进一步探究了脾胃与阳道实阴道虚的理论内容，也就是脾胃阳道实阴道虚的虚实气化理论研究，构建了脾胃虚实气化“内循环”理论和三阴三阳“气化层”的脾胃阳道实阴道虚的气化模式。《素问·太阴阳明论》首次提出了“阳道实，阴道虚”，《素问·太阴阳明论》主要是针对脾胃论述的专篇，中医脾胃受纳腐熟水谷化生气血，脾胃五行属土，化生万物而运行四时，具有“道”的功能与特性，依赖“阳道实，阴道虚”的气化运动，发挥后天之本的生命价值，因此脾胃运动最能体现道的“阳道实，阴道虚”的运动特点，这也是“阳道实，阴道虚”出现在专论脾胃的《素问·太阴阳明论》篇中意义所在。本研究还探讨了三阴三阳虚实“气化层”与脾胃阳道实阴道虚的虚实气化“内循环”的关系，以脾胃阳道实阴道虚气化理论解读了《伤寒论》三阴三阳理论，构建了三阴三阳气化层理论，如对三阴三阳气血多少的探究。

通过对脾胃阳道实阴道虚的气化理论研究，发现本理论有重要的临床价值和意义。本文对内伤病中五脏虚损、五脏气乱，伤寒六经病发于阳、发于阴、传、转属等内容做出解读；从脾胃虚实气化角度解读了六经病之中风与伤寒、六经病之为病内容，六经病中体现了脾胃虚实气化思想；并且此理论对内伤病、外感病、内伤兼外感病的调治提供辨治思路。

（五）倡导基于气化理论的脾胃伤寒统一说

《伤寒论》是中医四大经典之一，《脾胃论》是中医类专业必读书籍之一。围绕《伤寒论》与《脾胃论》注释以及理论传承发展的丛书仍然是热门丛书。师承于全国著名中医基础理论大家张珍玉教授和全国伤寒大家李克绍教授，在深入研究中医基础理论及大量临证经验基础上，著有《中医脾脏论》及《伤寒析变》，并创新性提出脾胃伤寒观，以更深层次系统解析《伤寒论》与《脾胃论》理论的关联性，深度阐释脾胃与三阴三阳的辨证关系，强调伤寒之六经病，实则后天脾胃气化在三阴三阳中的病理反应，以体现脾胃后天之本、四季脾旺不受邪、胃气者正气等脾胃理论深层内涵。三阴三阳虚实气化层是根于脾胃阴阳道的虚实气化内循环，又是在三阴三阳所属部位的气化结构层，这一气化层是生命保护层，自然界寒暑变化会影响这一气化层的虚化与实化状态，进行自我调节，如津液的自我调节，《灵枢·五癃津液别》提道：“天暑衣厚则腠理开，故汗出……天寒则腠理闭，气湿不行，水下留于膀胱，则为溺与气”；再如对营卫的虚化与实化的影响，《素问·八正神明论》提到“天温日明，则人血淖液，而卫气浮”“天寒日阴，则人血凝涩，而卫气沉”等。

若外邪侵入，首先破坏这一气化层，因此三阴三阳虚实气化层是疾病发生变化层，也是疾病进而传变层，更是治疗疾病的调治层。《伤寒论》六经病发生变化就是体现这一脾胃与三阴三阳之阳道实阴道虚的气化内循环与气化保护层的深层机制。

三、以临证辨奇显神功，临证求道

以经典思维，深度思考理论内涵，应用临床，善从恒中求奇，以常见多发病中寻奇症，求辨法，用经方，显奇功，仅举几例，以示临证求道辨治之思路。

（一）发热吐解反复

发热而吐后热退，但不定时发作是奇，究其病机邪结之偏里部位、邪结之时散时聚，邪结聚内迫而吐，因吐而助正气向上向外，故使结散热退，但邪未解除，邪再聚结之时，症状又复发，如此邪结少阳之证明矣，小柴胡汤便是方证相对。

医案一

患者，男，73岁。初诊：2019年7月8日。

患者发热不能食反复发作6个月，近1个月加重，半年前，因感冒之后，约1个月，出现不定时发热不食症状。每次发作时，先怕冷，全身拘紧，继而发热，不欲食，微微恶心，胃中不适，心烦不能睡，持续一二日，患者呕吐一次，吐出胃中食物，诸症自行消失，每次发作甚为痛苦，二便正常。近1个月来，患者发作次数明显增加，每周发作2次，有时发作时，患者自服小柴胡颗粒剂1包即愈。现患者自述发作发热不食时，周身拘紧明显，心烦欲呕感特别强烈，吐后立即轻松。查问患者晨起时口苦，偶有头晕，平时手足微凉，口干，大便无稀泻、无便结，舌质红，苔白厚，脉弦细。诊：邪结少阳迫胃，拟大柴胡汤合不换金正气散加减。处方：柴胡15g，黄芩10g，半夏10g，党参15g，枳壳8g，炒白芍8g，酒大黄6g，苍术10g，厚朴15g，陈皮10g，羌活6g，藿香10g，砂仁6g，甘草6g。7剂，水煎服。

二诊：2019年7月16日。服上方7剂，阵发性发热与不欲食大减，一周来仅发作一次，心烦减轻，欲呕明显减，仅出现轻微呕吐，大便微稀，无出现头晕与手足凉冷，舌质红苔白厚，脉细。效不更方，继上方7剂。

三诊：2019年7月25日。患者诸症已解，周身轻松，精神大好，改六君子汤善其后。半年后，告知未再复发。

辨奇：本案发热不食，吐后自解，症状并不复杂，但反复发作不能根治却为痛苦，亦为奇症。

病症之特点，发热之前有周身拘紧感明显，说明阳气有内聚之势，不能食有影响胃气之力，更有强烈的心烦欲吐症状，是胃气上逆严重。佐以有头晕，手足微凉，不难辨知，属于柴胡证，是邪结半表半里证。但此症有两个奇症，一则为什么不定时发作，且周期逐渐缩短；二则为什么吐后自解。

邪结少阳之柴胡证，主要有三种情况：①典型柴胡证，当和解之；②邪结偏表，柴桂汤之类；③邪结偏里迫胃，其法有二，一则心下痞硬而呕吐下利证，用大柴胡汤无大黄；一则心下急，大便或溏或硬有阳明腑实之大柴胡汤有大黄证，即大柴胡汤证的一方二法。若邪结偏里，邪出表亦难，入里不能之时，病情就不易愈。更有邪结者，往往又有邪结时轻时重，容易出现反复。本案当属于此类。不难看出，不定时发作，也正是邪结之状态的变化。之所以由一月一发到一周二发，也正是邪结不除，邪结之频数增加所致。自服小柴胡颗粒缓解，说明药物作用已击中邪结之机，但不能全解，病症有吐，且属强烈，既说明迫胃之力重，吐后自解，亦是吐本身也治法，吐可以使邪结有散解之用，虽能缓解但不能除邪而病愈。如此病机病势之关键在于邪结之偏里部位、邪结之时散时聚，治疗自然以大柴胡汤为主，用大柴胡之破结排邪入胃，不仅如此，同时也考虑邪当从胃而走，故合之不换金正气散，既化胃之浊邪，又可快速清理邪结之邪入胃排出，更能助正气透达表里，以清理表里之余邪，如此合方用药，不仅辨药，更是辨经方，作用相得益彰，除邪解结，复正愈疾，快速有效。

（二）两胁冲顶苦满

饮聚胃中，溢于两胁，阻碍左右气机升降之奇顽之疾，“病痰饮者，当以温药和之”，顺气机之升降，助化痰之温药，标本兼举。

医案二

患者，女，57 岁。初诊：2019 年 7 月 20 日。

患者左右胁下闷满胀反复发作年余，近月来加重，边述边哭，两胁下闷满如有物冲顶，以左胁下更甚，痛苦难忍，身体消瘦，双目睑水肿，既往服小柴胡汤加减，暂时有效，但停药又复发，自行喜用粗盐熨其胃脘部，两胁有明显减轻，二便尚可，查舌质淡红苔白，脉沉弦，证属水饮郁聚中焦而溢于两胁下所致，用枳术汤合苓桂术汤加减。

处方：枳壳 10g，炒白术 15g，荷叶 10g，桂枝 10g，茯苓 15g，甘草 6g。7 剂，水煎服。

二诊：2019 年 7 月 27 日。服上方两胁苦满症状明显改善，效不更方，上方加炒麦芽6g，炒谷芽6g，苏梗9g，助脾胃升降。

三诊：2019年8月17日。连续服15剂，两胁症状消失，但出现胃中胀闷，仍以上方加高良姜9g，炒香附9g，散其中焦寒浊。并善其后。

辨奇：两胁苦满似柴胡证，用小柴胡汤有缓解，但无法根治，左右胁下胀满而痛苦，如有物冲顶，程度较重，非一般意义上的邪结胁下之苦满，是为奇，本患者有几点值得深思，一是为什么两胁苦满如此之重，二是为什么有物冲顶且左侧为重，三是为什么仅熨其胃脘部而两胁明显好转，诸多可疑，必与疾病本质有关。从患者双眼睑水肿可以断定内有水气，从喜欢熨其胃，病根与胃密不可分，胃易聚水气之处，二者结合断定，水饮结于中而溢于胁之证，其舌脉亦支持此判断。从治疗过程中，两胁症状消失，胃中胀满得以暴露，反推其机，亦是病在中焦，水结中焦而满于两胁。之所以两胁胀满且有物冲顶感，必与两胁气之升降有关，左升右降，饮随气升降而升降，故左侧升则顶冲之力明显严重，本病治疗关键有二：一化其痰饮，治其标；二调其升降，治其本。枳术汤兼有之，苓桂术甘汤助其化饮之力，后用炒麦谷芽、良附丸是助其脾胃升降之力，辨奇精准，标本兼举，顽疾得除。

（三）胃痛、疲劳、闭经

脾胃为枢是产生生命周期性生理变化的核心机制之一，亦是气血生化之源的动力，脾胃失枢亦是出现周期性为特点的病症机制的关键，亦是破坏生命之周期性生理的重要病理。本案之傍晚疲劳症是脾胃失枢的周期性症状，闭经则是月经周期性生理失常，皆归于脾胃及脾胃失枢。

医案三

患者，女，34岁。初诊：2018年8月13日。

胃脘疼痛伴有傍晚（下午5至7时）疲劳不适年余，胃痛喜按，傍晚疲劳加重月余，患者从事酒店管理，长期饮酒加熬夜，心身疲惫视为常态，1年前，出现胃脘疼痛，并常有吐出的食用油一口，无泛酸，月经亦变不调，量少偶有闭经两三个月，且四肢疲软无力，尤其是在下午傍晚之时明显无力，查血生化、肝功正常，胃镜显示慢性浅表萎缩性胃炎，经中医诊治，服用调理脾胃之半夏泻心汤，时轻松一些，近1个月胃痛加重，喜按，傍晚疲惫欲睡，月经已2个月未至，大便不硬但不畅，小便正常，查舌质淡，舌体胖有齿痕，苔白，脉沉细。证似中气不足证，但亦有阴血不足以养宫而闭经，选黄芪建中汤加减。

处方：炙黄芪 30g，桂枝 9g，炒白芍 15g，当归 9g，炒麦芽 6g，炒谷芽 6g，苍术 9g，厚朴 12g，陈皮 9g，酒大黄 4g，砂仁 6g，甘草 6g。7 剂，水煎服。

二诊：2018 年 8 月 20 日。服上方胃疼喜按明显好转，傍晚疲乏感亦有明显改善，继上方七剂。

三诊：2018 年 8 月 28 日。患者胃痛消失，傍晚已无疲劳症状，恰逢月事已来，效不更方，嘱其月事过后，按此方坚持服一段时间。

四诊：2019 年 7 月 20 日。因感冒就诊，自述按上方服了 2 个多月，胃痛疲劳至今未发作，月经至今正常。

辨奇：胃痛喜按是临床常见症，但本案之奇有二：一则疲劳症较重，且有明显的时间性即傍晚 5 至 7 时；二则月经不调且时有闭经。纵观本案，患者工作特点，常饮酒加熬夜，一是长期饮酒伤脾胃；一是长期熬夜，阴阳颠倒，首先破坏生命的日周期，进而破坏维持日周期的内在核心动力就是脾胃之枢。不难断定脾胃本身升降受损，同时脾胃“枢”的运动规律亦损，是本病的起始病机，脾胃本身升降与脾胃气机之枢都受损且相互加重，是本病病机演化导致中气不足之关键。就脾胃而言，脾胃本身受损，运化功能失调，气血化生之源不足，就脾胃为枢而言，枢的功能受损会导致生命周期性生理功能失调，且二者互相加重则会导致严重中气不足，成本病诸症的核心病机。

患者胃脘疼痛喜按是脾胃本身症状，体现中焦功能失调，气血不足失养的表现。月经不调且时有闭经，月经亦是周期性生理，且月经之血亦是体现脾胃化生气血的状态，故本案出现的月经异常之奇，也是自然之事了。本案另一个奇症就是疲劳且傍晚明显，气血乏源出现疲劳，但出现在脾胃所主傍晚之时疲劳突出加重，更是内在脾胃中气受损、气血无源、枢纽无力的集中表现之时。明于此，治疗之关键是强壮脾胃中气为主，内则理顺脾胃升降之性，外则一方面助中气以益气强枢以除傍晚之疲劳，另一方面助中气以化营生血调经助血行，以除闭经。治疗选方以小建中汤之养营化气、建立中气之思路，配用黄芪助其生气助枢，配用当归助其生血强源，配合平胃散以平和胃气、炒谷麦芽升降脾胃、酒大黄少量助胃下行，以理脾胃之性、复脾胃之损。如此相伍，既圆机活法，又精准发力，患者坚守服之，顽疾得以根除矣。

（四）排便异常

湿燥是肠胃气化的重要机制，胃与大肠皆为阳明燥气，但胃中必润湿，大肠中必燥化，才能发挥肠胃气化水谷传导排泄糟粕之功，但胃不可过湿，大肠不可过燥，若胃中过湿而聚水，大肠过燥而干，就形成胃湿肠燥之证，从而出现便秘与腹泻交替发作病证。肠胃之气化之原动力，根于脾肾之阳气，所以肠胃之湿燥之气化与脾胃关系密切，本案就出现胃湿肠燥兼有脾肾阳虚之复杂奇症。

医案举例

患者，男，31 岁。初诊：2017 年 8 月 17 日。

大便秘结，稍微受凉反而出现腹泻如水，如此反复 3 年有余。患者 3 年前无明显原因，出现大便秘结，甚则如羊粪结硬，3~4 天一次，小便时不利，偶有少腹胀满，天气稍凉或者饮食稍凉或者腹部衣少，反而出现腹泻如水，泻一两次后，无须治疗腹泻亦愈。患者无腹痛等症状，三年来曾多次求治中医，用承气类、柴胡类治疗，用药时大便不秘，但药后亦出现腹泻如水，就立马停药，出现恐惧通便类的药物。查舌质淡红苔白厚，脉沉细，手足微凉。证属胃湿肠燥兼脾肾阳虚证，以半夏泻心汤合平胃散加减。

处方：半夏 10g，黄连 8g，黄芩 8g，干姜 6g，党参 15g，苍术 10g，厚朴 15g，陈皮 10g，藿香 8g，补骨脂 15g，益智仁 15g，砂仁 6g，甘草 6g。7 剂，水煎服。

二诊：2017 年 8 月 20 日。服上方 7 剂，患者无腹泻出现，且大便虽干但不坚硬，2 天 1 次，小便明显好转，舌质淡，苔白厚，脉沉，手足微凉。效不更方，继上方加肉苁蓉 15g。

三诊：2017 年 8 月 26 日。患者服上方 7 剂，大便成形，每日一次，服药期间，曾有受凉，亦无出现腹泻，手足已温，小便正常，舌质淡红，苔薄白，脉沉。药效明显，嘱其此方可坚持服一段时间。

2018 年 6 月 25 日，患者介绍朋友来看病，顺便告知其病已有近 1 年未发作，甚为高兴。

辨奇：便秘是临床常见症状，但稍有受凉即腹泻如水是为奇。本案临床症状特点有四个方面：一是便秘如此严重，但无腹痛；二是稍有受凉反腹泻如水；三是小便亦存在不利的问题，且有少腹胀满；四是有脉沉手足冷等脾肾阳虚症状。症状看似不复杂，但涉及脏腑却较多，就直接相关脏腑，有胃、大肠、膀胱，三腑之中，皆为传化之府，有传有化，传以下行为顺，化则有异，胃、大肠化其饮食为主，其中主要靠燥湿的关系得以维持，膀胱为津液之府，得肾之气化而出焉。胃与大肠皆为阳明，胃以腐熟为主，靠大量水液呈现的湿润之性，水液主要来自饮水、脾湿及肾之气化的津液，这些集中于胃的水液，靠阳明之燥性的制约，不可太多，多则水聚成饮、成湿，易致胃中湿浊郁聚；大肠传化糟粕以排出，靠大量燥气，使之糟粕成形而不干结，有利于魄门开合排出，这些燥气主要来源大肠本身之燥性，其次肺与大肠相表里，燥气相助，但要防其燥性太过，必须有湿气制之，其湿气除来自脾之湿润，更重要的是来自下焦肾阳之蒸化津液，若大肠润性不足，易燥胜则干，大便易结，甚坚硬如羊屎。

该患者病症特点显示，大便干结，为润性不及，燥气太过，但无腹痛，非阳明之胃家实证，且稍有受凉反腹泻如水，进一步说明胃中湿浊太过，受凉会使湿易积聚而下注于肠而泻，可见胃湿而肠燥之证已表现出来，舌苔厚也提示胃有湿浊。

本病若仅胃湿而肠燥并非疾病本质的终极病理，结合另两个特点须进一步辨析，小便不利时有少腹胀满，一方面说明水湿内聚与胃有湿浊吻合，另一方面也提示肾阳气化不足，且本案另一特点是手足凉与脉沉进一步揭示脾肾阳已虚，必然存在阳不化津的病理机制。如此看来，大肠之燥性亦主要是肾阳虚津液不化、大肠失润生燥助燥所致，也之所以受凉，也必然有受凉伤阳助水之病理，可见如此之奇症，却不仅反映胃湿肠燥之病机，更重要揭示更深层的阳不化液，对胃有助湿，对大肠有助燥的内涵机制，也是久病反复难愈的根源所在。

中医治病求本，求本就是求其阴阳，或根于阴，或根于阳，本案最根本病理是肾阳不足，不能化津，有津之处则易生湿，无津之处则易生燥，明于此，治胃之湿浊与求肾之气化并举为本案求本治病的根本原则，在半夏泻心汤以升降治胃之湿浊，合平胃散化胃之湿气的基础上，配以补骨脂、益智仁、肉苁蓉以求补肾之阴阳，助阳气化，对大肠以生湿润燥通便，对胃化水湿助其化浊，更有对膀胱化津液以排水气，一举三得。如此相伍，才合证求本，治愈本病，值得借鉴。

（五）咳逆欲呕泪涕

呕、泪、涕上逆而出之症，皆根于水道不降反逆上冲，水道不降，实则上焦不通，上焦不通又为邪结表里之间，故以小柴胡汤，以通上焦为治，而显奇效。

医案举例

患者，男，51岁。初诊：2019年7月13日。

重咳逆上气伴有泪涕阵作月余，患者素来体弱多病，有饮酒吸烟习惯，因月前受风，咳嗽，不予重视，发为咳逆上气，呼吸困难，到当地西医医院就诊，诊断为上呼吸道感染，予以普通消炎西药治疗；服药治疗无果就诊中医，予以化痰止咳治疗，稍有好转，后又反复；近几日加重，咳逆发作时欲呕吐状，呼吸困难，泪涕纵横，胸中憋闷不适，吐白色黏液泡沫痰，望其面色无华，神情疲乏，脉弦稍数，舌红苔白厚，寐可纳可，二便调。如此严重肺气上冲，水道上冲，当以通降水道之小柴胡汤加减。处方：柴胡15g，黄芩10g，半夏10g，党参10g，干姜6g，五味子6g，麦冬15g，芦根15g，川贝母6g，旋覆花9g，木蝴蝶10g，砂仁6g，甘草6g。7剂，日1剂，水煎服。早、晚餐后30分钟温服。

二诊：2019年7月20日。服上方3剂后，咳逆上气明显改善，泪涕消失，7剂后诸症消失，继上方7剂，以巩固疗效。

辨奇：咳逆阵作，发作时且特别严重，咳时欲呕，泪流涕出，咳、逆、欲呕、泪涕，皆为上冲之势，如此反常，是为奇，何以如此上冲，看似肺气上冲，实肺有被迫之强大外力，一则肺不得宣，二则肺不得降，肺之四周被迫之最常见之证就是邪结半表半里，致上焦不通，这是构成了肺气如此上逆的外力，肺本身之内力有二,一则因半表半里之三焦水道受阻，其水反迫肺中，不宣不降，水道更加不调，二则半表半里之少阳不布，易肺胃生寒，寒水相加且相激，是致肺气夹水上冲之内力。内外合力，才出现如此严重之咳逆上气伴水道上逆而泪涕皆出之症，治疗关键，解除外力之迫，散其内力之寒水，旋降肺气以和顺之性，用小柴胡汤是巧治妙治之方，小柴胡汤可通上焦，实则和解表里之首效，加干姜、五味以温收肺气，通调水道，合旋覆花“诸花独升，旋覆独降”旋覆花取其降气平逆作用，配以木蝴蝶清肺利咽，佐半夏疏通肺道，清降肺气；麦冬、芦根、川贝母助肺降化其痰水，诸药合配，巧则降水降气，散寒散结，妙则和解表里，上焦得通。本案虽无柴胡证的表现，但仅从肺气上冲如此严重进行思辨推理，由此及彼，是对疾病内在病理关系精准把握，才做出如此诊断与妙治巧方，才获如此之良效。

（六）尿频不利兼心烦（心包＋三焦）

膀胱为津液之府，气化则能出，即小便也，小便异常与膀胱内外及气血相关。三焦为水道，下输膀胱，膀胱为三焦之下口，本案为火迫三焦水道而出现小便频数之症，提示辨小便之法，从自利与不利，识在气在血；数与不数，识火邪内迫与不迫水道；痛与不痛，识水火结与不结，层层深入辨析之法。

医案举例

患者，女，52岁。初诊：2019年1月8日。

患者小便不畅而频1周余，自述因烦事缠身，心中纠结多日，出现失眠多梦，近1周出现小便不畅而尿频数，色白，甚则每小时4~8次，无尿痛，伴有心烦严重，口苦，睡眠差，夜梦多，查舌质红，苔白，脉弦尺沉。证属少阳枢机不利，三焦津液代谢障碍，同时兼有胆火上扰之象。柴胡加龙骨牡蛎汤加减。

处方：柴胡15g，黄芩10g，半夏10g，党参15g，桂枝10g，远志10g，茯苓15g，煅龙骨30g，煅牡蛎30g，生地黄15g，竹叶6g，炒酸枣仁30g，瞿麦10g，萹蓄10g，砂仁6g，甘草6g。7剂，水煎服。

二诊：2019年1月15日。患者服药后症状已消失，继上方以巩固疗效。

辨奇：本病小便特点为奇，一般而言，小便自利与不利，是在气与在血的区别点，《伤寒论》以小便利与不利区别蓄水证与蓄血证；小便不利兼有数与不数，是判断火邪内迫水道与不迫水道之关键，小便不利而数兼有痛与不痛，又是判定水火结与不结之关键，五苓散蓄水证，仅仅水蓄三焦则不痛，而猪苓汤的小便不利就是水热互结膀胱，当有痛热赤特征。本患者小便不利而频数，且无尿痛为奇，是内有郁火内迫水道下注膀胱之奇症，内迫是病机之关键，患者因烦事缠身，心中纠结多日，致厥阴心包相火郁结，出现心烦眠差，口苦为转出少阳之兆，厥阴心包之火内迫于之表里的三焦水道从而出现小便不利而频数无痛之奇证，《伤寒论》107条“伤寒八九日，下之，胸满烦惊，小便不利……柴胡加龙骨牡蛎汤主之”，此“小便不利”，就是火迫三焦水道所致，同时患者心烦眠差，与“胸满烦惊”类似，可用柴胡加龙骨牡蛎汤加减枢转少阳，镇静安神，加酸枣仁养心神安魂助眠，结合患者舌质红，为体内少阳郁而化热之象，瞿麦、萹蓄清热利湿，利于津液代谢，又能使火邪从下窍而出，生地、竹叶合用使火邪从下窍利出。

医教感悟

一、为医行道，以德为先

大医精诚，精为医术求精，诚为医德高尚，我临床工作，以大医为准绳，行道为医，以德为先，不分高贵贫富，以解除病痛为已任。远道来求医者，必须为之细诊而嘱咐服药及服药效应之细节，免其反复往来询问之苦；贫穷来求治者，尽量用其价低而效高之药、免其挂号费用，免其医病负担之苦。诊病要细致入微，断病用药力求精准施治。许多疑难杂症，病者困惑颇多，当不厌其烦而细答之，老弱病残者，有求必应，可上门诊治。我临床带教本、硕、博学生时，常常给学生们讲，行医治病，以德为先，医德高尚，本身也是治病之良方良药，医患之间，相互信任，也是治病祛疾之法宝。正如《黄帝内经》所言："病为本，工为标，标本不得，邪气不服。"

二、讲透经典，深入浅出

中医之根脉与精华在于经典，学好中医，必须熟记经典，《黄帝内经》《伤寒论》是我的最爱，不仅能熟记于心中，而且要不断终身学习与领悟，我能学好这两本经典，得益于我的二位恩师，我读山东中医学院本科，非常喜爱经典，《伤寒论》天天背诵，更崇拜山东中医学院的李克绍、张珍玉、周凤梧、徐国仟等中医大家，我是幸运儿，在攻读硕士时，跟李克绍老师学习《伤寒论》，攻读博士时，又跟张珍玉老师学习《黄帝内经》，山东四大名医大家，我就有幸师从二位中医大家，可谓传承有根有源，在恩师的教导下，学习经典，如鱼得水，常常有心得涌出，先后著有《中医脾脏论》《伤寒析变》《黄帝内经全鉴》等经典学术专著，在中医理论，以追求正确领会，讲深讲透，深入以浅出。

经典理论必须深入剖析其内涵，我乐趣于挖掘前人所未发现而本新知，如"通阳不在于温，而在于利小便"一语，一般认为：有湿阻阳气，治湿则利小便，所谓"治湿不利小便，非其治也"，湿去则阳通。但我认为这只是一个方面，下焦为阳气所发之处，人身之阳气根于肾，下焦之清浊气化对阳气通达非常有利，利小便就是调控膀胱之气化，肾与膀胱一脏一腑，表里相通，有利于下焦肾阳之升达，同时膀胱为足太阳之腑，利小便加强膀胱太阳之力，太阳之阳可直接通达于体表，甚至会有发汗之效，五苓散方后注云“汗出则愈”，五苓散为利小便之方，却达到汗出之效，正是利小便之力对整个阳气振奋而通达于表之明证。诸如此类的经典理论颇多，学透讲透中医经典才正确运用，这也正是经典魅力所在。

三、善解经方，教学相长

仲景之经方，疗效灵验，但必须正确理解组方之内涵，掌握辨治之要领，才能把握用经方的钥匙，如我临床善用小柴胡汤治咳嗽，且效果灵验，可诸多同学难以理解，跟诊同学经常问其道理，我答：小柴胡汤的作用在《伤寒论》中有“上焦得通，津液得下”，明确提出可通上焦，既然能通达上焦，他为什么不能治咳嗽呢？如此一解，同学们恍然大悟，但当我反问其为什么通上焦之时，同学又陷入不解之中，我再解释道：“上焦得通，津液得下”，这不显然是肺之通调水道功能失调所致吗？同学似乎更深入理解了，但当我再问之：是什么原因影响肺之通调水道时，同学再度不解且茫然，我再度回到柴胡证的关键病机求解，邪结半表半里，内迫向里，既迫于上焦肺而不宣，又迫中焦胃而不降，但关键肺胃再度在病理上的相互影响，胃不降反上逆，如此上焦之肺在不宣的基础上，又因胃逆而肺不降，从而肺不宣不降，肺为水之上源，自然不能通调水道，半表半里之邪结是关键，临症若患者有口苦、咽干、头晕的咳嗽患者，就用小柴胡汤加减和解之法，结开邪除，上焦之不宣不降，首当解除，同学们豁然开朗起来，终于明白小柴胡汤治咳之理了。在临床上和同学们，以实例解读经方，并以层层发问，涉及六经、表里、脏腑等诸多理论内容，不仅学会了经方与基本理论，更重要建立在生命体上病证关联思维，能抓住关键。教与学如此互动，自己也不断追求深思其理。

中医之道，博大精深，大医精诚，止于至善，在中医教学科研及中医临床中，基于对中医的执着与热爱，基于对中医的传承与弘扬，基于一名铁杆中医者的本能及对中医事业的追求，我将精勤不倦，做一名同学们眼中的好老师，患者们喜欢的好医生，愿为人类的健康奉献自己的微薄之力。

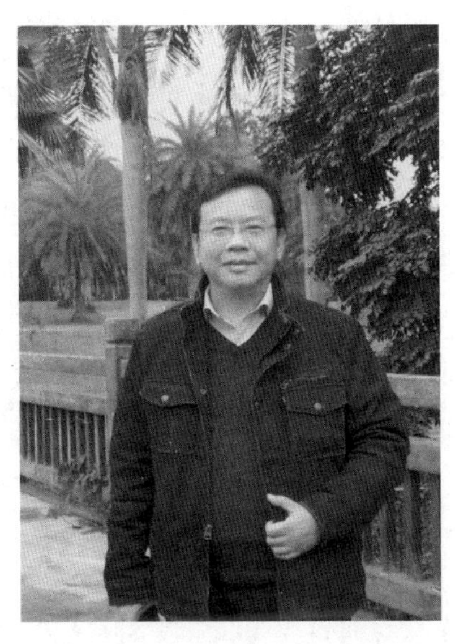

杨桢谈中医学习之路

杨桢

医家简介

杨桢，男，1964年出生，湖北省监利县人。北京中医药大学中医学院教授，主任医师，博士生导师；校“教学名师”“我最喜爱的教师”；《方剂学》优秀主讲教师；方剂学博士。中华中医药学会方剂分会副主任委员，全国高等院校《方剂学》课程联盟副理事长；国家重点学科方剂学科学术带头人；北京市“李庆业名老中医工作室”学术经验第一传承人；美国加州中医药大学客座教授，美国国际医药大学客座教授；国家中医类别医师资格考试命审题专家；国家中医类别卫生专业技术资格考试命审题专家；硕士研究生入学考试命审题专家。

一、少年濡染

我 1964 年出生在湖北监利县的一个小镇上，长江在此绕了一个量角尺的弧形大弯。此处的长江称为九曲荆江，这里是最后一个大曲，后来自然截曲取直，从量角尺的直线边走了，直通岳阳城陵矶，与洞庭湖汇合。留下的这半圈称为老江河，河水不再流动，清澈甘甜，深不见底，是夏天游泳的好地方，整个夏季，我每天几个小时泡在那里。

在地理上，这方圆几十里形成了一个绝佳的避难所，依靠大江大湖，外人难进，本地人也不容易出去，必须假以舟楫。这种封闭性导致本地语言也极为特殊，有汉唐古音。既有大量北方语言，又有浓浓的粤语发音，更因为新中国成立前这处属于湖南，所以我们有非常特殊的方言。以致后来听我讲课的人常常以为我是广东人，即使我在武汉读书，很多老师也以为我是广东人。

我父亲是本地师范毕业生，当了很多年小学的校长。后来到行政，是镇（当时称为区）的一个领导。我排行第三，出生满一岁后去乡下与我寡居的奶奶一起生活。我的儿童少年时期经历了中国农村天翻地覆的人变迁，而成年时期又经历了中国城市的大发展。

儿童时期乡村的煤油灯、水牛、牛车、人力风车、碾子和碾槽、石磨、人力水车等，在变成少年的过程中一件件被取代了。我 3 岁左右，在母亲工作的供销社柜台摔伤，一分钟不到就被抱到马路对面的卫生所做缝合。那是一座二层小楼，200 平方米不到，几个医生，但是我从来没有进去过。在我小学三年级的时候卫生所被一座非常大气漂亮的卫生院取代了，卫生院的面积有一个小学那么大，有门诊、病房、供应室、宿舍楼，房屋质量非常好，是当地最好的建筑。我母亲从以前工作的供销社转到了卫生院，卫生院把门诊部中的一间房分给我母亲，大约有 15 平方米，我初中后就一个人住在这里，从食堂吃完早餐，几分钟就走到学校，条件非常好，适合学习。

镇卫生院与镇中小学同时大规模扩充，相对于本地来说的一大批高级知识分子纷纷来此，其中不乏武汉大学、华中师范大学、武汉医学院（现华中科技大学同济医学院）、湖北医学院（现武汉大学医学部）毕业的老师、医生，这是从来没有过的事情。学校和医院是当地最好的建筑，医疗卫生界得益于“六二六”指示的推动，乡村民众就医上学的条件和水平大幅度提高。绝大多数常见病、多发病都能在本地解决了，一些外科手术如阑尾炎手术、子宫切除术、剖宫产、胆囊切除术等都可以在卫生院解决，这是一个巨大的进步。

小镇上有一个镇医院和一个区卫生院，都有中医，以卫生院的涂月生医生最有名。涂医生的工作量是整个门诊的一半，可见他的影响力。涂医生和我们家关系极好，缘于我父亲和他从医患关系发展到二家的深厚情谊，第二代、第三代都来往密切。

我的父亲有尿路结石，反复发作，第一次是找西医看。据他回忆，简直痛到晕厥，西医没办法，只好给镇痛剂，甚至用氯丙嗪人工冬眠，沉睡一天多，极度不舒服。后来找到涂医生，吃中药 3 天就排出来了。

在后来的漫长岁月中，我父亲的尿路结石反反复复，过几年就长出来，长出来就是几副中药或石淋通等中成药，吃了就下来，屡试不爽，直到后来涂医生去世，由我接手治疗。其实，我父亲已经久病成医，相关方剂滚瓜烂熟，中药功效明明白白，强烈地影响了我。比如金钱草、海金沙、鸡内金、石韦的功效，我绝非从中药课上学来的。

后来我父亲又因为颅脑外伤脑震荡引起长期反复的头痛，以至于怕冷怕风，夏天都要戴帽子，晚上睡觉，也要盖头，不然就会疼痛。这问题也是涂医生解决的，解决过程比较神奇。开始一直以为是外伤引起，从瘀血而治疗，效果不好，发作频率依然高。后来，我父亲反复说和感冒头痛一样，遂依感冒而治疗，效果进步了，两人经常一起讨论。这时候我觉得涂医生进入了一个很多医生一辈子都进入不了的境界，完全没有医生的架子，和患者讨论用药用方。好几回我听他说，回去好好翻翻书，好好研究研究，争取更好的疗效。现在，我碰到一些疑难问题，也会告诉患者，我再好好研究研究。

真正解决我父亲头痛的是川芎茶调散，我在 10 多岁就记住了这个方剂的名字，知道这个方剂的妙处，现在，我对该方运用的宝贵经验即源于此。

我考大学志愿学医与涂医生有关，他常年灌输这个道理，况且我的两个哥哥先后从事生物和西医。我的大学志愿是我远房的舅舅填写的，我到现在也没有见过志愿书。我和他女儿在一个班学习，我们两人的志愿一模一样，结果如愿以偿，都考取湖北中医学院（现湖北中医药大学，下同）。我这个舅舅是县里领导，口才极佳，出口成章，可惜身体状况不好，每天都离不开药。他梦寐以求地希望有一个学医的后代，我父亲受益于中医，加上涂医生的鼓动，我当然是不假思索，大学志愿选报指南都不用看了。

那真是一个黄金时期。我高考的最后一年在县城度过的。其后不久，我们小镇的中学和卫生院开始衰落，骨干教师、医生纷纷调往县城和外地，到20世纪80年代末，就基本上回到从前的起点了。我有幸在中国乡村繁荣的20来年中，拥有15年美好的童年。自从离开，我就再没有回去过。2006年我唯一一次坐车路过，看到当时最漂亮的红色卫生院年久失修，蓬蒿遍地。据说，现在乡村复兴运动又开始了。

二、青年博采

1982年，我进入湖北中医学院开始珍贵的中医药人生。整个学习的过程有5年，在基础学习阶段热情高涨，是学校最活跃的一批人，学习、辩论、比赛、跳舞、运动、出板报，为学生刊物写稿，任校广播台的学生台长，负责编辑每天播出的稿件。是班、团和学生会干部，拿了大大小小很多奖状。

在湖北中医学院中西合璧的多玛楼里面住了3年多，这是一段温馨的记忆。校址前身是1871年美国圣公会在湖北武昌城内昙华林创办了文华书院，20世纪初，又陆续建造了教学楼、文华公书林（图书馆）、翟雅各健身所、多玛室、博约室、颜母室等建筑。这些西式的建筑沿一条中轴线分布，融入了一些中国元素，如同故宫。早期建筑中的圣诞堂至今保存完好。1926年，上述学校关闭。后来，武汉的几所教会学校在武昌文华书院校园内联合办学，校名为华中大学。1951年，中国政府接管了华中大学（即后来华中师范大学，迁往桂子山），校舍几经辗转后，直到湖北中医学院迁入。

（一）立足教材

进入大学校园，每个学生都是兴奋的，看到图书馆浩如烟海的典籍、博物馆形色各异的饮片、诊室里妙手回春的医生，无不让我们萌生出悬壶济世的雄心，搜寻知识殿堂的每一个角落。不过，对于接受了多年应试教育的同学，这个时候常会出现两极化，要么仍然以应试为主，要么叛逆，对标新立异的独门绝技情有独钟。从我的经验来看，这两种做法都是有害的。学医的第一个阶段，一定要立足教材，怎样利用非常重要。

我们通常说要把基础打牢，基础学好，这应该贯穿整个本科学习的始终。我个人的学习从来不是以考试为目的，而是追求全面，有框架有内容、有血有肉。我不寻求精准地应付考试的知识，而喜欢把书的每个角落都看到。很多书有小体字，显然不在考试之列，但是更加吸引人，它们可能是最新的发现、也可能是一种假说，代表科学前沿，非常具有启发性。大学里面有30多门专业课，这是经过精心设计和认真编写的。

我们使用了许多自编教材，比如《中药学》，参与编写的杨老师知识渊博，炮制知识丰富，加上自身是中药铺学徒出身，讲课生动有趣。《中医诊断学》是一本薄的32开的书，内容精当简洁，容易把握。《推拿学》《中医五官科学》等都是学校自编教材。我们率先使用五版教材，第一本是《方剂学》。从某种角度来说，我们学习中医的条件比古人要好，我们的知识是系统的、广博的。拿文学比喻，就像对唐诗宋词进行大量阅读和背诵，培养兴趣，产生写作的冲动。

不过，早期的这些学习只能叫纸上谈兵，没有患者的反馈，对知识理解正确与否缺少校验环节，因此是没有把握的。教材掌握好的同学甚至会产生一种“学医三年，天下无病”的错觉。他们对未来有非常高的期许，热情奔放，渴求战场，独上高楼，望尽天涯路。

这样的问题也是由教育自身性质导致的，不是通过教育改革就可以解决。现在的院校教育有优势亦有不足，比如分科细化、知识点孤立、中西医割裂、重点不明。科学发展、学科建立所特有的独立性是一方面，也与科学研究那种特有的孤立、片面和静止地看问题的方法论也有很大关系。尽管现行教材为中医现代化做出了贡献，但中医传统与现代之间的差异与鸿沟仍然很大。

（二）躬行实践

大学的第二个寒假，我就开始跟着涂医生出诊，年年如此。记得一个春节，我高中同学的奶奶上吐下泻，一病不起，涂医生叫我一起去出诊。进门就见到老奶奶坐床上，身上穿的、盖的都是厚厚的，唯独觉得肚子热，只有一件薄毯盖着。我们检查了她的腹部，包括听诊。诊毕，涂医生问我的判断，我说这是寒热错杂，用半夏泻心汤吧，涂医生同意，让我写了处方，他家里人就去取药了。患者喝了一次药，反馈说不好，吐得更加厉害，我们俩又一起去看患者。仔细审查方子，觉得方子没问题。涂医生说，黄连10g可能多了。他问我，书上是多少？我说记不清，他让我回家拿书。那一年正好是学《伤寒论》的一年，教科书带回家了，于是一路小跑回家拿书。拿书对照后，他说把黄连改3g吧。于是我把已经取回家的药中的黄连挑出来三分之二，多加一点生姜，问题解决了。这个例子，我早年经常讲给学生听。

大学放假，涂医生三天两头来我家。我们一起讨论中医药知识，他问我一些学校的见闻。他做菜非常好吃，天天上街采买，还告诉我，做饭就像开方子，做饭不好吃大概开方子也不行。因为他受到本地人的极度尊敬，提一个篮子上街，不用花一分钱就可把篮子装满。他说这是不正之风，不能这样，买卖要公平，别人买药也要钱吧。

我在一个中医极受崇敬的氛围中成长，感受不到受排挤的困惑。即使后来工作也是如此，因为比较顺利，也感觉不到整个行业遇到的阻力。如果说自己看病效果不好，可是周围的名医很多，只能怪自己不行。直到2006年，网络爆发大规模对中医的攻击，才突然发现整个中医的状况已经今非昔比了。

上大学后和涂医生的交往类似于临床实习，他就像指导我的上级医师。实习是培养专业方向、确定人生目标的重要阶段。一般在本科教育第五年，进入围绕案例学习和研究的阶段，这一过程会持续到工作后一些年。这一时期的重要任务是以疾病为中心，将各种孤立知识点整合起来，形成有效的知识系统，从书本向研究性杂志过渡。拿文学比喻来说，就是从可以写一些信件、说明书和读书心得，到开始模仿性创作。

大学组织的实习亦是多彩有趣。我们这一级赶上扩招，各种教学资源紧张。教室、寝室、实验室，以至于实习点都是一样。学校开拓了钟祥实习点，任命我当实习队长。我在大学期间几乎获得了一个大学生可以获得的所有荣誉，这点与大学前迥然相反。我做过一件引以为豪的事情就是给院领导写信，要求给学生配备洗衣机。学校居然同意了，给每个班配了一台洗衣机。我还获得了校知识竞赛第一名和演讲比赛第二名，为我今后从教提供了信心。实习医院是钟祥中医医院和县人民医院，他们都是第一次接待本科生实习，极为重视，实际上我们也没有让他们失望。钟祥相对偏远，人口规模也不太大，属于一个半山区，丘陵地带。安置了不少丹江口水库工程的移民，他们是河南人。

实习队长的重要任务就是接洽医院，安排任务。我根据两家医院的特色，重新设计和调整了学校的实习计划。我们把重点放在中西医内、妇、儿科以及针灸科。

我们6个实习生住在病房楼旁边的一个小院子里面，条件不错。当时，中医医院有两个特别有名的中医，一个是刘院长，一个是内科范主任。慕名而来找他们看病的人络绎不绝。中医门诊的费玉珍老师带我，两个内科病房，一个是高主任带我，还有一个陈建国主任。这期间两个病房都是满员，查房写病历是主要任务，训练快速收集、记录、整理和书写的能力，这使我对中医内科的一半左右的疾病都有了实际的认识。至于县人民医院，大内科主任是黄裕国，资历第一，擅长消化系统疾病。具体带我的是现在武汉大学中南医院血液内科主任医师刘尚勤。当时刘尚勤老师仅仅大我两岁，忙于学习考研，每天带我查房开方。他动手能力强，出现气胸的患者，他马上找几个输液瓶做成简易引流装置。黄裕国主任每周有一次胃镜操作，必带我去，我给他做助手，条件好的患者也让我做。因为同时有荆州卫校等几个学校的学生，他对我们学校同学的知识和动手能力赞不绝口，学校巡视的领导非常高兴。黄主任有个习惯，就是给每个中风患者做腰穿，不论谁收的患者，只要中风，他都给做，每次都带上我，也让我做。我做了 200 多例腰穿，都成功。有一次来了一个患者，怀疑白血病，要做骨穿，早晨交班会上黄主任问谁做，一个大夫说实习生做吧。黄主任让我做，可是我从来都没见过，但还是答应下来了。我说不知道怎么做呢，大家都说，不着急，到时候就会了。我翻一下书的时间都没有，直接去病房了，结果非常满意。

对于心脏病，有一个陈爱华老师，兼院医教科科长，我实习接洽就是联系的他。他专攻心脏病，主管一个 16 张床位的心脏大病房，男女各半，分住 2 间大房。患者大部分是风湿性心脏病患者，现在常见的冠心病，居然一个都没有。这些风湿性心脏病患者都到了终末期，离不开强心剂，大多在 1~2 年内死亡，居然大多数在 30 岁左右，让人非常震惊。当时已经听说只有北京可以对病变瓣膜进行修复或置换，他们可望而不可即。我们实习生有一个任务，每天都要给患者称体重，记录下来，陈医生给他们计算地高辛的用量，黄主任都要复核一遍，非常谨慎。

实习是一个实操阶段，这个阶段要学习很多实际技术。我们接受这样训练的好处是不要刻意划分中西医，有用就要学，拓宽知识。实习给我带来巨大的执业信心，觉得自己可以胜任医生之责了。

实习期和低年资期是知识验证期。验证是指学习的有效性，是固有知识的运用，是重复，把书本知识有效地转化为自己的知识。这个过程对确立诊疗规范，提高信心非常重要，中医临床的这个过程非常宝贵。因为天下没有两个完全一样的人，病情的发生与地域、季节、气候、体质、心情、饮食、压力等有关，每个人都不一样。要说医学有什么特点，就是：总有例外，总有遗憾。所以，这种情况对医生的信心和毅力又是一种摧残。初期培训要做的，就是在这个喜悦与痛苦交织的过程中学会诊疗常规，消化和吸收之前囫囵吞枣的知识。

大部分毕业从事临床的同学都会进入到相应科室，这时人生目标基本上确定了。目标缩小，重点问题随着患者的重复也就浮现出来了。把所学的知识运用到实践当中来，运用好不好，有一个非常明显的判断标准，就是疗效，就是患者的满意度，如果不能够达到这个目标我们就要开始反思。

（三）反思与传承

日常诊疗中很多类似的不确定性的存在，使得我们以知识出发的确定性也没有那么明确了，出现暂时的验证无效。这是一个令人痛苦的局面，我们很难使相关知识建立起固有联系，在诊疗实践时迟疑不决。

为了使得我们治病的疗效更加好，使得我们用药的可靠性更高，我们就不得不开始再去温习大学教科书、订阅杂志、阅读研究报告、访问名医、外出进修、参加各种学术会议，有机会还要跟着高年资的大夫讨论病例。

传承问题在这时候也摆在突出位置。我在大四到毕业后 10 年左右的时间得到很多名师指点，中西医都有。尤其是我经历过的基层一级中医院和西医院的老师，以及硕士博士导师，他们扎实的基本功和倾囊相授的精神，使我受益良多，少走很多弯路。工作后的第一年，刚调入北京的前建三江医院的院长金景禄大夫毫无保留地传授我大量的临床秘籍，受用终身。我的硕士导师李庆业教授是针药并用的大家，30 年如一日，周末在北京市海淀区八大处社区医院出诊，一天 100 名患者，大多数患者配合针灸治疗，《健康报》《医药报》都刊载了他的事迹。我跟诊期间，他的宝贵技术对我影响很大。在大学国医堂诊室紧张的情况下，他把出诊时间让给了我。李冀教授是我的博士导师，每次见面都畅所欲言，谈论某些方剂的理解与看法，使我受益匪浅，医技提高。

三、中年贯通

我早期的工作方向是老年人的心脑血管病，脾胃病看得少，经验不多。另外，意识上也没有给予足够重视，因为胃脘痛自愈的情况相当高。常常有人说胃痛，喝一点粥，吃一点助消化的药就好了。所以我一度对这样的病不是太留心，觉得挑战性并不那么强。我在 36 岁左右，开始以门诊病例为主，专业方向拓宽，拓展了消化等新的病种。

按照最基本的规则，我们看病的时候先从诊疗规范来操作。其实这只能取得初步疗效。这些基本技能和基本技术，不能够取得优秀的疗效。为了突破这个瓶颈，我找来了很多资料进行学习，也向国医堂的一些老师学习诊断技巧和用药习惯。另一方面，我通读了李东垣《脾胃论》《兰室秘藏》这样的经典医书，还有那些名家的脾胃病专辑，把他们常用的方剂打印出来，在房间书柜上面贴上一排，如同作战地图，站在那里反反复复地阅读对比。无论古今、无论地域，只要有助于解决问题我都悉心琢磨，颇有些“为伊消得人憔悴”的意味。

学习－临床应用－患者反馈－修正－再运用。在这样一个有效的学习的环节里，我们根据不同的反馈进行调整。疗效好的，分析它的可贵之处，疗效不好的，修正修改。这是一个螺旋上升的过程，不是直线的，因为其间还需要我们不断突破藩篱、避免陷阱。

比如诊断问题，在大方向上，诊断一般没有偏差，但到了辨证分型，常常不准。证型常常有疑似和混合的情况，单纯教材来套用就套不上去，患者不会按照教科书生病，医生需要变通。

另外，中医教材缺少证型发生频率的数据。比如，胃脘痛分 8 个证型，我们可能就有一个错觉，以为一天看 8 个患者，就能把每个证型碰个遍，如医生的期待，最好第一个患者肝郁气滞，第二个患者就是胃寒，第三个就是胃热，第四个就是瘀血……而实际情况可能连续 6 个患者都属于肝郁气滞。我们心里面就会有疑问，怎么都是肝气郁结，是不是判断出现了错误呢。这个时候可能就会影响判断，因为在经验欠缺的时候更多依赖书本，定力不强，教条主义严重。

这是既有书本知识对临床实践的干扰。所以我建议，在教材编写时要增添上面的内容，把每个证型出现的概率标注出来，那样我们的学习可能要容易得多，也可以适当减轻焦虑。未来中医科研，需要注意这些数据的收集。很多的中医需要写论文，需要把自己在门诊、病房里面遇到的病例进行总结，拿出百分比。全国的这种统计汇总到一起，南北差异、东西差异、性别差异等在教材里面都需要反映出来。当人工智能发展到一定阶段，机器人来代替医生看病的时候，他们所受到的这样的干扰可能要少一些。

院校教育让我们遇见珍贵的医学经典，临床实践让我们遇见形形色色的患者，怎样把它们联系起来，碰撞出火花，需要医生的临床观察和知识联想。《伤寒论》“其人脐下悸者，欲作奔豚”，这一条是什么意思，现在有这样的患者吗？我曾经遇到一个 60 多岁的女性患者，半年来瘦了 10kg，一天大便几次，能吃能喝，不认为自己有病。我一个好久不见的邻居，再见时发现她暴瘦，推测可能不好，建议她来看病。我检查她腹部的时候，她无意说起，肚脐周围总是跳动不安，好像有兔子在跑。于是我马上联想到《伤寒论》的条文了，和“奔豚”联系上了，再号脉，脉数，100次/分钟，患者确诊为甲状腺功能亢进。她在暴瘦10kg，腹部脂肪大量减少的情况下，轻而易举可以摸到腹部的大动脉搏动，而这反映的是心脏的异常跳动。

“奔豚气”的实质是“心动过速”，原因很多，一过性的很好治疗，如果是咳喘（肺）、头晕（血压等）引起的慢性心衰属于难治，分析“奔豚气”的不同方剂，可以准确把握，区分使用。

又如《伤寒论》里面“心中懊憹”一词，理解起来也比较困难。有一次我接待了一个山东的女性患者，45岁左右，经过他人介绍来找我看病。患者来到诊室，坐在折叠椅上，瘫软仰靠，不时用一只手从颈部沿胸骨向下摩挲，还反复把胸前衣服抓住，如同打架的样子，流露出长期治疗无效的绝望感。患者的肢体语言包含了很多宝贵信息，包括希望引起重视，而病情本身又难以叙述的困境。她的样子马上让人联想到“心中懊憹”，还有《难经》和《脾胃论》中所说的“四肢不收”。前者的语境难明，后者出现在脾胃病中。脾主肌肉、主四肢，脾虚或脾胃不和，濡养不得，出现“四肢不收”。这个患者拿出一摞检查单，主要是一年一次的胃镜报告，都是严重的食管反流。这种病的本质是胃气上逆，尽管患者没有恶心、呕吐、呃逆等症状。关于胃气上逆，后世医家又有重要发明，我们要抓住病机本质，而不是套用原原本本的条文。

现代中医医生培养体系是中西医混合的，课程设计者们把学习西医学知识作为学习中医的先决条件。其后果是部分中医对西医学知识极度依赖，甚至完全西化，与西医没有什么两样。这就提出了一个教育问题：培养中医有什么用？好一点的一手西医、一手中医，哪个习惯顺手就用哪个，而实际上又常常以西医为依靠。这种经历在我的执业早期非常鲜明，乐此不疲。直到有一天，我的科主任、院长点醒了我。

一个哮喘、肺源性心脏病、慢性心力衰竭的患者反复来住院，各种抗生素用遍了，肺部感染依然无法控制。患者是一个抗美援朝的老战士，患哮喘、阻塞性肺气肿、肺源性心脏病、慢性心力衰竭多年。变成现在是咳痰喘，痰黏难出，胸闷憋气，上腹闷痛，腹胀便秘，双下肢肿胀，舌苔黄厚腻，脉细数。患者曾经因为大便干结难出而开了番泻叶，我管他数年之久，越往后，肺炎和心衰越难控制。直到有一天，应邀来会诊的院长、科主任说，你要在中药上多花点心思，看看中医有什么办法。他们倒是更有信心。

这个患者后来的主诉变成了心口堵闷，但其饮食旺盛。检查腹部有压痛，这让人联想到结胸证。结合小陷胸汤与清气化痰丸之间的联系，决定给予清气化痰丸、小陷胸汤和五苓散联合，结果迅速取得了意料之外的好效果。反复思考这个病例，取得了认识上的飞跃：患者的上腹闷痛、腹胀便秘不是孤立的，是系统性疾病的一部分。这个病例体现出极其复杂的脏腑关系：肺热、金克木、肺与大肠相表里、金生水等。这些知识在中医里面是散在的，不具有系统性，通过一个病例，将系列方剂有条不紊地联系起来，成为系统性的知识，使得中医的指导性、预见性和有效性大幅度提高。

四、顿悟与升华

医生有一个逐步转向患者学习的阶段，不再受教材的约束，开始讲自己的故事，从更高的角度来理解疾病。拿文学来比喻，就是掌握了写作技巧，达到“指物作诗立就”的程度。

当我们精通一些疾病，就会发现现有的知识体系并不利于我们理解疾病。或者是叙述方式，或者是认识角度，都可以从新的角度去诠释疾病与治疗。这是王国维所说的学问的第三境界：“众里寻他千百度，蓦然回首，那人却在，灯火阑珊处。”

这个阶段可能也是类似于佛教所说的顿悟，不过佛教的大彻大悟一辈子可能就是一次，对中医药知识的顿悟实际上非常频繁。中医药知识使用的古典表述与我们现在的文化背景有距离，当初风行、家喻户晓的一些名词放到现在非常生疏，几乎变成了死知识。即使“营卫不和”这个词，我们现在要花很长时间领悟，古人可能会秒懂。就像现在说月经不调，医生告诉患者原因是“内分泌失调”，患者似乎“秒懂”一样。实际情况呢？内分泌是如何控制月经的？即使是专家也难以解释得明明白白，因为这不是一个科学上已经完全能解释了的问题。

顿悟有两个条件，一是朝思暮想，围绕一个问题反复思考，不断收集资料，认知的深度和广度不断增加。二是外在参照，就是利用外部知识解决内在问题。

理解“阴虚火旺”就是一个例子。阴虚火旺是一个证型，在多种疾病中出现。容易理解的是：阴虚引起了火旺，阴虚是因，火旺是果，采用补阴的办法问题就应该可以解决，但是实际情况不是这样的。多数情况下阴虚与火旺是并列关系，阴虚是一个虚证，而火旺是一个实证，它们有各自的成因，是虚实夹杂，而非前因后果，不是一个单纯的虚证。我们获效不佳的时候恰恰是把它们混淆的时候，这种误读一个是逻辑上的，一个是语言上的，用现代逻辑套用古典语言就会出错。当我们重新学习朱丹溪的大补阴丸，就会深入了解知母、黄柏的作用，知柏地黄丸的作用，理解清代有一些本草学著作为什么把黄柏当作补益药。我的一位40岁的女性患者为我提供了思考这个问题的顿悟机会。她是干燥综合征，看过很多中医都无效，有阴虚火旺的典型表现，她生动地叙述：家里的床摆在墙角，为的是睡觉时把双脚和双手能够贴在墙上的瓷砖上降温，回家就脱鞋袜，光脚走在瓷砖上，冬天也是如此。基于此，判定其热是实热，而非虚热，使用知柏地黄丸联合黄连解毒汤，很快就治愈了。

顿悟还取决于我们能否透过现象看本质。再举个例子，川芎茶调散这个方剂中用量最大的药物是薄荷，占总量的三分之一还多，但我们的临证处方没有做到。因为一般方剂配伍中薄荷的量非常小，而川芎茶调散的名称又让人误以为川芎才是君药，而忽略薄荷的作用。方剂使用非常隐晦的方法表达了该方的重点，就是薄荷违背直觉的用量。

厚朴温中汤也有这样的问题。厚朴温中汤正方中用干姜，用法里面还有生姜，厚朴还要用姜制，姜制厚朴是用水煎生姜取汁，拌润后炒干。这些用意是什么？这里面隐含着生姜重要的炮制要素——加热。这点从逍遥散使用烧生姜也能得到佐证，生姜加热干燥的过程是改变药效的过程。

升华是建立在前辈和他人工作的基础上的，它常常指一种综合能力。我36岁之后，有一个重要的转变就是只用中药治病，不再使用西药治疗。这有一个重要前提，就是来诊患者日益增多，都是通过各种渠道介绍来要求中医药治疗的，这种需求才迎合了中医培养的目的。在大型城市，有优秀的西医，同时需要优秀的中医。人们治病开始考虑化学药品的不良反应，抗生素的耐药性等因素，更加倾向于天然环保的中医药。能中不西，先中后西的看病选择模式开始风行。

以对中药功效的理解为例，比如瓜蒌生津止渴的作用，从字面来看就是止渴。口干的感觉人人有，喝水止渴都能明白。有一年，我做了一个有关小陷胸汤的课题，使用豚鼠研究高脂饮食后小陷胸汤的干预效果。在喂养过程中发现一周之后，豚鼠的唾液增加极其明显，可以从口角溢出，灌胃的注射器上唾液拉丝长达10cm。而半夏正好相反，使口腔唾液消失得干干净净。从对唾液的影响来看，二者作用正好相反，前者是瓜蒌的药效，而后者似乎是半夏的不良反应。如何理解半夏的药效呢？其本质是对分布于从口到肛的黏液痰液分泌的抑制，而肺有相似的结构，它们痰液的来源相近。再结合对近些年流行的奥美拉唑之类药物的了解，就可以更准确理解半夏的功效了，进而理解小陷胸汤的主治和功效。由此可以深入理解半夏祛痰作用对脾肺的影响，加深“脾为生痰之源，肺为贮痰之器”的理解。

年轻人知道口渴，但是不懂老人所说口渴的含义。40 多岁的人开始出现口渴但是喝水不解渴的情况，这是津液分布失常的表现，是肺、脾、肾功能紊乱的前奏，可能很快出现消渴病。有时是医生本人或者近距离观察体会患者的真实感受才有顿悟的。

说到治疗消渴病，孟诜说桑叶“炙熟煎饮，代茶止渴”，说明其可以生津止渴。最近生态学方面的文章说桑叶与桑蚕有特殊关系，是进化史上的范例。研究报告说很多毛毛虫是不能吃桑叶的，只有蚕可以。原因是桑叶含有特殊的拒食剂，抑制昆虫对糖的吸收，导致它们越吃越饿，如果不及时离开就会因为营养不良而死去。而蚕是唯一进化出抵抗桑叶拒食剂的昆虫，因此可以独享桑叶的美味。这让我马上和中药的桑叶联系起来，桑叶在中医方剂中是如何运用的？

这个知识有助于我们理解清燥救肺汤与它主治证的关系。温燥这个病和我们现在的疾病很难挂钩，清燥救肺治疗的是肺燥，上焦燥热，与消渴的上消可能有关系。上消病位在肺，肺燥不能敷布津液是上消的病机，主症是口渴。用清燥救肺汤来治疗糖尿病消渴会不会有很好的疗效？经过实践，疗效非常好。方中的石膏也恰到好处地清泻肺胃，生津止渴，符合病机要求。

推而广之，不仅仅是桑叶如此，还有许多植物也是这样的。因为植物和动物之间有激烈的争夺，动物依赖植物生存，叶子是一个好选择，而植物偏偏把拒食剂大量分布在叶子中，抵抗动物。这是生态学的原理，中医药也是完全的自然之学，生态学知识完全可以应用于中医药。

植物具有很强的主动性，比如在果实还未成熟时是绿色的，与叶子类似，难以分辨，青涩不好吃。等到成熟了，果子就变黄变红，吸引鸟和其他动物来享用，帮助它们把种子分散开来。没有哪种植物的叶子是愿意给人吃的，所以理论上来说，从叶子当中去发现糖尿病的治疗中药是可行的。所以我们在这些方剂里面适当加一些叶类中药，比如苏叶、枇杷叶等。

视野的开阔带来信心的提升。对于心肌梗死这样的病例，从我实习年代起就拱手交给西医处理。过去，西医没什么办法的时候交给他们处理，后来有了心脏支架技术，更加不染指相关治疗。但是，经过几十年冠脉支架治疗后，对其进行的大规模评价，结果是效果与口服药物作用类似，这点让人觉得意外。加上很多不适合放支架，也不适合搭桥手术的患者来求治，此时为难与畏惧之心一扫而光。我在最近不到10年的时间里治疗了500多例患者，一直随访他们的治疗过程，至今尚未发现一例因为心肌梗死去世的。对理中丸、吴茱萸汤、乌头赤石脂丸，对荜茇、吴茱萸、干姜、附子等药物在冠心病中的运用有了长足的认识，不再依赖于活血化瘀药本身，避免血瘀的误导，这是从传承中获得的力量。

五、域外传真

由于我和美国中医药界的紧密联系，我有幸在美国讲学，间断性出诊了10多年。我儿子留学美国，在我的建议下开了一个中药店，经营顺利。

美国社会各阶层对针灸普遍信任，已经将其列入医疗保险，予以报销，执业针灸师获得了远高于社会平均水平的收入。误医保险也将针灸师纳入，职业保护大大加强。

20世纪70年代后，中医以针灸师的面貌出现在美国的医学领域，在各州进入，逐步获得合法身份。以加州为例，有29种医疗执照，针灸师是其中之一，与心内科、心外科等执照并列。在此之前，针灸和中药作为民事行为存在，在民间半地下存在。所谓非法年代，中医药职业在高度信赖的圈子里面还是运行不错，这是西方的自由制度决定的。中药来自于天然，配在一起使用，与厨师做菜没什么区别，政府立法禁止是做不到的，因此开中药任何时候都不违法，只要他们不使用违禁品，比如蟾酥、朱砂等就行。至于针灸，在胳膊腿上让人扎一针也是个人权利，政府很难禁止，只要不使用医学会审定的医学专有词汇如冠心病，不打出DOCTOR的英文招牌就行，政府不会禁止使用中文“医生”。这种形式的中医药不能获得国家医疗补助，因而价格低廉，没有尊严也没有经济保障。如果碰到法律纠纷，没有保险救济，只能依照民事条款赔偿，常常导致倾家荡产，或因刑事的伤害罪而不是民事的医疗事故纠纷而身陷囹圄。

美国的中药以特殊地位管制，形成化学品、中药材和食品三个层次的管制体系。对这三者的管制最优先的是安全性问题，后两者因为来源于自然，管制措施松得多。在美国，生产中成药的管制标准与生产保质期 2 年的食品的要求是类似的。但是，其标签要与食品看齐，规避上述专业词汇，而可以使用中药的解表、活血、补气等词汇。中药能否报销，取决于各个保险公司的政策，联邦政府目前不予报销。与针灸的普遍信任不同，中药的信任以华人圈为主。

美国的华人社会，在 30 年前几乎都是粤语圈的人。近年来内地北方各省份的移民大增，中医药气氛更加浓厚，而他们知识结构和支付能力也大幅度提高，使得中医药职业的收入不错。

加州的针灸师执照最近突破了 2 万张，在一个仅有 3000 万人的地区，这个数量是惊人的，尽管他们不一定都执业。针灸师云集加州硅谷的重要原因是他们能够为硅谷的工程师提供优质的颈肩腰腿痛治疗方案，而硅谷的高科技公司会为他们的员工慷慨解囊，为针灸师提供了超级报酬。理论上，一个针灸师只要有 10 个硅谷工程师患者，每个患者一周治疗 2 次，针灸师一个月可以获得 1 万到 1.5 万美元的收入，而美国家庭年收入的中位数只有 5 万美元。换句话说，针灸师一周工作 5 天，一天看 2 个患者就行。因此，针灸师在硅谷是体面的职业，吸引了各个专业的人来考针灸师，不乏清华学机械的、北大学哲学的华人来报考针灸师，至于台湾、香港的华人更是数不胜数。在加州一年二次的针灸师考试考场，白皮肤的考生已经占了一半，韩国人和华人分享另外一半。白皮肤的针灸师已经深入到华人触碰不到的地方，他们把“银翘片”“枸杞”“逍遥丸”的发音和影响带到更广泛的地区，而中药店的这类成药也卖得很好。

在 2020 年的疫情中，我全年滞留美国，除了 4、5、6 月外，其他时间均在抗疫一线。为防止传染，隔着密封的诊所透明玻璃大门和患者电话沟通，治疗药物通过邮局递送，治疗了大量患者，包括新冠确诊和疑似病例。为一大批华人、华侨、留学生和本地民众提供医疗保健方案，有效地治疗了患者，缓解了焦虑。

中医药的复兴与中国的经济、文化，以及整体的国家实力复兴有关，与民族自信心的恢复有关。我们这一代是生活在物质匮乏、自信不足的年代，“阴阳五行”是负面词汇，现在的年轻人不再这样认为了。2016 年，中国的《中医药法》立法通过，中医百年的沉沦局面终于得到彻底扭转，中医执业的处境会变得越来越好。中医药人才培养也应该加强，为此，我应约写下自己的中医求学之路，以借微光于后学。

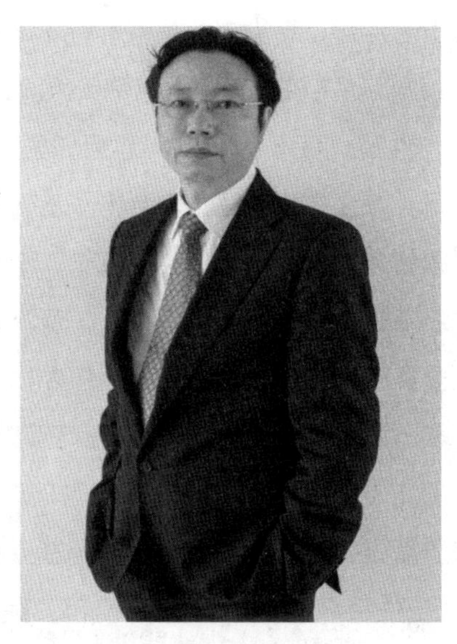

潜心治学数十载，

唯愿仁术疗世人

张光霁

医家简介

张光霁，男，1964年出生，中共党员，汉族，浙江浦江人。医学博士，二级教授，博士生导师，享受国务院政府特殊津贴专家，入选浙江省新世纪151人才工程，浙江省高校中青年学科带头人。1987年毕业于浙江中医药大学中医学专业，并留校任教。2010年起担任学校副校长，2020年8月转任学校党委副书记；兼任中华中医药学会中医基础理论分会副主任委员，世界中医联合会中医健康管理专业委员会副会长、李时珍医药研究与应用专业委员会副会长，浙江省科普作家协会理事长，浙江省中医药学会副会长、中医文化分会主任委员、情志病研究分会副主任委员；国家自然科学基金杰出青年项目会评专家；浙江省健康浙江行动专家咨询委员会专家；浙江省医学会医疗事故技术鉴定专家。长期从事中医药基础理论和抗肿瘤新药创制研究，先后主持国家重点研发计划、国家自然科学基金重点项目等国家级省部级课题18项；发表论文百余篇；出版著作13部；获浙江省科技进步奖一等奖、教育部科技进步奖二等奖等省部级奖6项；从事中医内科临床工作，学验俱丰，疗效显著；积极普及中医药知识，先后应邀到俄罗斯、德国、美国、日本、奥地利等国家和北京、福建、贵州、江西、吉林以及省内各地市讲学，做客北京卫视《养生堂》节目。

一、医药之路

（一）家庭熏陶

我自幼生长在医药世家，父亲是一方名医，自我孩提有记忆时起，乡间邻里就会来到我们家中求医问药，父亲为患者们耐心细致诊治的场景至今历历在目。每次诊疗结束，患者都会发自内心地对父亲表示感谢，他们用最质朴的语言表达最真挚的感恩，没有华丽的辞藻，一句："谢谢医生"，却让父亲倍感欣慰，这一切都令我印象深刻，默默在心里记下了这份医生与患者之间的真诚与感动。父亲平素十分节俭，节衣缩食，从不舍得为自己买什么，却将积蓄都拿去购买医学书籍，钻研医术，以治病救人为己任，至今仍为邻里乡亲广为传颂。在我上中学的时候，父亲在镇上正式开设了中医诊所，家里的兄长们也都在诊所帮忙，我虽然还在念书，但平时只要一有空，就会去诊所里帮忙抓药、照顾患者。自小父亲也要求我们背诵《汤头歌诀》等书籍，逐渐地，我对中医中药的认识也清晰起来，中医的种子在我心里慢慢萌芽；三位兄长虽然现在因年龄等原因，没有继续在诊所或医院行医，但他们都有执业医师资格，常常还为邻里乡亲诊治疾病，解除痛苦。

（二）大学求学

1982 年，我考入了浙江中医学院（现浙江中医药大学，下同），从此正式与中医结下不解之缘。那时同学们非常珍惜来之不易的学习机会，总是提早来到教室，趁着还没上课，主动向老师提问，老师们也都很乐意与我们进行互动，也很幸运，当时学校一大批中医理论功底深厚、学验俱丰的大家，如何任、马莲湘、潘国贤、吴颂康、蒋文照、詹起荪、宋光济、蒋士英、叶德铭、陆芷青等都给我们上过课，每次上课，我总是认真听讲认真做笔记，课间课后都曾与他们交流互动，大学几年，为自己打下了较好的中医理论功底。上大学时，我热心为同学服务，严谨的工作作风，良好的团结协作能力，让我在社会活动中逐渐崭露头角，先是担任年级团总支书记，到毕业时已成为学校团委常委中唯一的学生常委。学生时代的这几年，现在回想起来，是我人生中最宝贵的一段时光，正是这段时间的学习，让我真正爱上了中医，走上了从医之路。

（三）名家指点

在求学期间，我得到过许多名家的指点，这些前辈，不仅医技精湛，在教学上也各有所长，而且从不吝惜与我们这些初出茅庐的"菜鸟"分享自己的诊治心得。我很有幸与国医大师何任成为忘年之交，常常与何老畅谈自己的学术见解，聆听他的教诲，直到我留校工作之后，还一直与何老保持联系，何老曾多次将他的墨宝赠与我，我早年主编或主撰的学术著作，都是由何老作序，何老不断提携我并鼓励我勤勉治学。与国医大师、原上海中医药大学校长、原学术委员会主任裘沛然教授也有数面之缘，裘老曾以“一间微明”为题为我们做学术报告，其分享的临床诊治心得给我本人留下深刻的印象，其后几次有缘相遇，聆听教诲，其文学功底、学术修养、精湛医术，都令我深深折服，也让我对中医更加热爱，不断加强学习，不断加强实践，不断提高自己。著名教授胡长鸿先生是我科研路上的启蒙老师，他对推动中药制剂现代化做出了重要贡献，他在弘扬中医药方面取得的丰硕成果是激励我进行科研探索的动力，自己刚涉足科研领域时，有一次去请教他，他不仅热情耐心，而且谆谆教诲：“做科研要目标集中，一辈子时间有限，要把时间用在刀刃上，刀和刃的差异就在这一点上。”这番话给我留下深刻印象，也一直引导着我的科研之路。正是由于许多名家的指点，使自己在中医的医教研之路上走得更远更顺。

（四）民间访学

在求学期间，除了接受常规的院校学习，我还倡导大家积极寻访民间医家。还记得当时大学开学没多久，我就因为学习积极主动，被推选为班级学习委员，第二年担任年级学生会学习部长。我提议同学们在课余时间，寻访民间名家，自己也常常利用寒暑假时间去跟诊抄方，学习民间技术。这个习惯我一直保留了下来，直到工作以后也坚持在民间访学，学到了很多平时教学科研临床之外的知识与技能，收获了许多民间验方，例如应用梅花针刺配合三七粉治疗带状疱疹、顽固性银屑病的治法、治疗前列腺癌和肺癌的验方；学习了很多非传统的诊治方法，如象脉学诊治法以及董氏奇穴针灸疗法。这些民间验方与技能，我在临床上应用后，每每收获显著疗效。

二、学术传承

（一）学习期间传承张秉仁

张秉仁是我父亲，是一方名医。在接受了正式的院校教育之后，假期回到家中，父亲和我关于中医的交流逐渐变得深入起来。我时常会跟随父亲出诊，父亲会让我参与诊疗过程，然后先问我的诊断意见，再对患者做出诊断，开出方药。每一次出诊，父亲的言传身教都让我获益匪浅，锻炼了我的临证思维，我可以及时将书本上所学，运用到临床实际中，对疾病与方药的认识不再只是单纯的书本认知，变得具体而真切。父亲博览群书，理论功底深厚，在临证时，十分注重顾护脾胃，他认为“顾护胃气是医者临证时必须坚持的原则，无论何种病证，在治疗时都应顾护胃气，若是胃气衰败，脏腑失去水谷精微的濡养，脏腑失养，功能失调，药物便无法吸收，治疗之效无从谈起”，“饭吃得下，病就拖得过去”。诚所谓“有胃气则生，无胃气则死”。这对我日后独自临证具有重要的启发与指导意义，我把父亲的教诲谨记于心，在临证时将顾护脾胃视作诊疗时把握的核心。

（二）实习期间跟师杨少山

杨少山是杭州市中医院的全国名老中医，杨老擅长各种内科杂病的诊治，对脾胃病的诊治尤有心得。我在毕业实习期间，有幸跟随其抄方临诊。“以人为本，执药平治”是杨老临证的一大特色，他总说：“患者生了病，已是千分痛苦之事，用药要精也，要让他们易于接受，贵在坚持，才能体现疗效。”因此，在处方用药时，杨老用药都会尽量选择药性平和之品，即便有需要用到气味特别的药物，也会佐以他药中和。“宏微辨证结合，证病相互合参”是杨老临证的另一大特色，杨老认为诊疗过程中不仅要做到四诊合参，司外揣内，知常达变，更要将宏观辨证与微观辨病相结合，把握诊断治疗的针对性与准确性，从而提高临床疗效。在脾胃病的诊疗方面，杨老推崇李东垣的脾胃论，在临床诊治过程中遵循“脾胃为后天之本”的观点，遣方用药始终以顾护脾胃之气为原则。我也在日后的临证中，体会到“土为万物之母”的意义，重视机体整体气机调顺的同时，也要特别兼顾脾胃之气的条畅，在治疗时会取得事半功倍的效果。

（三）博士期间师从连建伟

连建伟教授是恢复高考后的首届中医硕士研究生，浙江中医药大学的博士生导师，全国名老中医，是我的博士研究生导师。连老崇尚经典，精于脉理，凭脉辨证，擅长运用经方及后世各家医方，数方相合，化裁得宜，在脾胃病治疗方面具有独到的学术见解。连老的脾胃病学术思想，主要由以下几部分内容组成：“治脾宜升，治胃宜降，相济为用”；“重视调肝，疏木扶土，以平为期”；“祛湿为要，调气温运，分消走泄”；“寒热并调，辛开苦降，各司其属”；“统筹攻补，补而勿滞，泻而勿损”；“久病痼疾，络伤入血，行气化瘀”；“疑难重症，顾护胃气，是为首要”；“辨证辨病，有机结合，衷中参西”。与此同时，连老每每教育我们，在从医之路上，“立大志，勤奋不已，选择良师益友，多临床，勤总结，最后达到业进德进的境界”。这种思想一直指引我在医药之路上不断前行，在教学过程中，我也常与我的学生们分享这段教诲，告诫他们，在不断学习的基础上，还要多总结所学内容，同时德行兼备是一名医者应有的基本素养，只有德业同时精进，才能走得长远。

（四）工作期间旁学陈意

陈意是浙江省中医院主任医师，也是浙江省唯一的中央保健委员会特聘中医保健专家。大学三年级教学实习时，我有幸侍诊于陈老身边，习诊抄方，获益良多。工作以后，与陈老颇多交流，每每学到陈老高远的学术思想，精湛的医学技能，热情的服务态度，令我终身受益。陈老常言：“余以为业医三言，其一曰，以八纲为总纲，脏腑辨证为基础，此辨证也；其二曰，虚则补之，实则泻之，虚实互杂则权衡之，此论治也；其三曰，急则治其标，缓则治其本，此秩序也。此三言者，可谓要言不烦，临证治病，当时刻铭记，不可偏废。”陈老在临证时强调辨证立法，调整虚实与辨清标本的主次关系，陈老还善于类比分析，常将难以把握的中医治则治法与人们熟知的自然社会现象作类比，往往令人醍醐灌顶。陈老提倡多与患者进行沟通交流，换位思考，了解患者内心深处真实的担忧，以便从专业的角度为患者消除疑虑，帮助其建立对抗疾病的信心。此外，陈老对待患者谦逊温和的态度，令我印象深刻，提醒着我在临床诊疗时，要做到“三心”，热心、耐心和细心，热心接诊、耐心倾听患者陈述病情、细心询问病情发展过程，并从细节综合分析患者的精神和心理状态，用浅显通俗的语言为患者解释疾病发生发展的原因。

三、从业经历

（一）教学经历

我长期工作在教育教学第一线，至今从事教学工作三十余年，先后主讲《针灸各家学说》《中医基础理论》《中药减肥》《亚健康诊断与调理》《中医基础理论研究进展》等课程，于 1994 年晋升讲师，1999 年晋升副教授，2005 年晋升教授，2008 年评为博士生导师，2019 年聘为二级教授。在课堂教学上以饱满的热情，深入浅出的教学方法，并且注意寓思想教育于专业教学之中，获得了较好的教学效果。在临床带教过程中，努力将中医临床辨治思维以及对患者认真负责的态度教育学生，弘扬大医精诚精神。先后主编、副主编全国高等医药院校规划教材《中医基础理论》等，培养了硕士、博士研究生40余名，创新群师带群徒的高层次人才培养模式，为国家和社会输送了大量的高层次中医药人才，获国家学位办研究生教育成果奖二等奖1项，在全国中医基础理论领域享有较高声誉。作为学科带头人，引领团队在中医病因病机、藏象理论、治则治法等方面展开研究，目标明确，规划清晰，有比较完善的老中青传帮带以及协同研究工作机制，并为教师搭建专业发展平台，从而使团队教学科研能力不断提升。与此同时，我还大力推进了学校本硕博连读班的建设，构建院校教育与师承教育相结合的中医拔尖人才培养模式，培养既掌握传统中医学知识又具有创新能力的浙派中医的传承者。

（二）科研经历

我所主持的科研团队，长期从事中医药基础理论和抗肿瘤新药创制的研究，主要围绕藤梨根与丹参展开抗肿瘤方面的相关研究。在多年的研究中，我们发现中医药在防治肿瘤复发、转移及改善患者症状、提高生活质量、延长生存期等方面具有明显优势。我们先后承担包括国家重点研发计划、国家自然科学基金重点项目在内的近20项国家级及省部级课题，获浙江省科技进步奖一等奖等省部级奖6项。团队所获的浙江省科技进步奖一等奖，围绕中医肿瘤瘀毒互结致病理论构建和应用研究展开，对历代医家肿瘤病机认识进行梳理，结合现代临床，创新性地提出中医肿瘤瘀毒互结的相关理论，认为“因瘀致毒、因毒致变、瘀毒互结”是中医肿瘤的关键病机之一，首次提出消滞化瘀、以毒攻毒、瘀毒同治的肿瘤治则。研究主要以丹参与三氧化二砷为基础展开，首创中药砷注射液联合丹参酮胶囊抗肿瘤的治法，并通过以毒攻毒代表中药三氧化二砷（As_2O_3）与活血化瘀代表中药丹参活性成分丹参酮等联用加以验证，为提高中医临床诊治水平奠定了基础。团队目前的研究，围绕国家自然科学基金重点项目与国家重点研发计划展开，基于瘀毒互结病机制论，探究胃癌及炎-癌转化的生物学基础，创立胃癌“形神并重，瘀毒郁同治”临床方案，以期开拓中医药防治胃癌的新途径。

（三）医疗经历

在临床上，我主要从事中医内科的诊疗，长期在浙江省中医院、浙江省名中医馆以及浙江中医药大学滨江中医门诊部坐诊，尤其对非器质性失眠有丰富的临床诊治经验，同时还擅长诊治脾胃疾病与情志类疾病，如慢性萎缩性胃炎、功能性胃肠病、功能性便秘等消化系统疾病；焦虑症、抑郁症、围绝经期综合征、小儿抽动症等。我在临证时，主张“贵和尚中”，重视经方运用；强调辨证论治，坚守中医原创思维；提倡“如法将息”，发挥中医特色；坚持“多策并举”，曾30年长期坚持义诊，为患者提供优质服务，受到广大患者一致好评。

（四）社会服务

临床之余，我曾先后担任中华中医药学会中医基础理论分会、科研产业化分会副主任委员、浙江省健康服务业促进会副会长、中国医学－食疗整合联盟副理事长等社会兼职；作为浙江省科普作家协会理事长，我在中医药文化宣传以及健康知识普及方面也一直坚持积极行动，先后应邀到俄罗斯、德国、美国、日本、奥地利等国家和北京、福建、贵州、江西、吉林以及省内各地市讲学，做客北京卫视《养生堂》节目，科普食疗养生、防病保健的中医知识；作为长期负责学校校地合作项目的分管领导，我积极倡导与浙江省各地方单位共同搭建若干个有特色、有影响的中医药文化宣传、健康知识普及、特色医疗的平台、基地等，建立并推广具有中医药特色的康养工程与扶贫产业，努力推进中医药产业化。

四、学术见解与临床经验

（一）贵和尚中：传承中医哲学

儒家思想是中国文化中最重要的思想体系之一，“中庸”“和合”作为儒家的主流思想一直影响着中国社会的发展。从儒家的“中庸之道”，到如今所倡导的“和谐社会”，无不围绕着“中和”这一内涵而展开，其对中医理论的构建与临床实践亦产生了巨大影响，中医的哲学观、发病观、治疗观无不透射出“中和”的思想精髓。我受儒家思想的影响，一直认为中医者要务虚求和，这是中医的哲学思想；生病起于过用，这是中医对病因理解的核心；调和致中谓之有度，这是中医诊疗的基本法度。

1. 务虚求和

《易经》云“一阴一阳谓之道”，任何事物都有正反两个面，我们要辩证看待问题，包容处理问题，这样才能更加合理，不偏不倚。我认为作为中医人一定要务虚求和，“务虚”是对疾病发展规律与走势进行高屋建瓴的整体把握；“求和”既包含医者通过治疗，让患者达到阴阳平衡，五脏平和的状态，也包含了医患信和的道德观念。

我记得曾诊治一位快 80 岁的老先生，脑鸣、耳鸣近 1 年多。每次来就诊都会带上他的记录本，打开他的记录本密密麻麻填满了数字和症状描述。老先生是知识分子，平时非常重视身体保养，得病以后也非常仔细地梳理自己每天的不适症状，并把自己每次的体检数据记录在本子上。除了脑鸣和耳鸣，老先生平素感觉神疲乏力，胃纳不馨，大便偏稀，每日 2~3 行，量也很少，进食后更是感觉脘腹胀闷不舒；还有胸闷、心慌、短气，稍活动便症状加重，夜间睡眠也不好，睡得浅还多梦；另外他还有高血压、糖尿病病史。

这么多症状和病史，我们一定要纵观整体，抓住主症，倘若头痛医头脚痛医脚，永远只着眼于局部，不把控全局治病求本，最终达到内外和合的状态，则势必只能拆东墙补西墙，疲于奔命了。所以尽管耳鸣是老先生最痛苦的症状，但是这不是一朝一夕就能见效的，要先解决老先生中焦脾胃失和的问题，我先以补中益气汤加减改善了老先生的胃肠功能，再以金匮肾气丸加减以收全功。

很多患者相信老中医，不仅因为老中医临床经验更丰富，也因为他们见识广博，更能理解患者的诉求，在与患者沟通的过程中和对其生活作息及饮食指导上更有耐心。医生与患者之间良好的沟通能够平复患者情绪，让患者对医生有信心，对自己恢复健康有信心，则疾病的恢复事半功倍。

2. 起于过用

健康人全身阴阳气血处于阴阳消长的平衡状态，四时气候、饮食、劳逸、房事、情志以及治疗均有常度，若超越常度（过用）即可使脏腑经络气血损伤，超出机体的生理所能承受的限度，因而均会导致疾病的发生。这一发病观点既是中医学“中和观”的体现，也是临床内外多种致病因素致病规律的集中概括，对养生预防具有重要的指导意义。因为对中医“中和观”的深刻认识，我明白了顺应天时，深刻认识到了“生病起于过用”的道理，嘱咐病患坚持每日“食饮有节，起居有常，不妄作劳”。

临床上凡虚损病证，因劳力过度而起病者，平素得到较好的休养再加以药食调服，尚算易治。曾经治疗一单亲母亲，因一边担心孩子不服管教成绩较差，一边还得独立支撑一家小超市的运营，压力颇大。以致平日精神恍惚，常悲伤欲哭，不能自控，心中烦乱，睡眠不安，稍有不顺心即打骂毁物。我处以甘麦大枣汤合逍遥散加减，起初 1 个月的中药毫无效果，我思虑再三：这是典型的因七情六欲“过用”而起病者，药物调服之效止居其三，唯静养之功方可回天。便建议患者每晚睡前独自静坐于房间内，清心寡欲，安神静坐，配合腹式呼吸，心中若有杂乱思绪，就在房间内缓步而行努力排除心中杂念，心中静则再坐，动辄再行，每日如此调养30分钟，再配合中药调服。此后半月即获良效，再服药休养2个月余即收全功。

3. 调和致中

中国古圣先贤不仅将“致中和”这种境界、理念、哲学用于治人、治家、治国之中，而且还用于人身的疾病治疗上。清代程国彭在《医学心悟》中就曾提出汗、吐、下、和、温、清、消、补八种治疗法则的理论，我临床上处方用药就十分推崇和法，利用方药疏通调和的作用，平衡人体阴阳水火，调和脏腑气血、寒热虚实、表里营卫，以达到“疏其气血，令其条达而致平和”的治疗目的。

小柴胡汤作为和解剂的代表方，可和解表里。我将小柴胡汤灵活应用于诸多病证，如治外感病时讲究有是证用是药，也常用于治疗胃肠病、肝胆胰脾病，尤其是针对胆胃不和，脘痞伴口苦反酸的患者效果颇佳，当然诸如神经症、妇科月经病等也可用小柴胡汤。半夏泻心汤也是我治疗脾胃病的常用方剂，但是我认为临床辨治不必局限于“痞”，胃脘的疼痛、嘈杂和食物反流等症也是诊断要点，抓住寒热错杂、肝脾不和的基本病机，就可用半夏泻心汤。可见对于疾病的诊治不能急功近利，尤其是对于一些慢性病，要注意顾护正气，注意“中病即止”，维持人身阴阳的动态平衡，急于补虚或峻攻都有弊端，要知世上本就不以奇方异术为本，欲求近效，反速危亡。

我曾治疗一位患者，每晚子时便全身奇痒难耐，已经多方延治，服用各类名贵药材数不胜数。我诊断为营卫失和，用桂枝汤加减治疗，患者刚抓完药就跑来找我：“张主任，这药怎么这么便宜？给我吃能有效吗？”过了一周时间，那位患者就准时出现在我的诊室，这次来他大为开怀，全身奇痒好了一大半，前后共服桂枝汤加减1个月而痊愈。我临证时全面考虑，巧用多效药，善用平和药，慎用毒烈药，往往小方便药治大病。孟河医派费伯雄曾言：“义理得当，而不在药味之新奇。”

（二）行稳致远：秉持中医思维

我常常告诫我的学生们，学习中医一定要打好基础，基本功扎实了，这对以后从事中医药教学科研工作有很大的裨益。万丈高楼平地起，秉持中医思维就是打好中医基础的前提条件。根植于中国传统文化中的中医思维，是东方特色的原创性思维，包括了辨证论治，取类比象和形神统一。

1. 坚持辨证论治

我认为，辨证论治、整体观念、四诊合参是中医学的精髓和灵魂，如果失去了中医辨证思维的指导，中药将无异于植物药、天然药物，甚至化学药物。故临床上总以辨证为要，唯有辨证精确，方能覆杯而愈，一举成功。而要做到辨证精确，则有赖于扎实的中医基础理论和丰富的临证经验。临床上一些医生以虚为实，以实为虚，不经过辨证论治，临证处方时因某味中药经过实验论证有效而直接使用，对此现象我是痛心疾首，导致这一现象的原因大体有三：一是没有坚持辨证论治；二是传统中医的观念已经被西化；三是陷入了中医虚无主义的陷阱。

中医辨证方法有很多，如八纲辨证、经络辨证、六经辨证、卫气营血辨证等等，临证时我习用八纲辨证为基础，再辅以脏腑和经络辨证为参，多种辨证方法合用做到辨证精确，用药才能精当。记得曾治一患者全身疼痛 3 年余，一进诊室我就发现患者满面油光，脑门通红，诊间血压 230/130mmHg，这要是一些中医师看了那可得吓一跳，也不管患者全身痛不痛了，肯定建议他赶紧转诊去心内科收治住院治疗。但是我观察到患者表情自然，言语流利，神志清晰，通过询问得知患者每天都口苦口干，口中黏腻不爽，时有鼻衄，平素大便秘结，关键是已 1 周未有便下，舌红苔黄腻脉弦细有力。我心里迅速判断此属表里俱实，三焦热盛之证。身体疼痛者，火热壅滞气机，血脉贲张所致也。《经》云“诸逆冲上，皆属于火”，火性炎上，气机反逆，故鼻中燥热，时有衄血。大便偏干，胃家实是也。火热炼痰夹湿，故苔黄腻。所以我果断投以身痛逐瘀汤合黄连解毒汤加减，一周后复诊患者周身泰然，疼痛减轻，血压也降至 160/90mmHg，前后共服药 42 剂而痊愈。

2. 活用取象比类

“人之所病，病疾多；而医之所病，病道少”，无论是西医学还是中医学，疑难杂症始终是棘手的存在。而与西医学讲求循证不同，中医运用取类比象是通过体悟，综合把握事物的意蕴、内涵、相互联系和运动变化规律的思维方式，运用象思维思考可以激发中医诸多理论的发展创新。临床上活用取类比象，为患有疑难杂症的患者带去新希望令我颇有成就感。

令我印象最为深刻的是在省中医院名中医馆出诊时，有个 20 岁左右的小伙子由父亲带着来找我看病。这个小伙子时不时会做出不自主的抽动动作，例如频繁地眨眼、做鬼脸、摇头、耸肩，发出清嗓、咳嗽声等，这一情况从他6岁多就开始出现了，也没有什么特殊的原因，跑遍了各大医院最后诊断为小儿抽动症。经过多方的药物、心理治疗无效，就这样一直迁延至长大成人，症状也没有明显减轻。我观察到他面色晦暗，神情默默，又通过问诊得知他从小就体弱多病，坐、爬、行走、开口说话都比其他孩子迟，体育考试也常常不合格，再加上患者时有偏头痛。考虑到患者幼时有五迟之征，我辨证为肾精不足，兼有肝风内动，应以补肾滋阴、平肝息风为法，便以大定风珠为主方加减。但是患者病情迁延日久，草木金石类的补益药恐力有不逮，非“以髓补髓”不能胜任，运用动物类似于人体脏腑组织结构的血肉有情之品方可获良效。又坎卦为豚，在地支则属亥，不但能补虚开胃，且能补肾水。故让患者每天蒸少量猪髓或者猪肉吃，以为药引。在我这里调养半年后，他抽动症状得到明显改善。

3. 重视形神统一

“形”指现实的可感人体；“神”则是可悟而不可见的精神意识。对于两者关系，《黄帝内经》指出：“神形相依，形为神舍。”许多患者心理层面的因素隐匿不显或患者自己也没有意识到，此时需要作为医者的我们通过“望闻问切”去发现，再通过药物与心理疏导两方面来缓解患者的情绪。

2019年的一天，一位40岁左右的男人踏入了诊室。按说“四十而不惑”，这个年龄段正是男性年富力强，事业蒸蒸日上的时候，可这位患者却蹙眉做沉思状，一脸阴郁。“张教授，我已经奋斗了十几年了，生活和别人比还算可以。每天忙忙碌碌还得喝酒应酬，不是我喜欢喝酒应酬，而是总觉得自己赚得还不够多，职务还不够高。脾气也越来越差，动不动就对身边的人大发雷霆，但一生气又会吐酸水，难受至极。看着我高高大大的人，胃口反而越来越小，吃东西后胃这个地方憋闷得慌，要连打几个饱嗝才会舒服一些。现在晚上也睡不踏实，梦也很多。”

上面这位患者的主要问题在于反酸、脘痞，那我们单纯的健脾益气，宽中消痞，辅以制酸可以吗？当然不行。固然，无论中西医，患者的陈述都是十分重要的诊断依据。但是患者对疾病的病因认识有限，往往忽略了内在情志的因素。多数患者一踏入诊室就开始大倒苦水，但几乎自始至终不会提及自己情绪如何。上述这位患者病位虽在胃，但因情绪的问题，影响到了肝胆，肝主疏泄，胆主决断，情志不舒，肝郁气滞，横逆犯胃，致胃气不和，升降失司，用柴胡疏肝散加减1个月而愈。

（三）如法将息，发挥中医特色

中医将息法，从广义角度讲是指除药物本身治疗作用外一切有助于药物发挥疗效、有助于患者康复、有助于养生的辅助方法。临床上辨证施治是第一位的，但我系统整理了古代医籍中的中医将息法，并结合多年的临证经验，将中医将息法的运用总结为三个方面：重视药物煎煮、重视服药时间、重视服药禁忌。

1. 重视药物煎煮

药物的煎煮包括煎煮前药物的处理、溶剂的选用、煎药时间、入药先后等。在诊间我会提醒患者，将一些矿物类药物敲得更细碎并用纱布袋包裹，以使有效成分更易煎出；又比如大枣需要擘用，全瓜蒌需捣碎或者我会分用瓜蒌仁和瓜蒌皮。临床上水虽是最常见的溶剂，但毕竟有一定局限性，酒是我常用的另一种溶剂，酒性温热善行，能助药热而行气血、通经络，故用瓜蒌薤白白酒汤、炙甘草汤等处方治疗心血管疾病时，我会嘱咐患者不论会不会喝酒，不论嫌不嫌麻烦，一定要在煎药时加入黄酒以助药力。同时中药的煎煮时间也至关重要，我认为中药的煎煮时间要根据溶剂的多寡来控制，而溶剂的多寡又以中药的总量来决定，另外，若处方中有如龙骨、牡蛎、葛根或酸枣仁等需要通过久煎以使药效能充分煎出的药物，或如附子、乌头等希望通过久煎去除毒性的药物时，应单独用纱布包裹并提前煎煮45分钟，然后加入其他中药，又比如青蒿、薄荷等轻清宣扬的药物必须在煎药结束前3分钟才能加入。还有一点也十分重要，两次煎药过程需要一样，合并两次药液混匀后再分别服用，以保证两次药液的有效浓度均衡。

2. 重视服药时间

我在临床上比较重视让患者择时服药，一般一剂药一天服用2次，服药时间是根据病情来决定的，不同的疾病不同的证型只有正确掌握服药时间才能保证疗效。如桂枝汤治疗“脏无他病，时发热自汗出而不愈者”，应在发热之前服药。另外，张仲景根据《黄帝内经》理论提出的“六经欲解时”，用此理论为指导的临床服药时间也有很重要的意义。临床上对脾虚血亏、心神失养的患者，嘱以上午巳时服药，因脾为后天之本，气血生化之源，上午巳时，脾经当令，正是气血流注脾经之时，选择在巳时服药，则可起到增强脾胃运化、补益气血的功效。对于心阳不振的患者，嘱以午时服药，因午时阳气最盛，最易于振奋阳气，有助药物功效的发挥。对于心肾不交的患者，嘱以在午时至子时服药，以酉时为佳，因下午阳气下降，人体气机趋于收敛，在酉时服药，则可以顺应人体气机，有助于阳气入阴。同时，酉时气血流注肾经，此时服药，更加有助于药物交通心肾功效的发挥。对于胆郁痰扰型失眠患者，嘱以卯时之后为佳，因温胆汤以驱邪为主，平旦至正午，为阳中之阳，阳气渐隆，正可助人体驱邪。另外，安神药第二次服药时间多安排在睡前服用，以适应人体对阴气的需要，亦可借营卫之气行阴之际，助药引阳入阴，导神归舍，从而达到比较好的治疗作用。

3. 重视服药禁忌

我对每一位新患者总会嘱咐患者注意服药期间的饮食禁忌。对不同证型、不同疾病的患者，饮食禁忌的重点也不尽不同。如对于阴虚火旺型的患者，则忌食辣椒、酒等刺激性食物，因这些刺激食物多为辛热之品可加重患者阴虚火旺的病情。对气血亏虚型疾患，药物多以补益为主，当忌食萝卜，因萝卜破气，可减少补气之功。对脾胃虚寒型患者，则禁食生冷、油腻之品。绿豆性味甘寒，功能清热解毒，消暑生津，利水消肿，故脾胃虚寒患者亦不宜服用。对于湿热并重型的患者，则忌食油腻、甜食。对患有反流性食管炎、胃酸过多等胃肠疾病的患者，我会嘱咐他们早餐禁食流质食物、酸甜之品，包括粥、馄饨、牛奶等，尽量以干性食物为主。对呼吸系统疾病和痈肿疮痒，则要求忌食腥味发物。

（四）多策并举，药到病除祛顽疾

古代医家治病救人，并不只依赖于汤药，如我们熟知的针灸、推拿、情志疗法等。临床病症千变万化，有时并不能一招鲜吃遍天，综合运用多种疗法是提高临床疗效，快速缓解患者痛苦的有效方法。临床上我注重调畅患者情志、运用五音疗疾与药物、针灸、推拿、穴位贴敷、身体自我锻炼相结合来治疗一些难治性的疾病。

1. 调畅情志，因人施导

情志主要指七情，即喜怒忧思悲恐惊，包括现代心理学的情绪情感等内容。现代研究也已发现了，人自身产生的情绪既可导致疾病的发生，又可用于治疗疾病本身，故我在治疗因情志因素而起病的患者时，常会配合节制法、疏导法、移情法来调畅患者情志。如对于性格冲动，急躁易怒的患者，我会劝诫他既要冷静克制自己不良的情绪，也可以培养一些陶冶情操的兴趣爱好，如书法、绘画等，通过移情易性法转移注意力，达到宁神定志的目的。对心情郁闷、压抑，悲痛万分的患者，我会建议他不妨大哭一场，或可以无拘束地喊叫，将内心的郁积发泄出来，也可以通过和患者的交谈，诱导患者把内心的不良情绪说出来。对因思虑过度导致的脾虚血亏、心神失养的患者，我会建议患者增加运动，或适当参加体力劳动。通过身体锻炼，一方面可以转移思虑，舒畅情怀，忘却忧烦；另一方面，可以强健体魄，健脾益气，盖脾主四肢肌肉，锻炼可健脾也。

2. 五音疗疾，天人合一

音乐疗法的目的是通过调畅气机、动荡血脉、濡养脏腑、调畅神志等治法以调节人体阴阳。中医五音治疗正是依据五志相胜的原理，选择相应的曲目对分属五脏的情志疾病进行的治疗，也属于中医治疗法则中的以情胜情法。对于性情急躁、争强好胜之人，因其心气易浮躁，在五行中属“火”，应用“水”来克制，应多听羽调式音乐，如《梁祝》《二泉映月》等，能缓和、制约其急躁情绪。对于多思多虑，多愁善感之人，其情绪多压抑，属五行中“土”，用“木”应对，多听角调式乐曲，如《蓝色多瑙河》《江南丝竹乐》等，这些曲目生机勃勃，风格悠扬沉静，能抒发情感，进而从痛苦中解脱。对于久哭不止，极度悲伤的人，其悲哀情绪较重，属五行中“金”的特点，以“火克金”，必须以欢快、明朗的徵调式乐曲，如《在希望的田野上》《春节序曲》等中国的吹打乐，其旋律活泼、愉快，能降低悲观情绪影响，进而点燃对生活新的希望。对于平时易生气，动怒之人，属五行中“木”，治以“佐金平木”，多听如《潇湘水云》《金蛇狂舞》等商调式乐曲，能使肺的肃降制约肝火的上亢，以达到疏肝理气的功效。对于平时精神紧张，心神不宁的患者，五行中属“水”，应给予引导排遣，听宫调式乐曲以土制水，如《大悲咒》《大胡笳》等，这些曲目沉静悠扬，能振奋精神，安神定志。

3. 针药结合，疗效显著

临床上，许多病症的证情千变万化。每个患者的病因及心理状况也不尽相同，临床上也不是每个患者通过内服中药都能收获很好的疗效，往往要配合针刺。如对于一些疼痛患者如腰痛、肩周炎等患者，仅仅服用中药，疗效有限，而合针刺，疗效显著。对于一些顽固性失眠的患者，尤其是伴有严重抑郁、焦虑状态的患者，在使用中药的同时，配合针刺也能收获显著的疗效。甚至药物与针灸、推拿、穴位贴敷、身体自我锻炼相结合来治疗一些难治性的疾病。

五、结语

从儿时对中医的懵懂，到如今从医四十多载，如今我也成了老师，渐渐有了一些体悟。我一直对我的学生说，大学五年，硕士三年，乃至博士三年，这几年的时间，其实都只是学了中医的皮毛，只能说搭建了一个中医学基础知识的基本框架，离开校园，我们手上也还是没有绝活的，要成为一名妙手回春的临床大夫，还有很长的路要走。在完成基本的学业之余，我非常支持大家遍访名医，向名医大师跟诊学习，跟诊学习的过程，不仅能提高自己的诊治能力，也能不断磨炼自己的品性，使个人的医术与医德一同得到提升。这么多年的行医之路告诉我，要想成为一位优秀的医者，除了求学之路上的勤奋刻苦，更为重要的是做人行医的态度。孙思邈曾写道："凡大医治病，必当安神定志，无欲无求，先发大慈恻隐之心，誓愿普救含灵之苦。"行医与做人是一样的，先有德行，而后才能立足于世，再有比较医术高低的意义。为医者，不仅需要眼前治病救人的技术，还需心中常有情怀，有悲悯天下苍生的大爱之情，有痴迷岐黄之术、孜孜不倦追求的大智之情，有海纳百川般包容是非的谦卑之怀，兼有此三者的医者，才能称之为真正的好医生。

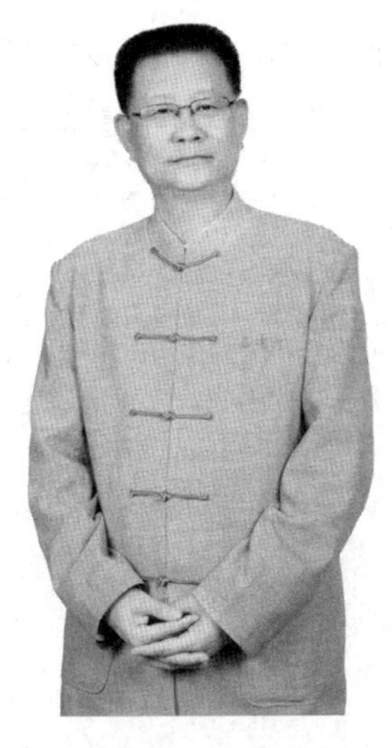

医路漫漫其修远
吾将上下而求索

谭波

医家简介

谭波，男，1964 年 5 月出生。中共党员，主任医师，全国基层名老中医药专家传承工作室指导老师，山东省名老中医药专家传承工作室指导老师，山东省名中医药专家，中国民族医药学会医养结合分会执行会长，山东中医药学会内科专业委员会及中医药学会中医药文化与科普专业委员会副主任委员，潍坊市中医药学会基层专业委员会主任委员。山东省先进工作者，潍坊市专业技术拔尖人才。创办了国医启蒙馆和实用型中医药博物馆。从事中医临床 40 年，擅长中西医结合治疗冠心病、中风、高血压、高脂血症等老年病及养生保健。

一、成才之路

我走上从医之路，完全是出于被动。由于家中人口多，家庭条件差，我兄弟四人，我是长子，为了减轻家庭负担，1978 年我考入山东省益都卫校中医专业。那个时候中专毕业包分配，毕业就能端上“铁饭碗”。那时大中专教育刚刚恢复招生，教学条件也比较差，有些学习资料是油印的。回想三年的中专学习，我的感受就是囫囵吞枣。学习中医大部分内容要靠死记硬背，特别是中药方剂和四大经典，尤其如此。当时的学习方法还是和上初中时一样被动应付，只要考试通过，就心满意足。两年的理论学习和一年的实习，初步系统地学习了从中医基础到中医临床的全部学科，取得了中专学历。益都卫校毕业时，我才 17 岁，在人们眼里还是个孩子。几乎没有人找我看病，天天坐冷板凳。只有在老医生休班时，才可能有人找我看病。当时的感受就是英雄无用武之地。有些患者吃过我开的药后，复诊时却跑到老医生那边去了。我当时抱怨患者只认“胡子”不认水平。20 世纪 80 年代人们对学历十分看重，我一直为自己没有大学学历而自卑。这成了我以后很长一段时间追求的目标。当时医院有两个同事复习报考研究生，我也想试一试。诊务少，看书学习的时间就多了。我系统学习了中医院校全日制本科教材，并开始学习日语，我把各门课程都做笔记，结合参考书，进行整理归纳。记得那时全国刚召开了振兴中医大会，中医热开始出现，从此我也喜欢上了中医，从那时起便立志做一名济世活人的名医。医院几位新参加工作的同志学习中医热情很高，我就和他们一块学，有时还给他们当老师，提高了自己的学习兴趣。现在脑子里存货比较多的，还是那时候学习的东西。毕竟外语底子太差，学习了几年日语，也没有什么进步，考研的想法也就淡了。但因此我系统学完了中医院校本科的全部课程。1985 年山东中医学院（现山东中医药大学，下同）招收第一届中医专科函授班，我用 3 个月时间自学高中课程，考取了函大。函授学习四年毕业，又于 1996 年考取潍坊医学院（现山东第二医科大学，下同）卫生事业管理专业，业余学习三年取得了本科学历，终于圆了我的大学梦。卫生管理的许多知识，对我今后开发激活思路，组织管理患者，协调关系，给予了很多帮助。

我喜欢收藏书籍，毕业后，我每月 34 元的工资除了生活费外，基本上都买了专业书籍。现在藏书达 4000 余册。一有空就拿来品读，天长日久成了一种乐趣。读得比较多的书有《医学传心录》《医宗金鉴》《伤寒论》《金匮要略》

《黄帝内经》《难经》《备急千金要方》以及近代秦伯未、方药中、岳美中等老中医的经验。业余时间我还喜欢看一些古典文学作品及杂书，如《老子》《庄子》《易经》《论语》《史记》《资治通鉴》《红楼梦》等。通过毕业后不断地学习，我 29 岁晋升为主治医师，38 岁晋升为副主任医师，44 岁晋升主任医师。1985 年我被推荐到山东中医学院附属医院内科进修学习一年，初步奠定了我的专业方向，当时周次清、陆永昌、王文正、邵念方、尹常健等中医名家都在内科工作，跟随他们门诊、查房，使我受益匪浅。特别是在心内科和急诊科期间，周次清、邵念方等老师治疗急性心肌梗死和脑中风的显著疗效，激发了我对心脑血管病的研究兴趣，我记录了大量的医案和资料，将每一个带教老师的用药特点、临床疗效进行比较。我每天把老师治疗各个病的处方用药记录下来，进行使用概率的统计，我坚持了半年，总结了周次清、邵念方、卢尚岭老师治疗冠心病、急性心肌梗死、中风的基本处方用药及加减规律。记得我把总结的结果告诉卢尚岭老师时，他惊讶地说，自己也没意识到自己的用药经验是这样的。进修回院后，我把主要精力用在心脑血管病的临床研究上，特别是治疗急性中风取得较好效果，很快在社会上有了一点影响。

1998 年我到西苑医院心内科进修半年。这次进修对我来说起到了登高望远、提高境界的作用。在这里我在史大卓教授指导下阅览了大量文献资料，听了大量学术讲座，见到了王永炎、陈可翼等一流中医专家，了解了国内外中西医治疗冠心病及相关疾病的研究进展。我认识到，治疗心血管疾病，要辨病辨证相结合、中西医相结合，而辨病是前提。为了提高辨病及西医诊治水平，我采取打时间差的办法，又到阜外心血管病医院，跟随陈在嘉、陆宗良、寇文镕等专家门诊或查房，在西苑医院和阜外医院两边跑。其间还在安贞医院参加了由吴英恺主持的全国心血管病学习班。虽然非常辛苦，但是却在半年的时间得到了常规进修一年也得不到的收获。这次进修学习使我了解了全国乃至全球心血管病的研究状况，心中有了底，也明确了今后工作的方向。回院后我在全县第一个采用溶栓疗法加中药辨证治疗急性心肌梗死获得成功。之后又根据中医治未病的理论，结合国际上循证医学成果开展了调脂中药对冠心病二级预防的临床研究。该研究项目经专家鉴定达到国内先进水平，2005 年获山东省中医药科技进步二等奖。我被评为临朐县“十佳医生”等称号，电视台也多次报道我的事迹。

2012 年我又回到临朐县中医院工作，担任院长职务，工作的担子重了，但我一直没有放下我喜欢的中医事业，每周都有固定的时间出门诊。2013年我被遴选为第一批山东省五级师承教育项目指导老师，开始带徒并传授经验。2015年又被选为全国基层名老中医药专家并成立工作室，2019年成立山东省名老中医药专家工作室。工作中我逐渐认识到，为什么现在的中医大家越老越少，因为中医需要从娃娃时就要开始学习，为此，我创办了国医启蒙馆，挑选四年级的学生学习中医文化，编写了《国医启蒙》系列丛书作为教材，以教授经典原文、死记硬背为主。这样中医才能后继有人。同时为了将中医文化在社会上传播，我在医院成立了县级中医药实用型博物馆——临朐县中医药博物馆，博物馆建于2019年，总建筑面积2000余平方米，由名老中医工作室、国医启蒙馆、院史馆、名医堂和中医药文化馆五部分组成。前来就诊的患者待诊之余可以在中医文化中遨游，使中医知识在潜移默化中得到提升。

回顾四十年中医工作的经历，我有以下几点体会。

其一，临朐的人文环境是我成长的土壤。临朐地处沂蒙山区，历史上是较贫穷落后的地区，但山清水秀，中药资源丰富，为中医发展提供了生长的土壤。近代临朐历史上出了一大批地方名医，随着时间变迁，他们的师承及事迹一直在群众中有着很大影响，临朐人民相信中医。在我的工作经历中，参加工作之初就与临朐已故名老中医许含华的长子许学智对桌，许含华留下来的医书及医案笔记大部分我都看过。我工作过的辛寨中心卫生院其前身就是原山东省中医院副院长、已故名老中医冯鸣九早年行医的诊所，我曾跟诊于其弟子刘瑞祥。受这些老中医的影响，我学到了他们的行医经验，也激发了我研究中医的热情。

其二，学习中医要反复咀嚼品味，理论与实践不断磨合。我中医课程学了三遍，第一遍是从14岁开始学习中医，记忆力好，但理解力差，囫囵吞枣，与临床结合不起来。第二遍为考研而通读中医全日制本科教材，有了几年的实践，边干边读，有了新感悟。第三遍是上中医函授大学，边工作边学习，这样学习有两个优点：一是理论与临床实践能结合起来；二是函授同学都是临床一线的，集中学习时能相互交流。三次理论学习，每次都有不同收获。我的这个学习过程自己经常用“反刍”来概括，二十年前背诵的经典段落，在新的情况下，吐出来咀嚼一遍，细细品味，字字句句都有新悟。

其三，进修学习要登高府，拜名师。有了较为扎实的理论基础和一定的临床实践经验后，要尽可能到高一级的医院进修，跟随名师学习，以达到登高望远，破秘解惑的目的。1985 年我到山东中医学院附属院进修，从过去只能在杂志上看名中医的文章到亲见他们查房、门诊，可以说学习上产生一个质的飞跃。1998 年我到北京学习，跟随国内一流的中医和西医心血管专家门诊、查房，见识到了国内一流的医院是什么样的设备条件，见识到了国内一流专家是怎样看病开方。回院后我们在全县开展了中西结合治疗急性心肌梗死的工作，没有心电监护仪，第一例急性心肌梗死溶栓的患者，我们是用听诊器加单导心电图机来完成监测再灌注心律失常的。之后市级医院专家来院会诊时，惊讶地说："不可思议，你们是怎么想出这个办法的，在我们医院没有心电监护仪无论如何是不敢干的。"其实，用心电图机监护跟心电监护仪原理是一样的。我觉得这就是到北京进修后发生的变化。

其四，发挥和依靠中医学会及社团作用，提高自身素质。各级中医学会是中医人才汇集的组织，是学术交流的舞台，也是造就和培养人才的熔炉。我始终十分热心中医学会工作，我现在担任中国民族医药学会医养结合分会执行会长，山东中医药学会内科专业委员会、中医药文化与科普专业委员会副主任委员等社会职务，有幸接触全国、各省众多的中医同道、专家、名医，从他们身上学到了很多宝贵的经验，提高了自己的学术水平，同时通过学会的推荐，也提高了自己的社会知名度。

其五，临床时要注意中西医结合。作为一名中医工作者，不仅要注重中医修养的提升，更要注意对西医的学习。我用一个例子来说明这个问题的重要性。我在北京学习时，听一名老中医说过他自己亲身经历的一件事情。有一高热、少尿、皮下广泛的出血点的患者来就诊，他诊断为温病气血两燔证，给予相应方剂治疗。但后来这个患者逝世了。老中医知道后询问了情况，得知患者是流行性出血热（现在叫肾综合征出血热），他很是内疚。其实这个患者不管应用哪种治疗措施结局也是一样的。但我们不能因此放松学习西医。西医可以使医生详细了解疾病的病理变化过程、临床发展、疾病转归等，医生可提前预判疾病发展。

河南经方医药研究院院长王付编著的《中医辨证西医辨病与用方》一书，论述了中西医结合的重要性及有效性。他认为在通常情况下中医在辨证过程中要认清病证表现是西医什么病，研究病证既要辨清中医证型，又要认清西医疾病，将中医辨证与西医辨病有机结合，这样才能使治疗方药更具有针对性，避免治病用方顾此失彼。如心悸，须辨清致病原因是功能性疾病引起的还是器质性疾病引起的，或是其他系统疾病引起的。只有对心悸致病原因与病证表现全面了解，才能真正做到治病处方有的放矢，才能够对治疗效果有明确的认识，对疾病的预后有清晰的判断。“要推动中医药振兴发展，要坚持中西医并重，推动中医药和西医药相互补充、协调发展”，这是以后中医药事业发展的方向。

其六，注重中医文化的传承和传播。中医事业要想后继有人，需要从娃娃抓起，为此我创办了国医启蒙馆；中医要想持续发展，需要全社会参与，需要中医文化的传播，为此我创办了全国首家实用型中医药博物馆——临朐县中医药博物馆。馆内藏有各类中医药文物、医药相关书籍、字画、蜡叶标本、浸渍标本、贵细药材标本等。前来就诊的患者在待诊之余可以在中医文化中徜徉，使中医文化不知不觉中得到传播。博物馆成为弘扬中医药文化、繁荣中医药事业、培养中医药人才、普及中医药知识和学术交流的重要阵地。

二、学术观点

（一）强调以预防为主

我特别崇尚中医整体观念下的治未病思想。认为疾病应以预防为主，防重于治。《素问·四气调神大论》曰：“是故圣人不治已病治未病，不治已乱治未乱，此之谓也。”预防包含三个方面含义：一是“未病先防”，二是“已病防变”，三是复发防致残。未病先防尤其重要，《素问·上古天真论》篇做了详细的论述，根本的原则是“合于道”“法于阴阳，和于术数”，注意“食饮有节，起居有节，不妄作劳”“虚邪贼风，避之有时”，如此则能“尽终其天年，度百岁乃去”。治未病的理论是中医的精髓，对疾病的预防和治疗具有重要指导意义。

（二）重视整体观念

人体是一个有机整体，五脏六腑在生理病理上密切联系，牵一发而动全身。人与自然界也有着紧密的联系，诊治疾病时注意因时因地因人制宜，做到“见肝之病，知肝传脾，当先实脾”。我临证时注意与地域、气候相参，根据春夏秋冬四季不同而相应注意祛风、除湿、润燥、温阳等，并注意用寒远寒、用热远热。

（三）精于辨证，重视舌脉，尤重舌诊

中医诊病，强调四诊合参，而四诊之中，我尤为重视舌诊，强调要准确把握疾病病机、病位、病性及发展演变趋势，施以恰当的治法。脏腑的病理变

化最容易通过舌的形色质态客观地表现出来，并且舌诊不易受人体情绪等方面的影响，望舌最能直接而准确了解脏腑的虚实寒热及气血津液的盛衰。我严格遵守“持脉有道，虚静为保”的古训，诊脉颇有心得：必须屏息静思，澄神内视，单诊总按必在五十动以上，能从细微处发现证结之所在。曾经一肝血管瘤术后患者严重失眠，曾在他处服用酸枣仁汤、朱砂安神丸等方剂，效果差，后邀我诊治，我诊其脉弦滑明显，考虑患者术后肝郁气滞，影响气血津液运行，遂聚而成痰，痰郁化火，上扰心神，故致失眠，给予患者小柴胡汤加减，并重用黄连以泻心火，服药5剂即明显见效，治疗的效果证明了辨证的准确性。

（四）谨守病机，标本兼治

《素问·至真要大论》云：“必伏其所主，而先其所因。”方从法出，法随证立，凡是有效的治疗，多源于正确的辨证，而准确把握病机，则又是辨证的关键，只有根据疾病所表现的证候，分析、辨别疾病当前阶段的病位、兼邪、邪正消长等，做出明确的诊断，然后才能在治法的指导下选用适宜的药物组成方剂。

我不仅治疗内科疾病，也擅长治疗外感疾病，治疗感冒则融合伤寒、温病之长，“谨守病机，各司其属”。谴药组方有两大特点，一是寒热并用，主次有序。感冒的常见证型是风寒、风热，但患者体质有阴阳偏盛，邪气有从化之性。因此，若证属风寒，治以辛温解表，配伍少量辛凉清解之品，以防邪气热化；若证属风热，治以辛凉解表，加入适当辛温之品，火郁发之。二是内外并治，注意固护正气。感冒虽属外感，但外邪多乘人体正气失调之时而致病，要兼顾正气不足。

（五）重视顾护后天之本

所有疾病都有一个共同的因素，那就是正气不足，如《黄帝内经》曰“正气存内，邪不可干”，“邪之所凑，其气必虚”，人体正气来源于水谷精气，正气盛衰与脾胃功能的强弱密切联系，脾胃功能强则正气充盛，脾胃功能弱则正气不足。正气的强弱影响机体预防和抗病能力，因此，我在临床实践中时时注意顾及脾胃之气。“虚则补之”乃治虚证之大法，然而补不得法，滋腻碍脾，反使脾胃运化呆滞。我处方时注意加入砂仁、陈皮、木香之类，以促脾胃运化升发中焦之气机，防止药物导致的脾胃呆滞。砂仁为“和胃醒脾、快气调中、通行结滞”之品，治腹痛痞胀；陈皮“有补有泻、可升可降”，有“调中快膈、导滞消痰、理气燥湿”之功；木香“三焦气分之药，能升降诸气，泄肺气，疏肝气，和脾气”。

（六）提倡辨病和辨证结合

证，即证候，是疾病过程中某一阶段或某一类型的病理概括，一般由一组相对固定的、有内在联系的、能揭示疾病某一阶段或某一类型病变本质的症状和体征组成。证候是病机的外在反映；病机是证候的内在本质。病机的内涵中包括了病变的部位、原因、性质和邪正盛衰变化，故证候能够揭示病变的机制和发展趋势。病是致病邪气作用于人体，人体正气与之抗争而引起的机体阴阳失调、脏腑组织损伤或生理功能障碍的一个完整的过程。证可以出现在西医不同的疾病中。“病之总者为之病，而一病总有数证”。西医的某个病又因所处阶段不同或体质差异而出现中医不同的证。辨证与辨病相结合，既不耽误病情，又体现了中医中药治疗的优势。故中医治疗上又有相应的“异病同治”和“同病异治”。我认为临床时不能受西医疾病所限，要重视辨证，抓住疾病过程中的主要矛盾，辨证与辨病相结合，更好地发挥中医优势，扬长避短，共同配合，中西汇通。辨证论治时不要受西医的影响，要使用中医思维。

（七）结合现代药理研究使用中药

我临证时经常在辨证论治的前提下，加入现代药理研究证实具有相同作用的部分中药。胸痹心痛病的病机本虚标实，用药注意扶助正气，我根据经验做成了治疗冠心病急性期发作的验方“心痛煎剂”，方中用干姜、附子、桂枝、吴茱萸、白芍、炙甘草、羌活、姜黄等药物。干姜、附子温阳止痛；吴茱萸温阳散寒止痛；白芍、甘草组成芍药甘草汤，以缓急止痛；羌活祛风除湿止痛、姜黄活血行气止痛，现代药理研究也证实附子有强心、保护心肌作用；干姜、吴茱萸能预防血栓、保护心肌、扩张冠脉血管；白芍可抗血小板聚集、止痛；羌活能抗心律失常、改善心肌供血；姜黄有改善心肌供血、降压、止痛等作用。心痛煎剂不仅遵循中医辨证论治原则，也符合现代药理研究。治疗气阴两虚型心衰时，我经常在生脉散中加入桑白皮、葶苈子，以泻肺利水、降气平喘。现代药理研究证实，桑白皮、葶苈子有强心、利尿、降压等作用。这种做法提高治疗效果，缩短住院时间，收到较好效益。

（八）重视善后调理

服药后或治疗后期的调理和养护同样重要，关系到患者最终的康复。疾病后期患者的正气还未彻底恢复，抗病能力较弱，如果不重视善后调理，则易重感邪气。《伤寒论》“大病瘥后劳复者，枳实栀子豉汤主之”；“大病瘥后，喜唾，久不了了，胸上有寒，当以丸药温之，宜理中丸”。柯韵伯：“治风者，不患无以驱之，而患无以御之；不畏风之不去，而畏风之复来。”特别对于虚证患者，常继以丸剂或膏方以扶正善后，能起到防止复发的作用。

三、临床经验总结

（一）胸痹心痛

1. 治分缓急

缓者（稳定性冠心病）以通阳散结、豁痰理气为主要思路，栝楼薤白半夏汤合丹参饮加减治疗。急者（急性冠脉综合征）以温通开窍、活血化瘀为主要思路，用血府逐瘀汤合芳香温通开窍药物（石菖蒲、荜茇、冰片、高良姜、延胡索、细辛、檀香、沉香、丁香、苏合香等）治疗。注意结合西医学急救手段，迅速开通血管，有效止痛。

2. 培生支别络脉（建立侧支循环）

当冠脉发生狭窄或阻塞时，侧支血管开放并得以发展，血液通过这些侧支输送到远侧的区域。这些通过侧支重新建立起来的循环称为侧支循环。《诸病源候论》曰：“心痛者，风冷邪气乘于心也。其痛发，有死者，有不死者……心为诸脏主而藏神，其正经不可伤，伤之而痛，为真心痛，朝发夕死，夕发朝死。心有支别之络脉，其为风冷所乘，不伤于正经者，亦令心痛，则乍间乍甚。”

治疗胸痹时，常在辨证论治的基础上加用活血通络（水蛭、地龙、路路通、橘络等）和补气生肌（黄芪）药物，能促进侧支循环的建立。

3. 治疗冠心病的用药体会

水蛭破血通络，专攻浊脂瘀血已成之瘀，并促进血管再生，建立侧支循环，水蛭始载于《神农本草经》，言：主逐恶血、瘀血，月闭，破血瘕积聚，无子，利水道。现代药理研究证实水蛭水煎剂有较强的抗凝血作用，能改善血液流变学；地龙通络祛风，搜剔脉络之瘀，《本草纲目》：“其性寒而下行，性寒能解诸热疾，下行故能利小便。”三七、丹参活血化瘀，通心脉之瘀。红曲活血，消食导滞，化食中膏脂之积。大黄、虎杖、决明子、郁金泄腑积，化痰浊。其中酒大黄逐瘀通经，涤痰通腑，《本经》谓其“主下瘀血，下闭，寒热，破癥瘕积聚，留饮宿食”，《名医别录》“除痰实”；虎杖活血通经、清热解毒，《名医别录》“破留血癥结”；决明子泻中有补、清肝益肾、通便泄浊；郁金芳香宣达、行气祛瘀、解郁化浊；黄芪、黄精、女贞子益气补肾，增强气化功能，黄芪、黄精补中益气，化气升阳，使浊气化、清气升、膏脂消、心得养，女贞子滋肾益肝、肝血旺，肾精充，气化行，浊脂不侵，而心脉通畅。现代药理证实，黄芪有增强心肌收缩力，保护心血管系统，抗心律失常，扩张冠脉，降低血压等作用。从以上可以看出，黄芪能培生支别络脉，促进侧支循环的建立。上述药物以化痰祛浊、活血通络为主，以补气升阳，滋肾益肝为辅，补不留邪，泻不伤正，可以长期应用。

（二）急性中风

1. 从痰论治急性中风

中风又名卒中，临床表现以猝然昏迷，口眼歪斜，半身不遂为主要特征。其发病率逐年增高，病死率、致残率较高，是严重危害人民健康的心脑血管病之一，急性期的救治对于减少死亡率、降低致残率至关重要。

临证之初，我沿袭滋养肝肾、平息内风、益气活血等法，使用镇肝熄风汤、补阳还五汤等治疗中风，逐渐发现这些方法在急性期不能满足救治的需要，相反有时会加重病情。经过临床观察和查阅文献资料，特别清代之后的医案，发现大凡急性中风发展为中脏、中腑之重症，必不可少会出现一个病机转变就是痰。于是我尝试中风急性期以祛痰为先，阻断病情向中脏腑发展，减少病死率，待病情稳定后再调整阴阳气血、恢复正气、补废救偏，临证运用十余年，证明此法可缩短病程，降低致残率。

2. 临证分型

临证中将急性中风按其有无热象分为痰热和风痰两型，便于掌握运用。

（1）痰热型：除中风的主要表现症状外，兼见头痛欲裂，便干，发热，口干，烦躁，面赤，喉中痰鸣，苔黄或黄腻，脉弦滑或数等热象。治法：涤痰清热，开窍通络。基本方为清开汤（自拟方）：瓜蒌、天竺黄、竹沥、大黄、胆南星、枳实、钩藤、石菖蒲、郁金、全蝎。

（2）风痰型：除中风的主要表现症状外，兼见头晕身重，静而不烦，嗜睡，流涎，苔薄白或白腻，脉弦滑或脉缓等，可排除热证的症状。治法：化痰祛风，开窍通络。基本方为加味半夏白术天麻汤（自拟方）：天麻、半夏、钩藤、秦艽、石决明、泽泻、石菖蒲、陈皮、苍术、僵蚕、川芎。

控制和预防中脏腑是把握急性中风的关键，痰是中脏腑的首魁，治疗即应先祛痰邪，痰祛无以生热，热去风亦自息。痰邪既除，经络、脑窍无物阻塞，则神清、废除。虽有风火扰动，平息亦易。

在临床上，中经络重证，神志虽清，但见风阳痰火证候，为防其转为中脏腑，应急除痰阻。否则，“痰火郁结，用药少效”，甚至中脏损命。临证观察，急性中风尚未有明显痰征者，先用祛痰之法，亦可防患于未然，减轻病情。

急性中风，值“挽堕拯危，在此一举”之时，应当机立断，急涤其痰，待痰祛病缓，再调整阴阳气血，恢复正气，补废救偏，庶可缩短病程，减轻病残程度。

三、正本清源

现实生活中，人们甚至是中医从业者对于一些问题有误解。下面就常见的两个问题从病因及治疗等方面做出澄清，希望对于中医的发展认识有所帮助。

（一）胸痹心痛

胸痹心痛大致相当于西医学的冠心病。中医没有冠心病的病名，但有类似的证候记载，如心痛、胸痹、真心痛、厥心痛、久心痛、卒心痛等。《素问•脏气法时论》“心病者，胸中痛、胁支满、胁下痛、膺背肩胛间痛、两臂内痛”；《灵枢・厥病》篇“真心痛，手足青至节，心痛甚，旦发夕死，夕发旦死”；《素问・厥论》“手心主少阴厥逆，心痛引喉，身热、死不可治”；《素问・痹论》“心痹者，脉不通，烦则心下鼓，暴上气而喘”；《金匮要略・胸痹心痛短气病脉证治第九》“胸痹之病，喘息咳唾，胸背痛，短气，寸口脉沉而迟，关上小紧数……心痛彻背，背痛彻心，乌头赤石脂丸主之”；《诸病源候论・卷之十六・心痛病诸候》“心痛，其痛引喉是也”；《诸病源候论卷之三十・咽喉心胸病诸候》“胸痹之候，胸中如满，噎塞不利，习习如痒，喉里涩，唾燥。甚者，心里强痞急痛，肌肉苦痹，绞急如刺，不得俯仰，胸前皮皆痛，手不能犯，胸满短气，咳唾引痛”；《景岳全书》“心痹胸中气坚急，心微痛，气短促，咳唾亦痛，不能饮食”。以上这些记载，描述了胸痹心痛的症状。

关于胸痹心痛的病因病机在经典著作中也有论述，《素问・调经论》“寒气积于胸中而不泻，不泻则温气去，寒独留则血凝泣，凝则脉不通”；《素问・五脏生成》曰“赤脉之至也，喘而坚，诊曰有积气在中，时害于食，名曰心痹，得之外疾，思虑而心虚，故邪从之”；《金匮要略•胸痹心痛短气病脉证治第九》“阳微阴弦，即胸痹而痛”；《类证治裁・胸痹》“胸痹胸中阳微不运，久则阴乘阳位而为痹结也”。

《金匮要略》在胸痹心痛的治疗上，根据不同证候，制定了瓜蒌薤白白酒汤等9张方剂，以取温通散寒、宣痹化湿之效。《诸病源候论》中对本证的认识又有进一步发展，巢氏认为“心病”可有心痛证候，心痛又有虚实两大类，并指出临床上有“久心病”证候，伤于正经者病重难治。该书记载“心痛者，风寒邪气乘于心也，其痛发有死者，有不死者，有久成疹者”；《诸病源候论·心痛候》称：“心为诸脏主，其正经不可伤，伤之而痛者，则朝发夕死，夕发朝死，不暇展治。其久心痛者，是心之支别络，为风邪冷热所乘痛也，故成疹，不死，发作有时，经久不瘥。”

从以上论述中可以看出，古代胸痹心痛的病因没有血瘀，治疗也没有活血化瘀。到清代王清任始提出“血瘀”。活血化瘀治疗的飞速发展是陈可冀院士率先倡导应用活血化瘀治疗心脑血管病，进行冠心Ⅱ号、川芎嗪、赤芍皂苷等活血化瘀方药的临床和基础研究以后才出现的。但是，现在冠心病的治疗，活血化瘀已经基本是唯一的治疗方法，已达到滥用的地步。这是与中医经典及原则不相符，也是与临床实际不相符的，违背了辨证论治的原则，是西医思维模式。我们应用中医中药应该从源头、从经典找出路，不能照搬西医学的成果，不能跟在西医学的屁股后面跑，这样会偏离中医的方向，抛弃了中医的初心。

（二）感冒

“感冒”病名首次出现在宋代，宋以前多用“伤风”“冒风”等名称或者只是描述症状，如《素问·骨空论》“风从外入，令人振寒，汗出头痛，身重恶寒”，描述了风邪入侵出现的症状，这些症状与感冒相似。后《伤寒论·辨太阳病脉证并治》提出中风、伤寒之名称，此处中风、伤寒症状与感冒相似。巢元方、孙思邈还是沿用伤风、伤寒之名。到了明清时期感冒之名才较多使用并深入研究。感冒的病因病机，历代医家皆认为是感受风寒所致。到了明清时期认识到与体质虚弱有关。

关于感冒的治疗，从古至今皆认为是使用“汗法”，宋以前认为使用辛温发散之剂；金元时期出现了使用辛凉之品治疗的理论，但实际使用时仍辛温辛凉并用。如果感冒初期即应用清热解毒药物则易引邪入里，导致感冒迁延难愈，久之则损伤人体正气。感冒数日后寒邪入里化热，可以适当使用一些清热解毒的药物，但不可应用过早或滥用。现在市面上有很多的中成药感冒药，其成分大多数都是大青叶、板蓝根、金银花等具有清热解毒疗效的制剂。这种情况可能与西医学认为感冒是病毒感染所致有关。西医学认为感冒就是感染了病毒，治疗需要清热解毒，上述药物据现代药理研究也确实具有抗病毒功效，所以感冒了就要清热解毒。这种观点是不合适的，脱离了中医辨证论治的原则。

四、关于几点问题的探讨

（一）国医启蒙馆的建设

中华民族的复兴需要中国文化的复兴，文化的复兴离不开中医文化的学习与传播。中医药学凝聚着深邃的哲学智慧和中华民族几千年的健康养生理念及其实践经验，是中国古代科学的瑰宝，也是打开中华文明宝库的钥匙。振兴中医、弘扬中华传统文化，是我们中医人义不容辞的重任。

早在1929年，中医先贤在反对废除中医时，就喊出了“提倡中医以防文化侵略”“提倡中药以防经济侵略”的先见之声，拥护中医就是保护我国的国粹。然而90年后，我们蓦然发现，西医在现代社会成为主流，并直接影响着人们的生活方式和思维模式，中医学仿佛成了异类语言，人们无法听懂中医，必须用西医学加以解释，传统文化变成了“古董文化”。

我曾请教一位语言学家，世界上最难学的语言是何种语言，答曰：汉语。那为什么我们3岁的小孩就能伶牙俐齿，老外在华5年却依然吐字不清呢？母语，我顿悟。原来我们几十年来，嘴里虽然说着汉语，但思想文化、思维方式、健康认知，早已被现代科学“母语化”了。不能抢占思想认知、思维方式的母语地位，弘扬传统文化、振兴中医就是一句空话。原来这些年我们一直“把自己当客人”。

要想发展中医，就需要打好中医的基本功，这个基本功就是中医的经典，是中医人需要守的“正”。没有经典，“正”失守了，则发展中医就成了一句空话，中医事业就成了无本之木、无源之水。3年前我开设了国医启蒙馆，把四年级的学生组织起来，每周末半天（2个学时）学习中医文化，两年一期。启蒙馆开设了《黄帝内经》《药性赋》《经典医古文》《标幽赋》《中医基础知识》《中医史简介》等课程，以教授经典原文、死记硬背为主。我们惊讶地发现孩子们记忆力惊人，对古典文化和中医知识的认知没有难易之分，有时对古文的理解达到了我们学中医几十年都无法达到的境界，这可能有点进入“母语状态”了。

为了方便教学，我们对教材进行整理，编写了一套“国医启蒙系列”丛书，包括《内经选诵》（注音版）、《注解药性赋》（注音版）、《图解标幽赋》（注音版)、《经典医古文诵读》(注音版)、《中医史上的那些人和事儿》《博大精深的中医之理》6册。同时我们把《医学三字经诵读 濒湖脉学诵读》(注音版)、《汤头歌诀诵读》(注音版)两册，列为学生课余选读教材。临朐县中医院对参与启蒙班的学员做过调查，选取2014年12月–2019年5月已经结业的3期学生及其家长作为观察组，另外选取相同数量的未参与启蒙班的学生及家长作为对照组，发现观察组对中医传统文化知识的了解明显优于对照组，即使启蒙班学员结业后也是如此。通过对小学生进行中医传统文化的启蒙学习，能够达到以下效果：①培养孩子对中医传统文化的兴趣爱好，提高他们的国学及传统医学修养；②每位学员结业后能了解掌握一些中医基本常识及简单的中医药保健知识；③学生能对家长宣传中医药文化及中医常识，提高家庭中医药文化氛围，从而影响社会对中医及中医文化的科学认知。

中国传统文化是儒、道、佛三派思想长期融合而来的，这三派思想，都对中医学的形成与发展有深远影响。北京中医药大学张其成教授也认为，诞生于古代中国的中医药学，其本身就是中国传统文化的一部分，与中国古代其他文化的关系同根同源，本为一体。

张其成说，从科举制度废除至今长达一个世纪的时间里，传统文化所受到的打击接连不断，诸如废孔废经、白话文取代文言文、汉字的简化以及近代用西方哲学来改造中国古代思想等，加上现代科学的冲击，中国的传统文化遭到某种程度的中断，这也对中医发展产生了致命的影响。社会上也有很多所谓的“专家”打着“科学”的名义在评判中医的“科学性”。

中医渴望后继有人，国医启蒙馆的学生将来如果从事中医，将会有一个良好的童子功，名医可出。即便他们将来不从医，从小用传统文化培根育苗，也将使他们裨益终身，如若能将中医文化思想的种子播撒社会，或将出治国上医！

(二)中医药博物馆的建设

中医要想持续发展，需要全社会参与，需要中医文化的传播，为更好传播中医，我于2019年创办了全国首家实用型中医药博物馆—临朐县中医药博物馆。博物馆建筑面积2000m²，由名老中医工作室、院史馆、国医启蒙馆、名医堂和中医药文化馆五部分组成。馆内藏有中华五千年历史不同时期的各类中医药文物1000余件，医药相关书籍4000余册(包括古籍300余套，民国杂志及不同时期的老报刊300余份)；字画100余幅；蜡叶标本、浸渍标本、贵细药材标本等各类中药标本 1000 余种，以及院史文物 30 余件。丰富的展品从不同的方面展示了中医药的特色及文化内涵。博物馆先后被命名为潍坊市社会科学普及教育基地、潍坊市科普教育基地、山东省科普教育基地、山东省中医药文化宣传教育基地、山东省健康教育基地和山东省中医药文化建设示范单位等称号，获 2020 年度山东省中医医院管理先进案例优胜奖。

博物馆多功能应用，开办中医专题讲座、青年医护骨干学术沙龙、专家面对面健康咨询、国医启蒙教育、中小学生夏令营等丰富多彩的科普活动。博物馆在本地及省内外有一定的影响，已有 40 余家医院前来参观学习。自开馆至今，已接纳参观人数达 30000 余人，充分发挥了博物馆对中医的宣传作用。

中医药博物馆实现了专家诊疗与藏品展示的有机结合，前来就诊的患者等待之余可以在中医的历史长河中徜徉，接受中医的熏陶，零距离学习中医药文化、普及中医药知识。博物馆成为弘扬中医药文化、繁荣中医药事业、培养中医药人才、普及中医药知识和学术交流的重要阵地，同时也为中医药博物馆的建设树立了标杆。

（三）基层中医药专业委员会的成立

中医是中国传统文化中一颗璀璨的明珠，她历史悠久、底蕴深厚，凝聚着中华民族的博大智慧，担负着祛病济世、造福百姓的重任，为人类的发展和社会进步作出了巨大的贡献，为中华民族繁衍和文化传承作出了重要贡献。曾有学者就说中医是世界第五大发明。

2020 年，一场突如其来的疫情在神州大地肆虐。关键时刻中医药大显身手，起到了阻断社区疫情蔓延，防止轻症患者转重症，降低重型、危重型患者死亡率等作用，在全世界掀起了一股中医热。

中国是人口大国，相信中医、应用中医的人大有人在，特别是农村患者更喜欢应用中医药治疗疾病，“农村是一个广阔的天地，在那里是可以大有作为的”。要想中华复兴，农村振兴是关键，同样农村的中医中药振兴也是非常重要的。基层的中医振兴了，农村的经济才有保障。在农村也有着许许多多的基层中医在使用中医药，服务于广大患者。他们直接接触社会最基层的患者，扎根于群众之中。他们对中医药的传承和发展起着不可忽视的作用。

中医院校借鉴了西医学的授课方式，培养了一大批优秀人才，这些人被称为学院派，他们一般都是理科出身，他们尊重科学，深受科学理论的影响，要将中医科学化。但随着医学的进步、西医学的挤压，中医生存空间越来越小，很多中医人的思维也受到了影响，临床用药时用西医思维使用中医，导致了中医的效果不尽如人意。已故国医大师邓铁涛老先生曾经诠释过真正的现代中医人，他们是“立足于中华文化深厚的基础之上，既善于继承又勇于创新的人才。他们有深厚的中医理论，熟练掌握辨证论治，能运用中医各种治疗方法为患者解除疾苦的医生；他们有科学的头脑，有广博的知识，能与21世纪最新的科学技术相结合以创新发展中医药学的优秀人才”。

基层中医要发展传承，需要注重中医知识的宣传，拨开中医博大精深的迷雾，使中医思想融入人们的日常生活中，大力发展一方一术，不拘一格发展中医，既可是医院模式，又可是诊所模式，还可是群众性健康保健，针灸并用、内外兼施、立体化、综合性、全方位应用中医。

“中医药是中华民族的瑰宝，一定要保护好、发掘好、发展好、传承好”。抱着守正创新、振兴中医的目的，我于2019年主持成立了潍坊市基层中医药专业委员会。希望通过委员会的纽带作用，立足经典，把学院派中医和基层中医连接起来，构建互通桥梁，畅通交流，取长补短，回归中医本源，使中医事业薪火相传。

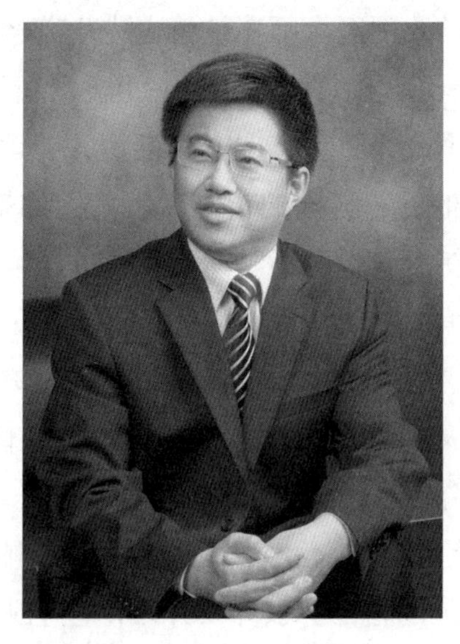

心怀苍生，求知若渴

仁心仁术，杏林春暖

王拥军

王拥军，男，1965年9月出生。上海中医药大学首席教授，研究员，主任医师，北京医院客座教授。硕士及博士生导师，博士后指导老师。现任上海中医药大学副校长，上海市中医药研究院副院长。

王拥军教授是国家杰青、长江学者、岐黄学者，目前担任国家重点学科带头人，国家中医临床研究基地负责人，教育部重点实验室主任，教育部“创新团队”发展计划项目负责人，科技部重点领域“创新团队”计划项目负责人，上海市“重中之重”慢性病临床医学中心主任。

长期从事中医药防治慢性老年病的应用基础与转化研究。先后主持国家重点研发计划、国家重点基础研究发展计划（973计划）项目、国家自然科学基金重点项目（3项）、国家自然科学基金重大国际合作项目（2项）、国家中医药行业专项（2项）等国家级部市级项目70余项。主持制定中医药防治老年慢性病专家共识及指南22项，授权国家发明专利19项，开发出中药新药及新制剂11项；带领团队建立了“老年慢性病三级防治体系”和31家培训示范基地，成果在全国200多家医疗机构推广，培养了2600多名基层单位医疗骨干，并率先建立了50万人“证病结合”慢性病社区队列，已有3200多万人次接受中医药服务，提高了我国老年慢性病的综合防治水平。

作为第一和通讯作者，共计发表论文339篇，被正面引用6900次，在专业期刊以及Nature、Cell、Lancet、BMJ子刊发表SCI收录论文126篇，影响因子大于5的86篇；主编了我国第一本“肾精理论”研究专著《“肾藏精”藏象理论与实践》，填补了本领域空白。作为第一完成人，荣获3项国家科技进步奖二等奖、2项上海市科技进步奖一等奖以及中华医学科技奖一等奖等奖项；还应邀参加国际学术交流或担任大会主席20多次，成为享有国际盛誉的中医学家。

担任国务院学位委员会中医学组召集人，国家科技成果评审专家，教育部、科技部、国家卫健委、国家自然科学基金委评审专家。担任中华中医药学会精准医学分会主任委员、中华中医药学会骨伤科分会副主任委员、中国康复学会颈椎病专业委员会副主任委员、世界中医药联合会手法委员会副会长，ASBMR、ORS委员，担任《Journal of World Chinese Medicine》《中医正骨》《中国骨质疏松杂志》《世界科学技术——中医药现代化副主编》《Spine》《中华医学杂志（英文版）》《中西医结合杂志（英文版）》《中国药理学报（英文版）》审稿专家，《世界中医药杂志（英文版）》《中西医结合杂志》编委等。

王拥军教授长期开展中医药“健康精准扶贫”服务，减少了“因病致贫、因病返贫”的发生，提高了江西赣州、湖南郴州等革命老区和云南、贵州等贫困地区人民的健康水平；他二十多年如一日坚持下社区服务，坚持把研究成果写在祖国和人民需要的地方，荣获全国先进工作者和首届医德风范卓越成就奖。“骨健康服务”团队荣获全国首批“全国高校黄大年式教师团队”称号。

一、心怀苍生，求知若渴

（一）扎根人民需要，牛角挂书问道

自1994年师从上海市名中医施杞教授起，我就开始了“慢性筋骨病”（颈腰椎疾病、骨与关节疾病、骨肿瘤等）的系统性研究。为什么会选择研究慢性筋骨病？这还得从我刚刚参加工作说起。

自1983年考入安徽中医学院（现安徽中医药大学，下同）中医系中医专业，我便将自己明确定位为“中医人”，立志悬壶济世、救死扶伤。带着这份信念，身为学生党员的我在1988年本科毕业后，决定前往条件艰苦、医疗资源相对匮乏的安徽省皖北矿务局下属医院工作。这份任务艰巨、挑战性大的工作，我一干就是6年。我当时兼任了中医科和骨外科两个科室的工作，还是医院救护大队的副大队长，经常要下矿山抢救工伤人员。在悉心诊治矿工伤痛的同时，我发现了一个十分揪心的现象：煤矿工人长期地下作业可导致许多职业病，包括颈腰疼痛、关节疾病、骨外伤等。其中创伤性疾病最常见，而且由于煤灰、油污等污染严重，更加容易导致伤口感染，因此，需要对骨周边软组织进行耐心、细致的清创。在这个过程中，往往会切除一些受到严重感染的肌肉、血管和神经，尽管最后患者的骨伤愈合了，但受伤的软组织往往会出现一些挛缩、畸形愈合甚至不愈合，这势必导致骨与关节功能下降，甚至部分患者丧失劳动能力以及再工作的能力。那个时候，我发现仅仅注重骨骼治疗不行，骨周边的肌肉、韧带、肌腱、血管乃至神经等软组织也很重要。当时还没有“慢性筋骨病”这个概念，但我明白“筋”和“骨”之间有很多关联，譬如各种软组织损伤属于“筋”的范畴，各种关节与脊柱方面的疾病则属于“骨”的范畴，颈腰椎间盘、软骨终板、关节软骨则介于骨与筋的交叉地带，其中需要研究的难题有很多。由于受到研究条件限制，对受试者还没有一个系统性的研究。

我意识到，要想更好地帮助患者恢复健康，还需要不断学习和研究。于是，我携着苦心钻研所得的研究报告，在火车上站了一天一夜，前往成都参加全国中医骨伤学术年会。作为会上发言的唯一的一名基层医院医生，进行了“煤矿工人颈椎病调查与综合治疗”报告，凭借翔实的数据与科学的分析，这份报告给时任全国中医骨伤学会会长的施杞教授留下了深刻印象。会后，得到施杞教授的鼓励，我于1994年如愿考入上海中医药大学，成为施杞教授的研

究生，由此结下了延续至今的师生情缘，这为我开启了“慢性筋骨病”的研究之路。

牛顿说：“如果说我比别人看得更远些，那是因为我站在了巨人的肩膀上。”科学的金字塔正是这样一代一代垒起来的。恩师施杞教授在长期临床中发现，引起颈椎病的原因并非只有物理性压迫（即椎间盘、骨刺等压迫），大量化学性炎症刺激也是颈椎病发生与发展的重要因素；局部释放炎性物质，如咽喉部感染也会导致颈椎病，他首次提出了“咽喉型颈椎病”的概念。我按照恩师施杞教授的建议，回到矿区，研究工作环境对煤矿工人的影响，探讨哪些因素会成为颈椎病的发病因素。我对1512名颈椎病患者进行病例对照研究后发现，风寒湿刺激、长期低头工作、卧高硬枕、急性和慢性咽喉部感染都是颈椎病的危险因素。这份调研报告也证明了颈椎病是多种物理性压迫和化学性刺激共同作用的结果。正是这样的经历让我感受到为人民服务的价值，亦从此埋下心怀苍生，个人理想事业要扎根在人民需要之中的信念。

（二）大道岐黄，薪火相传

作为沪上石氏伤科第五代继承人，30多年来我一直致力于慢性筋骨病的临床、基础与转化应用研究。原本大家都认为骨伤科的药没有什么特别的疗效，不如手术见效。但是现在经我们研制开发出的中药新药，临床疗效大大提高了。我认为任何手术都不是治疗的终结，只是个过程。中医治疗要贯彻“未病先防、既病防变，病愈防复”的“治未病”理念。局部和全身治疗相结合，预防和康复相结合，才能够发挥中医药的特色和优势。

我一直秉承继承不泥古，创新不离宗的方针。我们团队率先创立了“慢性筋骨病学”，率先发现“慢性炎症及微循环障碍是慢性筋骨病的启动因素”，从病因病机、理法方药以及预防康复等方面系统阐明了慢性筋骨病的发病和防治规律；证实了“气虚血瘀肾亏、骨损精衰髓空”是慢性筋骨病的中医病理学基础；创立了“调和法”（调和气血、补肾益精）和“调衡法”（调衡筋骨、恢复平衡），并形成了规范化临床方案，近年来通过50万例的临床应用观察，提高了中医药防治慢性筋骨病的临床疗效，降低了颈椎病、腰椎间盘突出症、骨关节病、骨质疏松症以及骨质疏松性骨折的复发率；还建立了非手术与手术“序贯联合”综合性防治体系，降低了手术率，并提高了“围手术期”患者的康复水平，从而科学地阐明了中医药防治慢性筋骨病的科学内涵。

目前手术治疗颈椎病需求量巨大，但是手术风险很高，尤其对于老年人来说，很有可能影响到术后的生活质量和身体健康。我坚信，要想摆脱现状，唯有进一步提高各种非手术治疗的临床研究实力，改变传统手术适应证的束缚，才能够让更多的老年人摆脱手术的风险。我们团队率先揭示了颈椎病的“三期病理变化规律”，提出了“抑制炎症因子”和“改善微循环”防治该类疾病的学术思想。开发出中药新药“芪麝丸”，并联合复旦大学附属华东医院、第二军医大学附属长海医院、第二军医大学附属长征医院、同济大学附属东方医院、上海市第一人民医院、上海市第六人民医院、上海市第九人民医院等三级甲等医院骨科进行了芪麝丸治疗神经根型颈椎病大样本（2023 例）RCT 研究及随访研究，证明临床总有效率达到 95%，被誉为中国的“非甾体类消炎药”。

慢性筋骨病的主要人群集中在中老年患者，从疾病的规律来说，老年慢性疾病都是有共性的，因慢性病引发骨疾病，譬如老年性痴呆、骨质疏松症、骨髓抑制综合征等症状都与肾精亏虚有关。为此，我们进行了大样本（共计 12152 例）“证病结合”临床流行病学调查，证明这些慢性病以“肾精亏虚”为主（占 81%），从而创新性提出“肾精亏虚型慢性病”。通过 6 项 RCT 临床试验研究，证明补肾填精方治疗 3544 例该类疾病，总有效率为 85.6%，并且明显改善了患者肾精亏虚证的临床表现，从而提高了“肾精亏虚型慢性病”的防治水平，并建立了“补肾填精法治疗肾精亏虚型慢性病”临床规范化方案，并大大地降低了老年患者的药物服用数量和使用剂量。

我们团队还率先发现并证实“动力失衡为先，静力失衡为主”是慢性筋骨病发生的力学生物学基础，首先提出慢性筋骨病“力学与生物学”失衡学说，并得到美国《SPINE》杂志主编 James N. Weinstein 教授高度评价，认为本研究“从生物化学和组织学改变方面证明了脊柱生物力学失衡，有助于理解人类椎间盘退变和软骨终板退变全过程”。围绕“恢复筋骨平衡”的预防与治疗学思想，协助施杞教授创立了“调衡法”，并形成“十二字养生功”“颈腰保健操”“脊柱平衡操”“筋骨平衡操”“整颈三步九法”“脊柱平衡手法”等富有中医特色和优势的系列技术，建立了规范化、安全高效的“治未病”方案，作为国家中医药行业专项，已在全国 2110 家医院及社区广泛推广。

中医讲求的是整体观、辨证论治。整体观就是要有系统、全面思维，从预防、诊断、治疗、康复、养生和保健“六位一体”去考虑。我们团队的研究成果已经形成了《中医骨伤科常见病诊疗指南》《原发性骨质疏松症中医循证临床实践指南》，获得授权发明专利 19 项，并实现 11 项成果转化应用。开发的

13种“益气化瘀系列方”，平均1疗程225元，西药治疗（莫比可联合弥可保）1疗程550元，而颈腰椎疾病手术平均费用5万元。这些中药新制剂更加“简、便、效、廉”，在广大社区、农村广泛应用。新加坡《联合早报》及我国《中国中医药报》《健康报》《解放报》《文汇报》《科技时报》、中央电视台“健康之路”、上海电视台“名医大家”“健康养生”等30多家国内外新闻媒体纷纷进行了报道，社会和经济效益非常显著。

大家认为骨质疏松症是到了一定的年纪自然产生的病症，着重补钙，其实肌肉和韧带等软组织的退变和疏松要比骨质疏松要早5~10年。现在中老年人最大的误区是对肌肉和韧带保健、锻炼没有较强的概念，认为预防骨质疏松就是要加强骨关节的锻炼，殊不知其实肌肉的锻炼更重要，肌肉和韧带加强了，可以预防骨疾病的发生。我们团队建立了“中国骨健康服务”平台，通过“健康直通车”“中医医疗联合体”“中医药健康服务平台”等方式，建立了推广应用体系，吸引30多个国家和地区患者前来就诊，已经在2600余家医院和社区推广应用，已有3200多万人次社区居民接受中医骨健康服务（包括骨密度扫描、慢性筋骨病档案），免费向社区、街道赠送15000张“12字养生功光盘”（目前免费在网上共享），从而系统、科学、有效地预防了慢性筋骨病的发生与发展。

如今，我们团队在关于脊髓型颈椎病、神经根型颈椎病、骨关节病、老年骨质疏松性骨折等非手术治疗方面的已经具有海内外影响力，并致力于转化推广，力求更快应用于社会。现在我们有信心能让越来越多的慢性筋骨病患者不开刀就可以治疗。

二、仁心仁术，杏林春暖

（一）锤炼团队，延续和传承中医医德和医术

我长期致力于中医药防治脊柱病、骨与关节病以及骨肿瘤的应用与基础研究。每当面对患者痛苦的神情与求助的眼神，我都会想尽一切方法为患者解除病痛。但是，我逐渐意识到，一个医生在临床上诊治的患者是有限的，但如果能培养出更多的学生和弟子，一同为临床、教学、科研做贡献，那么，这样一支团队将会无穷地造福患者。

2005年3月，我在美国罗切斯特大学完成博士后研究工作，谢绝指导老师Regis J O’Keefe教授的善意挽留，义无反顾地返回中国。28日回到上海，

第二天一大早，我就到了医院门诊和实验室，投入到繁忙的临床科研与教学工作中去，因为，我心中已经展开了中医骨伤科学未来发展的规划蓝图，迫不及待地要将这一切付之于行动。但是，当时的脊柱病研究所毕竟是一个才刚刚成立不久的应用型研究所，人才、项目、设备都非常缺乏，团队建设能力还相当薄弱，学科建设水平亟待提高。每个成员既是研究员，又是技术员，大家共同努力，团结奋斗，志存高远，引进了国际先进的实验室管理制度，建立了基于模式动物学和分子生物学的研究平台，并逐步构筑起了从事中医药防治慢性筋骨病的研究体系。

借助这个平台和体系，我们团队不断壮大，已经成为科技部重点领域创新团队、教育部创新团队、上海市科技创新优秀团队、上海市学习型团队、上海市高校创新团队，曾荣获“上海市工人先锋号”、上海市五一劳动奖状和“上海市劳模创新工作室”等称号。建设经验在上海市教育委员会人才工作会议、上海市卫生局研究院所战略发展研讨会等介绍。

回国十多年来，我的周末、节假日经常在实验室中度过。学生们常问我：您工作得这么苦，这么累，为什么呢？您临床技术水平这么高，患者这么多，为什么还要做实验呢？我回答他们：“或许，表面看来这样的生活很苦很枯燥，但是，能为所热爱的中医药做一份贡献，我还是很满足的。”

跟师时间长了，看到许多坐着轮椅、有轻生念头的患者，经过我的精心治疗和耐心开导，个个痊愈，学生们发自内心地有了信心；看见我时常在思考科研难题，为突破技术难关而开心，学生们都逐渐感受到我是真正以工作为乐趣，以事业为生活。

我最早提出中医药复合型人才“六结合培养模式”，在学科建设、人才培养、事业发展方面发挥了重大作用。已经先后培养硕士与博士生 90 多名，博士后 20 多名，弟子高徒 30 多名，并协助施杞教授培养研究生 100 多名。如：梁倩倩博士荣获“全国优秀博士学位论文奖”“国家优青”“青年岐黄学者”“上海市优秀毕业生”“上海市青年科技启明星”“上海市杰出青年岗位能手”“上海市曙光学者”等称号。

我同时不断对学生和研究人员进行“七情教育”，即“对祖国要有深情，对中医药事业要有感情，对患者要有热情，对同事要有友情，对朋友要有真情，对家庭要有亲情，对生活要有激情”。时刻强调学生们要注重人格培养，立身树人；要注重医德培养，奉献社会；要注重团结协作，共创辉煌。上善若水，厚德载物，弟子们常感触地说："跟着王老师，我们心里就踏实。"

我要求学生们加强外文文献的阅读和理解，要求发表SCI文章，要求在规定的时间内完成科研工作……我虽然对学生很严格，但我同时也非常爱我的每一个学生。之前一位研究生不慎被车撞伤，我多次从美国打越洋电话询问伤情，安排治疗与探视；一位研究生不慎患有脑胶质瘤、我多次上门恳请院士、名师，为其精心手术；其他导师的学生不幸患有肝癌，我第一时间将所获优秀研究生导师的奖金全部捐出；学生就是感冒发热，我也一定要在百忙之中抽出时间探望。因为我是他们的家长。

2007年，我和老师施杞教授同时获得"上海市劳动模范"称号，我们所得奖金2万元全部资助了本校贫困的本科学生，并号召所在的支部成立帮困基金，长期帮助本校家庭经济困难的本科生，并成立帮困小组，自愿担任组长，长期对"帮困生"专业辅导、政治关心。目前，所帮困的孙悦礼同学成为"上海市新长征突击手标兵"，并已经从本科攻读到博士，被公派到美国纽约大学进修学习，毕业后在本学科从事多学科交叉研究。上海中医药大学建校60周年校庆，我们师徒共计向大学捐献获得国家奖的奖金12万元，感谢母校的关心和支持！

在我和学生们的共同努力下，上海中医药大学脊柱病研究所的灯光时常通宵达旦，被我校喻为科研一线的标杆。他着力打造一个中医科学研究的大平台，并成为国家重点学科、国家中医临床研究基地，成为拥有一批卓越成果和杰出人才的"创新团队"。

（二）肩负使命，投身党的中医药教育事业

作为第五代传人，我经过不断临床和课堂教学实践与探索，提出"以培养造就高层次人才带动整个人才队伍建设，促进各级各类人才协调发展"的重要决策。

我认为，中医教育乃事业发展之根，中医人才乃事业兴旺之源；同时，发扬本学科的学术优势，总结施杞教授的教育理念，不断尝试机制创新，创立了中医骨伤教学模式及人才培养"一体二翼，六项结合"的教育思想体系，建立了"协同创新教学团队"模式。"骨健康服务"团队荣获全国首批"全国高校黄大年式教师团队"。

团队建设核心思想是"一体二翼"：就是"以培养本科生、研究生扎实的中医理论基础和创新能力为主体，以夯实现代科学、医学知识的课堂教学为一

翼，以提升临床水平、科研能力的实践教学为另一翼”。

教学实践基本原则是“六项结合”。“中医与西医教学结合，理论与临床教学实践结合，医古文与外语教学结合，医药学与生命科学教学结合，传统文化与现代科学技术教学结合，业务技术与组织管理能力培养结合”。将“一体二翼，六项结合”教育思想贯穿于“六结合教学体系”，即：“课堂教学、传承教学、临床教学、国际化教学、毕业后教育、人文科学教育”六个方面环环相扣，密切结合。

课堂教学不断深化改革，成为全国中医骨伤科专业研究生、本科生规划教材主编单位。我先后主编、参编专著 30 多部，担任研究生规划教材《实验骨伤科学》《中医骨伤科临床研究》和本科生规划教材《中医骨伤科基础》《中医骨伤科学》主编。主编的全国本科生规划教材《中医骨伤科学》成为上海市精品课程，也成为全国中医药行业高等教育“十三五”“十四五”规划教材示范课程；主编的研究生规划教材《中医骨伤科临床研究》荣获首届全国教材建设奖。

传承教学带领出一批学术继承人、高徒和研究生，将石氏伤科学术经验向国内乃至国际辐射推广。2 年举办一次中医骨伤流派与非物质文化遗产传承高层论坛，2012 年还成立“石筱山伤科学术研究中心”，继承发扬石氏伤科流派学术优势和传统特色，强化中医骨伤教学的一脉相承。临床教学围绕名老中医诊疗经验临床运用开展。强化中西医结合临床复合型人才培养，为本学科深入发展开展储备人才。

国际化教学以追赶世界一流大学和创新实验室为导向，注重团队国际化。我们建立国际化教学队伍，注重人才引进，已聘请、引进“国家千人计划”专家、上海市“千人计划”专家、“上海市东方学者”等教授和归国留学人才 7 名。以培养中医骨伤科复合型人才理念为核心，长期与美国罗切斯特大学、霍普金斯大学、拉什大学及英国女王大学、日本九州大学、澳大利亚悉尼大学、中国香港大学开展学术交流以及人才培养，先后推荐具有潜质的 21 名优秀博士生赴美国、英国开展一年以上合作研究。鼓励青年人员参加 ASBMR、ORS、SPINE 等国内外学术交流，邀请 Regis J O’Keefe、Edward Puzas、Edward Schwarz 等世界著名科学家到我校进行学术交流，为复合型人才培养创造优良环境。

我们团队毕业后教学以石筱山伤科学术研究中心为抓手，广泛联系石筱山弟子、传人500余人，挖掘整理、继承发扬流派学术优势和传统特色，加强骨伤学科的内涵建设，推进海内外弟子间的学术交流、协作、发展。本团队承担住院医师规范化培训、进修人员培养任务，开展针对性、系统性教育，加强理论基础与临床实践的结合，中医传统文化与现代科学技术的结合，培养一专多能的复合型人才。人文教学坚持脊柱病研究所所训"继承创新，仁爱勤奋"，教学过程中注重"以人为本、不断创新"，树立"大道岐黄，薪火相传；仁者情怀，敬业乐群"的精神。

作为施杞教授的弟子，我倍感荣幸和自豪。多年来我攻读岐黄经典，聆听名师论道，待诊大医之侧，把"于仁厚处用心，于术精处用功。"这句由导师赠送的格言，作为毕生的座右铭。我认为我做到了，并传承给自己的弟子和学生。

三、结语

中医药发展，要遵循中医药发展规律，传承精华，守正创新，加快推进中医药现代化、产业化，坚持中西医并重，推动中医药和西医药相互补充、协调发展，推动中医药事业和产业高质量发展，推动中医药走向世界，充分发挥中医药防病治病的独特优势和作用，为建设健康中国、实现中华民族伟大复兴的中国梦贡献力量。总书记的讲话精神，一直是我们团队的最高工作纲领，未来我将继续带领团队利用现代科学技术挖掘中医药的科学内涵，为实现中医药的现代化和科学化做出更大贡献。

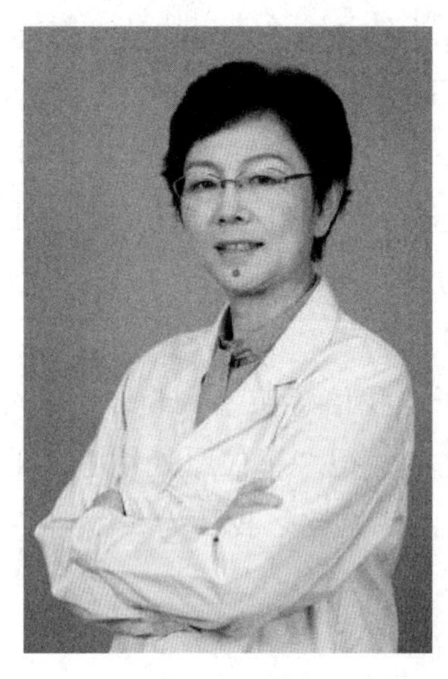

读经典，跟名师，
做临床，善思悟，
勤总结

崔向宁

崔向宁，女，1969 年出生。中国中医科学院广安门医院，主任医师，博士生导师。师从全国名老中医邵念方教授、王玉来教授。担任中国中西医结合学会活血化瘀专业委员会委员，中国中西医结合学会老年病专业委员会常务委员，中国中西医结合学会脑心同治专业委员会委员，国家自然科学基金评审专家等。培养博、硕士研究生 36 名，第一作者或通讯作者发表学术论文 90 余篇，主持国家自然科学基金课题 3 项。

一、学习、传承、从业经历

我学习中医的动力来源于父亲的支持。父亲的叔父崔晓东是山东青岛有名的中医妇科大夫，父亲受其影响，对中医颇有好感，身为人民教师的父亲收藏了很多有关医学方面的书籍，一直希望我能够做一名医生。1985 年我考入山东中医学院（现山东中医药大学，下同）中医系首届中医少年班［由当时任山东中医学院党委书记张奇文教授一手创办］，在预科三年学习高中全部文化课，加上中医经典串讲、医古文，背诵《医学三字经》《药性赋》《汤头歌诀》《濒湖脉学》《伤寒论》《金匮要略》《医宗金鉴》。中医经典是中医学术和中医思维的载体，只有烂熟于心，才能领悟中医的精妙，“少年背书如以凿刻石，永生不忘”，预科阶段经典的背诵，不仅逐渐培养起中医思维方式方法，少年时代牢固的记忆使得终身受益。更为有幸的是聆听李克绍教授讲授《伤寒论》、张志远教授讲授《中医各家学说》、周凤梧教授讲授《中药学》和《方剂学》、张灿玾教授讲授《黄帝内经》，中医大家们博古通今，治学严谨，给我留下深刻印象。

1993 年本科毕业，考取山东省中医院中医内科邵念方教授研究生，邵老师是“全国名老中医药传承工作室”指导老师、第三批全国老中医药专家学术经验继承工作指导老师、山东省名中医药专家，他潜心临床、教学和科研六十余载，融古贯今，知常达变，法外求法，对内科领域的常见病、多发病和疑难危重病的诊治，进行了潜心研究。邵老师勤于临床实践，善于探讨医理，强调治病求本，扶正祛邪，调理气血，平衡阴阳。邵老师早在 19 世纪 70 年代末 80 年代初在《脏腑辨证与用药》中对“证”的诊断就提出了“主症”和“兼症”，临证善于抓取主症，搜罗兼症，以主症为线索，以兼症作佐证和鉴别，全面综合，条分缕析。邵老师十分注重和推崇脏腑辨证，以《黄帝内经》藏象学说为理论指导，根据各脏腑不同的生理功能和病理变化来辨证用药，符合“治病求本”的原则，用药精当，疗效显著。邵老师曾创建山东省中医院急症科，在急症一线工作 10 余年，邵老师常常教育我们，中医在急症中诞生，也必须在治疗急症中振兴、发展和壮大，急症救治力倡发挥中医优势，要学会将中西医有机地结合，在理论上互相渗透，在治法上相互补充，在用药上合理配合。如治疗急性心肌梗死，必须牢记调理脾胃，其中通腑泄浊是重要方法；强调真心痛之后不仅有元气亏虚，而且最易导致气滞不通，而致瘀血内阻，治疗真心痛切忌补气勿忘行气。邵老师渊博的学识、敏捷的科研思维、严谨的治学态度、兢兢业业的敬业态度深深地影响了我，使我在临床和科研中受益匪浅。

2002年，考取北京中医药大学中医内科博士研究生，师从王玉来教授，王老师是国家中医药管理局重点学科中医脑病学科带头人之一，老师常忆及当年他跟随恩师王永炎院士的学习经历，教育学生要从国际国内视野、大科学观、宇宙观、多维度来认识和发展中医，王老师不仅是中医大家，还是诗词高手，出版《历代中医名家诗传》《海擎天》（诗集）《杏林春秋》等多部著作，乃一代儒医。老师语重心长地告诉我们中医药学与国学密切相关，名医是民众和同行认可的，要做名医也要做明医，做明医必须具备国学积淀，提升对中医理论的认识。每次坐诊结束，王老师总是会留几分钟与我们谈读书的话题：读哲史，读诸子百家，书读多了，自然会融会贯通。通过博士阶段的学习，我从科研到临床，在视野和高度上都有了很大提升。

对我影响较大的还有中日友好医院史载祥教授，在中日友好医院工作期间，我有幸跟随史教授学习。史教授师承国医大师朱良春及国医名师廖家桢，他主编的《实用血瘀证学》是我国的第一本血瘀证专著，他创立升陷祛瘀、育阴逐痹、温阳通脉为治疗疑难血瘀证的重要途径，他主持制定了中医“血瘀证”诊断标准，系统阐述了心血管病及各系统疾病的血瘀证治疗学术思想和临床用药经验。与传统的瘀血理论相比，他的瘀血理论探讨已融合中西理论，体系严谨，独具一格。更可贵的是，他在深入阐释瘀血理论的基础上，结合其用活血化瘀法治疗冠心病的经验，指出在心血管多种疾病已进入再灌注治疗时代，单一的活血化瘀有必要突破瓶颈、向综合化瘀方向拓展。例如“化瘀首重气血，言气必重升降”“祛瘀生新”等。史载祥教授学习熟读仲景医书，对经方运用游刃有余，擅长治疑难杂症，亲睹老师治疗冠心病支架术后心绞痛、难治性心力衰竭、难以解决的多脏器衰竭、难治性发热等危急重症，临床疗效显著，曾治一9岁男娃，患诊断不明的间断发热（每发热可高达39℃）一年多，西医未能明确诊断，各种治疗均难根除，致患儿因病退学。老师投以柴胡达原饮，3剂热退。患儿复学后专程来京致谢，说：“爷爷，您改变了我的人生！”闻之令人动容。“宗中汇西、病证结合”是史载祥教授重要学术思想之一，强调既重视中医辨证，也重视西医诊断，强调病证结合，才能抓住疾病的本质，提高临床疗效。这一阶段的学习，令我受益良多，受用终身。

对我影响较大的还有中国中医科学院广安门医院冯兴华教授，冯教授重视中医经典的运用，将各家学说融会贯通，尤其精研《黄帝内经》并有自己独到的理解。冯兴华教授认为，学好中医基础理论首先要学好《黄帝内经》，因为它是中医整体观和辨证论治的思想来源。另外，冯兴华教授的学术思想，还承袭了李杲的脾胃理论、温病学派的学术观点等；他熟谙古代医家的著名方剂，临诊信手拈来，常收到良效。对痹证的病因病机有特殊认识“痹病病因非独外感风寒湿热，肝郁也可致痹”是冯兴华教授的著名学术思想之一。冯兴华教授认为，肝主疏泄，以升发条达为用，肝气郁结则气机不畅、血流瘀滞、阳气不能敷布；而肝主筋，筋失养则生痹痛。在中医中，把肝作为情志的一个枢纽，而在西医学中，也常把类风湿关节炎（RA）归为“身心疾病”，其观点不无相通。冯教授治疗 RA 合理运用中西药物搭配，首先基于对 RA 的准确诊断，然后是中医治法为主，有时也配合西药。冯教授常说“西药就像种子，人体就像土地，有的患者西医治疗效果不好，就是因为土地过于贫瘠，如果充分发挥中医的优势，全面调节人体的功能，不但可以更好地发挥西药的疗效，还能很大程度上减少或缓解药物带来的不良反应”。

37 年前在父亲的支持下，踏入了中医学的大门，一直在不断学习、总结、实践，我已成为一名受广大患者信赖的中医大夫，学生们爱戴的老师，感谢诸位恩师们对我的不吝请教，我将继续在学习、传承的道路上努力前行。

二、临证心得

学术上立足中医理论，精研经典，融汇中西，崇尚情志致病及脾胃学说，发挥中医药治疗心血管疾病的特色和优势，临床疗效满意。现将部分经验总结如下。

（一）善从气郁论治双心疾病

随着社会迅速发展，竞争日益激烈，焦虑或抑郁等心理障碍普遍存在于心血管疾病患者中，焦虑、抑郁、慢性生活应激等社会心理因素通过不良的生活方式和行为习惯刺激交感神经、内分泌及激活血小板等机制，促发冠状动脉痉挛、斑块破裂，引起心肌缺血、心肌梗死、心律失常、高血压等心血管事件。当心血管疾病与焦虑、抑郁等精神类疾病共存于同一个体时，西医学称之为“双心疾病”，二者常互相影响，形成恶性循环。西医抗抑郁药物存在不良反应多、依从性差等问题。中医理论体系以整体观念和辨证论治为主要特点，尤其注重对心血管疾病的心身同治，在治疗“双心疾病”中具有独特的优势。笔者在临床实践中体会到，治疗心血管疾病应重视精神心理因素的影响，认为气郁为其病机关键，气郁则疏之是本病的核心治则，现阐述如下。

1. 疏肝解郁、调畅气机为本

人身气机，贵在畅达调和，木郁达之，诸郁自解，治疗双心疾病应将疏肝解郁贯穿病程始终。正如《医碥》所云“治郁先治气，调气先治肝”，常选用四逆散为基本方，可加用香附、郁金、陈皮、青皮、木香、苏梗等疏肝理气药，肝为气机之枢，若肝失疏泄，枢机运转不利，则易引起其他脏腑气机的失衡。如《医学求是》因肝气郁结，气血失和，五脏皆受其害，而称“肝为五脏之贼”。肝气逆乱能侮脾乘胃，冲心犯肺，反之可采用调理肺、脾的方法来疏肝行气，以清上宣散气郁和调节中焦气机为方向，使气行则郁散。若伴肺气郁滞，宣降失常者，症见胸闷气短，咳嗽喘促，呼吸不利，治宜宣肺疏肝，选用紫苏梗、桔梗、紫菀、桑白皮、杏仁、枇杷叶等宣肺理气药。若伴脾胃气滞，失于和降者，症见胃脘不适、嗳气呃逆、恶心呕吐，治以理脾调肝，选用白豆蔻、陈皮、木香等理气和中的药物。

2. 并调兼证

清代叶天士《临证指南医案》中有“郁则气滞，气滞久则化热，热郁则津液耗而不流……延及郁劳沉疴”。双心疾病患者往往病程长，往往见各种兼证，如症见胸部刺痛，痛有定处，伴烦躁易怒，时欲太息，情志不遂时症状加重，唇甲青紫，舌紫黯或有瘀斑，多为气机阻滞，心血瘀阻，可以血府逐瘀汤加减，根据病情可加丹参、赤芍、红花、桃仁、三棱、莪术等；临床上常见一些双心疾病的患者面红目赤，心烦易怒，失眠多梦，头晕耳鸣，舌红苔黄腻，脉弦数，即是肝郁化火、痰火扰心的表现。可以丹栀逍遥散或龙胆泻肝汤合黄连温胆汤为主方化裁，常用栀子、牡丹皮、黄连、瓜蒌、半夏等，对痰热较重者，可加天竺黄、竹沥等，头晕头胀明显者，可加夏枯草、珍珠母等。病程较长，动辄尤甚等心气虚证为主，应补益心气，选用生脉散，可加黄芪、白术益气补中；若心烦失眠、口燥咽干等心阴虚证为主，宜滋养心阴，选用炙甘草汤，可加太子参、北沙参补益心阴；若心悸头晕、失眠健忘等心血虚证为主，宜补养心血，选用天王补心丹加减，可加龙眼肉、阿胶、首乌藤养心安神。调补正气，可使心气得壮，心阴得滋，心血得充，心有所养，则心神安宁。此外，如陈士铎云：“心惊非心病也，乃肝血虚不能养心也”，补心勿忘补肝，肝旺则心亦旺，酌加酸枣仁、柏子仁养心补肝，肝心同治，阴血并补。

双心疾病除药物治疗外，心理疏导及人文关怀也有至关重要的作用，不仅能提高患者依从性，有助于药物更好地发挥治疗作用。

（二）善用心胃同治法治疗心系疾病

冠心病心绞痛、心律失常等患者，不少兼有胃脘疼痛、痞胀、嘈杂等胃、十二指肠慢性炎症、溃疡等病症，并且往往因为一病的病情加重而导致另一病的诱发或加重。在临床中，心绞痛及各种心律失常常发生在饱餐后，伴有胸脘满闷、恶心呕吐等胃肠症状，有报道当胃十二指肠球部病变治疗好转后心绞痛、心律失常等心血管功能紊乱即消失，基于心胃相关理论，笔者常从脾胃入手论治心系疾病，收到良好的效果，现阐述如下。

中医学认为，心胃毗邻、经络相连、五行相生、功能相关，出现疾患时常易相互影响。脾胃为气血生化之源，气机升降枢纽，外感邪气、在内饮食劳倦，使中焦气机失常，胃失和降，导致食、湿、痰、火、瘀结聚于中焦，均可导致心气阻滞、心脉痹阻引起心系症状，治疗上应根据辨证予以通腑、降胃、逐饮、温胃、化痰和胃、清胃消导等法为主配合调心。

1. 胃失和降，气机壅滞，气血痹阻

“胃腑宜于通降不宜填满，心脉宜于通畅不欲涩滞”，情志不畅，郁郁寡欢，或恼怒伤肝，或肝气逆乱，则疏泄太过，乘犯胃腑，导致胃气上逆，气机壅滞，胸膈窒塞，气血痹阻，心脏受累。‘胃’引心痛者，因‘滞’而作，适宜通利降浊，消胀除满，快利膈膜，舒展胸阳，畅通血脉，治疗可选旋覆代赭汤合枳实薤白桂枝汤，用药：瓜蒌、枳实、枳壳、苏梗、佛手、桔梗、厚朴、檀香、焦槟榔、青皮、陈皮等，兼瘀血阻滞常合丹参饮活血祛瘀、行气止痛。伴反酸、呃逆加浙贝母、乌贼骨、瓦楞子、旋覆花、代赭石等降逆抑酸。

2. 中焦湿困，痰饮内生，瘀阻心脉

《素问·痹论》云：“饮食自倍，肠胃乃伤。”饮食不节，暴饮暴食，食滞胃腑，阻滞气机，水谷不得运化，水停为湿，湿聚成痰，令胸阳失展，心气阻滞，心脉痹阻，引起胸痹、心悸。唯有中焦痰饮水湿得散，方能胸阳得展。常选理中汤合瓜蒌薤白半夏汤加减，并常加用桂枝、附子等温通阳之品。痰湿内生，日久化热，痰热扰心，阻滞心脉。临床表现精神郁闷、失眠多梦、心悸胸闷，脘胁胀痛，口苦呕恶，纳差，脉弦滑，舌苔白腻而干或黄腻，可选黄连温胆汤和胃利胆、清热化痰畅脉。

3. 脾胃虚弱，气血乏源，心失濡养

脾胃虚弱，运化不足，气血生化乏源，宗气不足，累及于心，导致心气虚衰，推动血行无力，日久必致心脉瘀阻，临床常表现为胸闷、气短，心悸易汗、劳累易发，面白少华，舌淡暗，脉沉涩，临床常用养心汤合丹参饮出入。药用黄芪、茯苓、茯神、半夏曲、炒枣仁、当归、柏子仁、川芎、炙远志、五味子、人参等。

（三）善用益气升陷法治疗心肺疾病

大气居于胸中，具有“贯心脉，行呼吸”（《灵枢・邪客》）的功能，于人身至关重要，不但是“诸气之纲领，也是全身血脉之纲领”（《医学衷中参西录》），心肺同居胸中，大气是构成并维系人体心肺活动功能的根本动力。若大气充盛，则心肺功能正常，呼吸畅、心脉通；若大气不足，则心肺功能下降，呼吸不畅、心脉不通，而见气短乏力、呼吸困难、胸闷心悸、脉细弱或结代等，多项研究表明大气下陷与西医学心肺功能下降关系密切，大气下陷证是慢性心力衰竭、肺动脉高压、慢性阻塞性肺病等心肺疾病常见证型之一，大气下陷与西医学心肺功能下降关系密切。临床多种慢性心肺疾病是在先天禀赋、年龄、劳累、情志以及不良生活方式的基础上，又复加频繁的外感内伤，伤及心或肺，因心肺同居上焦，久患心病必将损肺，久患肺病亦损及心，心肺同病，损及宗气，大气无力托举心肺而有下降之势或下降太过，最终必然引起大气下陷，变生一系列证候。

益气升陷法是治疗大气下陷的基本法则，为清末民初医家张锡纯首创。《素问・阴阳应象大论》篇曰“气虚宜掣引之”，因此当补之举之方能使虚者得补，陷者得升，大气回归胸中，正常发挥心肺功能。然而慢性心肺疾病往往病程较长，病证比较复杂，除主症大气下陷外尚有兼夹证存在。临床常以升陷汤为基础方，夹瘀者，配合三棱、莪术、红景天、丹参等化瘀通络；夹痰者，配合瓜蒌、薤白、半夏通阳化痰；兼水湿内停者，配合茯苓、泽泻、猪苓、车前子、玉米须等渗利水湿；伴气阴两虚者，配合沙参、麦冬、五味子益气养阴；伴阳气虚衰者，配合桂枝、干姜、附子补火助阳等；伴心悸怔忡者，加磁石、牡蛎、龙骨等重镇安神；伴喘憋气促者，配合葶苈子、桑白皮泻肺平喘。益气升陷法可以广泛应用冠心病、心律失常、心力衰竭、心肌炎、心肌病、慢性阻塞性肺疾病、肺间质纤维化、肺动脉高压等心血管系统和呼吸系统慢性疾病证见大气下陷者的治疗，能够有效改善患者症状，提高生活质量，增强体质，预防复发，值得临床推广。

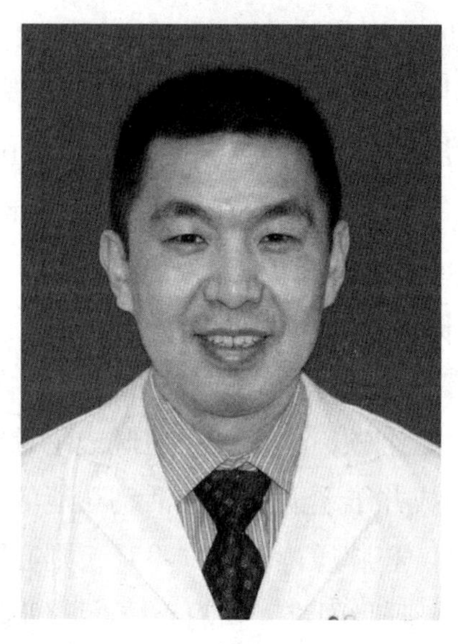

大师引领少八五
传承有序明“肝郁”

孙学刚

【医家简介】孙学刚，男，1970 年出生，教授，硕士、博士研究生导师，博士后合作导师。1985 年考入山东中医学院（现山东中医药大学）首届少年班，曾聆听周凤梧、张志远、张灿玾等大师课程；1997 年考入第一军医大学（现更名为：南方医科大学），先后攻读中医诊断学与病理生理学硕士、博士研究生，并分别于 2000 年和 2003 年获硕士与博士学位。

现任中华中医药学会中医基础理论分会常委，中国中西医结合学会中医基础理论专业委员会副主任委员，广东省本科高校中西医结合临床医学专业教学指导委员会委员。兼任《中药药理与临床》编委，《世界华人消化杂志》编委，《南方医科大学学报》特约编委。主要从事中医防治抑郁症研究，提出基于病机辨证的抑郁症治疗方案，临床擅长应用中药治疗情志性疾病。

一、学习、传承、从业经历

《论语》曰："吾十有五而志于学，三十而立，四十而不惑，五十而知天命，六十而耳顺，七十而从心所欲，不逾矩。"于我而言，从十五岁就开始接触并学习中医，然则小时了了，大未必佳。三十未立，四十亦未不惑，今五十岁矣，虽才能不及中人，但回首三十多年的中医之路，自己的点滴进步都凝聚着求学路上各位老师的倾囊相授与悉心指导，师恩难忘，晋·葛洪《勤求》云："明师之恩，诚为过于天地，重于父母多矣"，借《明中医之路》一并记之。

1. 先生首倡"少年班"

张奇文先生既是"铁杆中医"，又是中医教育工作者，提出中医应以熟读经典为本。在中医学院期间，先生深深感觉到，中医学生专业思想不牢固，现行的中医培养模式不适应中医优秀临床人才的成长。1981 年至 1985 年间，张奇文先生任山东中医学院党委书记，牵头与周凤梧等著名教授主编了《名老中医之路》一书，刊载了近现代 97 位名老中医的治学与成才之路。在该书中，任应秋先生提出中医学习应该谨记"精读、勤写、深思、善记"；岳美中先生提出"读书宁涩勿滑"，对经典著作更要扎扎实实下功夫，熟读、领悟；姜春华读《黄帝内经》做图表以助理解，金寿山边读《伤寒论》，边写按语。然而"熟读王叔和，不如临床多"，中医临床大家都是在临床跟师学出来，自己体悟磨炼出来的，因此"读经典、做临床"是多数名老中医成名成家的不二法门。张奇文先生因此悟出这样一个道理："要想培养中医人才，培养铁杆中医，就一定要从少年抓起。"

张奇文先生认为，中医人才则是直接传承和发展中医药文化的优秀群体，而优秀的中医人才则是同时具备较高的临床技能和中医文化素养的综合型人才。因此，在 20 世纪 80 年代初张先生即大胆提出：中医学习要从少年抓起，这样可以从根本上扭转中医后继乏人和从业人员素质下降的局面。这开创中医高等教育改革办学之先河，他决定办一个中医专业少年班。办这样一个班是不是在胡搞？当时所有人的心中都打了个大大的问号。山东省委、教育厅、卫生厅经过反复论证，最终决定：办！

办这样一个少年班的宗旨在于培养"传承得道，匠心临床"中医人才，我现在深深体会到，中医人才的培养离不开"传承·临床"。二十多年后，国家中医药管理局出台关于“优秀中医临床人才”培养计划，正是基于“读经典、做临床”中医临床人才培养思路，实践也证明张奇文先生的高瞻远瞩和培养铁杆中医的思路是正确的。李心机老师在一篇回顾山东中医学院（现山东中医药大学，下同）少年班的文章中指出，三届少年班的孩子均聪慧好学，大部分学生都上了研究生，后来大多成为各个单位的中医药基础与临床研究学科带头人，表明少年班的办班是一次成功的尝试。

2. 中医大师启童蒙

我是一九八五年进入山东中医学院的，是学校首届少年班的学员。少年班的学制 8 年，预科三年，本科五年。设置这个少年班的初衷是：预科阶段中，趁年轻背诵中医启蒙著作和四大经典选读，外加中医文化课；本科阶段，系统学习高等中医教育教材，临床带教，早定向跟师。特别是，通过早接触中医，使这些学生能够树立牢固地传承中医理想，提升中医理论学习兴趣，为振兴中医提供后备人才。

刚去的时候，都还是一群刚初中毕业的半大孩子，这在中医学院近三十年的办学史上，也是头一遭的事。因此，学校为这个班配备了最好的老师来引领我们进入中医之门。在入学教育阶段，周凤梧教授亲自带我们参观中药标本馆，至今还记得先生指着桔梗的标本不紧不慢地说：桔梗是一味好药，既可以利咽疏风，又可以化痰排脓，最妙的是，这个药还具有升提、通调水道而利尿作用，先生说着，还用手比画了一个“提壶揭盖”样子，让我们这群孩子都笑了。周先生讲的其他内容都已经忘了，而这一小段至今仍记忆犹新。

学校给我们这群孩子设置了大量的中医启蒙课程，如《医学三字经》《药性赋》《汤头歌》等课程。课程虽是启蒙课程，但教学的却都是各个科室的教学大家。记得给我们上《药性赋》的是丁国明老师，丁老师四十岁左右的样子，像个慈祥的母亲，讲起中药来是如数家珍。丁老师说，为了准备我们这个小课，可是花了大工夫，从选定《药性赋》原文，到翻译、注释，再到斟酌给我们备课与讲课的深度与趣味性。为了给我们讲得顺畅，自己当然要先把这歌诀背过，真是又做了一次中药的“蒙童”。

为了增加我们这群孩子的中医兴趣，学校开设了一门《医林人物故事》的课程，讲的是历代中医学认为习医治病的故事，给我们讲故事的则是当时已经医名大盛的张志远先生。据说张老先生嗜书如命，举凡《内》《难》《伤寒》，以至后世诸家之书，无所不读；更广泛搜求各种史料（正史、野史）、笔记、小说等，以其学识渊博，人称“活辞典”，在那个检索不便的年代，张先生就如史学家的陈寅恪先生一样博古通今，请教即有答案。

张先生刚开始讲时，并未觉有出奇之处，讲了一两堂课就把我们这群小孩迷住了。先生讲课抑扬顿挫，讲到精彩处一拍黑板擦，说咱们稍事休息，且听下回分解，真有说书先生的风采。先生讲的薛生白与叶天士之间的小故事至今还有印象，说的是因为更夫之病，薛生白曰“不治”，而叶天士先生则两剂而愈，二人遂生罅隙，据说薛生白因此羞愧成怒，把自己的居处改名“扫叶庄”；又传说叶天士以牙还牙，把自己的居处改名“踏雪斋”。后叶天士的母亲患了伤寒证，高热不退。为此，叶天士独自在书房里徘徊，犹豫不定地道：“要是别人我早用白虎汤了，而我母亲年纪大，未免有些顾虑。”有人把这话传给薛生白。薛借向叶母请安之机，嘲叶不敢用白虎汤。叶明知是薛讽刺他，但也毅然用了白虎汤，使母亲服药病愈。二人遂冰释前嫌，从相嫉到相亲。这些小故事听得我们如痴如醉，这个课也成为我们最爱上的课程之一。

3. 名师名课育少年

教我们中医诊断的老师是庄泽澄教授，庄老师生性儒雅，讲课亦是潇洒。记得有次讲到咳嗽的时候，先生先在黑板上写了几句诗“花谢花飞花满天，红消香断有谁怜。游丝软系飘春榭，落絮轻沾扑绣帘。闺中女儿惜春暮，愁绪满怀无释处，手把花锄出绣帘，忍踏落花来复去……”老师上课就问，这首诗大家知道吗？有读过《红楼梦》的就说是黛玉的“葬花词”，庄先生说正是黛玉的诗。然后话头一转，大家可知道，黛玉吐血是什么病吗？先生先从黛玉的脾性、体质、症状及病情的变化、转归谈起，最后总结道：黛玉的咳可能是“肺痨”，就是肺结核。这种篇头起兴的讲课手法，既体现中医药文化属性，又激发我们这些中医小学生的联想，增强了意蕴，产生了形象鲜明、诗意盎然的授课效果。

李心机老师先后给我们上了《医学三字经诠释》和《系统中医学导论》，其《中医三字经》李克绍教授主审的，那是学校《伤寒论》《金匮要略》方面的权威，并且李克绍教授还亲自来给我们授课，意思是不要小瞧三字经，这个是中医科班的“开学第一课”；而《系统中医学导论》则由祝世讷教授主编，李老师一口胶东地区口音，应用系统论的整体性原则揭示中医学的整体观本质，并用黑箱理论阐释了中医“证”司外揣内的内涵。近期在《中国中医药报》读到李心机老师《沂源山区从医记》的片段，更领略老师临床治病能就地取材，治病随手而愈，佩服不已。

教授《伤寒论》的是姜建国老师，老师授课用的《伤寒论讲义》，那时还不兴署名，封面标注的是“山东中医学院伤寒教研室编”。姜老师博学多才，比如《伤寒论》一个第三条，他就能从《金匮玉函经》《伤寒论》康平本以及成无已本考据条文；又可以从方有执、柯韵伯、尤在泾、喻嘉言乃至《医宗金鉴》的注释讲历代名家对这个条文的理解，然后再谈谈自己的看法。如今想来，这就是中医做学问的方法，读通了经典，就有了做学问的基础。

“遵循中医药发展规律，传承精华，守正创新”，其中精华指的就是中医的经典理论。我个人认为越是古老的就越有新的力量，一方面我们感受到了中医经典理论超越时间的美，又感受到时代赋予的创新使命。经典方药，历经千年检验而不衰，守经方传岐黄薪火，即是守正。而今看来，奇文先生少年实验班的设立是传承与守正理念的先声，如今各个中医药大学纷纷设立“传承班”“创新班”等中医特色班，即是对这一理念的认可。

二、“郁证”病机探索历程

工作以后加入吕志平教授课题组开始中医肝病证，特别是抑郁症的基础与临床研究。吕志平教授亦是山东中医药大学的学生，是中医基础大家刘承才教授的高足。吕志平老师在硕士期间就跟随刘承才教授从事慢性肝病研究，早在1995年即在《山东中医学院学报》发表“肝郁大鼠的脂质过氧化反应及逍遥散的保护作用”文章，随后2000年在《湖南中医杂志》《中国微循环》和《中医杂志》发表“肝郁动物模型肝细胞线粒体超微结构观察”“肝郁大鼠血浆TXA2、PGI2水平与肝微循环变化及逍遥散作用”“肝郁致瘀机制探讨”等系列肝郁证的研究文章。我加入吕老师课题组后，结合当时的蛋白质组学技术开始对肝郁证进行系统的研究，文章“束缚所致肝郁证动物模型肝组织蛋白质组的差异表达研究”发表于2006年的《中医杂志》，吕老师将传统证候研究与现代科学技术交融，充分利用最新技术手段解析证候本质的做法对我有较大的启发，现在看来，这就是在守正基础上的创新萌芽，这对我后来走上中西医结合研究之路有很大的促进作用。

跟随吕志平教授课题组的研究，使我对于抑郁症的临床病证与病机逐步有了点滴认识，这一认识过程包括了自己的认识历程，也暗含了病机的由浅入深的演变过程。

1. 抑郁症初起以肝郁为主

吕志平教授抑郁症的研究渊源可以追溯到张珍玉先生，因刘承才教授是张珍玉先生的门生。山东中医药大学乔明琦教授领衔的情志病证研究创新团队在国内情志病研究方面处于领先地位，因为系出同门之渊源，吕志平教授与乔明琦教授有较多的学术交流。

张珍玉先生提出，肝的疏泄功能失常主要表现为肝气的作用太强与肝气的作用不及两个方面。疏泄太过产生肝气逆证，疏泄不及产生肝气郁证。乔明琦、张慧云教授团队对肝主疏泄与经前期紧张综合征进行了系列研究，提出“肝主疏泄机体单胺类神经递质和性激素及其调节激素有关”的假说，该假说得到了国家自然科学基金重点项目的支持，取得了系列成果。

我所在的吕志平教授课题组则专注于肝气郁证的研究。《素问·玉机真脏论》曰“其气来不实而微，此谓不及，病在中”，课题组研究发现，肝气郁症状为郁郁寡欢、多疑善虑、胸膈不畅，闷闷少食、懒于活动、失眠多梦，与单相抑郁症患者抑郁、自责、失望、消极等负面情绪一致。我们从抑郁症患者、猕猴和大鼠模型三个层面探讨了抑郁症病机特点和客观指标，提出脑部的调控网络的紊乱是抑郁症肝气郁证的病机基础，并应用脑功能成像的技术，更微观、更全面地解析了抑郁症发病机制。

2. 逍遥散防治抑郁症肝郁脾虚

我们在临床中发现，郁病始在肝，继则及脾。抑郁症患者初起多见郁郁不乐之象，继之则现闷闷少食、脘闷纳呆之征，甚则抑郁患者可见体重明显下降。这是肝郁及脾，影响到患者的消化功能了。因此，抑郁症之脾虚一方面是肝病及脾的脏腑传变，另一方面则是病机邪正盛衰的演进。临床上经常见到以“不欲进食”或“体重下降”为主诉的抑郁患者。肝失疏泄，气机郁滞，易致脾失健运，形成精神抑郁、胸闷太息、纳呆腹胀、肠鸣泄泻等肝脾不调之候，故张锡纯云：“人多谓肝木过盛可以克伤脾土，即不能消食；不知肝木过弱不能疏通脾土，亦不能消食。”即如《素问·宝命全形论》云：“土得木而达。”对待这样的患者，要细心诊察，问清其始发证候，厘清致病之本源，方能做到“审机论治”。

焦树德教授说：“逍遥散偏用于血虚肝郁者。”张珍玉教授则指出，肝气逆有上逆、横逆之不同，上逆则头目眩胀，横逆则吞酸呕吐，气逆于中则两胁窜痛，急躁易怒，宜平泄肝逆，方用柴胡疏肝散加降逆和胃之品；肝气郁则胸闷叹息，两胁不适，情志抑郁，宜养肝疏郁，方用逍遥散加减。我们课题组研究发现，肝郁证模型大鼠表现为懒动倦怠，反应迟钝，安静喜卧，贴壁蜷缩等症状，糖水消耗、运动评分（旷场实验）减少，逍遥散能够在一定程度上改善大鼠的行为变化，并显著上调抑郁模型大鼠的进食量，表明逍遥散能够有效干预大鼠的“肝郁脾虚证”。

3. 重症抑郁患者多见肾阳亏虚

在临床诊治中，我们发现，部分抑郁症患者，特别是重症抑郁患者，使用以逍遥散、四逆散为代表的疏肝理气为主治疗抑郁障碍效果并不理想。针对这部分患者，我们查阅了大量资料，提出肾不生髓充脑，肾气、肾阳不足导致人体气机不畅、脑神不舒是很多老年性或虚性抑郁障碍郁病的关键病机。脾为先天之本，肾为后天之本。抑郁症初病在肝，继之心脾两虚，后期及肾，肾气（阳）亏虚。唐启盛教授提出，肾主骨生髓，脑为髓海，为元神之府，因此，脾气、肾阳不足导致脑神郁遏不舒是抑郁障碍的基本病机。

《素问・生气通天论》云：“阳气者，若天与日，失其所则折寿而不彰，故天运当以日光明”；陈士铎《辨证录》说：“盖脑为髓海，原于肾，肾无火则髓不能化精……”张介宾在《景岳全书》中曰：“故凡欲保生重命者，尤当爱惜阳气，此即以生以化之元神，不可忽也。”因此，肾中真阳是益火生髓，填精养神之源。肾气不足则精力不济或疲劳感，动作思维迟缓。由此可见，气（阳）不足的老年人可以表现出心境低落、兴趣和愉快感丧失、精力不济或疲劳感，而上述“三低症状”正是抑郁症诊断标准的典型特征。在治疗上，仝小林教授提出“扶阳则阴霾自散、壮火则忧郁自除”，我们选用右归丸加减治疗这部分患者，在临床上取得了一定疗效，初步的研究显示，可能与右归丸提升抑郁症脑部能量代谢，改善脑部环路功能连接有关，相关的病机机制值得进一步探讨。

对肝郁证病机演变的认识，理论源起于山东中医药大学的张珍玉教授，张珍玉教授高屋建瓴搭建了肝郁病症的框架；随后乔明琦、吕志平均继承了张珍玉教授的衣钵，从不同侧面对张珍玉教授的理论进行了现代科学的解析与总结，使理论更加丰满；我们则在病机辨证理论指导下，对重症抑郁的病机有了进一步的阐发与现代研究，体现了抑郁症病机辨证的传承与发展，明确了其脑部环路的变化机制，这将为重症抑郁症的防治提供新的思路与方法。

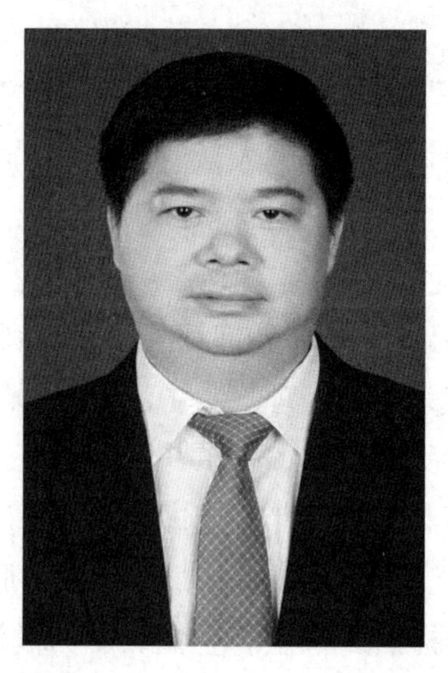

浅谈学习中医的点滴体会

林晓生

医家简介

林晓生，男，1970 年 1 月出生于中医世家（第六代传人）。中医学博士，主任医师，教授，广州中医药大学中医骨伤科学（专业型）博士生导师，博士后指导老师。广东省和深圳市中医重点专科（骨质疏松科）学科带头人，享受市政府特殊津贴专家；目前担任中国老年学和老年医学会骨质疏松分会副会长兼中西医结合专家委员会主任委员、广东省中西医结合学会骨质疏松症专业委员会主任委员、深圳市医院管理者协会副会长兼中医药传承与创新管理专业委员会主任委员等。

主持广东省科委重点攻关科研项目、省自然科学基金课题、深圳市重点科研项目等近 10 项；主持的科研课题先后获得中华中医药学会科技进步奖三等奖、中国中医药研究促进会科技进步奖二等奖、中国老年学学会课题研究创新奖、深圳市科技进步奖一等奖和宝安区科技进步奖一等奖。发表论文 25 篇，其中 SCI 一篇，参编论著 4 部，其中副主编著作《让你不生病健康养生治未病》被评为新中国 60 年中医药科普图书一等奖，参编著作《中医药国家标准制定实战录》《中药与中药方剂的编码及功效》成为我国首部中药行业标准。曾荣获全国中医药系统创先争优优秀个人，广东省劳动模范，深圳市中医药工作先进个人以及深圳市优秀共产党员等荣誉称号。

医学启蒙

我出身中医世家，先祖志封林公于清朝嘉庆年间，从福建一带移民到潮州府，并在潮州一带悬壶济世，用传统的中医药技术治病救人，尤其是擅长中医儿科（传承至今已有200多年的历史），医德高尚，活人无数，在当时的《潮州府志》都有记载。爷爷林泽民传承家学，在潮州江东联合诊所坐诊，经常跟当时也在江东联合诊所工作的岭南名医林建德教授（广州中医药大学专家）和陈诗祥老先生探讨中医药方面的经验和心得体会；退休后回到家乡兴办“寿德堂”中医诊所，并经常到潮汕一带出诊治病救人；父亲也跟着爷爷学习中医药知识，同时也拜当地的名医黄海生、施以德老先生为师，跟师学习。正因为自幼受家庭熏陶，耳闻目睹爷爷和父亲治病救人的仁心仁术，使我从小就立志要成为一名人民的好医生。父亲也要求我从小就要开始熟背中医经典著作，尤其是《黄帝内经》《伤寒论》《金匮要略》《汤头歌诀》《药性赋》等多部中医经典，并研习家传中医书籍。

求学之路

记得高考那一年，我刚考完试，父亲就问我打算报考什么大学？我回答肯定是报中医药大学。可是，父亲却要我先报考西医院校，当时也觉得很奇怪，怎么不让我考中医院校？他语重心长地告诉我：随着社会的不断发展，疾病谱会不断地变化，一定要对西医学的理论有所掌握，而且西医学是需要经过系统理论学习才能真正掌握；而中医药的理论和实践可以通过家传学习，以后有机会再深造提高，并拜名师跟师学习。以后才能够运用中西医的诊疗方法治病救人。就这样我的本科和硕士研究生都是学习西医学，因为家学传承的原因，在这个阶段我进一步地学习中医药的理论知识，尤其是对针灸推拿专业的热爱，充分利用业余时间到广州中医学院（现广州中医药大学，下同）跟师学习，从开始给自己扎针以体会针感和经络传导，到学习完了给患者针灸的实践，使自己对针灸治疗的神奇效果颇为震撼！让我对中医药的博大精深有了更感性的认识，对中医药的治疗效果更充满信心！毕业以后，在西医医院工作期间，感觉到西医学都是通过药物和手术治疗，而且很多疾病的治疗效果有限，还会给很多患者留下了并发症以及带来的痛苦和创伤！产生的医疗费用也比较高，跟传统中医药的“简、便、灵、验”形成了很大的反差。自己也体会到中医和西医的各有优缺点，只有发挥中西医的各自优势，才能让患者更好更快地康复。也必须要用西医学的手段来进一步地研究中医药的理、法、方、药，这样才能在传承中医药精华的基础上，做到守正创新。让中医药更好地为人民生命健康做出更大的贡献，并不断的走向世界，服务全人类！也因为上述的原因，使我更加喜爱中医，继续攻读中医专业博士研究生；除了跟我父亲学习以外，也深刻地体会到，要真正地学好中医，必须走“读经典、做临床、跟名师”，以及“善总结、写论文、做科研”之路。才能更好地利用中西医结合的方法为老百姓提供优质高效的医疗服务。

治学心得

经过学生阶段的学习，尤其是攻读硕士和博士期间，硕士导师蔡道章教授是国内知名的关节外科专家，博士导师樊粤光教授也是国内知名的中医骨伤科专家，省名中医；在两位老师的言传身教指导下，结合自己多年临床实践，一直坚持的治疗原则：“能中不西，先中后西，中西医结合。”通过学习历代医家学术思想的基础上，在临床上碰到的疑难杂症以及治疗效果不理想的病例，都能及时查阅相关文献和名医医案，并请教我父亲以及相关专业的老师，在他们的指点下，不断地进行总结思考；对目前医学上存在的难点和热点课题，结合自己的专业爱好和家传特色疗法，尤其是在骨质疏松症和骨关节病的防治方面进行的一系列临床和实验的探索研究，同时注重传承国医大师熊继柏教授和导师樊粤光教授的学术思想。在长期从事骨与关节疾病、骨质疏松及老年病的临床和科研工作中，形成了独特的学术思想体系，主张以“未病先防，肝肾同治，中西合参”为大法，以“疏肝益肾、通络除痹”为主的治疗原则，采用中医药内、外治法相结合的中医药综合疗法进行防治。总结出多个疗效确切、使用便捷的内服、外用特色制剂，制成滋肾强骨丸、滋肾健骨丸、天癸散脐贴、活血通络凝胶、扶元乳膏等若干院内制剂并投入使用，临床疗效显著。主要注重以下几个方面。

（一）重视“治未病”，尤其重视“未病先防”

在临床诊治膝关节骨性关节炎（骨痹）和骨质疏松症（骨痿）患者时，最大的感受是，一旦发病，不仅患者痛苦，而且生活质量严重下降，治疗医疗费用和护理成本都是很大的开支，增加患者的经济负担。在疾病早期，例如女性围绝经期骨量减少时，因为临床症状不明显，甚至没有明显症状，加上国内很多老百姓的科普知识的落后和偏差，很少能及时就医。所以对相关疾病的科普宣教就显得非常重要；中医“治未病”理念中的最重要内容之一是强调“未病先防”。因此选择合适的时机和操作简便、易于推广的干预方法，就可以延缓甚至减少这些疾病的发生，让“未病先防”落到实处。我们以宋代《太平惠民和济局方》鹿茸四斤丸为基础，经过化裁制成内服中药滋肾强骨丸剂，和中药天癸散脐贴法，对围绝经期骨量减少患者进行早期的防治研究，提高患者的防治依从性，取得了较好的临床疗效和社会效益。相关研究成果获得了中国中医药研究促进会科技进步奖二等奖。

（二）注重肝肾同治，同时兼顾脾胃

中医历来认为“肾主骨生髓”，也就是说这些和老年相关的骨病，多数与患者肾阴阳的虚衰是有密切关系，这是大家所公认的。而且中医历来重视五脏相关的研究：肾作为先天之本，其精微的补充，依赖后天之本脾的功能健运，脾土的健运依赖肝木的疏泄功能正常。肝之生理为体阴而用阳，主疏泄，调畅一身之气机，助脾胃运化，调畅全身气、血、津液。脾胃为后天之本，气血津液生化之源，同时对气血津液的转输、布散和吸收亦起着重要的枢纽作用。同时肝主藏血，可以调节全身血量，脾主生血统血，脾胃健运，生化有源，肝才可以有血可藏；肝血充足，疏泄有度，才可以更好地调节全身血量，脾才可以更好地发挥统血的功能，不至于出现各种血不归经的病症。由于现代人工作压力大、生活节奏加快，加之饮食不节，劳逸无度，容易形成肝常有余、脾常不足的体质特点；肾精随着年纪逐渐衰减的同时，得不到脾精肝血的滋养，导致骨萎髓枯，易于发生这些老年相关性骨病。

因此我们在临床上强调肝肾同治，同时兼顾脾胃。比如多种中医药外治法的选用，就更好地避免了中药内服对脾胃的刺激，更有利于临床推广和增强

患者的依从性。中医药治疗方法具有“简、便、灵、验”的特色，在临床应用中要灵活运用，结合患者的自身条件，选择患者容易接受且依从性好的治疗措施，这样才能提高疗效。比如在住院部患者，临床症状比较明显，采用口服中药汤剂疗效确切，吸收快；在进行预防性给药的时候，汤剂因为需要煎煮，储存也都是要求比较高，可以选择了更为方便的丸剂口服；在临床实践中，根据中医经典理论和经络学说，结合局部外治法用药，能直达病所，发挥药物和穴位的双重作用，迅速缓解患者局部症状。因此，中药外用制剂，就广受患者的欢迎。我们还研发了在防治骨质疏松症和骨关节疾病方面的外用制剂：如有补益肝肾、强筋健骨的天癸散脐贴，有治疗骨性关节炎的活血通络凝胶，有扶阳通络的扶元乳膏等。

（三）中西合参

中西医治疗骨病，各有其优势和不足，作为现代中医，我们要取长补短，充分发挥中西医治疗疾病的优势，做到优势互补，提高疗效，缓解患者的痛苦，提高其生活质量。例如在膝关节骨性关节炎的治疗中，中医内服外用可以有效减轻症状，减轻患膝的关节肿胀，促进关节功能的恢复，但是，如果患者膝关节腔内已有明显骨赘形成，关节软骨磨损，关节间隙变窄等等，中医药治疗效果不理想，就要根据实际情况采用微创关节镜行关节清理术或者微创人工关节置换术；术后早期进行功能锻炼，结合中医药内服外用，促进患者的康复。并发挥中医药治未病“瘥后防复”的优势，采用传统中医药适宜技术进行干预。充分发挥中西医的优势，取得了非常好的临床疗效。该研究成果也获得了中华中医药学会科技进步奖三等奖和深圳市科技进步奖一等奖。

传承创新

一、传承

中医中药是中华民族的文化瑰宝，是中华文化的软实力。在中华民族的几千年发展过程中，中医药在防病治病中起了非常重要的作用。尤其是在防治瘟疫中发挥了重要作用，在2003年抗击非典和2019年抗击新型冠状病毒感染更加彰显中医药的重要作用！如何做好中医药的传承发展，是我们面临的重要课题，坚持“传承精华，守正创新”，认真抓好落实。在多年的临床实践中，以及家族的中医药传承过程来看，也始终认为熟读中医经典是基础，跟名师学习是捷径，临床实践中多感悟总结是能力提升的必要途径。尤其是跟师学习尤为重要！只有多跟名师学习，才能领悟到他们独到的学术精髓，俗话说得好，“听师一席话，胜读十年书”！这样才能真正地传承好名师的学术思想，并在临床实践中不断地发扬光大。我自己在这方面很有深刻体会，从医以来，我除了传承家学以外，只要有机会，就会向名医请教学习，特别是向国医大师邓铁涛教授和陆广莘教授，在他们生前，一有机会就向他们请教学习，也得到了他们的点拨；现在也经常请教国医大师熊继柏教授，以及导师樊粤光教授，得到了老师们的细心指点，大大地提升了中医药的诊疗水平和科研能力，更好地为老百姓提供更加优质高效的服务。同时，我也觉得要把跟师学习的心得体会、临床经验传承下去，个人的精力和对社会的贡献是很有限的，只有通过带团队，发挥整个团队的集体力量，才能对社会做出更大的贡献。近年来先后培养了中医药专业方向的硕士博士研究生，博士后共有 22 名；并对其他年轻的医务工作者也做好“传、帮、带”；作为学科带头人，带领团队把骨质疏松科创建为深圳市中医重点学科和广东省中医重点学科，并将努力创建国家级重点专科。同时发挥团队的专家优势，牵头组织省内专家下基层举行的“南粤医者情·健康基层行”爱心公益活动，先后到广东省翁源县、南雄市、云浮县、龙川县、揭西县等山区地区，开展健康宣教，专家义诊，教学查房，疑难病例讨论等方式，把先进的防治方法传承到基层，推广好的技术标准，提升基层医务工作者的诊疗水平，为基层的老百姓提供更加优质高效的医疗服务。此项活动也被广东省社会组织总会评为“2018 年度广东省社会组织总会十件大事”。也被中国老年学会和老年医学会骨质疏松分会授予全国骨质疏松防治“杰出贡献奖”。

二、创新

在临床实践过程中，如何根据临床需要，与时俱进，不断开展创新也是一项重要工作。要坚持守正创新，抓好落实；要以临床需求为导向，以中医经典理论为指导，用科研创新方法促进临床实践工作和理论的升华。在临床实践过程中，以中医基本理论为指导，结合现代人的生活方式以及情志变化等因素，用现代科学的研究方法开展科研研究，守正创新，发展中医，让中医药走向世界，造福全人类！

（一）针对肝肾亏虚，创立滋肾健骨方

以宋代《太平惠民和济局方》鹿茸四斤丸为基础，将易伤阴动血或升阳动风的鹿茸改为鹿角胶，化裁制成（鹿角胶 15g，肉苁蓉 10g，熟地黄 15g，牛膝 10g，杜仲 10g，菟丝子 10g，天麻 10g，木瓜 10g 等）。其中鹿角胶、肉苁蓉、熟地黄为君药，为补肾填精、补髓充骨必用之药；牛膝、杜仲、菟丝子、天麻为臣药，以增强补肝肾、强骨髓之作用；木瓜入肝以强筋，为佐使药。全方共奏补益肝肾、强筋健骨之效，可达到标本兼治的效果。在临床应用时，或作为汤剂，结合辨证，加减应用，效果确切；或制成口服丸剂，在防治研究和推广时使用，更利于患者长期服用，提高依从性。 已开展相关临床和实验研究，取得了阶段性成果，已申请专利和院内制剂。

（二）创制天癸散敷脐，干预围绝经期妇女骨量减少

以宋代《太平惠民和剂局方》鹿茸四斤丸为基础，加上丁香、冰片为使药，开窍走窜，为促透之良药，加减制成天癸散，采用神阙穴穴位贴敷治疗，也就是人们熟知的敷脐疗法，发挥药物和穴位刺激的作用。我们多项研究已证实此中医内服外用综合疗法可以减少围绝经期骨量减少妇女的骨量丢失，重塑骨结构，提高骨密度，从而预防骨质疏松的发生。同样也开展相关临床和实验研究，取得了阶段性成果，已申请专利和院内制剂。

（三）活血通络凝胶联合关节镜下关节清理术治疗膝关节骨性关节炎

膝骨性关节炎是中老年常见的慢性、进展性疾病。近年来，伴随着世界老龄化人口的增加，其发病率呈逐年上升的趋势。目前，尚缺乏根治的方法。中医学将本病归入“骨痹”的范畴，瘀血阻络是主要病机，活血通络是治疗本病的重要方法。活血通络凝胶剂是以名老中医经验方为基础进行加减，结合现代制剂技术而制成的，临床验证治疗骨性关节炎有较好疗效。活血通络凝胶药物组成：三棱、莪术、乳香、没药、土鳖虫、水蛭、酒大黄、牛膝、生川芎、透骨草、生草乌、威灵仙均 10 份，皂荚、桂枝、全蝎均 3 份。方中三棱、莪术、乳香、没药、土鳖虫、水蛭、酒大黄、牛膝活血化瘀为君药；生川乌、生草乌、威灵仙、透骨草祛风除湿为臣药；皂荚、桂枝、全蝎通络止痛为佐使药。全方共奏活血化瘀、祛风除湿、通络止痛之功。制剂工艺：桂枝、三棱、莪术

水蒸气蒸馏法提取挥发油，密闭储存备用。乳香、没药粉碎过 100 目筛。土鳖虫、水蛭、全蝎：70% 乙醇回流提取，2 次，每次 1 小时，收集滤液，回收乙醇酒大黄、牛膝、生川芎、透骨草、生草乌、灵仙，生草乌先煎 30 分钟，余药水煎提取，3 次，每次 1 小时，土鳖虫、水蛭、全蝎的回收液合并水煎的提取液，浓缩，干燥成干膏，粉碎过 100 目筛，与乳香、没药混合成细粉，加入水相中，将备用的挥发油加适量 70% 乙醇溶解，共同加入到选择的合适凝胶基质中，混匀成凝胶剂。使用方法：患膝皮肤清洁后，给予活血通络凝胶剂涂擦膝关节局部，每次 1g，以覆盖患膝为度，每日 1 次，2 周为 1 疗程，间隔 2 天，进入下一疗程。总疗程 3 个月。

对膝关节骨性关节炎轻中度患者，在关节镜下清理术后，外涂活血通络凝胶，可以显著降低血液和关节液中 IL-1 的含量，有助于缓解疼痛和关节功能的恢复。在随机对照研究中发现，该凝胶对缓解膝关节疼痛、改善关节功能，康复效果明显优于扶他林凝胶组。临床运用于各类膝关节骨性关节炎患者，均取得了显著疗效。

（四）重视健康宣教和推广运用

虽然目前很多老百姓对身体健康已经高度重视，但是因为知识的不对称，以及思想观念等因素，还有很多人对身体健康不重视或者没有正规就医，缺乏对相关疾病的基本认识，不主动就医，使很多疾病错过了早期就诊和及时治疗的时机。

所以我们要借助各种媒体及平台，广泛宣传，并下沉到基层和偏远欠发达地区的医院以及社康中心，传播先进的诊疗方法和正确的养生保健知识，以及中医药防病治病的方法和理念，尤其是中医治未病“未病先防，已病防变，瘥后防复”的先进理念！才能充分体现中医药的“简、便、灵、验”，才能让中医药走出国门，造福全人类！

以上是我个人学习中医药和从事中医药工作的粗浅体会和心得，请各位前辈和同仁给予指导和批评指正！这样才能不断地鼓励和鞭策我，促进我成长！

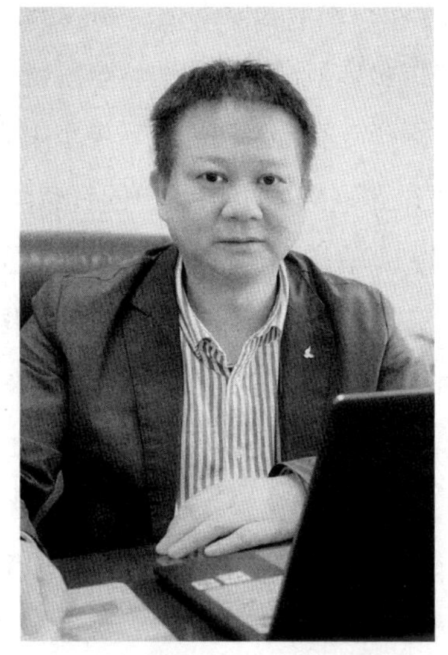

大道至简

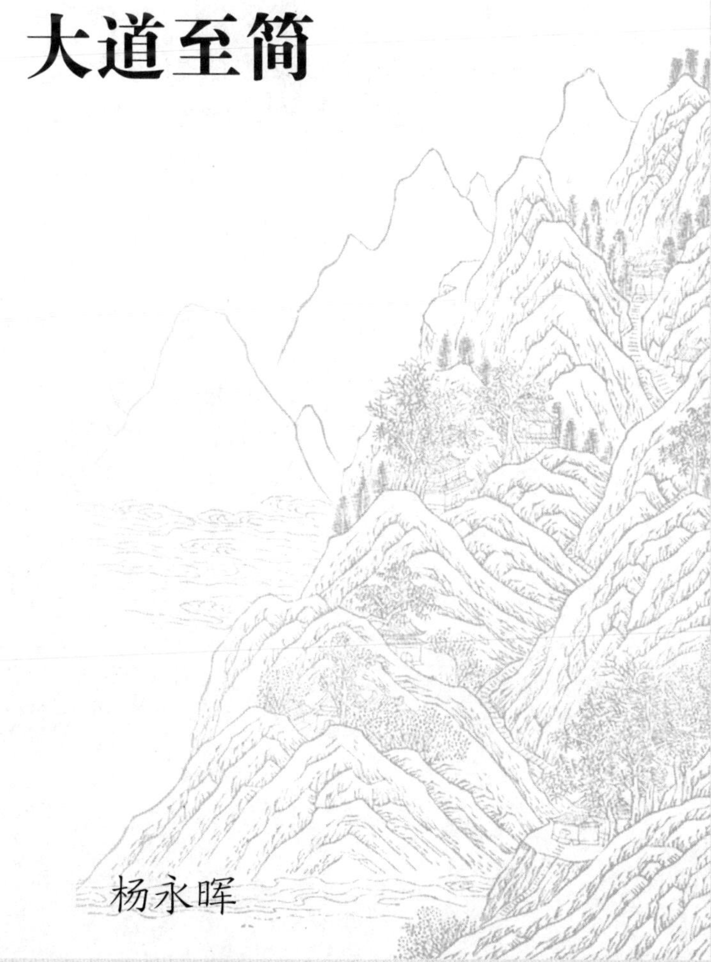

杨永晖

医家简介

杨永晖，男，1972年出生，安徽休宁县人。安徽省中西医结合医院（安徽中医药大学第一附属医院西区）副院长、主任中医师，安徽中医药大学教授、博士研究生导师，中国中医科学院博士后。兼任安徽省中医药学会常务理事、针刀医学专委会主任委员，中华中医药学会针刀医学分会副主任委员、国际中医微创联盟副主席，中国针灸学会微创针刀专委会副主任委员、针刀产学研创新联盟副主席，中国民族医药学会针刀医学分会副会长、疼痛分会副会长，中国中医药研究促进会新中医分会副会长兼秘书长、中医微创专委会副主任委员，国家远程医疗与互联网医学中心超声可视化针刀微创技术委员会副主任委员。全国中医药行业高等教育规划教材《针刀医学》《针刀刀法手法学》副主编，参编医学专著和规划教材20余本，发表医学论文20余篇。主持国家自然科学基金面上项目1项，主持或参与10余项国家及省部级课题的研究，获安徽省科技进步二等奖1项。致力于针刀医学的临床、教学及科研工作，倡导超声引导下针刀的可视化治疗，提出“脉证合参、中西并重、杂合以治、大道至简”的诊治理念，尤其在颈肩腰腿痛诊疗方面形成一套自己独特的理论体系和治疗方法，充分体现了针刀疗法的“简、便、验、廉”的独特优势，临床效果显著。

一、生于新安江畔，长于新安医家，涵养从医志趣

我出生于新安医学发源地的古徽州、素有“状元县”之称的休宁县的一个中医世家里，选择中医作为终身职业，于我而言是一件自然而然的事情。自我曾祖父那一代算起，到我已是四代行医。打我记事起，几乎每天都有人到家里来求药问诊，看大人开方子、抓药、针灸，成为我童年生活的一部分。

我的曾祖父、祖父都是中医，祖父退休以后就在老家安徽省休宁县蓝田镇的家里免费给村民诊病、施药与针灸。由于疗效比较好，一传十、十传百，四里八乡的患者都到我家来求诊。所以我小时候经常看到家里面来一些急性疼痛的患者，有落枕、急性腰扭伤、关节肿痛不能动的，有胃痛、肾绞痛、牙痛的，也有的疼得走不了路抬着来的，祖父一针下去，立马缓解，患者高高兴兴千恩万谢地走着回去了。孩童时期，我就觉得针灸太神奇了！

当年我父亲在距家 20 公里的儒村卫生院当医生，儒村在大山深处，夹溪穿村，竹海连绵，是避暑的好地方。那时候每值暑假我便到儒村去，父亲出诊时就坐在自行车后座上替他背药箱。记得父亲曾收过一个徒弟，常常教授徒弟背诵中医经典，比如《药性赋》和《黄帝内经》《伤寒论》等中的内容。徒弟每天早上翻来覆去地背诵，常常记不住，我听得多了，在他卡顿的地方，就随口接下去。父亲的同事打趣道：“你的大徒弟还没带出来，小徒弟都要出师了！”回想起来，祖父和父亲并没有刻意让我学医，但小时候的耳濡目染对我的一生产生了深刻的影响。

我从小就熟悉针灸，但并不知道大学里还有针灸学这个专业。当我填报高考志愿时，父亲看到安徽中医学院（现安徽中医药大学，下同）竟然有针灸专业，兴奋地对我说：“就填这个吧！”我也有一种遇见老朋友般的欣喜，毫不犹豫填报了针灸专业，觉得这是学业与兴趣的完美重合。在那个年代，整个社会大环境对中医的认同度较低，记得当时我们专业招生的 30 名同学中，主动填报的三分之一都不到，第一志愿的更是寥寥无几。但徽州地区的传统一直是儒医相通，崇尚中医。生于新安江畔，长于新安中医世家，选择学医，对我来说是再自然不过的事情。

1989 年 9 月我如愿进入安徽中医学院学习。记得刚学针灸时就特别技痒，总想试一试。当时中医班有位同学顽固性腹泻 3 天了，吃药、输液皆不见效。上大课的时候遇到了，询问我针灸有没有什么办法治腹泻。中午的时候回到宿

舍，我就给他针刺天枢、中脘穴，还拔了火罐。第二天，这个同学对我说，针灸太神奇了吧，吃了那么多药都没好，扎一次针，腹泻就止住了！小试牛刀即见成效，从此我对针灸的兴趣更浓厚了，体会到中医诊治只要方法对症，效如桴鼓并非虚言。

我们针灸班的推拿课程较少，但我对推拿也非常感兴趣，觉得针灸至少还需要一根针，而推拿仅凭一双手就能治病。业余时间，我也跟着推拿班的同学一起交流推拿的手法和一些功法。当时针灸专业在学校里不练功的，没有开设功法课。但有的针灸大师提出，针灸还是需要练内力的，我深以为然。偶然在图书馆看到一本书，介绍针灸的功法，我如获至宝，立刻照着练。至少有两年时间，我每天早上天不亮就起来，在操场上蹲马步，练悬空搓指，这些功法的训练不仅增强了指力，还提高了针法操作的成功率，让我受益终身。

清代新安医家程钟龄在《医学心悟》中说："思贵专一，不容浅尝者问津，学贵沉潜，不容浮躁者涉猎。"我的体会是，思贵专一，学不必专一，技不压身，多学有益。就我自己而言，大学里学的是针灸，后来又拜师学内科诊治、学推拿。我的导师魏福良教授曾经告诫我，针灸工作者不应该自限疆域，除了精研经络孔穴之外，应不废汤药，广涉临床诸科，博览成趣，以广思路。现在中医学习中有一个不好的现象，就是分科别类泾渭分明，如此反而会自缚手脚。中医传统的评价标准是"知针知药方为良医"，强调"一针二推三用药"。只会一样本领，严格来说不能算是一个合格的中医。作为中医，必须精通针、推、药等方面的临床应用知识，临证时方可信手拈来，运用自如，收到好的疗效。

二、"读经典、跟名师、早临床"，举要删芜的医路津梁

学中医重在师承教育，"读经典、跟名师、早临床"是中医的必由之路，这是学界的共识。一路走来，我觉得这九个字很精辟，我自己就是"读经典、跟名师、早临床"的践行者。

读经典，是学中医的理论储备，正所谓"欲致其高，必丰其基；欲茂其林，必深其功"，许多名医大家都是反复研读甚至能背诵经典，这是中医药学界的一个特殊现象。我的恩师李济仁国医大师，《黄帝内经》可谓倒背如流，对弟子也是反复强调读经典的重要性。记得我在案前侍诊间歇的时候，恩师有时会冷不丁写一段《黄帝内经》的原文递给我，多半是比较生僻的内容，嘱我

先句读，然后再结合病例阐释。听我回答后，他再点评。恩师会风趣地说，你都博士后了，“后”要“厚”在哪里？必须“厚”在学养上。你是从“状元县”出来的，读书当是看家本领。

宋代史崧在《灵枢经》中曰：“夫为医者，在读医书耳，读而不能为医者有矣，未有不读而能为医者也。”持之以恒地熟读甚至背诵医籍经典及后世医书，是掌握中医理论体系，建立中医辨治框架最直接、最有效的途径。直到现在，我培养自己的学生，也是要求他们在读经典这一块下苦功夫，只有将经典烂熟于心，在临床实践中方可信手拈来。

跟名师，是医术登堂入室的关键。侍诊抄方，自古就是中医师承的主要形式，当今仍然如此。名老中医在长期的医疗实践中，通过反复的临床试验，积累了丰富而宝贵的经验。这些都是他们临证多年智慧的结晶，若非侍诊左右、言传身教、耳提面命、潜移默化，则难以领悟老师的学术思想、思维方式、操作技能手法、处方用药特点。侍诊抄方，不仅仅是学习老师运用方药经验，掌握组方原则、药物用量、煎服特点等，还可以不断地接受老师辨证思路、诊疗风格、处方用药习惯等的熏陶，在这个耳濡目染的过程中，许多细节都会在潜移默化中深深影响我们。

与别的职业相比，医生这个职业更强调终身学习。他人可能在获得博士学位以后就不再跟师了，而医生则需要不断地“跟师—临床—再跟师—再临床”。当我自己开始带教研究生的时候，仍然很勤勉地跟着名师侍诊抄方。

2012 年，国家开始启动中医博士后师承教育，当时安徽只有两个名额，我有幸入选，拜国医大师李济仁为师。李济仁先生每周四上午在皖南医学院附属弋矶山医院坐诊，那时候合肥到芜湖还不通高铁，我每个周三下午看完自己的门诊以后，再晚也要开车三个小时赶到芜湖去，然后周四上午侍诊抄方于大师案前。这样的两地奔波，持续了 3 年多。我为什么在工作已经很忙碌的情况下还要拜师学习？因为对于针灸医生而言，遣方用药、辨证施治往往是个短板，我跟着李济仁大师学习，就是要把这块短板补齐。

针灸推拿一脉相承，2019 年，我拜国医大师李业甫为师，他是国内唯一一位推拿学的国医大师，在推拿学术思想上强调“病证合参，筋骨并举；博采众法，禅冠其宗”。李老经常跟弟子说，在跟师学习中，首先要与师合，然后才能与师离。就是说，你拜师学医，你的学术思想、治病理念应该跟着老师走，等到你学到一定程度时，才能够自主创新、独树一帜。大师之所以为大师，必有独到之处，比如椎动脉型、脊髓型颈椎病一直是手法的禁区，但是李业甫大师用他首创的李氏颈椎定位旋转复位法，对椎动脉型、脊髓型颈椎病每获奇效。

我师从两位国医大师，都是在我四十岁之后了。俗语说“四十不学艺”，然而我认为医生就要活到老、学到老。所有走过的路，读过的书，都是人生宝贵的财富。跟着大师学习以后，我大胆地将这些药方和手法用于一些疑难杂症，配合针刀治疗，确实达到了很好的疗效。

“早临床、多临床、反复临床”，这是大家公认的学习中医的不二法门。中医学是实践性很强的医学，晦涩抽象的中医学理论只有在患者身上，在临床实践中才会变得灵动与直观，只有通过大量的临床实践，才能不断认知，不断领悟中医学在实践中解决问题的思路和方法。通过一个阶段的跟师学习，然后适时参加临床实践，验证老师经验的临床疗效，发现自己的不足之处，然后“再跟师”，通过继续深入学习及老师的授业解惑，进一步提高自己的理论水平。接着通过“再临床”，参悟老师的经验，进一步提高自己的临证水平，以期能尽量接近老师的辨治特色，顺利“出师”。通过临床实践不断领悟，这样不仅可以提高对中医药理论的理解和掌握，灵活而准确地用理论指导临床实践，而且可以萌发新的思路和方法，真正达到“承岐黄古道，创中医未来”的目的。

“早临床”这一块，我应该是有独特优势的。打记事起就看着祖父怎么针灸，看父亲怎么开方子，还跟着他们一起上山采药，辨识了各种中药材在地里生长的模样。上大学后，针灸系有一位青年教师白良川是徽州歙县老乡，因为老乡的缘故就熟络起来，他时常会带着我出诊。别的同学要到大三的时候才开始学习针灸专业知识，而我大二的时候就接触临床了。刚接触临床时很兴奋，我如饥似渴地想抓住一切临床的机会，在具体的病症中琢磨书本上的知识。白老师出诊一般都是利用中午的时间，我每次都是午饭后就急切地跟着白老师出诊。直到如今，我中午也没有午睡的习惯。

作为临床医生，对症之后手到病除带来的喜悦和成就感，是其他职业难以体会的。针灸作为世界非物质文化遗产，在治疗中有独特优势。记得我在上海中医药大学附属龙华医院实习时，遇到一个系统性红斑狼疮的患者，因低血钾导致肠麻痹，腹胀腹痛难忍。低钾的治疗主要方法就是补钾，但是已用到每天8g的极限量，患者的腹胀腹痛症状仍然没有减轻，加之患者又拒绝插管做胃肠减压，一时间老师们都是束手无策。作为一个实习生，这时我自告奋勇地跟带教老师说，能不能试试针灸推拿的方法。带教老师犹豫地征得患者同意后，让我试试看。我在患者的中脘、天枢、气海及足三里、三阴交这些穴位进行针刺治疗，取针以后又做了摩腹手法治疗。约半小时之后，患者家属非常激动地跑到医生办公室，说太感谢了，患者已经通气了，疼痛也基本消失。

杜甫诗云“别裁伪体亲风雅，转益多师是汝师”，是告诫学诗之人，要去伪存真，学习《诗经》风雅才是正道；多拜师，学众家之长，转益多师才是真正的老师。这句诗引申到中医上，契合了读经典、多拜师的道理。读经典、跟名师、早临床，一路学习，也是打开眼界拓展思路的过程，杂糅众家，才能锻铸大家。

三、追求“简、便、验、廉”，拥抱针刀技术

大学毕业后我一直从事中医骨伤科工作。其间读研、读博、做博士后研究，始终没离开过骨伤科临床一线。我的主攻方向是颈肩腰腿痛，颈肩腰腿痛患者往往缘于运动系统急慢性损伤，保守疗法一般是制动休息、针灸推拿、局部封闭、消炎止痛药物内服外用等。但是保守疗法见效慢，治疗周期较长。手术疗法虽见效快，但对人体组织的损伤较大，而且费用高，且多数患者对手术还是非常抵触的。针对颈肩腰腿痛的治疗，有没有两全其美的疗法，损伤既小，见效又快？

2008 年，我偶然接触到针刀医学，一下子有了醍醐灌顶、茅塞顿开的感觉！从理论到实践，我感到针刀疗法正是我所追求的“简、便、验、廉”的疗法，甚至感到，针刀技术就是为我准备的！为什么这么说呢？因为在 2008 年，已经做了 15 年临床医生的我，不仅有针灸、推拿的看家本领，还具备扎实的人体解剖学基础，上得了手术台，拿得起手术刀。而我在这方面有独特优势，或者说，我多年的知识储备、技术储备正好与针刀技术完美对接。

说起针刀疗法，离不开朱汉章教授。1976 年，朱汉章教授用一个 9 号注射针头，为一位掌指关节不能屈伸的患者做松解，从而想到采用针型工具松解软组织粘连和挛缩的方法，这就是针刀技术的起源。随着工具的改进和研究的深入，1984 年，针刀疗法正式诞生。

骨科临床中，经常会遇到这样的问题：患者手术之后有时发生瘢痕粘连，出现功能性障碍。如果康复治疗效果不好的话，就不得不采取手术方法来松解粘连，而手术又会带来新的创伤。学了针刀技术之后，我在临床上就可以完美

地解决这个问题。针刀采取闭合性的松解，痛苦小、感染风险小，切口仅是一个针眼大小，贴个创可贴足矣。所以，针刀技术出现后，弥补了在治疗运动系统慢性损伤方面保守疗法和手术疗法之间的空白，也为运动系统慢性损伤的治疗带来了一种新的选择。

针刀疗法的特点就是“简、便、验、廉”。一个3岁男孩患有小儿拇屈肌腱狭窄性腱鞘炎，右手大拇指背伸不能。多方建议尽早手术治疗，但男孩尚年幼，需要全身麻醉才能做手术，这让他父母很纠结。我在了解病情后，采用针刀治疗，只用了几分钟就为孩子解除了病痛，孩子当场就可以伸直大拇指。伤口仅一个针眼大小。像这样省去了全麻、术后康复、伤口护理环节的病例，不胜枚举，而治疗费用仅是手术的零头。

也曾有人问我，你搞针刀医学，还算是中医吗？我说针刀医学就是从中医这棵巨树上长出的枝丫、开出的花。针刀治疗的本质是经皮微创软组织松解术，传统针灸学当中具备这种治疗作用，但是在近现代，随着针具和刺法的不断演变，传统针灸学当中的软组织松解技术逐渐淡出了人们的视野。为什么这种技术在古代发展不起来？因为古代的针灸医生没有系统的解剖学指导，松解的同时又会造成新的组织创伤，伤敌一千自损八百，没办法发展下去。这种技术为什么在当下能够发展起来？因为借助系统的解剖学知识，借助先进的超声技术，针刀治疗的安全性和有效性已得到很大提高。针刀医学从现代的视角认识并治疗疾病，对经筋学说和经筋刺法进行现代解读，让传统针灸学中的松解术重放异彩。

中医本就没有走向机械、分析之路，而是采用横向的、有机的、整合的方法。中医学认为，人体不是可以被不断分割的，而是一个有机的、开放的系统。人体内的小时空对应体外的大时空，对应大宇宙的天时、物候、方位及万事万物。从整体、宏观、动态、联系上认知生命，是中医的强项，也无疑是生命科学的大方向。但也不能忽视中医不重量化、不重分析所带来的负面效应：生理病理上细节不清、结构不明、定量不够，诊断辨证上带有较大的“艺术性”、模糊性，理论框架的万能化甚至僵化等，造成了中医发展的缓慢，造成了中医与现代科学的隔阂。我们新一代中医应有开放豁达的心态，绝不能抱着几本中医经典泥古不化、抱残守缺，必须与时俱进，以拿来主义的态度跟上西医学的脚步。

从业三十余载，从学医之初在自己身上试针，到一次次为患者解除病痛，我始终觉得中医是取之不尽、用之不竭的宝藏。对医者而言，起死回生或许只是传说，但是攻克疑难杂症却是可能的。在新型冠状病毒感染疫情防控中，中医疗法发挥了重要作用，中医从业者应有充分的道路自信、文化自信，让中医在现代化进程中绽放芳华。中医、西医秉持的是两种思维方式，源于两套文化体系，各有所长，各有千秋。中西医结合，会碰撞出不可思议的火花。

四、超声可视化定位，为针刀装上“眼睛”

针刀治疗的关键，在于针刀定位的准确性。我和我的团队做了一系列的探索实验，致力于超声引导下针刀的可视化治疗。

数千年的针灸史，施针靠的是体表标志定位、骨度分寸法等，医者凭经验拿捏分寸。而超声引导下的针刀治疗犹如让针刀长上了眼睛，能够精确定位，直抵病灶，又不会伤害到正常组织。

针刀技术所运用的肌骨超声（MSKUS），是应用于肌肉骨骼系统的超声诊断技术，有别于大家常见的腹部、心脏及妇产等传统常用超声应用领域。肌骨超声可实时观察体内组织器官的运动情况，非常适用于与运动密切相关的肌骨系统，还可以同时对多个关节进行检查，方便于对比双侧关节，从而发现某些细微的病变。而且超声没有明确禁忌证，无放射性损伤，操作简便。

超声引导下的针刀治疗技术，正在逐渐为广大的针刀从业者所重视，大大缩短了针刀医师的培养周期。可视化的针刀治疗可以更精准地到达治疗靶点，不仅大大提高临床疗效，减少不必要的副损伤，安全性亦显著提高。直视下的操作让患者更放心，提高了患者依从性及满意度。

针刀技术在安徽的开展相对较晚，社会上对针刀治疗方法还比较陌生，患者开始往往满心疑虑。我有一位朋友患有严重的腰背肌筋膜炎，经常在我院做针灸推拿，病情反反复复，我劝他试试针刀治疗，他不敢试，说听见“刀”字就害怕。有一次，在给他针灸的时候，我在他腰背部的阳性反应点处悄悄用针刀松解了几下。第二天这个朋友惊喜地找来问我：“你昨天给我用的什么方法，今天能不能再用一下？我感觉跟以前的扎针效果完全不一样，很长时间都没这么轻松过了！”我这才告诉他，昨天就是用针刀疗法给他治了一下，要不是很熟的朋友，我还不敢在他不知情时给他松解。这个朋友从此对针刀疗法完全打消了顾虑。

虽然我用针刀疗法的主治范围是颈肩腰腿痛疾病，但经常会有一些意外的收获。记得还是刚做针刀不久，有一天早上刚到病房，值班医生就兴奋地跟我说："杨老师，这个针刀疗法太神奇了。你昨天治疗的那个腰骶部疼痛的女患者，她一直有尿频的毛病，中西医都看了，一直没办法解决。昨天针刀治疗后患者尿频的现象居然也神奇地消失了。"在临床上，有一些顽固性皮肤病如银屑病，甚至不孕不育的患者，在接受针刀治疗后都收到意想不到的效果。这怎么解释？对此我想，针刀技术脱胎于针灸，遵循着经络理论，而经络内属脏腑，外络肢节，沟通人体表里，行气血、通阴阳，内溉脏腑、外濡腠理，经络的刺激会引起一系列未知反应，带来意外的惊喜。

这些年，我和我的团队一直致力于针刀技术的规范和推广工作。针刀疗法对医生的技术要求较高，有一定的技术门槛。如何规范针刀的诊疗流程，如何培养针刀技术的从业人员，都有大量的工作要做。我不仅培养自己的学生，也经常在省内牵头组织培训班，为有志于学习针刀技术的医生做培训。2019 年在各级领导的关心下，在针刀同仁们的支持下，我们成立了安徽省中医药学会针刀医学专业委员会并举办了首届学术年会，事业方兴未艾，任重而道远。

五、恪守医者仁心，秉持廉效惠民仁术的理念

喝着新安江的水长大，祖辈也都是新安医学的传承者，即使我后来上学、工作离开了家乡，对新安医学始终有着天然的认同感、归属感和使命感，这种使命感开始是模糊的，随着年龄渐长越来越清晰，那就是，我是新安医学的一分子，新安医学要在我们这一代医者中继续发扬光大。

新安医学名医辈出，异彩纷呈，而新安医家的医者仁心是同医学成就一样伟大的丰碑。明代新安医家徐春甫主张"勿问贵贱，勿择贫富，专以救人为心"，提出救人如救火；明代新安医家汪机、清代新安医家吴志中都在瘟疫流行的紧要关头倾其家财，购备药物治病救人。医者慷慨好义、重义轻利的例子不胜枚举。每当我读新安医家的传记，总是被他们拯疾济赢的仁心所感动。

先辈们很少跟我讲大道理，但他们的身教胜于言传。在我的印象当中，祖父和父亲都是淳朴而热心的人，医德高尚。在我的家乡，村民白天要出去劳作，看病要等下工以后，往往就是吃晚饭的时间。所以我们家里一到吃晚饭的时候就常常有人来看病，祖父和父亲只要看到有人来看病，立刻把碗一推就起来招呼病家。在我的印象当中，我们家很少能安安生生地用晚餐。这种患者至上的敬业精神，一直影响着我。

大学毕业以后，我在合肥工作，母亲年事渐高，不愿意离开乡村。每逢节假日只要能抽出时间，我就回休宁老家住上一两天陪伴母亲。近几年，因为我的儿子念大学了（儿子也是从小耳濡目染，高考志愿就填了安徽中医药大学，结果如愿学了针灸推拿专业），时间更宽裕了些，基本上是 2 周回老家一趟。每次回家乡，乡里乡亲就会来找我看病。久而久之形成习惯，每次回去我都带齐针刀治疗的器具，给当地的乡亲做一些免费的义诊。义诊并非刻意为之，只不过是在我力所能及的范围，给患者提供方便罢了。医乃仁术，没有仁心，哪有仁术？我以为，医者心中如果没有悬壶济世的情怀，那他在医术上也走不远。

医者仁心，还包括站在患者的角度想问题，有体谅民间疾苦的心意，尽量用花钱最少的办法为患者解除病痛。记得我刚留校在省城上班不久，老家村子里有个农妇得了慢性骨髓炎，听说我回老家了，就来找我看病。诊断之后，我给患者开了一个方子。我父亲不放心，把方子要过去，看后眉头一皱。当时我还挺紧张地问父亲，药是不是开错了？父亲说："方子本身很好，但是其中一味药用得不妥。你开药，不仅要考虑患者的病情，还要考虑患者经济方面的承受能力。你的方子里给患者开了一味贵重药，这个药确实对托毒排脓效果很好，但是光这一味药就要 20 多元，一副方子抓齐了就要 30 多元。你说农村人一年的收入才多少？而且像这种慢性骨髓炎不是一帖、两帖药就能够解决问题的，患者负担不起啊。"果不其然，第二天，这个患者的丈夫到我家来，说他们家经济比较困难，请我改改方子，换成便宜的药。这个事情对我触动很大，从此我记住了父亲的话，医生不仅要考虑患者的病情，还要考虑患者的经济承受能力。

以后我在临床中，对于来自农村的患者，或者看起来经济条件比较差的患者，我总是尽量为他们省钱。用一些花钱最少的方法为患者解除病痛，我觉得这也是医生努力的一个方向。尽力为人谋，推己及人，如人之心，这是医者的忠恕之道。

在医学的道路上一路走来，既有山重水复的艰辛，也有柳暗花明的惊喜，不管路漫漫其修远，我一直在上下求索，寻找更好的治疗手段。我之所以主攻针刀技术，也是因为这种方法具有简、便、验、廉的效果，符合我内心的追求。我们这一代中医从业者，既有着前人没有的优越条件，也有着前人没有的挑战。面对信息技术革命，面对西方医学对中医学的冲击，不少中医从业者会感到迷茫，不自信。我觉得，正是有了西方医学对中医学的冲击，中医才可以更清楚地认识自己，既不自轻自贱，也不夜郎自大；既不邯郸学步，也不故步自封。在临床治疗中，我秉持“脉证合参、中西并重、杂合以治、大道至简”的诊治理念，提醒自己不要囿于成见，以开放的心态拥抱新技术。诚如钱学森先生所言：要把中外医学的好东西结合起来，用系统科学来促进中医现代化。中医的现代化之路，任重而道远。

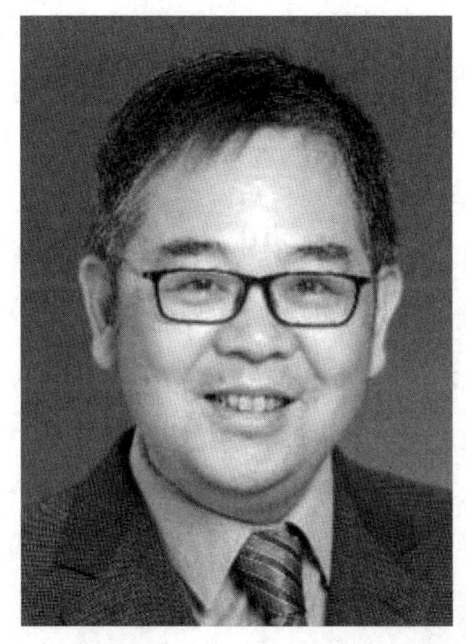

探寻中医药发展的科学之路

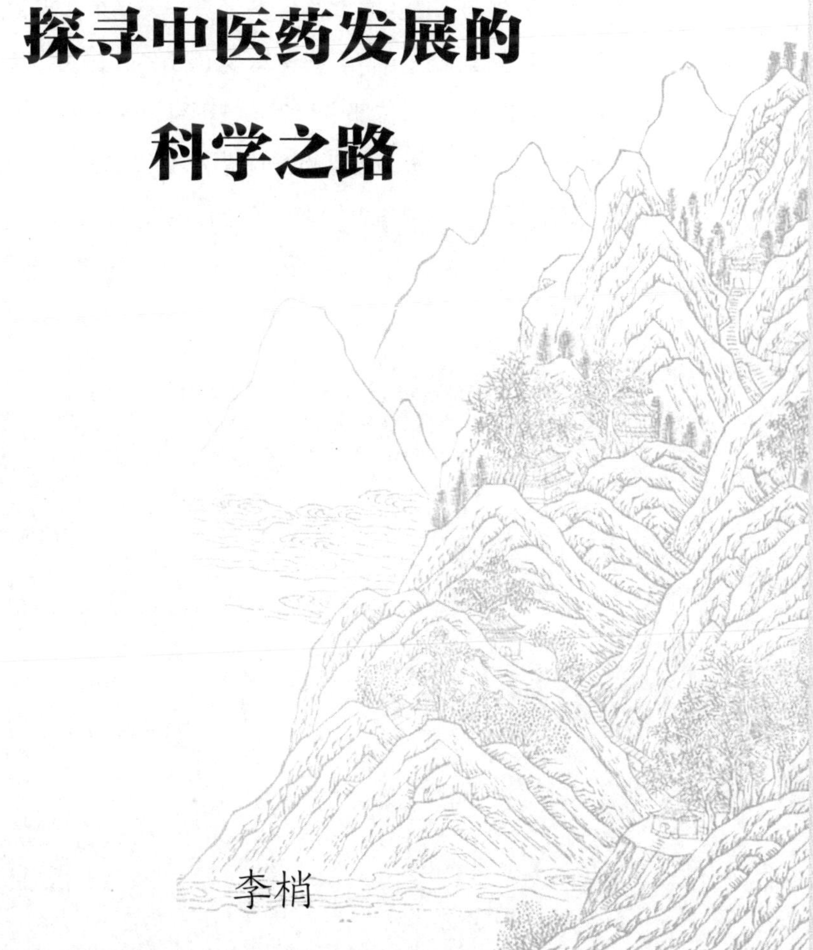

李梢

医家简介

李梢，男，汉族，1973年10月出生于安徽歙县。北京中医药大学医学博士，现为清华大学自动化系长聘教授、博士生导师，生命科学院兼职教授，清华大学北京市中医药交叉研究所所长，世界中医药学会联合会网络药理学专业委员会会长，国家非遗第15代中医传人。

主要从事生物信息学与中医药现代化研究，致力于从生物网络的整体角度建立中西医药研究新方法，开辟中医药网络药理学方向，领衔制定网络药理学首个国际标准；并以胃癌防治为例，首次构建胃炎癌转化寒热证生物网络，发现能显著前移胃癌早诊时间的胃癌极早期细胞，以及精准干预中药，取得重大应用。李梢在利用信息科技突破中医药科学化的方法瓶颈、解决中医药传承与发展难题上作出了系统的创造性贡献。成果在Cell子刊等发表论文180余篇，被Web of Science引用4700余次，入选2020全球前2%顶尖科学家、2020“中国高被引学者”。多篇论文被评为F1000杰出论文、Nature China最佳研究亮点，拥有专利30余项。成果入选2019中国生物信息学十大应用、2019中华中医药学会十大学术热点、2014世界中医药十大新闻。曾获国家杰出青年科学基金（2012）、国家“万人计划”科技创新领军人才（2019）、科技部中青年科技创新领军人才（2018）、全国优秀博士学位论文（2003）、教育部新世纪优秀人才（2007）、中国全面小康十大杰出贡献人物（2020）、清华大学杰出博士后校友（2021），获中医药国际贡献奖一等奖、李时珍医药创新奖、国家科技进步二等奖、国家教学成果二等奖等奖励。

一、学医之路

我出生于一个传承十六代的新安医学世家，父亲是首届“国医大师”李济仁，母亲张舜华是国家级非遗“张一帖”内科疗法代表性传承人。父亲是名医、母亲是祖传中医，父母一生的心血都用在治病救人，父亲对于中医药强调“源于新安，本于临床，立足国学，走向科学”，强调中医药不仅要传承，还要创新，更要发展。父母的高尚医德、高超医术，通过言传身教、治病救人，指引着我人生的方向，激励着我一路向前。

我家有五个孩子，我最小，从小怀揣中医的梦想，既按照传统方式承继家学，又一路攻读，得到父母的精心指导，打下了扎实的中医基础。

在学习中医的过程中，一方面感受到中医学的博大精深和传统文化的智慧巧思，另一方面也感受到来自于时代的冲击和碰撞。我读本科时，一股怀疑中医、质疑中医的思潮在社会上就蔓延起来。质疑中医，这对于出生于中医世家的我来说，感觉更是如同芒刺在背，时常体味到切肤之痛。不仅是我，很多中医学子接受传统与现代教育之际，肩上也多了一份沉重。无论本科同学还是博士同学，大家聚在一起，经常讨论的一个焦点就是中医与科学的问题。有的同学坚信中医比科学更科学，无须自证，毕业后也一直坚持做传统中医；也有同学在质疑声中改变了想法，改行不再行医。

从北京中医药大学本科毕业后，我报考硕士的唯一志愿就是考父亲的硕士，目的是跟随父母抄方、继承祖传家学。硕士毕业后，又考回了母校北京中医药大学，攻读王永炎院士的博士研究生。我在中医与科学之间感到困惑时，也经常向父亲、导师请教。父亲支持我自己去解惑，他鼓励我对中医要知其然，还要知其所以然，否则公说公有理，婆说婆有理是不够的，总需要有人去探索真理。王永炎老师时任北京中医药大学校长，随后又调任中国中医科学院院长，他认为中医药是个复杂体系，不能照搬西医的研究方法，中医药需要找自己的科学研究方法。博士期间王老师经常鼓励我自由选题、开阔视野，积极探索中医药的科学化之路。

流传千年的传统中医在现代究竟该怎么走？这是个长期伴随着我的问题。出生于中医世家，又在现代院校教育和周遭对中医的怀疑中成长，正是这样独特的经历，让我对探索和揭示中医药内在规律产生了极大的责任和兴趣。我想中医药人不能等着被救，而要自救；不能等着证明，而要自证。要鼓起勇气，找到中医药自身的科学研究方法，建立符合中医药特点的科学研究方法，为中医药、也为自己搏出一条路。这是我立下的一个志向，或者说使命，一直坚持至今。

二、提出中医药与分子网络相关的假说

中医药传统特色是用宏观、整体的思维来把握生命、认识和治疗疾病。从西医学生命科学角度，如何认识传统中医药的微观基础？这是一个难题，也是一个瓶颈。针对这个难题，我 1999 年博士二年级时，提出了一个假说，认为中医药不是和单个分子有关，而是和生物分子相互作用的网络有关，且与其动态变化规律相关。我认为，要理解人的整体是什么，而整体是由各种元素组成的，元素间有相互联系，这就构成了一个动态网络。生物分子组成的网络，也许能解释中医药的整体作用，并发展中医药。在王永炎老师的支持下，我带着这个假说参加了中国科协首届学术年会，在杭州做了个学术报告，报告完之后已不记得有什么反响了。

我博士论文做的还是临床和实验研究，也获得了当年中医药学科唯一的“全国优秀博士学位论文”。博士期间提出的假说，则成为我去清华大学信息学院自动化系，不断探索，不断深化，寻找中医药原创方法的一个基础。

正是抱着对现代中医理论更高的期待，我找到了清华大学李衍达院士，李先生是信息学家，也是我国生物信息学学科的开拓者之一。经过在清华大学同方部里面的一个简短的讨论，李衍达老师对我的想法很感兴趣，觉得很有意思，值得探索。于是机缘巧合，我博士毕业后，2001 年进入清华大学自动化系“控制科学与工程”博士后流动站，从事“生物信息学与中医药现代化”的大跨度交叉学科研究。刚进自动化系时，对于很多专业方向感到好奇又陌生，例如，我所在的信息处理研究所，专业方向是机器学习、模式识别与智能系统，很多年以后，与这个专业方向相关的大数据、人工智能等概念才火爆起来。

自动化学科与中医药其实有很深的渊源。对于中医也有很大兴趣的钱学森先生，就是中国自动化学会的创始人。自动化学科有“三论”，即系统论、控制论、信息论，而中医把人当成一个系统，它采集人体宏观的各方面信息，然后运用中药对人体进行多方面的控制。然而，交叉学科研究本身往往不是简单的 1+1 等于 2，而需要在不同学科彼此未达之地做出创新，这才是交叉学科的

难处。我是搞中医的，别人是搞自动化的，两个人碰上，对方可能会问我阴阳五行是怎么回事？我可能会问对方怎样建模？我们互相听不懂对方的行话，深入的交流、火花的碰撞、持久的创造，更是难上加难。

科学研究的道路是艰苦而漫长的，交叉学科的研究尤其如此。在传统的中医药学与新兴的生物信息学之间找到结合点，更是困难，基本上一无可供参照的先例，二无现成的思路与方法。想在这样学科跨度大、高度交叉的研究中取得进展，需要不怕失败、不畏艰难的勇气，和顽强执着、筚路蓝缕的开拓精神。面对困难，“在绝望中寻找希望”成为我的座右铭。我不仅仅是代表个人。个人可以有多种选择，但我还是祖传中医的后代，理当不计成败得失，奋勇向前，对中医药科学化的责任感，成为我最主要的研究驱动力。

三、开辟网络药理学新方向，打开中医药“黑箱”

中医注重整体，然而内部不清，西医重视局部，然而整体不清。中医的特色是整体观，如果采用目前医学常用的还原论方式，就容易丢掉整体特色；如果采用还原分析的研究思路与方法，对于中医整体观、辨证论治、方剂配伍等特色内涵，难以给出解释，则这类研究有种“只见树木，不见森林”的局限。倘若中医药在现代化进程中丢掉了自身的特色，那么难免留下买椟还珠的遗憾。反之，如果中医药只停留在宏观层次，不深入到现代生物医学角度的机体内部，则“黑箱”内在原理缺乏证明。通过进一步深入思考，我认识到，中医和西医、传统医学与西医学都是医学，都在不断发展，目的都是维护人类健康。中医看的是“病的人”，西医学看的是“人的病”。我们既要从微观角度深入分析疾病本身的原理，又要从整体角度理解疾病和人的相互关系，要考虑到人是一个整体。传统与现代取长补短，有助于更深入地揭示人体和疾病的发生规律。

中医本身具有多重属性，文化属性如阴阳五行等为我们提供一种认识事物的方式，而医学属性则需要我们借助现代科学对其进行不断探索与阐明。随着研究的深入，我发现，从事交叉学科最重要的是理解各个学科的思维方式。理解了中医理论和数学的方法原理，就可以想，能不能把中医问题抽象成数学问题？能不能用定量的方法描述中医里定性的思想？中医诊疗过程从西医学生命科学角度来看其实是个“黑箱”，自己要做的就是在中医药“黑箱”里建立GPS 系统，这是一个艰巨的任务。

经过六七年的艰辛探索，熬白了头，终于迎来了曙光。我发现，传统上中医的整体观主要用于宏观层次，现代则可以尝试用于分子层次，即生物体内的基因、蛋白、通路并非孤立，也是一个网络化的，并且可以采用数学方法定量描述的整体。基于这种构想，我从生物网络这一独特的视角，首次提出不同于“单基因、单靶标”研究模式的“生物网络、网络靶标”理论，并建立了中西医表型、中西药物和分子网络的关联、国际最高精度的计算方法。2007 年前后，以中医最经典的“寒、热”诊疗概念为切入点，我们在国际上首次构建出中医“寒证”“热证”的生物分子网络，揭示了中医寒热概念背后的物质基础。进而 2008 年，揭示出中西医药宏观表型与微观分子网络的模块化关联规律，建立以网络关系推断为特点的 CIPHER 系列算法，实现国际最高精度的致病基因、药物靶标预测，率先实现宏观中医药的微观映射，有力促进传承数千年的、基于宏观的中医药系统地走向微观层次。

随后，开拓了中医药网络药理学这个新的学科方向。其实，1999 年我提出的假说，比国际上 2007 年提出“网络药理学”一词早了 8 年。2008 年我提出的“网络靶标”理论和方法还获得了美国、中国的发明专利。采用以网络靶标为基础的中医药网络药理学方法，我带领团队还成功揭示出六味地黄丸、葛根芩连汤等多种中医经典方的网络调节机制，研制出多种新处方、新药物，并在随机双盲试验中确证了疗效。中医药网络药理学的方法在中医药领域乃至国际上也得到越来越多的应用，受到了国内外同行的积极响应和关注。中医药网络药理学研究表明，中医药可以阐释原创科学研究方法，能够走向世界，成为国际新前沿，并且占据相关研究领域的主导地位。

近日，由我领衔起草的《网络药理学评价方法指南》通过了世界中医药学会联合会认证。刊发这个指南的《世界中医药》杂志社评论道，这是中医药领域第一个正式制定的关于新兴学科的国际标准，迈出了中医药原创研究引领交叉学科国际发展的关键一步。此外，由我主编的《网络药理学》第一部中、英文专著、教材，也即将由清华大学出版社和 Springer 出版社付梓。

四、发展精准中医，促进胃癌“治未病”

中医学是我国的独特医学模式，我们要利用好、发展好。在全面建成小康社会的今天，人民的生命健康是一个非常关键的问题，我们做医学研究不能将成果束之高阁，而是要用来解决一些实实在在的问题，要让成果真正服务于人民的生命健康。

以建立的网络药理学等关键技术为支撑，我们进一步面向人民生命健康，探索中医药在新时代的创新发展之路。

有统计表明，世界上约有一半的胃癌发生在中国。现在肿瘤的发现往往很突然，预后也很差，如果能够提前预防，则是上上之策。针对中国人高发重大疾病——胃癌，我们团队借鉴中医“治未病”的理念，通过十余年的努力，开发了“智能早筛 – 极早诊断 – 精准早治”三位一体胃健康精准中医系统。其中，“智能早筛”模块一方面包含了自主研制的中医智能四诊系统，还建立了分子 – 细胞 – 系统多层次的胃炎癌转化数学模型，能够通过人工智能技术对患者的各方面数据进行收集并解码，适用于胃癌早筛的中西医大数据智能采集、胃炎癌转化的智能预警，另一方面还发现了有助于胃炎癌转化诊疗的中医舌苔菌群等新型标志物；“极早诊断”模块的核心是，我们首次在国际上解析胃单细胞图谱，构建了细胞层次的相互作用网络，突破性发现与胃癌细胞存在网络关联的胃癌极早期细胞。胃癌极早期细胞标志物已经在全国 40 多家医院应用，通过 2000 余例临床序贯病例的检验，发现该标志物能够提前平均 10 个月发现胃癌，并首次实现在低级别异型增生阶段对于胃癌发病风险的预警；以胃癌极早期细胞网络为靶标，通过网络药理学方法上亿次计算筛选，还从 10 余万个化合物中发现精准靶向胃癌极早期细胞的中药化合物，以及来自于药食同源中药的“精准早治”中药，取得很好的实验和临床效果。

上述成果已应用于福建省胃癌高发地区和全国数十家医院，成功实现落地转化，成为国家慢性病综合防控示范区建设的“创新亮点”，为提高胃癌的早诊率、早治率做出了贡献。

中医“治未病”的理念非常好，上述研究较为系统地揭示了胃癌“治未病”的物质基础，并且为中医药的精准和智能创制提供了范例，对向来被视为“黑箱”的中医诊疗过程进行了科学发展。从胃癌早筛早治的范例可以看出，借助于现在多学科技术的发展和创新，我们可以建立起中医“治未病”的新模式，为中医“治未病”理念的现代化应用开辟途径。

2020 年 12 月 26 日，中共中央机关刊物求是杂志社直属《小康》杂志主办的第十五届中国全面小康论坛胜利召开。在该论坛上，我获颁“2020 年度中国全面小康十大杰出贡献人物”奖。该奖项用于奖励我带领团队开展生物信息学、人工智能、大数据与中医药交叉科学研究，探索出了网络药理学、中医药人工智能等新方向，并在胃癌等重大疾病的中医药智慧与精准防治上取得研究成果，为决胜全面建成小康社会贡献出中医药人力量。虽然我们团队在科学研究中发表了很多论文，我也相继入选 2020 全球前 2% 顶尖科学家、2020“中国高被引学者”等榜单，但是当选“2020 年度中国全面小康十大杰出贡献人物”这个社会奖励，让我感受到社会对我们研究成果的一种认可，能够激励我们的研究更加深入，进而更好地服务社会。

五、过交叉科学研究，探索中医药的未来之路

我作为一名中医学子，从 2001 年进入清华大学这一综合性院校，至今已 20 年，书写这段文字时也正值清华大学 110 周年校庆。在这期间，我从艰难起步，到看见曙光，到快速发展，真是感慨良多。在这期间，我 35 岁破格成为清华大学博士生导师，36 岁成为清华大学自动化系教授，39 岁获得了中医药研究新技术新方法领域国家杰出青年科学基金资助，42 岁担任世界中医药学会联合会网络药理学专业委员会会长，45 岁入选科技部“中青年科技创新领军人才”、国家“万人计划”科技创新领军人才，并相继获得中华中医药学会李时珍医药创新奖、中医药国际贡献奖一等奖……带着为中医药科学研究尽量多做一些事情的心愿，一路前进，不断自我鞭策，努力自我超越，不敢稍有懈怠。

如果说我在探索的路上取得了点滴成就，那么首先要感谢的是三位导师。父亲既是慈父，又是良师。父亲认为，中医学需要传承，但仅有传承是不够的，更要创新，创新就不容易了，但在创新基础上还要进一步发展。他对我的每一次尝试都给予积极的肯定，对我的每一次进步都感到由衷的高兴。父亲的鼓励是我不断前进的动力。博士导师王永炎老师曾跟我提过，中医现在是“乍暖还寒”，虽然国家大力鼓励传承和创新，但中医在科学上的瓶颈还没有得到根本的突破，如何解释复杂的中医学、复杂的生命系统，中医的传承与创新仍需付出巨大努力。王永炎老师在晚年之际还在叮嘱我，要做一个学人。博士后合作导师李衍达院士跟我多次提起，中医药要随着时代而发展，不能故步自封，李老师鼓励我潜心做研究，要多放弃一些事务，有失才能有得，还要敢为人先、敢于探索规律，不断发展进步。几位老师的谆谆教导，时时萦绕耳边，催我奋进。

“百花齐放才是春”。导师培养着我，我也带着团队。我在探索的同时，意

识到中医药尤其需要从事现代科学研究的人才。因此，尽我之力，我还致力于在清华大学培养一批中医药交叉学科研究人才，并成立了清华大学北京市中医药交叉研究所。

科研的目标是既要坚持解决重要科学问题，又要立志解决社会急需解决的、对人民群众有重大意义与价值的问题。我鼓励学生“做有意义的科研”，根据每个人的兴趣特点、未来发展情况灵活地选题，尽量让学生能瞄准一个领域走得更远。在我的课题组中，汇集了来自计算机、自动化、中医药、生物学等不同专业背景的人才，“英雄不问出处”是我的待人原则。许多学生从其他专业来到生物信息与中医药领域做交叉学科，必然面临种种困难，这个过程我亲身经历过，我感到不管大家的专业差别、能力高低，在面对重要科学问题、面对重大疾病攻关时，大家都是战友。既要团结合作，又要给每个人展示才华的空间，朝一个共同的方向汇聚智慧和力量。在清华大学，给不同专业的本科生、研究生上课时，最后我也总会引用一段蔡元培先生的话，与同学们共勉：“研究也者，非徒输入欧化，而必于欧化之中，为更进之发明；非徒保存国粹，而必以可科学方法，揭国粹之真相。”

世界上不缺少美，而缺少发现美的眼睛。父亲喜爱书画。受父亲的熏陶，我自幼热爱国学，喜欢书法和篆刻，中学时就加入了安徽省书法家协会，大学之初著成25万余字的《篆刻通论》，将艺术告一段落，以便在中医药上凝聚全力，立足现代，接续传统。在探索过程中，我深刻体会到，在医学发展本身并不完善、疾病还严重危害人民健康的大背景下，我们要心胸更为开放，视野更为广博，只问耕耘，奋力向前。利用现代科技，开拓中医药的未来之路，敢于引领，继承好、利用好、发展好中医药这一中华民族的瑰宝，让中医药的“大美”得以彰显，让中医药更好地服务于人民的生命健康。这条路责任大、任务重，但是使命光荣、前景光明！

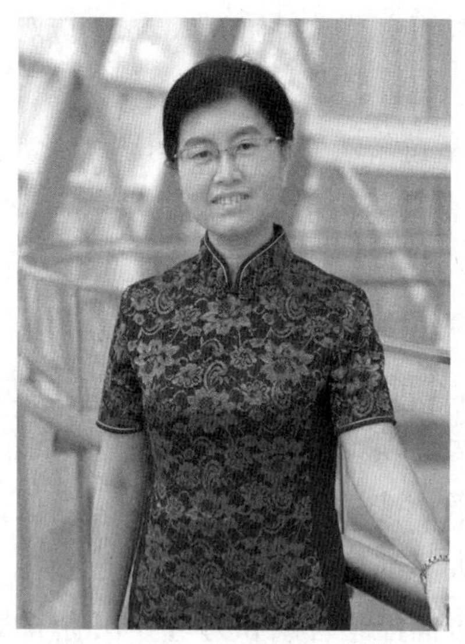

古今接轨　传承创新

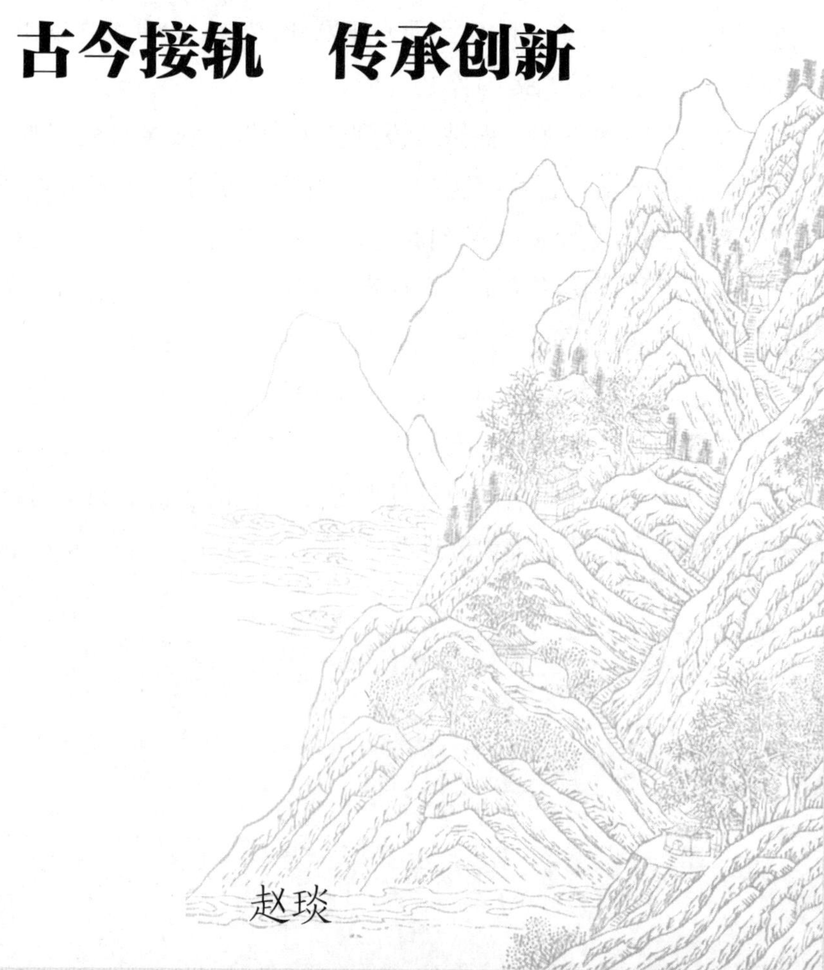

赵琰

赵琰，女，1973年出生，山东临沂（琅琊）人。北京中医药大学特聘教授、主任医师、研究员，博士研究生导师。担任中国医促会中医分会副秘书长、世界中医药联合会中医临床思维分会副秘书长；中华中医药学会仲景学说分会常务委员，中华中医药学会老年病分会常务委员，世中联经方专业委员会常务理事；《中草药》《北京中医药大学学报》等核心期刊编委；北京青联委员等。国家重点学科中医临床基础学科学术研究方向带头人之一，国家中医药管理局重点学科伤寒论后备学科带头人，“燕京刘氏伤寒流派”第四代传承人，刘渡舟名家研究室骨干成员。入选国家中管局岐黄学者，国家中组部“万人计划”领军人才、全国中医临床（基础）优秀人才，科技部创新推进计划领军人才，教育部新世纪优秀人才，北京市科技新星等。

主讲《金匮要略》《伤寒论》，主要围绕仲景学术思想和经方现代应用开展临床教学与科研工作。作为“经典方药现代应用的基础研究”岐黄团队负责人，以临床需求为导向，带领团队自主研发建立了中药小分子抗体技术平台和中药炭药研究技术平台，围绕经典方药的物质基础、作用机制、质量控制、配伍机制、新药研发等关键科学问题，开展了大量的基础研究工作，以诠释经典，揭示内涵，创新药物，为传承经典应用于现代临床提供了有力的依据和工具。临床擅长治疗脾胃病、妇科病、过敏性疾病，不孕不育，小儿厌食等疾病。

一、求学之路

赵琰出身医药之家，自幼以中草药为玩乐，跟着值夜班是常有的事，也时常分享父母医好病患后的喜悦，耳濡目染对医生的敬佩和向往在幼小心灵中播下种子。14 岁初中毕业时，适逢山东中医学院（现为山东中医药大学，下同）中医专业少年班前来招生，酷爱古文和传统文化的她自己作出了选择：我要读中医少年班！ 1987 年赵琰正式踏入中医之门。

在山东中医学院的八年时光，近距离地接触到李克绍、徐国仟、张灿玾、张志远、张珍玉、周凤梧、周次清等老一辈大先生，从四小经典到四大经典，迟华基、刘持年、姜建国、陈利国、陶汉华等教授的授课让赵琰受益匪浅，提到中医童子功，老师们常常说起《汤头歌诀》总是考一百分的赵琰。尤为难得的是，在姚晓渝教授的引导下，也开始参与中医药科研工作。8 年浸润，赵琰打下了坚实的中医药基础，也打上了朴实、扎实与诚实的山中医烙印。

1995 年，赵琰以第一名成绩考入中国中医研究院西苑医院攻读中医内科学硕士，成为周文泉教授的学生。在西苑医院的 3 年间，参与临床值班，开展临床研究，浸润临床一线，赵琰每天穿梭于病房和门诊之间，披星戴月几乎没有看到过太阳。门诊值班室的隔壁是清宫医案研究室，在这里经常遇到陈可冀先生，也得到了王琦先生、李连达先生、翁维良先生等大先生们的指导。

1998 年赵琰考入北京中医药大学中医临床基础专业，成为燕京伤寒学派负责人、国医大师王庆国教授的第一位博士研究生。读博期间，听钱超尘先生讲文字训诂课，在先生指导下完成了明清本草著作的校对工作，到北京医科大学（现北京大学医学部，下同）上分子生物课，到军事医学科学院做课题，到广州参加学术会，郝万山老师手把手地教她走上讲台第一次讲授《伤寒论》，李宇航老师指导她完成了第一个国家自然科学基金项目……在接受更深入的中医教育的同时，也不断接触到现代尖端科学。

2001 年博士毕业，受刘渡舟先生“古今接轨论”的影响，赵琰深深体会到古老中医药的传承需要与时俱进。为此她放弃了留校任教的机会，来到军事医学科学院，在秦伯益院士指导下从事药理学博士后研究工作，开始系统学习西医学与科学技术。2003 年博士后出站，重新回到挚爱的北京中医药大学校园。其间 2007 年获得日本学术振兴会“海外特别研究员”人才项目资助，赴日本京都大学从事分子生物学博士后研究两年，导师是日本分子遗传学会会长藤田润教授，接受了扎实的分子生物学技术训练。

二、临证之道

丰富的求学经历，同时也让赵琰有机会得到多位大家的临床指导。

因为老吾老以及人之老的想法，赵琰选择老年病作为临床方向，周文泉先生是她的第一位导师。周文泉先生作为全国中医老年病医疗中心学术带头人，是中国中医科学院西苑医院老年医学及清宫医案研究室研究员，担任中央保健委员会中央保健会诊专家，中国药膳研究会会长，中国中西医结合学会养生学及康复医学专业委员会主任委员等学术职务，擅长治疗中医内科杂证，对震颤麻痹、慢性肾炎、骨质疏松症、高脂血症，尤其治疗老年期痴呆、老年高血压病、肾功能不全、失眠症、多汗症经验丰富，在国内外享有较高声誉。1995年起赵琰在周文泉先生指导下开始了以老年病为主的临床工作。

经历3年临床，赵琰深刻体会到经典和经方的重要,《伤寒论》《金匮要略》需要精读一辈子。王庆国先生是经方大家刘渡舟先生的大弟子，“燕京刘氏伤寒流派”负责人，第四届国医大师、首届全国名中医、首届中医药高等学校教学名师，第五批全国名老中医、第四批北京市名老中医，非常幸运有王庆国先生引导她踏入仲景门墙，进入燕京刘氏伤寒流派。在跟师14年后，2012年王庆国先生开坛收徒，赵琰和王雪茜一起成为首批入室弟子，在院校教育之后，又接受传统的师承教育。延续刘渡舟先生善用经方，不废时方的学术思想，王庆国先生对消化、内分泌、心脑血管系统疾病及自身免疫性疾病的治疗具有显著疗效，擅长胃炎、胃溃疡、急慢性结肠炎、糖尿病、红斑狼疮、类风湿关节炎、高血压、冠心病及其他内科、儿科、妇科常见病的诊断与治疗，这些可贵的临床经验也一脉相承地延续到赵琰身上。

2012年赵琰受中组部委派赴新疆医科大学中医学院援疆支教1年，期间得以跟随周铭心先生侍诊临证，学习到周老对中医内科、妇科疑难杂病及新疆多发疾病等方面的丰富经验和独到见解，尤其在月经病、不孕症、胃肠疾病、支气管炎、哮喘、痤疮、便秘、前列腺炎，以及老年心脑血管疾患等疾病的中医辨证论治上多有收获。

2016年，延续二十年前的师生之缘，在秦伯益先生的见证下，赵琰正式拜国医大师王琦院士为师，成为入室弟子。王琦先生辨病－辨证－辨体三辨模式，对过敏性鼻炎、哮喘等过敏性疾病，少弱精子、阳痿早泄等男科疾病，失眠等疑难杂症的独到经验和专方专药都使赵琰受益良多。

2017 年，经北京市和全国逐级选拔考试，赵琰入选第四批全国中医优秀人才，得以拜师齐鲁内科时病流派负责人国医大师王新陆先生、海派名医王庆其先生，更全面地了解到齐鲁内科杂病流派和海派膏方文化治疗慢性病的独特优势。

有了这些明师指导和临床所见所得，赵琰对古老的《伤寒论》《金匮要略》经典条文有了生动的认识和理解，兼收并蓄中锻炼了临床思维，形成了自己的临证经验，在脾胃病、妇科病、过敏性疾病、小儿厌食等疾病的治疗上疗效颇佳，深受患者喜爱。

三、学术贡献

读经典，做临床，一路走来，中医－西医，经典－现代，高校－研究院所，国内－国外，地方－军队，首都－边疆，这些学习、工作和生活经历，成为赵琰人生中最大的收获。不仅丰富了多学科的知识背景，结识了多领域的良师挚友，更为重要的是不断拓宽的眼界和视野，使赵琰能够充分理解事物的多样性，可以从多角度认识问题，多途径寻求解决问题的方法。她不满足于仅仅一对一地解决患者痛苦，而是从临床实际需求出发，把临床工作中遇到的问题转化为科学研究的方向，通过多学科、多种技术和方法的尝试、探索，试图架起经典与现代之间的桥梁，为提高中医临床疗效，指导临床实践提供更好的思路和工具。

（一）建立中药小分子抗体制备与应用技术平台

作为一名临床医生，赵琰在工作中遇到很多问题和困惑：中药质量监管是一个专业性很强的大工程，不仅普通大众难以判断中药品质高低，作为非药学专业人员的医生，也时常感到心中茫然。中药产品的质量能否自我监测、实时把控？中药活性成分含量多为微量或痕量，如何高效、准确检测？中药发挥作用的物质基础是什么？临床药物监测如何提高患者依从性？相对于单一的、明确的化学药物成分，中药成分多样性、不能全部明确的特点，使得在很多在化学药物研究中行之有效的方法和技术，并不适合于解决中药复方物质基础、配伍机制，以及质量控制等中医药关键科学问题。

长期以来这些疑问一直没能解决，直到 2007 年赵琰来到日本京都大学，发现以特异性灵敏性和简便性为特点的免疫分析方法，非常适合于复杂体系的中医药研究，由此赵琰把免疫分析技术引入到中医药研究中，历经十年，创建了中药小分子抗体制备与应用技术平台，拥有国内外种类与数量最多的中药小分子成分抗体库，为中药质量控制、复方配伍、药效物质基础等关键科学的阐明，“互联网 +”中药质量快检系统的建立，引入了新的研究策略，开创了全新的技术方法。

（二）建立多种中药小分子的免疫分析方法，可用于中药复方体内代谢和配伍理论的研究，并可实现无创性临床药物监测

中药复方配伍理论是指导中医遣方用药的命脉，是中医药核心理论之一。从代谢角度研究中药配伍理论，并优化组分中药的配伍比例，是最有效的方法。但 HPLC、HPLC–MS 等常用分析手段，对初始样品要求量大、前处理复杂，制约了丰富研究信息的足量获取。利用免疫分析方法所需样本量小、前处理简单的特点，可以简便地获取中药小分子在器官（亚器官）、组织、细胞内的分布情况，从而可以更好更清晰地描绘出复方中活性成分的体内特征；也可以轻松测定微量指尖血或唾液中的中药成分含量，实现无创性临床药物监测。这些特点使得中药免疫分析技术成为评价中药众多有效成分代谢性相互作用的重要研究工具。建立的实验技术得到认可，收到世界著名视频杂志 JOVE 多次约稿，目前抗体制备方法、层析试纸制备方法视频已经发表。

（三）建立中药小分子胶体金 / 量子点技术，可实现自助、即时、便携和成本低廉的中药成分快检监测

液质联用 / 核磁共振等现代分析技术在中药质量控制中发挥重要作用，但是由于需依赖专业人员和专业设备，使得中药材市场的质量监测评价难以做到诸多关键节点的实时监测，“质量指标”在产业链全程中的模糊不透明，也是最终造成中药材市场混乱的原因，难以实现让百姓“放心吃药，吃放心药”。

利用中药小分子抗体建立的胶体金免疫层析技术，可以改变这一现状，“自助 – 即时”专属性地分析中药的指标成分，适宜大众“田间地头”或交易现场的检测，实现了“一滴水，一杆秤，一张纸”快速获取中药质量信息，是实现大众可参与的中药质量监测体系的理想方法。在胶体金免疫层析试纸的基础上，又引入新型荧光纳米材料—量子点作为标记物，首次建立了针对中药活性成分量子点免疫层析试纸。

中药质量快检是保障人民健康的迫切社会需求，通过自主研发中药小分子抗体胶体金/量子点试纸，像“早早孕试纸”一样，使用方便，普通大众可以在几分钟内判断中药质量的优劣和真假，实现了真正意义上的快检，实现产业化也将创造不菲的经济价值。

（四）实现中药成分的特异性敲除，为中药药效物质基础的研究开创了新途径

从目标中药复方提取物中去除某特定化学成分，进而比较敲除前后药效的差异性，可以清晰解析该特定成分与目标中药复方功效的相关性。这种方法与通过敲除特定基因来揭示其功能的原理一致，是研究中药复方物质基础的较理想的研究方法。利用中药小分子抗体建立免疫亲和色谱柱，实现了1种或2~3种中药小分子的敲除，开展了多项中药复方物质基础的研究；利用人参皂苷Rg2免疫亲和色谱柱，实现了R型和S型两种成分的“一步法”分离，为手性化合物的拆分、稀有痕量中药成分的纯化和富集，提供了一种新思路和环保、高效、快捷的新方法。

（五）开启基于纳米技术的中药炭药系列研究

炭药应用是先人的伟大创举，炒炭止血为大家所熟知。通过系列的文献梳理，发现炭药的确具有切实的、多样性的临床疗效。但也有一个疑问，什么在取效？为什么取效？一直没有满意的答案，致使最新版《中国药典》对收载炭药的质量控制仍然几近空白，炭药在临床的应用受到严重阻碍，临床上可用炭药日益减少。

1. 发现并确认炭药中的纳米类成分是炭药止血的共同物质基础

赵琰在开展中药小分子成分（抗体）体内成像的研究过程中，偶然发现了石榴皮炭水煎液具有量子点的荧光特征。以此线索为提示，以炭药止血为切入点，赵琰首先证实了《中国药典》中18种药物炒炭止血的有效性，采用传统的HPLC等经典技术，发现目前已知的、传统的中药成分，在炭化后大为减少，进一步用透析方法除去这些原有的中药成分，发现仍然具有止血作用。炭药止血的物质基础到底是什么呢？

基于18种炭药无一例外具有的荧光性，赵琰将纳米技术引入到炭药研究中，发现在传统检测“一无所有”中，产生了一种全新的成分，具有以下特征：大小为纳米级别，结构具有多样性，生物活性具有多样性，不属于目前已知的中药活性成分的任何一个类别，因此暂将其命名为“纳米类成分”。

2. 确认炭药中的纳米类成分具有多种活性，为新药发现提供了一个新源泉

进而通过对 44 种炭药的研究，确证了炭药多样性的药效作用，并证实其中特异性的纳米类成分，是其发挥多样性药效的物质基础。以血余炭为例，《五十二病方》记载："止血出者，燔发，以安其痏。"《神农本草经》记载："发髲，味苦温。主五癃，关格不通，利小便水道，疗小儿痫，大人痓。"《金匮要略》记载："诸黄，猪膏发煎主之。猪膏半斤，乱发鸡子大三枚。上二味，和膏中煎之，发消药成。分再服，病从小便出。"以这些经典记载为线索，通过系列实验，验证了血余炭纳米类成分不仅具有公认的止血活血作用，而且确有疗痫、利胆退黄等现今临床已不常使用的作用。这些研究发现用现代科技解读了中医药经典，中医药确实是一个伟大的宝库，值得深入挖掘。

同时发现血余炭纳米类成分还具有神经保护作用，枳实炭纳米类成分具有抗痛风作用，当归炭纳米类成分可治疗再生障碍性贫血，侧柏炭纳米类成分可治疗溃疡性结肠炎，黄柏炭纳米类成分可治疗银屑病，甘草炭纳米类成分可治疗胃溃疡等。还发现纳米类成分在复方体系中具有增溶作用，找到了可以使紫杉醇增溶 1600 倍的纳米类成分等，这些研究结果对中药配伍机制产生了新的理解。更为可贵的是，将这些研究发现回馈应用于临床，也取得了切实的疗效。由此，赵琰提出了建立"中药纳米药物库"的想法。

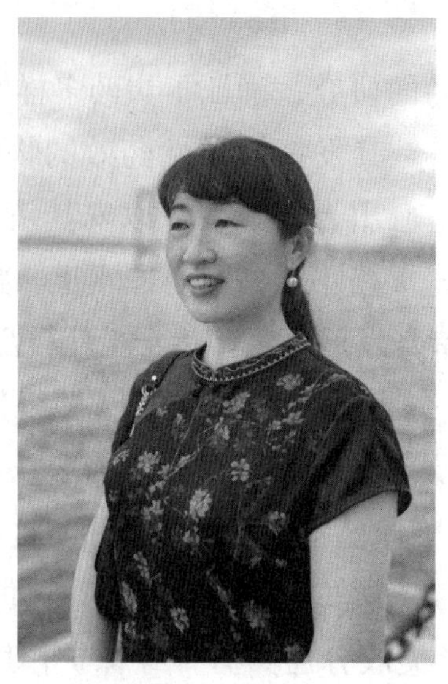

医道传承
与天合同

刘晓燕

刘晓燕，女，1975 年出生。医学博士，北京中医药大学教授，主任医师，博士研究生导师。第四批全国中医临床优秀人才，教育部、国家中医药管理局重点学科北京中医药大学中医基础理论学科学术带头人，“北京市薪火传承 3+3 工程”程士德名家研究室负责人。

曾任中华中医药学会中医基础理论专业委员会常务委员，青年委员会副主任委员；中华运气协会常务理事，中华中医药学会五运六气研究专家协作组专家；中国中医药信息学会干支象数医学研究分会常务理事；北京中西医结合学会中医基础专业委员会委员；北京中医药学会五运六气专业委员会常务委员。

首倡“天人医学”的概念，在北京中医药大学成立天人医学研究中心。长期从事“天人医学”相关的研究，主持了多项国家自然科学基金项目和北京市自然科学基金项目，是科技部重点研发计划课题负责人，参与多项国家级（937 项目、十二五规划项目等）及省部级课题的申报及执行。

临床擅长运用五运六气理论，针药并用治疗各种疑难杂症，尤在妇科疾患、消化系统疾病、心血管疾病、失眠、颈肩腰腿痛等方面效果更佳。

一、立志学医

学习中医对我来说应该是一件既有偶然又有必然的事情。说其偶然，是因为我并没有中医的家传，在报考大学之前我也没有接触过中医。说其必然，是因为治病救人是我从小的志向，因为我父亲就是一个医务工作者。当我在选择了一大堆西医院校后，突然发现有一个北京中医药大学中医学养生康复专业，于是我毫不犹豫地将其填到了高考志愿中。命运的安排，同时也是我内心的向往使然，自我踏入中医的大门，我就意识到这是一个值得我终生为之奋斗的事业。我在北京中医药大学度过了我的本科（中医养生康复医学专业）、硕士（内经专业）、博士（中医基础理论专业）三个重要的学习阶段。毕业后留在北京中医药大学中医基础理论学科任教，但是我的求学之路始终没有停止过。“将中医学明白”一直是我的追求。

二、多方涉猎

学中医的人都知道孙思邈的《大医精诚》，但较少有人知道孙思邈还有一篇《大医习业》。《大医习业》展示了孙思邈所认为的一个高明的中医应该具有的能力。原文是这样的：“凡欲为大医，必须谙《素问》《甲乙》《黄帝针经》、明堂流注、十二经脉、三部九候、五脏六腑、表里孔穴、本草药对、张仲景、王叔和、阮河南、范东阳、张苗、靳邵等诸部经方。又须妙解阴阳禄命，诸家相法，及灼龟五兆，《周易》六壬，并须精熟，如此乃得为大医。若不尔者，如无目夜游，动致颠殒。次须熟读此方，寻思妙理，留意钻研，始可与言于医道者矣。又须涉猎群书，何者？若不读五经，不知有仁义之道；不读三史，不知有古今之事；不读诸子，睹事则不能默而识之；不读《内典》，则不知有慈悲喜舍之德；不读《庄》《老》，不能任真体运，则吉凶拘忌，触涂而生。至于五行休王、七耀天文，并须探赜，若能具而学之，则于医道无所滞碍，尽善尽美矣。”从这里可以知道，要想成为大医仅仅是知道常规的开方用药是远远不够的，还需要精通针灸、脉法、数术、易理、天文、老庄等。

（一）养生专业，开辟思路

我本科的专业虽然是中医学，但是却是北京中医药大学当时开辟的一个特色分专业——中医养生康复医学专业。这个专业到 1996 年后就停招了，原因是太超前。然而这个专业的学习却让我对中医学有了较为全面的认识。通常的中医本科生都认为学医就是看病，但是我却很早就知道了中医看病仅仅是退而求其次的，中医的至高境界是养生治未病。

因为专业的原因，我有幸在 19 岁的时候就接触到了气功、导引和太极拳，也就是从那时开始我就养成了每天打太极拳的习惯，几十年来一直没有间断，正所谓“冬练三九，夏练三伏”，这种执着不但使我保持了较好的身体状态，同时也使我悟到了养生的真谛，为我后来深刻理解中医天人观，感悟中医的天人感应奠定了实践基础。

为了能够深入练功，我还拜了北京中医药大学气功研究所的老所长于志明先生为师，还跟随了好几位民间太极拳老师学习，这些都使我深刻感受到中医所说的“气”是真实不虚的，这加强了我对中医理论的自信和坚定。正因为这种自我的实践，我一直认为，学习中医者均应该坚持习练传统导引、功法，这样才有助于体悟到中医的真谛，才能具备与天地沟通的灵性。

（二）开放思想，衷中参西

中医学的发展不能自我封闭，需要接纳西医学和现代科学的先进成果，但在这个过程中需要以中医为根本，西医学和现代科学为我所用。在这个思想的指导下，我在郭霞珍教授的指引下，开展了五脏应时生物学基础的研究。我们执行了 5 个国家自然基金项目，引进了具有沟通人体内外，光敏感的高位神经内分泌调节器松果腺为研究对象，观察松果腺褪黑素对五脏生理功能季节性变化调控的影响。为此我还到美国德克萨斯大学圣安东尼奥健康研究中心跟随著名的松果腺研究专家 Russ J Reiter 教授学习了一年。通过这些研究使我对中医天人相应的内涵有了更加深入的认识。同时也促使我以更加开放的态度，积极探寻现代科学的其他领域对中医理论发展的意义。

物理学通常被认为是与医学无关，但是通过练功我发现中医的天人感应的阐释其实与电、磁的物理原理非常匹配，因此这些年我又涉猎了许多生物电在中医药领域的应用，并且拜上海名医葛松山先生为师。葛松山先生通过生物电技术对中医药的阐释使我在理解中医理论，提高临床疗效方面又有了新的认识。

程士德教授曾倡导我们要“理融中西”，因此有一个开放的学术思想，充分地吸纳现代科学的先进成果，为我所用，是我个人成长的一个重要经验。

（三）精髓糟粕，审慎判断

中医学有着悠久的历史，中医理论的建立是基于中国古代的科学体系，因此有些理论成果我们当代人可能尚不能完全理解其中的科学含义。但是中医临床在中医理论的指导下已经经历了几千年的检验，这足以证明其理论的合理性。所以中医的核心理论尤其是《黄帝内经》中所阐发的理论都是经得住历史考验的。五运六气理论是《黄帝内经》中的瑰宝。但是在很长的时间中，因为它运用了阴阳五行、干支推算系统而被诟病为机械唯物主义，一度成为绝学。

我自 1999 年跟随郭霞珍教授、程士德先生研究天人相应理论，就开始接触五运六气理论，通过学习我逐渐认识到五运六气理论不但不是中医的糟粕，反而是中医理论的精髓所在。五运六气理论博大精深，内容涉及天文、历法、术数、地理、物候、气象等诸多学科。这正是孙思邈在《大医习业》中需要上工所具备的知识体系。为了能够学习相关的知识，我先后求教于多名研究运气理论的大家，包括程士德先生、郭霞珍老师、田合禄老师、顾植山老师、高思华老师等，还有从天体物理学角度研究运气理论的湖南大学靳九成教授。通过广泛的学习，我不但对五运六气理论的内涵以及科学性有了更加深入的认识和理解，也使我从 2018 年起成为北京中医药大学研究生课程《五运六气专题讲座》的主讲教授。此外，我还将五运六气个人先天体质及流年的推算运用到了临床诊疗中，取得了很好的临床疗效。对传统的中医理论报以宽容尊重的态度，不要轻易否定，继承为先，是我成长过程中的又一经验。

三、临床为本

理论为根，临床为本，理论指导临床，临床检验理论，理论和临床密不可分。“中医的生存靠的就是临床疗效”这句刚上大学时老师讲的话我一直牢记心中，因此尽管我一直在从事中医理论的研究，但是我对中医临床水平提高的追求从未懈怠。

中医是从整体观的角度把握生命，同样在临床上也是从整体的角度把握疾病的诊治。按照孙思邈的要求，我们需要多角度把握疾病本质，多手段进行临床诊治。所以我在临床对自己的要求是：体质预测、精通脉诊、把握病机、针药并用。

（一）必先岁气，无伐天和

古有“不学易，不能为太医”。孙思邈说：“灼龟五兆，《周易》六壬，并须精熟。”这里其实都在强调中医生应该能够在天人相应理论的指导下，运用中国的阴阳五行干支理论对患者的体质病候进行预测，做到“治未病”。中医的五运六气理论即是具备这样功能的理论，因此我在学习了五运六气之后便开始将其运用于临床，从而提高临床疗效。同时五运六气在临床的应用，还可以有效地提高我对患者病机的把握。因为患者的疾病状态往往与其先天运气体质，以及流年的运气干扰有关。通过对五运六气理论的学习和应用，使我深刻理解了《黄帝内经》所说“必先岁气，无伐天和，无盛盛，无虚虚，而遗人夭殃；无致邪，无失正，绝人长命”。只有掌握了运气之理，才能看清疾病本质，才能做到不遗人夭殃、绝人长命。

（二）四诊并用，注重脉诊

对于临床医生而言，诊断准确是临床疗效实现的前提。中医讲究望闻问切四诊合参，其中望、闻、问诊相对好掌握，而切诊（切脉、切肌肤）比较难。为了提高脉诊水平，我多方求教，先后跟从脉学方面的专家许跃远老师、寿小云老师学习。通过学习，我在掌握了切脉本领的同时，也深感中医诊法手段的水平确实存在境界的差异，好的医生是可以通过脉诊清晰地感应到患者全身各种病理变化的状况，而这种本领对于医生清晰掌握患者病情、评价治疗的疗效是非常重要的。同时脉诊还可以在有形病变形成的早期就可以查知，这可以有效地防止耽误患者病情，做到早期诊断。在脉诊学习的过程中，我也深深感到人自身在感应身体方面其实是存在巨大潜能的，只是我们在常规教育中没有将其充分展现和挖掘而已。

（三）针药并用，采风民间

医生救死扶伤，通常情况下是不应该选择患者的。因此，《黄帝内经》中没有分科治疗的论述。草药、针灸、推拿、刮痧、拔罐、食疗等都是中医治疗的手段，各有所长，各有适用范围。所以我始终认为，为中医者应该掌握所有相关大类的技能，通过最优的组合而达到最佳的临床疗效。

为了能够做到这一点，我秉持博采众长的祖训，在遣方用药方面，先后跟随师国家级名老中医刘燕池老师、北京市名中医郭霞珍老师、国医大师吕仁和老师等。在针灸方面跟随国医大师石学敏老师，民间挑针传人魏秀婷老师。推拿方面跟随于志明老师。

民间是中医技能的源泉，蕴含了许多中医有效的治疗手段。我这些年的一个重要的任务就是尽量到民间中去获取更多的临床技能和灵感。这让我学会了挑针、浮针、太乙神针、刮痧、放血、火疗等方法。目前我在临床上主要是将毫针、挑针、拔罐等非药物疗法进行有机组合，并与遣方用药相结合。我体会，遣方用药主要是治疗内在脏腑气血病证，针灸等主要是治疗经络肌肉关节等疾患，以针灸疏通气血，然后用药进行调理，这种组合会使临床疗效具有立竿见影和疗效持久的双重效果。

四、追求医道

《黄帝内经》第一篇《上古天真论》就有“上古之人，知其道者，法于阴阳，和于术数。”“上古有真人者，提挈天地，把握阴阳，呼吸精气，独立守神，肌肉若一，故能寿敝天地，无有终时，此其道生。”由此可见，掌握医道才是中医的至高境界。

为了了解“道”，我主动跟随《道医全书》的主编王成亚老师学习道医，希望能通过道医来了解医道。另外，道是天地自然之大规律，为了更加深入地理解中医理论背后的自然之理，我求教于湖南大学的靳九成教授，从天体物理的角度来阐释中医阴阳、五行、天干、地支、五运、六气的天文学背景。

通过这些年对理论和临床的学习和积累，2021年我首次提出了中医学的特点集中在它是一门天人医学，并且在北京中医药大学成立了天人医学研究中心。

“天人医学”是秉承中国“天人合一”“天人相应”“天人感应”的思想，以中国天人观为指导的医学，即以天体运行及其影响之下的地球气候对人体生命的影响为认识人体生理病理变化核心的医学。它是中医理论天人观念的集中体现，同时“天人医学”将因其坚实的天文学、物理学和生物学的科学基础，成为中医与西医结合、中医与现代科学相结合的未来医学发展的重要路径。

总之，“将中医学明白”的成长历程是伴随着我对中医理论的逐步理解深入，伴随着我跟随老师们不断求学，伴随着临床技能的提高和实践对理论的验证。对于未来，我想“天人医学”将是我未来的学术追求，“与天合同”将是我未来的临床境界。

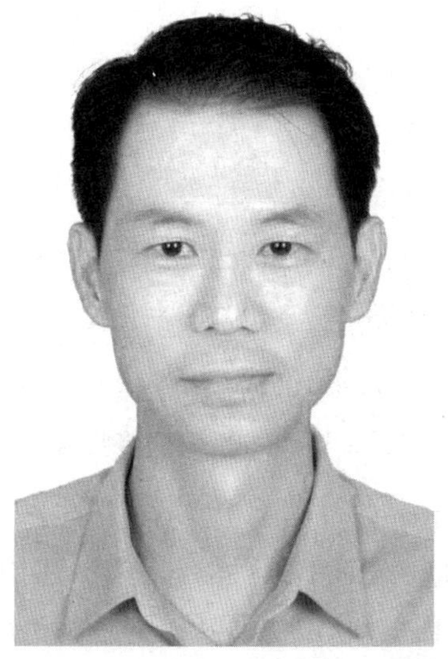

我的中医成长之路

汪瀚

医家简介

汪瀚，男，1975 年出生，安徽宣城人。中共党员，安徽中医药大学第一附属医院副院长、硕士研究生导师、主任医师。中华中医药学会脑病专业委员会副主任委员、络病分会委员，中国中医药研究促进会中西医结合脑病防治与康复专业委员会副主任委员，中国民族医药学会脑病分会副秘书长，中国中西医结合学会神经科专业委员会委员、眩晕病分会委员、脑心同治专业委员会青年委员，中国国际医疗保健交流促进会中医分会委员，安徽省中医药学会脑病专业委员会副主任委员，安徽省中西医结合学会眩晕医学专业委员会副主任委员、脑心同治专业委员会常务委员；安徽省医学会神经病学分会委员，安徽省医师协会神经修复专业委员会委员，安徽省第七批“115”（中医脑健康药物研发产业创新团队）助理。国家中医药管理局中医药重点专科（脑病科）中医药专家学术经验继承人，安徽中医药大学重点学科（中西医结合临床）带头人后备人选。发表论文 60 余篇，参编专著 5 部。《中国疾病信号通路与靶向治疗学》《中国分子神经病学》副主编，《中医药临床杂志》编委，《安徽中医药大学学报》《安徽医药》《中西医结合心脑血管病杂志》审稿专家。安徽省名老中医（鲍远程）工作室项目负责人（2011—2015），主持安徽省教育厅课题 1 项，参与国家高技术研究发展计划（“863”计划）、“十一五”国家科技支撑计划重大项目分课题、科技部创新药物专项课题、国家自然科学基金 3 项，安徽省自然科学基金等多项课题。2019 年获中国中西医结合学会科学技术奖一等奖 1 项，2019 年度获教育部科学技术进步奖二等奖 1 项，2015 年、2018 年获安徽省中医药学会科学技术一等奖 2 项，2016 年获安徽省科学技术一等奖 1 项，2013 年、2020 年获安徽省科学技术二等奖 1 项，2014 年、2015 年获中华中医药学会科学技术进步奖三等奖 2 项。2009 年、2014 年获省科技厅科技成果证书 2 项。从事临床（脑病）、教学及科研工作 20 余年，理论基础扎实，临床经验丰富，对神经内科（脑病科）相关疾病具有较深入的研究和较好的临床疗效。尤其擅长中医、中西医结合治疗肝豆状核变性、帕金森病、头痛眩晕、癫痫、睡眠障碍及精神心理疾患等神经内科常见疾病。

一、学医经历

（一）熟读经典，精研各家

“多读经典，早临床，多临床”是学习中医的方法和捷径。学习中医必须由浅入深，由易入难。我在本科系统学习了中医基础知识，后又重点学习《黄帝内经》《伤寒杂病论》《神农本草经》及温病学著作等中医经典书籍。四大经典是培养中医思维重要典籍，具有提纲挈领的作用，但经典条文文字表述古奥，学习时掌握其中精髓奥妙需要下一番苦功夫。我在学习经典时先是粗读、泛读，了解全貌，找出重点，然后更精细地将诵读、释义、体会三者互用，探求经旨，逐渐地将所学知识融会贯通，施于临床，指导实践。这种由浅入深，从源到流，呈阶梯式递增的学习方法，使我在临床实践的同时，中医理论得以不断夯实，不断加强对经典条文的理解，相互促进，不断提高。

“无偏不成家，成家必不偏”。学习中医，不仅要注重经典，更要精研历代医家学术思想，必须“勤求古训，博采众方”。对于历代医家的医学理论创新及其临床实践经验的挖掘与整理，能够开阔医者的学术视野，拓宽用药思路，提高辨治疾病的能力和水平，提供丰富翔实的临证经验和经典病案。在学习历代医家的学术思想时，我遵循掌握学术特点、取长补短、把握精髓、敢于质疑创新的学习思路。

在学习时，首先了解历代医家的学术思想特点。以金元四大家为例，刘完素以“火热”立论，发挥“亢害承制”理论，提出寒凉泻火的主张；张从正力倡“邪去正自安”之说，提出“世人欲治大病，除汗吐下三法其余何足言哉”理论；李东垣创“内伤脾胃，百病由生”，主张益气升阳，甘温除热；朱丹溪提出“阳常有余，阴常不足”，主张滋阴降火。

其次，择其精华，吸纳应用。由于历史条件不同，每位医家的学说常有一定的局限性，如张子和长于攻邪而短于扶正；赵献可重命门，以六味、八味统治百病，但在临床上并不全部适用。各位医家的学术思想、诊疗思路各有长短，因此不能将各位医家的学术思想孤立起来学习，因为医学是不断发展完善的，具有连续性。所以我在学习时注重取其精华，有所取舍，在临床中不断验证，不仅仅对前人的学术思想深入思考。在思辨中不断继承创新，才能真正掌握和传承历代医家的学术成就和治疗经验。

（二）跟诊名师

“不读书穷理，则所见不广，认症不真，不临证看病，则阅历不到，运动不熟”。中医临床要有好的疗效，光是读书是远远不够的，更要结合临床，用心领悟，反复验证。做到“早临床，多临床”，在临床中加深对名医大家思想的领悟，在临床实践中验证名医大家的用药经验，化彼之经验为己之心得。

在学医之路中，我有幸跟随师从鲍远程教授学习。鲍老为主任医师，博士生导师，全国第五批中医经验继承人指导老师，长期从事临床、教学及科研工作，学验俱丰，每于临证之中尽演中医经典之神奇妙用。如病机十九条出自《素问·至真要大论》，原文仅 176 字，却已成为中医纲领性文献之一，强调对于病因病机的了解分析，对较复杂的病症有执简驭繁的作用，达到“审查病机，无失气宜”“谨守病机，各司其属”的要求，作为辨证求因的依据，历代名医皆较为推崇。鲍老常用其指导临证用方，效果颇多神效。如运用“诸风掉眩，皆属于肝”病机制论治疗多发性抽动症，鲍老分析本病以肢体动摇不定为特征，归属风证范畴，病机十九条第一条“诸风掉眩，皆属于肝”，肝藏血，主身之筋膜，开窍于目。肝属木，木生风，肝为风脏，风尚通于肝，肝生筋，肝血不足，木失滋荣，伤及所合之筋，所生之窍，肝病生风，是以不自主肢体抽动，目眩头晕。治宜平肝潜阳，滋水涵木佐以祛风舒筋之品。笔者在跟随鲍老的过程中，鲍老利用许多这样鲜活的临床案例，循循善诱，并深入浅出地运用经典理论加以分析，让我对于经典中的条文有了更加深刻的认识，为日后中医临床打下了坚实的理论基础。

跟师学习是捷径。中医以经验医学著称，没有名师指点，很难体会到个中深奥微妙，只有反复经历“跟师临床实践－中医理论学习－总结提高－独立临床实践”过程，反复的临床历练和体会总结中不断提高，不断进步。同时，不同的老师所擅长的领域是不同的，对于同种疾病的理解也不尽相同，仅仅向一位老师是远远不够的。笔者在研究生期间，师从韩明向教授，国家级名老中医，博士研究生导师，国家第二、四、五、六批名老中医学术经验继承人指导老师。在韩老临证之时学习如何察色按脉，如何辨证开药。韩老杏林耕耘五十载，深谙中医四大经典，学贯中西，对于许多内科杂病的治疗有着极好的疗效。对于长期反复发作的痰饮咳嗽，韩老提出从温治疗。韩老认为痰饮咳喘多为本虚标实之候，肺脾肾阳气亏虚，痰饮内伏为其本，外邪袭肺为其标，《景岳全书·杂证谟·喘促》曰：“喘有夙根，遇寒即发。”多外感风寒而发。然饮为阴邪，得温则行，遇寒则凝。韩老执仲景病痰饮者当以温药和之古法，认为温阳化痰可以培补阳气，阳气足则温煦推动作用正常，则饮邪自除，犹“离照当空，阴霾四散”。韩老根据痰饮咳喘的病理特点，疾病发展的不同阶段，肺脾肾病位的演变，基于肺喜温而恶寒的理论，宗病痰饮者当以温药和之，提出温肺散寒，解表蠲饮、温肾化饮，纳气平喘、温阳行瘀，化痰逐饮、温脾益气，培土生金等辨治四法。

“学而不思则罔，思而不学则殆”，跟师过程中要勤于思考，善于整理，用心记录及思考老师的处方，有条理、有系统地在脑子里反复分析、归纳，以找出其规律性东西。才能够学习到老师的经验精华。

毕业之后笔者进入安徽中医药大学第一附属医院脑病中心工作，跟随杨文明教授侍诊学习。杨文明教授，首届岐黄学者，主任医师，博士生导师，第六批全国老中医药专家学术经验继承工作指导老师，长期从事中医脑病的诊疗工作，善于运用中医药治疗神经内科系统疾病并且有着独特的疗效。对中医脑病有独特的理论认识和丰富的临床经验，如运用癫狂梦醒汤治疗癫狂。“癫狂一症，哭笑不休，詈骂歌唱，不避亲疏，许多恶态，乃气血凝滞脑气，与脏腑气不接，如同做梦一样”。癫狂梦醒汤由桃仁、当归、大黄、苏子、前胡、芒硝、黑丑、白丑、沉香、甘草、陈皮、厚朴组成。以破血理气两组药物为主，达到气行血畅、醒脑开窍之功。对兴奋躁动、阳狂有余者疗效尤佳。视其气滞血瘀的程度深浅，常用大黄、桃仁、土鳖虫，可加三七、丹参、三棱等。瘀血散则气血运行通畅，四肢九窍得气血所养，神有所附则神畅。同时在化痰醒脑开窍的基础上配合使用清热解毒药。杨师认为传统用于痈肿、疮毒等热毒病证的清热解毒药，也可用于癫狂热毒深重的实热证，以清除瘀毒。如野菊花、连翘清心泻火，治疗热入心包、烦躁神昏之证；蒲公英用量常为20~30g，以清热解毒，还有缓泻之功，用于火毒较盛之证；紫花地丁、白花蛇舌草清心除热，用于痰毒互结、脏腑阻滞之证。最后适当补虚扶正，加用益气养血、补心安神的党参、熟地黄、五味子、远志、酸枣仁等，对于心胆虚怯、神志不宁之证适宜。

对于神经内科的难治性疾病—肝豆状核变性。杨师利用安徽中医药大学第一附属医院治疗肝豆状核变性患者数量优势，进行流行性疾病调查，率先利用“伏邪致病”理论探究肝豆状核变性的病因病机、临床表现。认为“伏邪”具有隐匿潜藏，遇因而发、邪气兼夹，自我积聚、致病广泛，变证繁多的特点，这与肝豆状核变性的发病特点基本吻合，认为肝豆状核变性患者属先天禀赋不足为本，伏而不即发的铜浊耗伤精气，导致脏腑功能失调，变生痰湿、瘀血、火郁、肝风等标邪，致病广泛，脑、肝、肾、角膜、皮肤等均可受累，甚至累及全身。从而创立伏邪致病学说来解释肝豆状变性的发病规律，以此指导完善临床诊治。同时，肝豆状核变性是由于 13q14.3 上的 ATP7B 基因发生突变，导致铜蓝蛋白合成障碍及铜在胆汁中排泄障碍，铜在肝脏等脏器中过度沉积而发病。肝脏是肝豆状核变性最早、最主要的受累器官，肝损害程度往往是决定肝豆状核变性患者预后的重要因素，也是导致患者死亡的主要原因之一。肝豆状核变性肝纤维化是肝铜蓄积持续慢性损伤时细胞外基质可逆性沉积的病理过程，肝纤维化几乎是每个肝豆状核变性患者主要肝脏病理改变。肝豆状核变性肝纤维化的防治主要依靠驱铜治疗以解除铜毒性，以青霉胺为代表金属络合剂是临床常用西药，但由于其不良反应发生率高，限制了其在临床上的使用，因此杨师创立由何首乌、枸杞、三七、土茯苓、白芍、柴胡等药组成的肝豆扶木汤。全方以何首乌、枸杞为君药，三七、土茯苓为臣药，佐以白芍、柴胡等药。何首乌、枸杞补益肝肾，用以扶正；三七活血止血，土茯苓解毒去湿，治疗兼证；白芍和柴胡一柔一燥，相柔相济，助何首乌、枸杞补肝肾之力。诸药合用，配伍合理，标本兼治，充分体现了中医对肝豆状核变性的治疗特色。

正是通过许多临床老师的言传身教，又加之自己在临床中反复的历练和体会总结，我才能不断提高，不断进步。正所谓“师傅领进门，修行在个人”，老师精心传授，毫不保守，自己就刻苦认真学习，对于老师的经典方剂、经典医案总是反复仔细揣摩，力求做到搞懂搞透，才能在临床中运用娴熟，并且不断总结创新，形成自己的学术思想和临床经验。

二、学术特色

（一）从痰瘀论治帕金森病

帕金森病是老年人常见的神经系统退行性疾病，其特征表现是静止性震颤、肌强直、运动缓和姿势步态障碍。西医应用左旋多巴及外周多巴脱羧酶抑制剂、多巴胺受体激动剂等治疗已取得明显进步，但久治效果不易巩固，不易控制其自然发展，中医治疗帕金森病有其独特的优势。

1. 脏腑失调为本，肝风内动为标

笔者认为，本病突出的症状是震颤，此为肝风内动之征。《素问》曰：“诸风掉眩，皆属于肝。”肝风之起，乃由肝肾亏虚，水不涵木，虚阳化风所致。从发病年龄看，本病多发于老年人，40岁以下发病者少见。《证治准绳》曰：“此病壮年鲜有，中年以后乃有之，老年尤多，夫年老阴血不足，少水不能制肾火，极为难治。”原因有二：①生理性虚衰。《素问》谓“年四十而阴气自半也”，人过中年，肝肾阴气自然衰减，形体衰败，若摄养不慎，极易造成肝肾亏虚；②病理性肝肾虚损。因高年多病重叠，或久病及肾，致使肝肾交亏。肝藏血而主筋，肾藏精而主脑髓，肾虚则髓减，脑髓失养则神失所荣，身失主持而失灵。故本病阴虚者多见，但久病阴虚，阴损及阳，故又可兼见阴阳两虚。此外，因气虚失运，血不养筋，血虚生风，气血两虚也不少见。而五志化火，食积化火，外邪内袭等，往往都是引动肝风的重要因素。

同时本病除震颤外，又并见麻痹与强直。麻痹者，中医早有“风麻痹湿木”之说，诚如《张氏医通》：“麻则属痰属虚，木则全属湿痰死血。”强直者，《黄帝内经》中已阐明，“诸暴强直，皆属于风”，而强直之因，《医学原理》谓“有因痰火塞窒经隧”“有气血不能引导”，致使血与津液无以荣养筋脉所致。《素问》说“诸痉项强，皆属于湿”，痰湿内阻，经气不畅，以致筋脉失养而僵硬强直，手不持物，动作迟缓、振掉。痰与风相挟，风痰阻络，使诸症更重。瘀乃由气滞或气虚而成。肝肾阴虚，木失所养，疏泄失权，气机不畅致瘀；或因气虚失运，血少而涩，血行迟缓而瘀阻脉道。瘀血阻滞，脉道不通，血行不畅，筋脉失濡而手足颤动，屈伸不利，此即“血瘀生风”。在肝肾亏虚的基础上，痰瘀内生，阻滞脑络，更加剧了内风暗动，在本病与他病重叠时痰瘀交阻尤为突出。因此，帕金森病多为本虚标实之证，肝风内动为病之标，脏腑气血功能失调为病之本。肝肾阴虚，气血不足为病之虚；风、痰、瘀为病之实。本虚标实，虚实错杂。辨证首当明辨虚实、标本之主次。临床所见肝肾阴虚者居多，约半数以上。标本之间密切联系，风、痰、瘀可因虚而生，诸邪又进一步影响阴血对筋脉的濡养。风、痰、瘀之间也相互联系，可互相转化，临床虚实并见。

2. 治实勿忘补其虚，补虚尚应祛其邪

笔者在临床上治疗帕金森病，临证用药秉承虚实兼顾的原则。补虚以滋补肝肾，益气养血，滋阴扶阳为要，攻邪以化痰除湿，活血化瘀为主，祛邪宜十去其六即可，以免太过伤正。并可于原治法加入息风止痉之品增强疗效，所谓颤振属风，息风为先，不论何种证型，均应在治本的基础上运用平肝息风之法。

震颤日久，则可加入虫类药以加强其搜风通络、息风止痉之效。年高病久，治宜缓图。因老年体表加之震颤日久，脏腑气血失调，病理变化复杂，欲速反招致诸多变证，只宜缓图，循序渐进。临证用药不宜过于滋腻，否则易致本病胶着难解。知常达变，最宜变通。依据其病情的增减进退而及时调整治法方药，从而治法有常有变，灵活准确。

同时，帕金森病患者无论何种证候，大都兼有瘀血阻络之象。瘀血既是一种病理产物，也是引起加重震颤的重要因素，明·李中梓《医宗必读》中曾指出“治风先治血，血行风自灭”，《丹溪心法》中指出：“治风之法，初得病即当顺气，及日久即当活血，此万古不易之理。”治疗内风可以通过活血化瘀之法。由于血瘀风动是促使病情发展变化的中心环节，因此，活血息风应为贯穿本病治疗始末的基本大法。瘀血可以生风，血行风自灭，脉通血行则筋得濡养，筋得濡养则柔，筋柔则颤止风息，故临床上治疗帕金森病应重视活血息风法的应用。

3. 医案举例

患者，女，86岁。

初诊：患者不自主反复发作性左上肢抖动2年，静止时抖动症状明显加重，动作笨拙，慌张步态，近日肢体抖动加重，重则不能持物，头晕目眩，口干口苦，胸脘痞闷，平素好食肥甘厚腻，饮食睡眠差，舌质暗，苔黄腻，脉滑。西医诊断：帕金森病。中医诊断：颤病，痰热动风证。治法：清热化痰，息风通络。

处方：丹参15g，白芍20g，制何首乌8g，全蝎3g，鸡血藤15g，珍珠母20g，天麻15g，钩藤15g，白芷15g，僵蚕10g，蜈蚣10g，木瓜10g。水煎服，14剂，日1剂，每剂400ml。

二诊：患者诉肢体抖动较前减轻，睡眠改善，饮食一般，二便调，舌质暗，苔薄白，脉滑。前方加葛根15g，麦冬10g，山楂15g，继服14剂，服用方法同前。

三诊：患者诉症状较前明显好转，后以此方式为基础，随症加减，服用半年。

按：初诊考虑患者病属颤病，以痰热动风为病机，患者年老体衰，脾肾亏虚，水液运化失调，化生痰湿，痰湿中阻，化生乏源，则筋脉失养；痰湿郁久则化热，痰热内蕴，热极生风，扰动筋脉，则生为颤病。故见肢体抖动，胸脘痞闷，口干口苦，舌质暗，苔黄腻，脉滑等症状。故予以清热化痰，息风通络之剂口服。二诊患者肢体抖动症状好转，但仍有纳差，寐差等症状，考虑患者仍有痰湿内蕴，导致运化功能失调，加用葛根舒筋活络，山楂消积化滞。同时加用麦冬滋阴降火，以防止温燥之药过多而化热。三诊患者诸症好转，继续予以前方加减，控制症状。

（二）从“痰、瘀、毒”论治肝豆状核变性

肝豆状核变性是由于铜大量蓄积导致全身多系统损害，主要症状为肝损害、以锥体外系症状为主的中枢神经损害、肾脏损害、角膜 K–F 环等。中医学无肝豆状核变性病名的记载，根据该病临床表现，可归于“肝风”“痉证”“黄疸”“鼓胀”“积聚”等范畴。

1. 铜毒内生为本，痰瘀互结为标

笔者认为，本病基本病机为先天禀赋不足，肝肾亏虚，铜毒内聚而发病。铜毒内聚，肝胆湿热内蕴，风、火、痰、瘀郁毒内生。并且根据近年来中医“毒邪”理论结合长期肝豆状核变性的诊疗经验，认为铜毒内聚贯穿于肝豆状核变性的整个病变过程，是肝豆状核变性病情发展演变的决定因素。

中医毒邪的含义较广，它是一种致病因素，包括对机体产生毒害（或毒性）作用的各种致病物质。传统毒邪是指六淫之甚及六淫之外的一些特殊致病物质，如“风气相搏，变成热毒”及疫疠之毒、蛇毒。在李时珍《本草纲目》中设有“百病主治药”两卷，其中设有“诸毒”一节，是专门论述各种中毒现象及如何运用药物治疗的。铜毒致病具有病位广、症状杂。

铜毒致病的慢性期可兼夹痰浊、瘀血、积滞、水湿等病理产物和其他病邪，侵犯不同的脏腑、经络，导致多种症状。铜毒蓄积肝胆，导致肝胆失于疏泄，郁久则化火生风，风火上犯于脑或走窜经络，而见震颤、情志失常、躁烦、精神症状等临床症状。饮食不节，铜毒内蕴，益损脾胃，脾虚则健运失常，不能生津布散而是聚湿生痰，痰浊蒙蔽清窍或内扰心神，致神志异常；病后瘀阻湿滞，湿自内生，湿邪壅阻中焦，脾胃失健，肝气郁滞，疏泄不利，致胆汁输泄失常，胆液不循常道，外溢肌肤，下注膀胱，而发为“黄疸”病证。痰阻气机，血行不畅，痰浊与瘀血相结，则成“积聚”。癥积不愈，气滞血结，脉络壅塞，正气耗伤，痰瘀留着，水湿不化而成鼓胀。铜毒循肝经上攻于目，则眼角膜出现 K–F 环。脾胃运化功能失调，气血亏虚则不能濡养筋脉而发为

“痉证”“颤证”。由此可见，痰、瘀、毒三邪相互影响，交互为患，贯穿肝豆状核变性发病的始终，构成了肝豆状核变性发病的重要病因病机，成为肝豆状核变性发病关键。

2. 清热利湿、解毒化瘀、化痰通络

根据铜毒易与湿热、痰瘀相兼夹，且以肝、脾、肾等脏器受累为主的特点，针对不同的证候，综合运用清热利湿、解毒化瘀、化痰通络等治疗方法。运用化痰通络治疗“痰浊型”肝豆状核变性时，强调配伍健脾、补肾之剂，溯本求源，祛除痰邪及引起痰邪的根本病因。瘀血与痰浊一样同属疾病过程中形成的病理产物，并常常相兼致病，因此在治疗上联合活血化瘀药物的运用。

3. 医案举例

患者，男，11 岁。

初诊：患者 7 年前体检时发现肝功能异常，转氨酶升高，后予以保肝治疗，再次复查时转氨酶仍然升高。进一步明确病因后在当地医院诊断为肝豆状核变性。患者肢体抖动，动作笨拙，言语含糊，腰膝酸软，头晕目眩，口咽干燥，盗汗，舌质红，少苔，脉弦细。

中医诊断：肝风病，肝肾阴虚证。

治法：滋补肝肾，养阴息风。

方药：熟地黄 20g，山药 12g，枸杞 12g，山茱萸 12g，川牛膝 10g，菟丝子 12g，白芍 20g，麦冬 12g，五味子 10g，黄连 10g，黄芩 10g。水煎服，每剂 400ml，每天 1 剂，服 14 剂。

二诊：患者自诉复查肝功能好转，转氨酶降低，胸胁胀痛，身目发黄较前好转，舌红，苔薄白，脉弦。原方继服 14 剂，随访。

按：初诊考虑患者病属肝风病，以肝肾阴虚为病机，方用左归丸加减。患者由于先天禀赋不足，铜毒内生，迁延日久灼伤肾阴，肾阴亏损，失于濡养则见腰膝酸软；阴不制阳，虚火内生则见口咽干燥，盗汗，舌质红，少苔。肝为风木之脏，阴液亏虚，水不涵木导致虚风内动，而见肢体抖动，动作笨拙，言语含糊。方中熟地滋肾阴，益精髓，以补真阴之不足；山茱萸补养肝肾，山药补脾益阴，枸杞子、菟丝子、川牛膝补肝肾、益精髓、强筋骨，黄芩、黄连清内生之虚火。二诊时患者肝功能好转，胸胁胀痛，身目发黄较前好转，原方继服，随诊。

（三）从情志论治失眠

失眠症属于睡眠障碍的一种，中医学称之为“不寐”，其临床表现复杂多样，或难以入睡，或寐而易寤，或寤后不能再寐，或彻夜难以入寐，或多梦，或噩梦纷纭。笔者认为情志活动以五脏的精气为物质基础，情志之伤，过怒、过喜、过悲、过思、过恐，可影响五脏，使人产生不寐之症。

1. 脏腑失调，情志内伤

（1）肝－怒是发病之源：《素问•举痛论》云：“百病生于气也，怒则气上，喜则气缓，悲则气消，恐则气下，惊则气乱，思则气结。”情志变化过极，必然导致脏腑功能失调，脏腑功能异常，易扰动心神，脑神被扰而发生不得眠。《灵枢·邪气脏腑病形》说：“有所大怒，气上而不下，积于胁下，则伤肝。”《不居集》谓“忿怒不寐”，系“忿怒太过，肝气上逆，内邪蕴滞，烦扰不寐”。肝喜条达，为“将军之官”，主全身气机的疏泄，笔者认为失眠的病机以肝郁为首，肝主疏泄失调，其形成的病理产物可扰乱神明，故发不寐。随着生活节奏的加快，除了精神压力外，导致肝气郁结的原因还有心理的紧张烦躁、焦虑、抑郁，使得睡眠障碍患者人数日益增多。肝藏血，肝主疏泄，血藏魂，气血调和，阴阳平衡，人卧而血归于肝，魂归其宅，则睡眠得矣。

（2）心－喜是发病之所：《问斋医案·不寐》曰：“忧思抑郁，最伤心脾。心主藏神，脾司智意，意无所主，神无所归，故为神摇意乱，不知何由，无故多思，通宵不寐。”《不居集》谓“心事烦扰不寐”，系“心为事扰，神动不安，精气耗散而不寐”。喜为心志，所以大喜最易伤心，在日常生活中最奢望得到的一朝终获实现，长期所处苦难日子终于得释，或者濡染遇到喜庆、团圆的时候，暴喜过度，难以自制。最开始喜笑不休，夜卧不宁；继则耗伤心气心阳，心气涣散，神不守舍，致使心悸失眠，惊悸不安。喜则气缓，过喜可致心脏的正常生理功能受损，百病丛生。

（3）脾－思是发病之因：思为脾志，即人的思虑之情志活动主要是通过脾来表达的。如人在思考、焦虑某个问题时，经常会废寝忘食，这就与其生理“脾主运化水谷”功能相符，《素问·举痛论》云：“思则心有所存，神有所归，正气留而不行，故气结矣。”思伤脾，思虑过度，导致脾的正常生理功能受损，脾无法运化水谷，脾胃为气运行之枢纽，气机不畅，脾营耗伤，营血不足，正如《类证治裁》云：“由思虑伤脾，脾血亏虚，经年不寐。”屈原《悲回风》有云：“思不眠以至曙，终夜之曼曼兮，掩此哀而不去。”

（4）肺－悲是发病之由：肺在志为悲，悲伤是一种情志活动，正常调节下，对机体健康会有一定的好处，可以使人的情绪得以释放，若超过机体承受的负荷，便成为致病因素。国外医学家波立特称睡眠障碍为“犹豫性改变”。过度的悲伤，则影响肺的正常生理功能，肺为气之主，气的升降出入功能受损，可影响卫气的生成，正如《灵枢·大惑论》说：“夫卫气者，昼日常行于阳，夜行于阴，故阳气尽则卧，阴气尽则寤。”《素问·举痛论》曰“悲则气消”气的生成不足可致精血亏虚，阴不敛阳，阴阳不交则致不寐。

（5）肾－恐是发病之责：肾在志为恐，正如《黄帝内经》说“恐伤肾”。肾为气之根，惊恐过度会影响气机之升降出入，使五脏相互制约的关系得以打破，气血津液的运输代谢失常。恐则气下，胸中空虚，心无所主，心慌心悸，畏惧不安，惊慌失措，可致不寐。《备急千金要方·卷第十九·肾脏》认为：“石英煎，主男子女人五劳七伤，消枯羸瘦，风虚痼冷，少气力，无颜色，不能动作，口苦咽燥，眠中不安，噩梦惊恐，百病方。”惊恐过度则肾精不固，肾精属阴，阴阳失调，肾阴不足，水火不济，则生不寐。

2.疏肝行气，养心安神

人的情志因素最易影响肝，肝郁气滞是引起失眠的基本病机，故治疗以疏肝行气法最为普遍。情志波动，肝气郁结往往可产生多种其他病症。情志致病，首先伤肝，肝病及心导致的失眠应以调肝为主。临床治疗失眠以调畅情志之法选用丹栀逍遥散加减疗效显著。情志不寐患者肝气郁结证当以急则治其标，予辛散药为主。若长期气郁无法缓解，郁而化火，火灼阴液，耗伤精血，气血阴阳失和，故可致不寐迁延难愈。《症因脉治·内伤不得卧》曰：“肝火不得卧之因，或恼怒伤肝，肝气拂郁，或尽力谋虑，肝血所伤，肝主藏血，阴火扰动血室则夜卧不宁矣。”朱丹溪认为“气有余便是火”，故火扰心神，耗伤气血，治疗时应予以补虚，但急则治其标，当先以疏肝行气、泻火安神，直接改善睡眠障碍，防止气郁日久化火，火郁耗阴。《普济本事方》曰：“平人肝不受邪，故卧则魂归于肝，神静而得寐。今肝有邪，魂不得归，是以卧则魂扬若离体也。”

其次，益气养心、镇静安神。神不安其舍，多由于心血不足，心血不足，多由肾之虚损，不能上下交通而形成水火既济，则能形成惊而不寐。不寐之病机，不止于“心”，不离于“心”，情志失调皆可影响心神。因此治疗时兼以养心安神相当重要。心为事扰，神动不安，精气涣散而不寐，正如《不居集》论："怔忡惊悸健忘善怒善恐不眠。"气血同源，乙癸同源，益气同时兼益补血，补益心血之时兼以重镇安神。刘完素对于治疗有云："怯则气浮，欲其镇也。"开后世重镇安神，医治惊悸之诀要。《济生方》曰"惊忧思虑，气结生痰，留蓄心包，怔忡惊惕，痰逆恶心，睡卧不安。"因气结生痰，痰多导致病症变化莫测，易致变症，养血健脾，使脾运化水液功能正常运行，预防痰的生成，重镇安神兼以健脾祛痰化湿，使夜寐安。

3. 用药特点

根据疏肝行气、益气养心、重镇安神之治法拟方：陈皮、柴胡、木香、合欢花、香附、郁金、煅龙骨、煅牡蛎、煅磁石、黄芩、白芍、当归。陈皮为理气健脾之要药，主入肝胆，能条达肝气而解疏郁结，现代药理研究陈皮具有抗炎和抗氧化作用，对心脑血管疾病的预防与治疗起到了一定的作用；柴胡辛苦凉，与陈皮归经功效相似，现代药理研究其具有镇静作用，可延长睡眠时间；《本草乘雅半偈》曰："木香，香草也。名木者，当入肝，故色香气味，各具角木用。入肝则达木郁。"能升降诸气，和合五脏；合欢花在《神农本草经》中记载："主安五脏，和心志，令人欢乐无忧。"可改变由于忿怒忧郁而导致的失眠，较合欢皮更长于安神解郁，另其安神作用强于酸枣仁；香附始载于《名医别录》，为中品，主入肝经，功善行气解郁，可稳定情绪，安神宁心。研究发现香附在临床治疗与动物实验中都具有抗抑郁的作用；郁金行气解郁、化瘀，气郁痰结，血瘀脑络，脑神失养，故其可行气化瘀，使髓充神养，现代研究表明郁金的多糖成分有抗凝作用，并且在体内外都有纤溶作用；煅龙骨质重，入心、肝经，为重镇安神之常用药，主治心神不宁之心悸失眠；煅牡蛎、煅磁石归经功效和煅龙骨基本相同，但其性寒，兼有清热之功效，能固护真阴，震慑浮阳而安神定志，三者同用镇静安神；黄芩长于清热燥湿，气有余便生火，气结影响津液的输布，而黄芩善于治疗上焦之症，有抗抑郁的作用。

4. 医案举例

患者，女，47 岁。

初诊：夜眠欠安 7 年余。患者 7 年前因情绪受刺激出现入睡困难，多梦早醒，难以再眠，白天困倦，晚发记忆力差，烦躁易怒，月经正常，口干口苦，大便溏薄，舌质淡红，苔白腻，脉濡数。

西医诊断：睡眠障碍。

中医诊断：不寐。

证型：肝郁化火，心神不宁。

治法：疏肝泻火，镇静安神。

方药：煅龙骨 30g，煅牡蛎 30g，煅磁石 30g，柴胡 10g，白芍 15g，当归 12g，香附 10g，川芎 10g，益母草 15g，红花 15g，郁金 15g，黄芩 10g，茯神 15g，枳壳 15g，合欢花 15g，薏苡仁 30g，陈皮 10g，酒煎服，每剂 400ml，每天 1 剂早上、午休前、下午、晚睡前各 100ml，7 剂。

二诊：患者诉入睡困难较前稍好转，醒后偶可再寐，口苦口干缓解，二便调，舌淡红，苔白腻，脉弦。前方加姜半夏 10g，木香 6g，去益母草、红花，服用方法同前，继予 7 剂。

三诊：患者诉夜寐可，梦少，记忆力较前改善，性格稍平缓，二便调，舌淡红，苔白，脉濡。前方去煅龙骨、煅磁石，服用方法同前，继予 7 剂。继服中药 3 周，后电话随访，睡眠情况基本同于常人。

按：初诊考虑该患者病属不寐，以肝郁化火为主要病机，属肝失疏泄，气郁化火，气血耗伤，心血不足，气结致脾运津液功能受损，痰随气升，阻滞脑窍，髓窍失养，故入睡困难、多梦伴有大便溏薄，肝郁化火致气血亏虚、痰湿内盛导致不寐。故宜疏肝行气，调补气血，重镇安神，促睡眠，调和气血平衡，化湿。嘱患者酒煎服，因需药物能通过血 - 脑屏障，更好发挥功效，改善睡眠及记忆情况。复诊患者醒后偶可再寐，但仍有入睡困难，伴记忆力差，舌淡红，苔白腻，脉弦，考虑患者肝郁气滞，但仍有痰湿内蕴之证，故加用解郁、祛痰化湿之药，同时减少活血之药，减轻耗伤气运的功能。三诊患者入睡困难好转，梦少，记忆力较前改善，以肝气郁结症状为主，故减少重镇安神药之用量，继续予以疏肝行气、泻火、化湿之药调节体质，防止不寐再发。

三、精研学术

在科研道路上，我们有责任将中医学的优势积极参与世界性的脑科学研究，笔者率先带头攻坚，始终秉持为中医脑病开创一番事业的初心，充分发挥安徽省特色医学优势，以新安医学理论为指导，在神经疑难疾病肝豆状核变性和重大疾病阿尔茨海默病开展科学研究，梳理治疗肝豆状核变性的思路与方法，以中药防治铜中毒性肝脑损伤为重点，开展实验研究，在既往的研究重点基础上，利用全国最大肝豆状核变性诊疗区域中心的优势，开展 5000 例的大样本循证评价研究，以精准医疗为目标，提供更精准的个体化诊疗方案。同时开展以新安医学为特色的帕金森病文献研究、理论研究、临床研究和基础研究，结合实验研究，在国内首先以帕金森病 6–OHDA 注射大鼠模型进行抗震止痉胶囊中医药治疗机制研究，阐明其分子机制。取得了帕金森病研究相关奖项。如“新安医学特色理论的继承与创新研究”获 2016 年安徽省科学技术一等奖。“抗震止痉胶囊治疗帕金森病临床应用及机制研究”获 2015 年安徽省中医药学会科学技术一等奖，“基于帕金森病血脉瘀滞，筋急风动病机的抗震止痉胶囊临床应用及作用机制研究”获中华中医药学会科技进步三等奖。同时，参与制定肝豆状核变性中医临床路径、肝豆状核变性诊疗方案以及颤病（帕金森病）中医诊疗方案，参与中医内科临床诊疗指南·重症肌无力的修订。

四、辛勤耕耘，教学相长

对于脑病患者，常常导致多个系统和器官受累。病情复杂，相互影响，预后较差。给治疗带来麻烦，处理较为棘手。在这种情况下，中医运用整体调理、扶正祛邪、标本兼治、补泻结合等丰富多样的治疗原则，临床疗效显著。因此，中医脑病的后备人才储备尤为重要，在这种情况下，作为脑病科中医药专家学术经验继承人、国家临床重点专科、区域诊疗中心重要负责人。笔者勇于挑起教学重任，默默耕耘，甘为人梯。2004 年聘为讲师，2013 年取得主任医师专业技术资格职称，聘为主任医师，2014 年聘为硕士研究生导师。笔者已在脑病科临床工作 20 年，并长期从事临床教学工作，始终坚持全面贯彻党的教育方针，把立德树人作为教师的首要职责，努力成为有理想信念、道德情操、扎实学识、仁爱之心的教师。完成《诊断学》《神经病学》课程的本科教学任务。坚持每周一次的临床教学查房工作。指导研究生论文写作，参加每年硕士研究生答辩工作。一贯坚持教书与育人、言传与身教、潜心问道与关注社会、学术自由与学术规范相统一，做到以德立身、以德立学、以德施教，遵循教育规律，创新指导方式，当好学术、品德楷模和育人氛围营造者，做学生成长的指导者和引路人，获得“2008—2009 年度安徽中医学院优秀教师”称号。2019 年获得 2018 年度安徽省住院医师规范化培训“十佳”专业基地主任。

五、精勤不倦，甘于奉献

作为一名临床医生，我始终牢记为人民服务是关键。其核心就是要尊重、关心患者，营造出文明、和谐的就医环境，形成平等，相互理解的医患关系，作为一名医务人员，敬业精神至关重要，敬业精神就是要忠于职守，热爱本职工作，以患者为中心，全心为患者解除痛苦。对工作精益求精，对患者极端负责。淡泊名利，关爱患者，甘于奉献。良好的医德是成为一名优秀医生而必不可少的品质。从事医疗工作二十多年来，我在平凡的岗位上兢兢业业、任劳任怨、刻苦钻研，以高尚的医德医风和熟练的医疗技术救死扶伤，为保障广大人民群众的身体健康无私奉献。在思想上、行动上以身作则，以一名优秀共产党员的身份要求自己，2016 年获得安徽省中医院“优秀共产党员”称号，2019 年获得安徽省中医药“优秀党务工作者”称号。立足于社会，为群众提供优质医疗服务；依靠熟练的专业技术、良好的医德医风，得到群众的广泛好评。始终保持高度的责任心、良好的职业道德。同时要赢得患者的信任和尊重，不仅要努力提高医疗服务质量，更要深入学习专业知识提高专业素养，在工作中，不断学习，掌握专业基本理论、学习新知识、新疗法，并积极应用到临床实践工作中为患者解除病痛。

（黄辉协助整理）

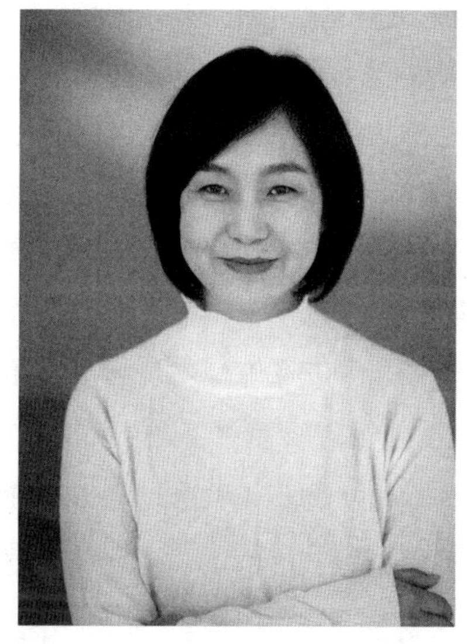

道阻且长　行则将至

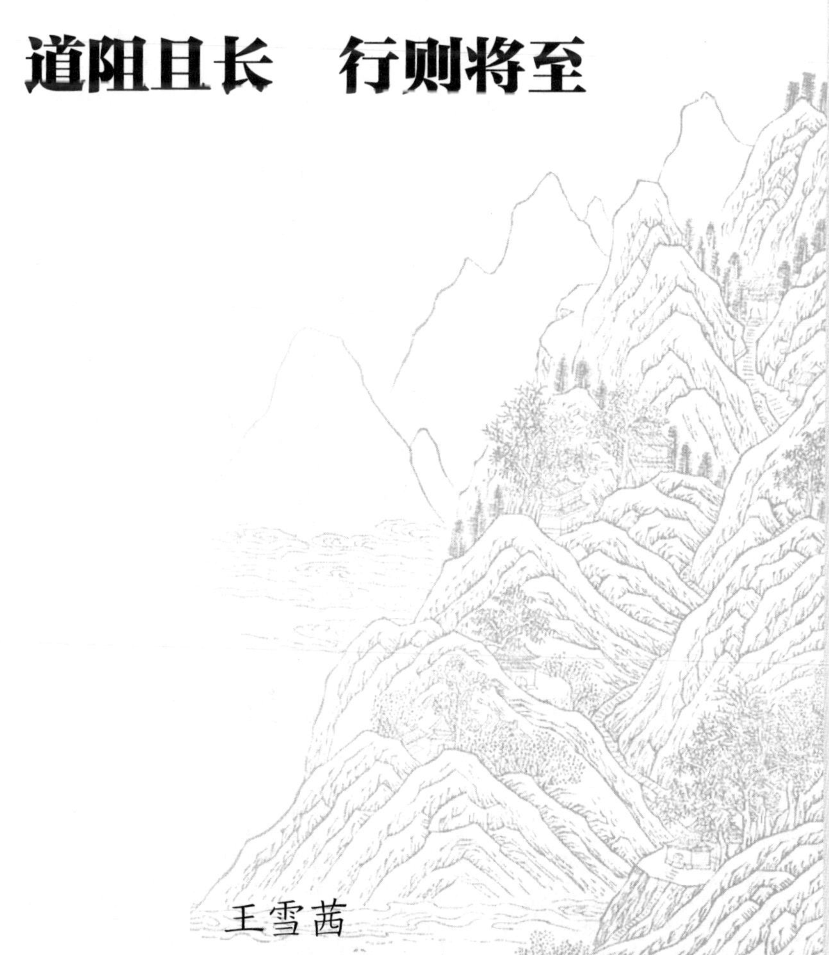

王雪茜

医家简介

王雪茜，女，1979年5月出生。教授，主任医师，博士生导师。北京中医药大学金匮教研室副主任。幼承家学，致力于仲景学术的研究与传承。35岁时晋升为教授、博士生导师。荣获国家中医药管理局首届“青年岐黄学者”，北京市“高等学校青年教学名师”，教育部“新世纪优秀人才”，北京市“科技新星”，中华中医药学会“中青年创新人才”，北京中医药大学优秀教师等称号。中华中医药学会仲景学说专业委员会第七届主任委员，世界中医联合会经方专业委员会第一届理事会常务理事。国家第五批名老中医学术经验继承人，燕京刘氏伤寒学流派传承人，国家中医药管理局“王庆国名医传承工作室”主任，“北京市薪火传承3+3工程”——刘渡舟名家研究室学术骨干，先后师承于王庆国教授、沈绍功教授和刘景源教授。临床擅长诊治消化系统疾病、心血管疾病、风湿免疫疾病和妇科疾病。

一、青衿之志　业医不悔

（一）幼承庭训，家学启蒙

在外曾祖母的影响下，父亲王庆国先生三岁读诗，十岁读经，为日后阅读中医古籍、考镜源流奠定了良好基础。曾外祖母晚年病重，在中药和针灸的联合治疗下病情大为改善，父亲遂励志学医。“文化大革命”期间，他开始研习医书，传承家学，步入医门。1981 年，恢复硕士研究生学位制度。为了进一步提升自己的学识修养和临床水平，父亲决心报考北京中医学院（现北京中医药大学，下同）的研究生。当时全国共有 238 人报考中医学专业，但考研题目极难，成绩公布后，医古文上线者 5 人、外语上线者 7 人，加上专业课成绩，最后仅有 2 人达到了录取标准，家父凭借自身实力争取到了宝贵的研究生学习机会，拜于“伤寒巨擘”“医门泰斗”刘渡舟先生门下。在恩师的悉心指导下，父亲顺利完成研究生学业，成为我国中医基础专业首批博士学位获得者。1988 年博士毕业后，因成绩优秀、表现优异，父亲留校任教，投身于《伤寒论》的教学工作中。而我也来到了北京，住进了北京中医药大学。

1989 年以前，我一直跟随母亲生活在东北，年幼的我并未对中医有太多印象，只知道父亲的职业是中医，可以治病救人。时值父亲刚从巴蜀之地支援基层工作归来，我与他相聚在北京，常常听他讲起在四川万县支教、看病的经历。父亲曾用五痿汤治疗一位不能行走的痿病患者，方中重用黄芪，竟使其能够独立行走，这使得父亲医名鹊起。虽然当时并没有中医基础，也没有本草和方药的概念，但每当父亲讲起成功的治疗案例，我就会对这些能治病的花花草草产生浓厚的兴趣。而后我又目睹中医的神奇疗效，记得有一年春节在东北的姥姥家，二姨突然肚子剧烈疼痛，在地上打滚，脸色发青，大汗淋漓，家人觉得二姨病情严重，准备送去医院急诊，此时父亲见状让家里人赶快找针，可忙乱之中只找到一个注射器，情急之下，父亲拿着注射液的粗针头当作毫针，针刺二姨的足三里后，二姨疼痛即刻缓解，起（拔）针后一如常人。当时我震惊于父亲的医术，更加敬佩父亲的能力和胆识，同时更是折服中医针灸的奥妙。

上中学时，有一次我跟着北中医的团委参加了大学生实践活动，先到了四川黄龙，大家爬山到海拔比较高的地方，有的人出现心慌、心悸，就口服西洋参片抗缺氧，症状也得到了改善。当时就觉得中医存在于我们的日常生活中，随时可以发挥用武之地。当我们乘船沿长江而下，到武汉汉口坐火车返京，途中针灸学院的一个女学生出现发热，高热不退等症状。当时大家并未随身携带退热药，针灸专业的老师就尝试给她针刺十宣穴放血，发热迅速退了下来。这种少年时代的耳濡目染，让我看到仅仅几味中药、简单针刺就能极大改善患者痛苦，解除病痛，在我少年的心灵深处烙印了根深蒂固的中医自信。

（二）西医明理，中医固基

我的成长正是得益于父亲的智慧教育，他对我的学习有着深远的规划，在专业上引领着我的成长。从高考填报志愿开始，他十分尊重我的选择，并没有强迫我学医。当我告诉他我志愿学医，而且对于中医有着很深的兴趣。他建议我报考北京中医药大学和清华大学联合培养的清华班，而非选择传统的 5 年制中医学专业。父亲希望我学中医，但他并不是让我当一个“纯中医”，而是先到清华大学学习基础课程作为开端。幸运的是，当年我以高分被录取到号称中医王牌的 7 年制本硕连读专业。就这样，我开始了有效，次第地学习中医。

我们的班级比较特殊，虽然属于中医临床方向，但前两年就读于清华大学生物系。这对于我们而言是巨大的挑战，比如我们学化学，当时就学了生物化学、无机化学、有机化学、分析化学、物理化学，单独的化学就有 5 门课程；物理是跟着工程物理系一起上物理；数学是跟建筑系一起学高等数学。当时北京中医药大学七年制的班级里只有 20 人，相当于每个省录取不到 1 人，虽然大家都非常优秀，但到清华大学学习还是感到很吃力，因为要在两年内学完清华大学生物系本科生四年的课程。这种高压的学习环境，却训练了我严谨的理科思维，深刻影响到我之后的职业生涯。第一，对于科研逻辑思维的培养，就会更加注重研究方案的合理设计，这对于成功申报国家自然科学基金大有裨益；第二，对于中医逻辑思维的培养，辐射到我日常的门诊、授课、带教中，明确清晰基本概念，做到各环节高效衔接。

在清华大学就读期间，我已经开始背诵《药性赋》《汤头歌诀》等启蒙经典读物，开启我的中医初学之路。大三回到北京中医药大学继续求学，我始终如一地努力和坚持，让我连续三年荣获“北京市三好学生”称号。此时学了一些“皮毛本事”，“以身试药”也是常有之事，大学同学回忆说，有次见到我的鼻子到嘴巴都是青的，上《伤寒论》课程的时候，还调侃我的鼻子嘴巴青就是典型的小建中汤证。这并未影响到我对中医的赤子之心，在日常学习之余，我尝试自己制作阿胶膏，那一年从小雪到大寒这段时间一直在吃，意外地缓解了手脚凉、全身怕冷等身体不适。那时候我脾胃功能不好，经常出现腹泻、完谷不化等症状，尝试着服用参苓白术散等顾护脾胃的药物，还真的见到不错的临床效果，渐渐地我感觉自己跨入了中医之门。

（三）踏路而行，自有前程

在硕士阶段，我依旧保持刻苦学习、勇于钻研的精神，毕业时以第一名的成绩获得保送博士的资格。而在深思熟虑后，我放弃了保送名额，选择直接报考北京大学医学部。当然父亲也希望我走出去看一看，他认为中医一直在发展，中医药现代化是一个必然过程；其次，想要改变大家对中医药的错误认识，摒弃对中医药的偏见，就需要站在不同的角度去解释，所以学习和了解西医学也同样重要。正如父亲所说："一个患者他的病在这儿，不管中医去治疗还是西医去治疗，患者的病都是一样的，只不过我们的角度不一样，但最终一定能够通过中医或西医的方法，达到一个融合或互相阐释"。功夫不负苦心人，我成功考上了北京大学医学部的细胞生物学专业，成为常务副校长柯杨老师的学生，开始了三年的基础医学研究工作。虽然我在西医院校学习，但我暗自发誓中医知识不能输给我的同学们。事实证明我的选择是对的，博士毕业后大家的中医水平并没有很大进步，但关于基础研究的探索远不及我深刻。在这三年之中，我并未冷却对中医的热情，时常背诵记忆方歌、中药药性，学业之余，我还跟着父亲出门诊。因此，博士毕业我就开始独立出门诊，取得很好的临床疗效。

回顾我的学习经历，从清华大学到北京中医药大学，从北京中医药大学到北京大学医学部，我较为全面地领略了西医学及其他学科的面貌，助力我的整个学医之路。当然我的学医之路涉及一个中西医的融合问题，中医是我一直以来的理想，我希望能够融合更多的知识，为后面发展中医做更好的准备。所以在完成本科和硕士学习以后，我到北京大学医学部去读攻读博士学位，经过那三年的训练，我对西医很多的科研思路和技术方法都有了深刻的理解。从我自己的学习经历来看，这样的历程使得我能够很好、快速地进入科学研究的最佳状态。在毕业后的几年内，我连续拿到两个国自然，一个教育部基金，一个科技部重大新药创制项目，借助了科研的推力，基于当下的人才评价体系，顺利地完成了职称晋升，更重要的是这印证了自己学习方向的准确性。这样使得我有更富余的时间和精力，全身心地投入到中医的学习。这是父亲领路，指引我的选择——中西医之间的选择，他认为中医现代化很重要，在我身上的实践证明，这个选择是成功的。

二、举网以纲　千目皆张

（一）经典为根，经验为源

我的中医学习之路始于经典，思于经典，同时善于总结经验、运用经验。中医经典是中医的灵魂与思想，是跨越时空的智慧；而中医经验是中医的躯壳与肉体，是临床实践的剪影。中医经典与中医经验是中医人稳步前行的两个车轮子，缺一不可。唐朝的刘知几在《史通·叙事》说："自圣贤述作，是曰经典"，中医经典之所以被称为经典就是在于其印刻了最真实朴素的医学哲理，因此以《黄帝内经》《伤寒杂病论》为代表的中医经典著作，我们必须要熟练背诵和精巧运用。我曾治疗一位患有急性 ST 段抬高型心肌梗死、陈旧性心肌梗死、阵发性房颤、房扑的老年患者，他当时发作心肌梗死，住了一个多月院，因为年纪大，不适合做有创的治疗，过后几个月虽然恢复了，但一直不太舒服，也比较虚弱，赶上我开始在他家附近出门诊，所以想用中医调理。患者气短乏力，经常感冒痰多咳嗽，白细胞常年低下，脉弦细而结代，有明显的房颤。舌头青紫有瘀斑上面有层水，苔滑。在中医经典理论中心脏病属于胸痹的范畴，胸痹这个词出自《金匮要略》，产生胸痹的原因是什么？"阳微阴弦，即胸痹而痛，所以然者，责其极虚也"，这句话说得很明确，心病发病的本在于阳虚。这个阳虚的阳是哪里的阳？不是肾阳而是心阳！心阳居上温煦上焦，水寒聚下，各安其位。如果心阳虚衰，就无法制约下焦的水饮上乘，就像乌云遮蔽了太阳，暗无天日，从而产生一系列疾病。《金匮要略》："五脏病各有所得者愈，五脏病各有所恶，各随其所不喜者为病。"所以对心而言要想不生病，要能保护心阳，并让它能彰显温煦的功能。其中很重要的就是替它拨走乌云。想要拨走乌云的一个原则就是振奋心的阳气。这里我常用的一个方法是"以温药和之"，具体的药物组合有流传了 1900 年的经典，即苓桂剂，这是出自《伤寒杂病论》的经典配伍，针对水饮上乘的可以用苓桂剂，但是如果出现心肌梗死、冠心病的时候单靠苓桂剂是不够的。因为水饮上乘，乌云蔽日，导致气机、痰饮阻滞，气血不能周流则会出现瘀血。也有我从师门继承的经验用药，加入丹参、桑寄生和仙鹤草，临床疗效非常好。所以这些理论和经验映射到我们的临床实践中，不断得到继承和创新。经典可谓是灿烂千阳，随着我们的反复揣摩和运用更能历久弥新，而经验在此基础上也得到了升华。

（二）转益多师，勤求博采

除了经典与经验的保驾护航，在我的学习路途中，有三位重要的导师同样发挥了至关重要的作用。一位是父亲，自不必说；一位是沈绍功老师；另一位是刘景源老师。他们医德高尚，医术精湛，热衷于教书育人。我的临床跟诊之路始于大学三年级，起初是跟随父亲抄方。得益于得天独厚的家庭环境，我较早地接触了临床一线的中医实践，日渐夯实了我的中医功底。现在已经工作多年，每当我遇到棘手的疑难杂症，我依旧及时向父亲虚心请教，详熟讨论病情后，再拟定治疗方案，能够更明确地把握病情进展和用药心得，这极大地提高了我的临床水平。父亲也时常叮嘱我要跟中医大家抄方学习，前几天还建议我学一学薛伯寿老先生的东西，他的观点就是，如果你只跟着一个老师学，永远也赶不上老师，因为老师有的时候也不知道自己的某些东西为什么会那么好，他没法交给你，这些东西要靠什么去补，就是要靠其他老师补。这是因为开拓中医思维需要广泛学习各家经验，即所谓“转益多师，专侍吾师”，它的意思简单理解就是专注自己学术方向的同时，去博采众长。

在对燕京刘氏伤寒流派有了扎实的认识之后，我积极寻求名师。有幸跟随上海沈氏女科传人沈绍功老师抄方是我一段不可多得的宝贵经历，侍诊沈老时让我震撼于大医精诚是如此朴素真实，这样的动容激励我在精于自己医术的同时，也要全心守护的医德医风。第一件让我感动的小事，就是一直到沈老去世，他的挂号费一直没有涨，不肯涨。现在很多专家的挂号费高近千元，其实很多患者承受不起那么高的挂号费，而沈老就想给大家服务，看更多的患者。第二件小事，记得那时候老爷子已经 70 多岁了，有一次外出讲学回来时可能吃了不卫生的东西，当晚就开始腹泻，持续到第二天早上，可即使这样，他早上的门诊一分钟都没有迟到。虽然当天腹泻至腿软疲惫，走路不稳当，其间跑了 3 次卫生间，可即使这样 70 多岁的他给患者看病的时候依然是认认真真，一丝不苟。即使在他去世之前都不愿意停诊，因为他知道有很多患者等他。第三件小事，他对学生也特别好，只要跟沈老抄方，他都把一半的饭都留给我。后来，沈老还亲自签名赠送我他自己出版的第一部书籍。这些细节深刻彰显了沈老医者仁心，爱生如子的动人情结。

我的教学启蒙老师是刘景源老师，在刘老师的指导下，我的教学能力得到稳步提升。他十分关心学生成长，我是他最早的那拨徒弟，记得我作为第五批名老中医学术经验继承人的学习期间，面临 1 万到 2 万块钱的学费难题，这对我来说是不小的挑战。因为那时候刚参加工作，工资很低，2012 年去美国做访问学者学习 1 年，2013 年刚从美国回来，在美国期间只有一点补贴，学校是停薪留职的，没有门诊和其他收入，家庭生活也刚起步，完全没有积蓄。我也不愿啃老，不愿意向家里开口要钱。刘老知道我着急筹措学费，当时就说要替我交学费，我很是感动，他是真的很爱护学生，才会说出这样的话。

（三）杂病专病，行稳致远

中医学认为人体是一个有机的整体，任何器官、组织都是相互依存而非独立存在的，它们在结构上不可分割，在功能上相互影响、互为补充。因此，在学习中医的时候不能只重视专病专科，囿于某一病症的探索，而应从系统性的角度出发，兼顾杂病专病。以柴胡桂枝汤治疗多系统疾病为例，刘渡舟医书《伤寒论诠解》中指出柴胡桂枝汤之治法乃“发表与和里兼用”“为少阳权变之法之一”，其“既能调和营卫气血，又能和解表里，疏利肝胆”，在治疗关节炎、早期肝硬化及肝气郁、肝气窜这三种病证时每可取效。父亲王庆国教授在继承刘老学术思想基础上，进一步拓展柴胡桂枝汤临证运用范围，其主治病证由表及里有：太少不和之表证、痛证、情志病，在脏腑之肝胆病、脾胃病。在领悟柴胡桂枝汤的核心要义之后，对于上述疾病的治疗思路，我常以柴胡桂枝汤为蓝本多能取效，除此之外，我还将柴胡桂枝汤拓展用于妇科疾病的治疗，收效甚佳。女子以肝为先天，以脾胃为后天之本，对于妇科疑难杂症，以柴胡桂枝汤统筹调和大法，燮理阴阳，使得气血运行归于平衡调达。

三、问道岐黄　路明理彰

（一）勤勉笃行，矢志向学

书山有路勤为径，勤勉好学是领悟中医的不二法门。虽然中医学习是枯燥难懂的，时常面临繁多复杂的科目和理论概念，但在学习过程中能够提纲挈领把握一些共通之处，就能够有效提升学习效率。我觉得主要有以下四个方面。第一，背诵，扎实的背诵才能达到“书读百遍，其义自见”的境界，熟读才能精，精才能生巧，如果基本概念和经典条文都记不住，就无法运用于临床实践。第二，归纳，要善于通过横向思维和纵向思维归纳类似的知识点，通晓临证各科，不能把伤寒的知识局限在伤寒概念圈中，温病的知识局限在温病的适应证内。第三，比较，就是要在归纳之后进行比较，他们既然是来源于同宗，现在又出现了分歧，那一定就有之间的差别，它的个性特点是什么，这些都是通过比较来完成的。第四，就是要勤于应用，实践是检验真理的唯一标准，只能通过临床才能检验自己的推理是否正确，要形成理论来源于临床，能够指导临床，临床促进理论提升的良性循环。学习－背诵－学习－背诵，在诸多的枯燥乏味之后，才有融会贯通，灵活自如。中医药，似乎本身就带有与喧腾热闹无缘的色彩，静守内心方寸之地，才能玉汝于成、溪达四海。

（二）质疑问难，追本溯源

学会质疑问难也是我们学习中医的必备技能，在阅读中医经典著作和实践中医临床经验时，要学会发现问题，提出问题，培养思考的习惯，唤醒自我的思辨意识。我在学的过程中，碰到疑难的问题可以随时请教父亲。另外，一些家传的思路和方法用起来也会更加得心应手。比如有段时间我在临床上治疗痛风急性期的患者，虽然抓住了湿热的病机，加入清热利湿的药物，但治疗效果平平。我也仔细琢磨了《金匮要略》的经典条文“诸肢节疼痛，身体尫羸，脚肿如脱，头眩短气，温温欲吐，桂枝芍药知母汤主之”，“其脉如平，身无寒但热，骨节疼烦，时呕，白虎加桂枝汤主之”，依旧思路受限。于是我向父亲咨询了治疗痛风的心得体会，他说根据痛风病的病机特点，可以将本病分为急性发作期和慢性缓解期两个阶段辨证施治。急性发作期，多以湿热内阻、热毒炽盛病机为主，方用加味苍柏散、柴胡解毒汤、程氏萆薢分清饮等加减；若湿热内盛兼有气虚者，则常用当归拈痛汤以利湿清热，疏风止痛，兼以补虚扶正。慢性缓解期，多以肾气不足为主，兼有湿热瘀血痹阻脉络之证，治宜补肾培元，扶助正气，兼以清利湿热，活血通络。除此之外，要注意补肾的重要性，补肾药应贯穿本病始终；痛风病久入络，常用身痛逐瘀汤合二陈汤以活血化瘀，涤痰通络，并加虫类药物搜风剔络。根据这个思路，我再次治疗尿酸的患者时，就能得心应手很多。

（三）精思细研，开拓创新

中医经典是中医治学的根基，是医学必由之径。我认为经典有两个大块的内容：第一是中医的经典方剂，经过一千八百余年的时间检验，印证了其明确的临床疗效，这些确切的经典方剂能够为我们的科学研究提供巨大的宝库。第二是中医的经典理论，面对这些形而上学的理论，在理解时确实存在似难非难，似易非易的困惑，但不得不感叹古代先贤总结了如此精妙绝伦的内涵。比如我们研究的科技部重大新药创制项目，以巴布膏这种载药形式，通过经皮给药的方式治疗哮喘，实现了中医外治法来治疗内伤疾病的目的。这个处方的来源就是麻杏石甘汤，加上三拗汤和白芥子土方，都是来源于中医经典，我们将之进行融合创新。这里我们用到了一个中医的经典理论，就是“肺合皮毛”，原来我们体会“肺合皮毛，肺主气司呼吸，司腠理开阖”这个概念时，是抽象和空洞的，但是通过本研究，我们发现这个方剂的贴敷剂和直接口服给药对比，贴敷剂的入血成分大概是口服药量的四分之一，但它的平喘效果和口服给药是持平的，甚至还要更好，也就是说经皮入血不是它唯一的途径，那肺与免疫系统，与皮毛之间一定存在其他的交互机制。所以中医理论对我们的科学研究是非常有指导价值的，通过科学技术的逐渐发展，认识手段的逐步增多，我们确信会慢慢揭开这个神秘的面纱。所以中医经典无论是对临证治病还是科学研究，都是我们灵感的源泉。西方的科研思路和技术方法方便了我们的科研，但传统经典对于我们，无论是临证还是科学研究，都是传承所需的宝库和创新所需的灵感之源，我们万不可忘了本。将这两种思想更好地结合，能为我们日后的求学带来一个更有利的平台。

最后，我用四个字总结一下学习中医的核心要义，就是“医者意也”。这有两个层次，第一个，原本的医者意也是要强调我们要“用思精”，就要勤于思考积极思考，在辨证的时候也是这样，在学习的时候也是这样，要开拓我们的思路，深入挖掘经典，还有中医理论里面隐含的一些知识，它的内容。第二个层次就是灵活应变，就像这个喻昌说：“医者意也，如对敌之将，操舟之工，贵乎临机应变。兵无常形，水无常势。”所以呢，我们在深入思考的基础上，还要拓宽我们的思维，去逐渐开拓创新，相信我们中医会越来越好。中医之路是我们将要走的一条光荣但充满险阻的道路。中医典籍浩如烟海，思想更是涉及方方面面，纵横数千年，我们宛如初入海洋的小船，跌跌撞撞，但又无比谨慎地采撷古人的智慧来填充自己。永远怀着一颗谦虚求学的心，用他人的智慧来充实自己的学识，“博采”之道，贯穿始终。